Praktikum
der Röntgendiagnostik der
THORAXORGANE

Eine Einführung in die Diagnose und Differentialdiagnose der Erkrankungen des Herzens, der Lungen und des Mediastinums

von

DR. ULRICH SPILLER †

Chefarzt der Inneren und Röntgenabteilung am Krankenhaus Hubertus, Berlin-Schlachtensee

Bearbeitet und herausgegeben

von

DR. KARL-HEINRICH KROHN

Oberarzt der Röntgenabteilung am Horst-Wessel-Krankenhaus Berlin

Mit einer Einleitung von Prof. Dr. W. Knothe

Mit 158 Röntgenbildern und 9 schematischen Figuren im Text

BERLIN 1938

WALTER DE GRUYTER & CO.

VORMALS G. J. GÖSCHEN'SCHE VERLAGSHANDLUNG — J. GUTTENTAG, VERLAGSBUCHHANDLUNG — GEORG REIMER — KARL J. TRÜBNER — VEIT & COMP.

vormals G. J. Göschen'sche Verlagshandlung — J. Guttentag, Verlagsbuchhandlung — Georg Reimer — Karl J. Trübner — Veit & Comp,
Berlin W 35, Woyrschstraße 13

Printed in Germany / Druck von Metzger & Wittig in Leipzig
Archiv-Nr. 51 26 38

INHALT

I. EINLEITUNG

Im Rahmen der Untersuchungsmethoden der Thoraxorgane ist die Röntgenuntersuchung heute nicht mehr fortzudenken. Jeder verantwortungsbewußte Arzt wird sich immer wieder auf diese Befunde stützen müssen, und es ist erklärlich, daß der Wunsch auch für den Nichtröntgenologen besteht, eine kurze und übersichtliche, nach rein praktischen und klinischen Gesichtspunkten gegliederte Darstellung dieses Untersuchungszweiges zu besitzen. Mehr als früher wird auch der Praktiker sich in Zukunft mit diesen Problemen zu befassen haben. Im Zuge der Reorganisation des Gesundheitswesens wird sich vielerorts der praktische Arzt gezwungen sehen, auch selbst aktiv dieses Untersuchungsverfahren anzuwenden. Der Universitätsunterricht wird unter diesen Gesichtspunkten eine Intensivierung erfahren, und der fertige Arzt wird auf diesem Gebiet seine Kenntnisse erweitern müssen.

Ich habe es daher freudig begrüßt, daß mein langjähriger Mitarbeiter und Oberarzt K. H. Krohn es übernommen hat, ein bereits unter ähnlichen Gesichtspunkten von dem verstorbenen Kollegen U. Spiller in den Grundzügen vorliegendes Buch fertigzustellen und in abgerundeter Form vorzulegen. Wenn schon bei Spiller, der aus der Munkschen klinischen Schule stammt, die Bearbeitung aus der Praxis heraus unter klinischen Gesichtspunkten erfolgte, so hat Krohn, der ebensosehr gleichzeitig Kliniker ist, besonderen Wert auf die Beachtung der allgemein-klinischen Gesichtspunkte gelegt, um dem Studenten wie dem fertigen Arzt die Materie so zu vermitteln, wie es in der Praxis stets erforderlich sein wird. Die Röntgenuntersuchung stellt einen Teil der klinischen Untersuchungsmethoden dar und soll daher auch nur in diesem Rahmen verwandt werden — ihre Beherrschung ist jedoch gerade bei der Untersuchung der Thoraxorgane unerläßlich.

Das vorliegende Buch ist als eine Propädeutik, zugleich als ein Praktikum der Röntgendiagnostik gedacht, es wird nie ein Lehrbuch ersetzen sollen. Da die Gliederung des Stoffes nach ausschließlich praktischen Gesichtspunkten erfolgt ist, wird es am besten in der Lage sein, das Verständnis zu vertiefen und unter Fortlassung allen Ballastes eine übersichtliche Einführung darzustellen, die es vermag, das Interesse zu wecken und eine Grundlage zu schaffen für die stets erforderliche eigene intensive Beschäftigung und Weiterarbeit auf diesem Gebiete.

W. Knothe

Nach dem Erscheinen seines „Praktikum der Röntgendiagnostik an Magen, Duodenum und Gallenblase“ wurde besonders von interessierten Lesern aus dem Kreise der Praktiker an Spiller der Wunsch gerichtet, eine röntgenologische Propädeutik der Erkrankungen der Thoraxorgane folgen zu lassen. In der Zwischenzeit dürfte sich die Notwendigkeit einer kurzgefaßten Einführung in die Untersuchungstechnik und Diagnostik der Herz- und Lungenerkrankungen noch stärker erwiesen haben. Der Neuaufbau des Gesundheitsdienstes hat an vielen Stellen junge und auch ältere Ärzte, die keine Gelegenheit zu methodischer Ausbildung in diesem wichtigen Fache hatten, mit Problemen der Röntgendiagnostik in Berührung gebracht. An großen und ausgezeichneten Lehrbüchern haben wir keinen Mangel. Umständlichkeit und Kostenfrage spielen bei der Benutzung praktisch jedoch eine erhebliche Rolle. Auch verfolgt die vorliegende Propädeutik einen grundsätzlich anderen Weg. Nicht systematisch nach den einzelnen Krankheitsbildern geordnet erfolgt die Darstellung und Besprechung, sondern Ausgangspunkt ist das röntgenologische Erscheinungsbild. So wie die Situation vor dem Durchleuchtungsschirm oder dem Röntgenschaukasten bei Betrachtung des Filmes sich dem Untersucher darstellt, wird auch der von uns eingeschlagene diagnostische Weg sein. Erfahrungsgemäß lernt der Röntgenunkundige leichter den Rückschluß von schattenähnlichen Röntgenbildern auf die anatomischen Verschiedenheiten, als den bisher üblichen Weg von dem einheitlichen pathologisch-anatomischen Geschehen auf die ihm dabei schwer verständliche Verschiedenheit der Röntgenbilder. Somit folgt dieser Vortrag bewußt von Anfang an differentialdiagnostischen Gesichtspunkten, also einer Darstellungsart, die für die Einführung in ein Wissensgebiet gewiß ungewöhnlich ist. Sie verfolgt dabei ausgesprochen praktische Ziele und stellt die Röntgenuntersuchung mitten hinein in den Kreis aller übrigen klinischen Untersuchungsmethoden. Wo diese Maßnahmen — z. B. eine Sputumuntersuchung oder eine Probepunktion — eine notwendige und entscheidende Klärung versprechen, ist auf langatmige differentialdiagnostische Ausführungen über den Röntgenbefund verzichtet worden. Der leider recht verbreiteten Neigung in Klinik und Praxis, die Diagnosenstellung allein auf den Röntgenologen bzw. das Röntgenbild abzuwälzen, sollte zudem kein Vorschub geleistet werden. Durch möglichst ausführliche Mitteilung der Vorgeschichte sowie der Ergebnisse der allgemeinen, klinischen und der Laboratoriumsuntersuchung soll der Einfluß derselben auf die Deutung des Röntgenbildes dargelegt werden. Als Grundlage für die eigene Mit- und Weiterarbeit mögen dem Leser die kurzen physiologischen und pathologisch-anatomischen Hinweise dienen, die an verschiedenen Stellen rekapituliert werden. Den Besprechungen liegen, dem Rahmen des Buches entsprechend, vornehmlich Sagittalaufnahmen zugrunde. Wo die sehr viel schwerer zu deutenden Schrägaufnahmen und Durchleuchtungen von entscheidender Bedeutung sind, ist durch Skizzen und im Text darauf hingewiesen.

Denn dieses Buch erhebt keinen Anspruch darauf, ein Lehrbuch der Röntgenologie zu sein. Seine Bestimmung ist ausschließlich, Ärzte und Studierende der Medizin in der verständnisvollen und kritischen Benutzung der Ergebnisse der Röntgenuntersuchung anzuleiten.

Ein Teil der hier besprochenen Krankheitsfälle und Röntgenbilder stammt aus Spillers Tätigkeit am Krankenhaus Hubertus und am Martin-Luther-Krankenhaus. Herrn Prof. Munk, Berlin, sowie Herrn Dr. Lucanus, Wanne-Eickel, sei für das freundliche Entgegenkommen bei der Benutzung des von ihnen zur Verfügung gestellten Materials an dieser Stelle gedankt.

Als die Freunde des aus vollem Schaffen durch eine tückische Krankheit plötzlich und viel zu früh dahingerafften Dr. Spiller und der Verlag an mich herantraten, das schon weit vorgeschrittene Buch zu vollenden und herauszugeben, trug ich mich mit ähnlichen Plänen. Nicht nur kollegiale Verpflichtung, sondern auch die Überzeugung von der richtigen Idee und Formgebung des geplanten Buches bestimmten mich, den Auftrag anzunehmen. Anpassung und Einordnung konnten bei der klaren Linie des Entwurfes nicht so schwer fallen. Meinem Chef und Lehrer, Herrn Prof. Knothe, bin ich für die mir gewährte Unterstützung zu großem Dank verpflichtet.

K.-H. Krohn

II. STELLUNG DER RÖNTGENUNTERSUCHUNG IM RAHMEN DER ALLGEMEINEN THORAXDIAGNOSTIK

Perkussion, Auskultation und Röntgenuntersuchung der Thoraxorgane gründen sich gemeinsam auf physikalische Zeichen; das eine Mal auf akustische, das andere Mal auf optische Eindrücke, wobei der Vergleich mit dem, was wir als „normal" bezeichnen, die Diagnose des krankhaften Geschehens erlauben soll. Es ist also nicht richtig, wie es vielfach in einem gedankenlosen Sprachgebrauch geschieht, die älteren Methoden allein als „physikalische" zu bezeichnen und sie der Röntgenuntersuchung gegenüberzustellen.

Gemeinsam ist allen dreien die Vieldeutigkeit der erhobenen Befunde. So wie, um ein Beispiel zu nennen, katarrhalische Geräusche über den Lungen für sich allein keineswegs immer die Differentialdiagnose zwischen den verschiedenen Ursachen ihrer Entstehung: tuberkulöser Prozeß, einfache Bronchitis usw., erlauben, wie eine Dämpfung über einem Lungenunterlappen Schwarte, Erguß, Lungeninfiltrat und noch verschiedenes anderes mehr sein kann, so sind die im Röntgenbild gegebenen optischen Merkmale zunächst nur als Schattenunterschiede zu werten. Die pathologisch-anatomische, die klinische Bedeutung wird ihnen erst durch die Gesamtheit der Erscheinungen am Krankenbett, also auch durch die Ergebnisse der Auskultation und Perkussion übertragen.

Es besteht aber ein wesentlicher Unterschied in der Wertigkeit des Ergebnisses einer Röntgenuntersuchung an den Thoraxorganen gegenüber allen anderen Untersuchungsmöglichkeiten insofern, als die im Röntgenbild sichtbaren Zeichen pathologischen Geschehens meist bedeutend früher auftreten als die hörbaren, auch als die aus der Vorgeschichte, der Allgemeinuntersuchung, den hämatologischen Befunden usw. rückschließend erkennbaren Symptome und dann auch in der Regel sehr viel deutlicher zum Ausdruck kommen.

Wieweit diese Feststellung für die röntgenologische Herzdiagnostik zutrifft oder abgeändert werden muß, soll an der betreffenden Stelle noch erörtert werden. Sie gilt aber ganz besonders für die Diagnose der Lungentuberkulose und findet ihren Niederschlag in einer Erklärung des Vorstandes des Reichstuberkuloseausschusses in einem Merkblatt für Ärzte zur „Früherkennung der Lungentuberkulose". Diese lautet dahin, daß ohne Röntgenuntersuchung niemals gesagt werden dürfe, eine Lunge sei nicht tuberkulös. Deshalb ist mit Röntgenstrahlen zu untersuchen:

1. Jeder, der untersucht werden soll oder will, weil er tuberkulosebelastet oder tuberkuloseexponiert ist.

2. Jeder, der sich mehr als 3 Wochen wegen irgendeiner Erkrankung der Atmungsorgane (Kehlkopf!) in ärztlicher Behandlung befindet.

3. Jeder, der in den letzten Jahren wegen „Erkältung", Luftröhrenkatarrh und ähnlichen Krankheiten mehrmals den Arzt aufsuchte.

4. Jeder, der an einer regelwidrig verlaufenden Grippe, Lungenentzündung oder sonstigen Erkrankungen der Atmungsorgane leidet.

5. Jeder, der an einer trockenen oder feuchten Rippenfellentzündung leidet (die Kranken sind mehrere Jahre zu beobachten und in regelmäßigen Abständen mit Röntgenstrahlen nachzuuntersuchen).

6. Jeder, der Blut auswirft (nicht Blutfasern im Schleim, sondern flüssiges Blut, wenn auch nur Tropfen).

7. Jeder Kranke mit irgendeiner Tuberkulose außerhalb der Lunge.

8. Jeder Kranke mit Erythema nodosum und Phlyktänen.

9. Jeder Kranke mit Analfisteln oder periproktitischen Abszessen.

10. Jeder Zuckerkranke sowie jeder Kranke mit hartnäckigen und unaufgeklärten Magen- und Darmbeschwerden, die keine bestimmte Diagnose zulassen (Ileozökaltuberkulose!).

11. Jeder, der an einer ursächlich unklaren, chronischen Mittelohreiterung leidet.

12. Jeder Kranke, der gesundgeschrieben werden soll, obwohl er noch irgendwelche Beschwerden hat, die durch Tuberkulose bedingt sein könnten.

Die Erklärung gründet sich auf die heute unumstrittene Erfahrung, daß das Röntgenbild tuberkulöse Lungenerkrankungen festzustellen erlaubt, die mit allen anderen Untersuchungsmethoden nicht aufzudecken sind, ja —, deren Vorhandensein nicht einmal vermutet werden konnte und die etwa erst durch Reihenuntersuchungen zufällig entdeckt wurden. Eine röntgennegative Tuberkulose gibt es praktisch nicht, d. h. wir sind erst dann berechtigt, perkussorische, auskultatorische und sonstige Untersuchungsergebnisse mit Sicherheit auf eine Lungentuberkulose zu beziehen, wenn das Röntgenbild gleichzeitig oder im Laufe der Beobachtung Veränderungen zeigt, die die Diagnose bestätigen. Diese Feststellung soll in erster Linie für die Versicherungsmedizin gelten. Eine Rentengewährung wegen Lungentuberkulose, bei der sich die Diagnose ausschließlich auf andere Methoden unter Auslassung des Röntgenbildes stützt, kommt heute wohl kaum mehr vor. Hier handelt es sich aber meistens um fortgeschrittene Krankheitsfälle, deren Erkennbarkeit durch das Röntgenbild außer jeder Diskussion steht. Der behandelnde Arzt — im Gegensatz zum Gutachter — wird die oben getroffene Feststellung nicht ohne Einschränkung annehmen wollen. Er kennt Grenzfälle, bei denen familiäre Belastung, Konstitution und Umweltfaktoren es ihm ratsam erscheinen lassen, gewisse klinische Zeichen des Kranken bereits dann als Tuberkulose zu deuten (z. B. Pleuritis sicca), wenn das Röntgenbild noch keine ganz sichere Veränderungen zeigt, und eine Fehldiagnose um den Preis des „Nichtsversäumt-habens" in Kauf zu nehmen. Ob es dann aber auch immer angebracht ist, aus dieser Vermutung sofort alle therapeutischen Folgerungen zu ziehen, eine monatelange Heilstättenkur mit ihren beruflichen, familiären und sonstigen Belastungen zu verordnen, ganz abgesehen von der Wirkung auf die Persönlichkeit des Kranken durch die schwerwiegende Diagnose einer Lungentuberkulose, oder den Kampf zwischen Konstitution und Infekt erst einmal abwartend, vorsichtig regulierend zu betrachten, gehört zu den schwersten Entscheidungen des verantwortungsbewußten Arztes und wird häufig eher durch das ärztliche Temperament entschieden als durch wissenschaftliche Überzeugung.

Ein Problem ist diese Fragestellung eigentlich nur für denjenigen Arzt, der das normale Röntgenbild der Thoraxorgane genau kennt. Der Unerfahrene wird sehr leicht geneigt sein, aus jedem Film die Bestätigung seiner auf anderem Wege gefundenen Diagnose einer Lungentuberkulose zu entnehmen. Infolge der ungeheuren Ausdrucksfähigkeit des „normalen", d. h. klinisch gleichgültigen Lungenbildes besteht die Gefahr der Röntgenuntersuchung nicht in der Möglichkeit, sichere pathologische Veränderungen zu übersehen als in einer Mißdeutung belangloser Abweichungen des „Normalen". Wohl ist es theoretisch möglich, daß hinter einer solchen Variante ein krankhaftes Geschehen verborgen bleibt, wie es ja durchaus zutrifft, daß sich ein sicherer tuberkulöser Knoten im Lungengewebe als Punkt abbildet, ähnlich etwa den normalen Gefäßpunkten des Lungenfilms. Außerordentlich unwahrscheinlich ist es aber, daß dieser erkennbare winzige Herd, der anatomisch eine Tuberkulose darstellt, Ursache der Beschwerden ist, die den Patienten zum Arzt führen. So lange wir auf dem Standpunkt stehen, daß nicht das pathologisch-anatomische Geschehen, sondern erst deren klinischer Ausdruck Krankheit bedeutet, werden wir also die Grenzen des „normalen“ Röntgenbildes der Thoraxorgane sehr weit fassen müssen.

Diese Erörterung hat weniger praktische Bedeutung als es auf den ersten Blick erscheint. Fast sämtliche Abbildungen dieses Buches sind Erstaufnahmen, d. h. der Patient kam wegen seiner Beschwerden erstmalig zur Röntgenuntersuchung. Da die Auswahl der Abbildungen schon aus didaktischen Gründen möglichst eindeutige Befunde verlangte, so dürfte auch hieraus schon zu entnehmen sein, daß der Arzt sehr viel häufiger überrascht vor das Röntgenbild tritt, das einen „aus voller Gesundheit“ aufgetretenen Bluthusten — etwa als Symptom eines Bronchialcarcinomes — aufzudecken erlaubt, als daß er in die Verlegenheit kommt, an einem normalen Röntgenbild schwierige Überlegungen anzustellen, ob seine klinischen Beobachtungen nicht doch im Film einen Ausdruck finden.

III. GANG DER UNTERSUCHUNG

Jede Röntgenuntersuchung der Brustkorborgane beginnt mit einer Durchleuchtung. Auf die Durchleuchtung verzichten wir nur dort, wo der Kräftezustand des Patienten besondere Schonung erfordert. Erst dieser folgt die Aufnahme. Die Durchleuchtung hat den Zweck, die Beweglichkeit des Zwerchfells zu prüfen, ein besonders für die frühzeitige Erkennung einer Entzündung wichtiger Untersuchungsvorgang und auch zum Ausschluß solcher Veränderungen, die etwa durch Mammaschatten, Mamillenschatten oder ähnliche Weichteilüberlagerungen auf den Film vorgetäuscht werden. Wir prüfen ferner bei der Durchleuchtung die Aufhellbarkeit der Spitzen durch Hustenstöße, ein Zeichen, dem früher in der Ära der „Spitzentuberkulose" besondere Bedeutung beigemessen wurde, und schließlich untersuchen wir den Thorax vor dem Röntgenschirm in den beiden schrägen Durchmessern und eventuell im frontalen Strahlengang.

Im ersten schrägen Durchmesser blickt der Patient nach rechts vom Untersucher. Wir sehen hier das Herz von der Wirbelsäule frei projiziert und zwischen beiden Schatten eine lichte Zone, den Holzknechtschen Raum. In diesem Raum ist die Speiseröhre bei Kontrastbreifüllung besonders gut übersehbar. Ohne diese Hilfsmittel sehen wir hier die Bifurkation der Luftröhre als helle (lufthaltige) Streifen und daher sind hier auch Veränderungen ihrer Umgebung, besonders tumorartige Schwellungen der paratrachealen und Bifurkationslymphdrüsen frühzeitig durch Verschattung des oberen Teiles in dem sonst hellen Holzknechtschen Raum erkennbar. Ebenso bildet sich die substernale Struma, die unter Umständen bei Untersuchung der Patienten ohne jede Drehung durch Überlagerung mit Knochen- und Weichteilen der Diagnose entgehen kann, im ersten schrägen Durchmesser besonders deutlich ab. Ihre eigentliche Bedeutung erlangt aber die Untersuchung im ersten schrägen Durchmesser für die Herzdiagnostik (Abb. 2, Tafel II) im Verein mit der im zweiten schrägen Durchmesser (Abb. 3, Tafel II) (Patient sieht nach links vom Untersucher). In diesem überblicken wir die Aorta, die ohne Drehung des Patienten in ihrem Verlauf nicht einwandfrei erfaßt werden kann, da sie sonst nur optisch verzeichnet zur Darstellung kommt.

Wir benutzen ferner die Durchleuchtung zur Kontrolle von Lungenfilmen, wenn diese etwa verdächtige Stellen aufweisen, die aber durch Überlagerung mit Knochen und Weichteilen eine genaue Beurteilung nicht erlauben. Vor dem Schirm versuchen wir dann, die verdächtige Stelle durch Drehung des Patienten von diesen störenden Überlagerungen frei zu projizieren. Auch kann es manchmal wichtig sein, gewisse Lungen-, besonders hilusnahe Schatten bei Drehung in die schrägen Durchmesser zu untersuchen. Das dann gewonnene Röntgenbild der Lunge in den schrägen Durchmessern erfordert aber besonders spezialistische Kenntnisse und ist daher nicht Gegenstand eingehenderer Erörterung im Rahmen dieses Buches.

Für die Zwecke der Röntgendiagnostik des Herzens genügt die Durchleuchtung vielfach. Die Durchleuchtungsskizze kann hier den Film ersetzen. Dagegen gibt die Untersuchung der Lunge vor dem Schirm nichts mehr als nur eine mehr oder minder annähernde Orientierung, auch wenn der Untersucher — eine selbstverständliche, aber nicht immer befolgte Regel — geduldig wartet, bis er zur Durchleuchtung tadellos adaptiert ist. Ein sicheres Urteil über die tatsächliche Beschaffenheit der Lunge erlaubt allein der Film. Man mache es sich zur Gewohnheit, den Durchleuchtungsbefund zu skizzieren und wird beim Vergleich mit der Filmaufnahme erstaunt sein, wie vieles einem auch bei guter Adaptierung noch bei der Durchleuchtung entgehen kann. Bei Verdacht auf eine beginnende Lungentuberkulose begnügen wir uns also nicht mit dem Ergebnis der Durchleuchtung, sondern suchen die Bestätigung für die einwandfreie Beschaffenheit der Lunge im Röntgenfilm. Das schließt nicht aus, daß gewisse Lungenveränderungen gerade bei der Lungentuberkulose, wie z. B. Kavernen, teilweise bei der Durchleuchtung besser herauskommen können als auf dem Film. Zur Durchleuchtung fordern wir den Patienten auf, hinter den Schirm zu treten und eine zwanglose Haltung einzunehmen. Dann winkeln wir die Arme in der Ellenbeuge an und drehen den angewinkelten Arm nach vorn. Auf diese Weise werden die Schulterblätter nach außen bewegt. Ihr Schatten entfernt sich aus dem Lungenfeld, das sie sonst teilweise verdunkeln würden. Hierauf läßt man den Patienten tief ein- und ausatmen, beobachtet die Bewegung der Zwerchfelle, die Öffnung des Zwerchfellrippenwinkels und schließlich die Veränderung des Herzschattens je nach dem Zwerchfellstand. Dann folgt eine Untersuchung in den beiden schrägen Durchmessern und schließlich ein paar Hustenstöße, wobei intakte Spitzen durch den Husten heller erscheinen. Es ist natürlich nicht notwendig, bei einer sicheren Tuberkulose große Hustenmanöver vor dem Leuchtschirm zu exerzieren. Notwendig ist ein besonderer Schirm vor dem Gesicht des Patienten, der den Arzt vor Tröpfcheninfektion bei der Untersuchung schützt. Um die Spitzenfelder besonders deutlich zu erkennen, empfiehlt es sich auch, den Patienten in Kehrtwendung zum Untersucher mit nach vorn gebeugtem Oberkörper zu durchleuchten. In einigen Fällen kommt es an Stelle der Aufhellung zu einer verstärkten Verschattung der Lungenspitzen durch die Hustenstöße, verursacht durch Kontraktion der Halsmuskeln, die dann die Spitzen breiter überlagern. Ist es nicht beabsichtigt, der Durchleuchtung die Aufnahme sofort folgen zu lassen, so werden wir versuchen, durch „lupenartige“ Untersuchung jedes kleinsten Lungenabschnittes bei möglichst kleiner Einblendung des Durchleuchtungsbildes ein einigermaßen zuverlässiges Resultat der Durchleuchtung für die Zwecke der Lungendiagnostik zu erhalten. Längere „sorgfältige“ Durchleuchtung der Lunge mit weit aufgerissener Blende ist nicht nur zwecklos, weil durch die Blendwirkung des hellen Leuchtschirmes unser Auge die feineren Veränderungen nicht wahrnimmt, sondern wegen der Verbrennungsgefahr bei häufigeren und längeren Untersuchungen verboten.

IV. ALLGEMEINE RÖNTGENOLOGIE DES THORAX UND DER LUNGENFELDER

A. Knöcherner Thorax

Vom Brustkorbskelett sind im normalen, d. h. auf die Beurteilung der Lunge technisch angestellten „weichen" Röntgenbild sichtbar: die hinteren Abschnitte der 1. bis etwa 10. Rippe, auch die vorderen der 1. bis etwa 7. Rippe, beide Schlüsselbeine, der 1. bis 3. Brustwirbel, das Manubrium sterni und die Schulterblätter, durch Abwinkelung der Arme aber in optischer Verkürzung. Sind sie vollständig sichtbar, so ist die Aufnahme technisch fehlerhaft, da die Schatten der Schulterblätter dann Teile des Lungenbildes überflüssigerweise verdecken.

Von der Wirbelsäule sollen normalerweise nur der Halsteil und die ersten drei Brustwirbel sichtbar sein. Die Brustwirbelsäule muß im Mittelschatten untertauchen, falls der Film technisch gut gelungen ist. Sehen wir auf einem für die Zwecke der Lungendiagnostik angefertigten Film die Wirbelsäule in ganzer Ausdehnung Wirbel für Wirbel abgebildet, so ist diese Aufnahme fehlerhaft „zu hart". Es ist dann möglich, daß sich krankhafte Prozesse auf diesem Lungenfilm nicht abbilden. Sie sind „weggestrahlt" worden.

Die vordere Hälfte der oberen Rippen kreuzen im Röntgenschatten die hinteren der darunterliegenden. An den Kreuzungsstellen entsteht ein betont intensiver Schatten, der besonders bei der Durchleuchtung unter unzulänglicher Adaption zu Irrtümern Anlaß geben kann. Auch während der Analyse eines Filmes frage sich besonders jeder Anfänger immer wieder, ob die vermeintliche Verdichtung nicht eine solche Rippenkreuzung ist.

Anlaß zu Fragen geben ferner auch die individuell recht verschieden ausgebildeten Cristae costarum. Sie werden vom Lernenden oft für Bestandteile der Lungenzeichnung (Abb. 48) gehalten. Es genügt wohl in jedem Falle, sie einmal zu demonstrieren, um sie für immer kenntlich zu machen.

Von Anomalien des knöchernen Thorax, soweit sie röntgenologisches Interesse haben, kennen wir das Fehlen einer ersten Rippe. Der Gegensatz hierzu sind überzählige Rippen, Halsrippen genannt. Sie gehen vom letzten Halswirbel aus. Beide werden noch bei der Besprechung der Röntgenologie der Lungenspitzen Erwähnung finden. Zu protokollieren ist ferner die nicht ganz seltene Duplikatur des Sternalansatzes einer Rippe. Ihr Sternalende läuft gabelförmig aus und sendet zwei Knorpelenden statt des einen zum Sternum (Abb. 1).

Die Kenntnis dieser Anomalien ist deshalb wichtig, weil sie mit Ringschatten (s. Kap. VI, C) verwechselt werden könnte.

Abb. 1. „Normaler" knöcherner Thorax eines 32jährigen Patienten. Dieser Thorax ist kuppelförmig, eher kurz als hoch. Der Querdurchmesser, kurz oberhalb der Zwerchfellkuppeln gelegt, erscheint etwas größer als im Oberteil. Das Gewölbe verjüngt sich also nach oben. Die Spitzenfelder sind klein und größtenteils von Skeletteilen überlagert, so besonders auch von der Clavikel, was durch bessere Stellung des Patienten aber hätte vermieden werden können, da er die Arme übertrieben hochgezogen hat.

1. Duplikatur des Sternalansatzes,

im Hilus einige

2. optische Querschnitte von Bronchien.

Abb. 2. E. O. Habitus asthenicus Stilleri. Es unterscheidet sich dieser Thorax vom vorhergehenden einmal durch die größere Höhe. Auch ist er schmaler, und

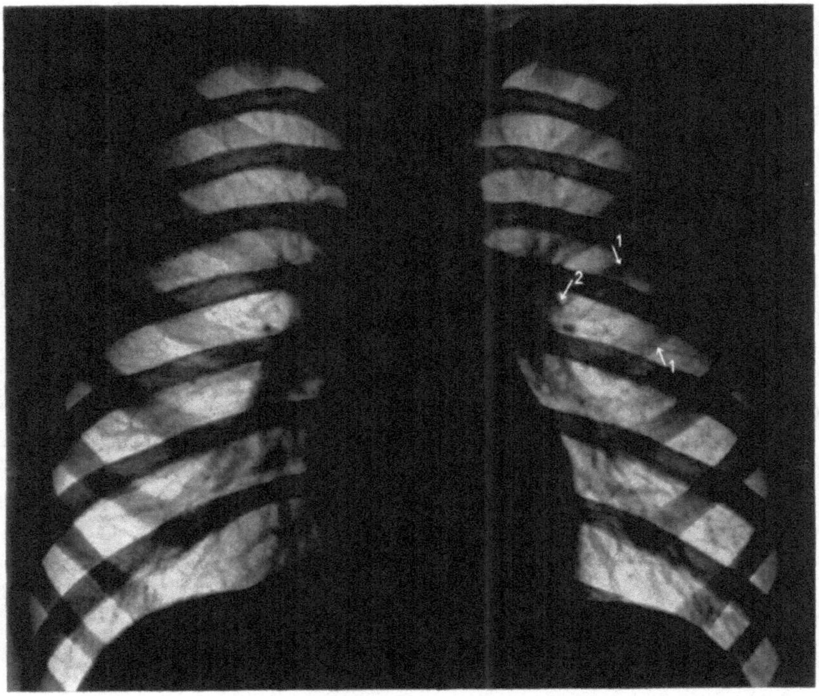

Abb. 1. „Normaler“ knöcherner Thorax

zwar derart, daß er mit gleichbleibender Weite ansteigt, um mit einer nur flach gewölbten Decke abzuschließen. Dieser Thorax entspricht nicht so sehr einer Kuppel als einem Zylinder mit leicht überhöhtem Deckel. Als weiteres Kennzeichen dieser konstitutionellen Variante verzeichnen wir die weiten Zwischenrippenräume und die relativ steilen Zwerchfellkuppeln. Daneben die großen, sehr gut übersehbaren Spitzenfelder.

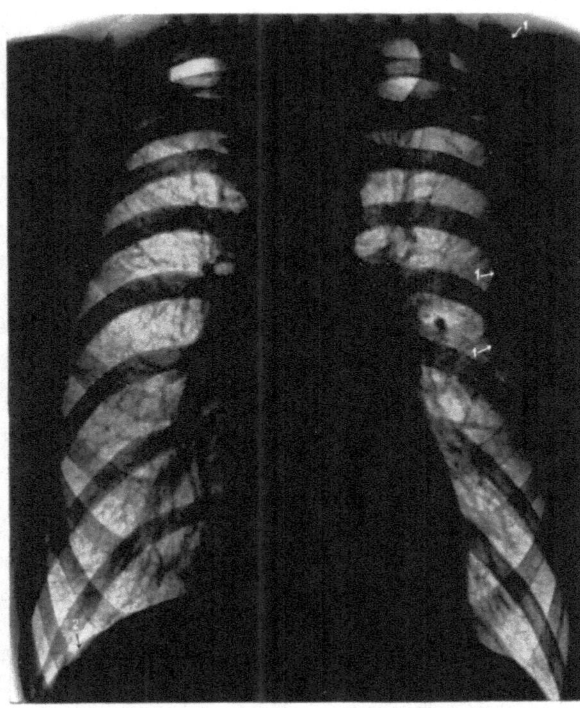

Abb. 2. Habitus asthenicus Stilleri

Links seitlich im Lungenbild ist ein Schatten sichtbar, der auf der rechten Seite fehlt. Er hat die Form eines Löffels etwa. Verfolgen wir die Begrenzung dieses Schattens, der besonders an der Innenseite bis oben hinaufreicht, so kommen wir auf den Angulus medialis der Scapula. Um diese handelt es sich also. Sie ist deutlich sichtbar, weil der Patient nicht ganz vorschriftsmäßig seine Arme nach vorn genommen hat und so die

1. linke Scapula

nicht ganz vollständig aus dem Lungenfeld herausgedreht hat. Am rechten Zwerchfell sind

2. Furchen

erkennbar.

Die Umrisse des knöchernen Thorax bilden den Rahmen für das Röntgenbild der Thoraxorgane. Außerhalb dieses Rahmens wirft die seitliche Weichteilbedeckung des Thorax ihre Schatten auf das Röntgenbild. Von ihrem Umfang ist die äußere Erscheinung des Brustkorbes abhängig. Besondere Entwicklung der Weichteile kann die Form des knöchernen Thorax bei der äußeren Betrachtung bis zur Unkenntlichkeit verdecken. So bietet sich oft, etwa bei der Untersuchung klimakterischer Frauen mit endokriner Fettsucht, ein überraschender Gegensatz zwischen äußerlich mächtig anmutendem Brustkorb und dem zierlichen Thorax des Röntgenbildes. Auch dürften wir manchmal auf die Feststellung treffen, daß dem „kräftig gebauten" Mann mit „breitem", muskelbepacktem Brustkorb diese körperlichen Gaben nicht als Geschenk in die Wiege gelegt wurden, sondern harter beruflicher oder sportlicher Arbeit zu verdanken sind, da der Thorax dieses Patienten im Röntgenbild eine konstitutionell weniger günstige Form aufweist als sie uns der äußere Eindruck von dem Patienten vermittelt.

Als „normal" wollen wir einen Thorax bezeichnen, der in Form einer schlanken Kuppel sich über dem Zwerchfell aufbaut, dessen Querdurchmesser im ersten oberen Drittel nicht erheblich kleiner ist als die Basis und dessen Höhe nicht in auffallendem Gegensatz zur Breite steht.

Dieser letztgenannte Quotient kennzeichnet eine Abart des „normalen" Thorax, der höher erscheint als seiner Breite entsprechen würde: *der Habitus asthenicus Stilleri. Er darf trotz seines Namens nicht als pathologisch angesehen werden.*

Wir wollen hier wie auch bei den folgenden Bildern vorwiegend das Thoraxskelett betrachten und auf die Lungenzeichnung nur in großen Zügen eingehen.

Ein Gegenstück hierzu bildet in gewissem Sinne der Thorax des untersetzten, stiernackigen, im Alter bebauchten *pyknischen Konstitutionstypes.* Der Thorax ist hier breiter als seiner Höhe entsprechen würde, die Zwischenrippenräume sind enger, die Schatten zweier übereinanderfolgender Rippen überschneiden sich bald, verschatten sich gegenseitig, so daß dieser Thorax im Röntgenbild besonders wenig hell erscheint. Auch diese Thoraxform erlaubt noch keine klinischen Schlußfolgerungen mit Bezug auf eine Krankheitsbereitschaft.

Abb. 3. K. T. Habitus pycnicus. Stiernackiger, fettleibiger, untersetzter Mann. Hier ist der Thorax breit, aber niedrig, also dem Thorax asthenicus entgegengesetzt. Allerdings kommt diese abnorm geringe Höhe auch dadurch zustande, daß die Zwerchfelle hochstehen. Es ist in der Höhe wenig Platz in diesem Thorax und das Herz ruht daher in breiter Fläche auf dem hochgetretenen Plateau der Zwerchfellkuppel, anstatt im Thorax mehr oder minder zu hängen oder gerade auf dem Zwerchfell zu stehen. Links unten sind *einige horizontale Streifenschatten* sichtbar (↑), die wir später als Residuen einer abgelaufenen Pleuritis zu deuten lernen werden.

Beispiele für jede der besprochenen Thoraxformen wären in allerdings nur angenäherter Form aus jedem „normalen" Thorax zu konstruieren, da das Brustkorbbild im tiefen Inspirium den Habitus asthenicus nachahmt, im tiefen Exspirium den pyknischen. Schon dieser Hinweis kennzeichnet beide Thoraxformen als in weiten Grenzen normal.

Mit einiger Sicherheit darf der Rückschluß vom konstitutionellen Thoraxbild auf die Möglichkeit einer Erkrankung nur bei einer Form gezogen werden:

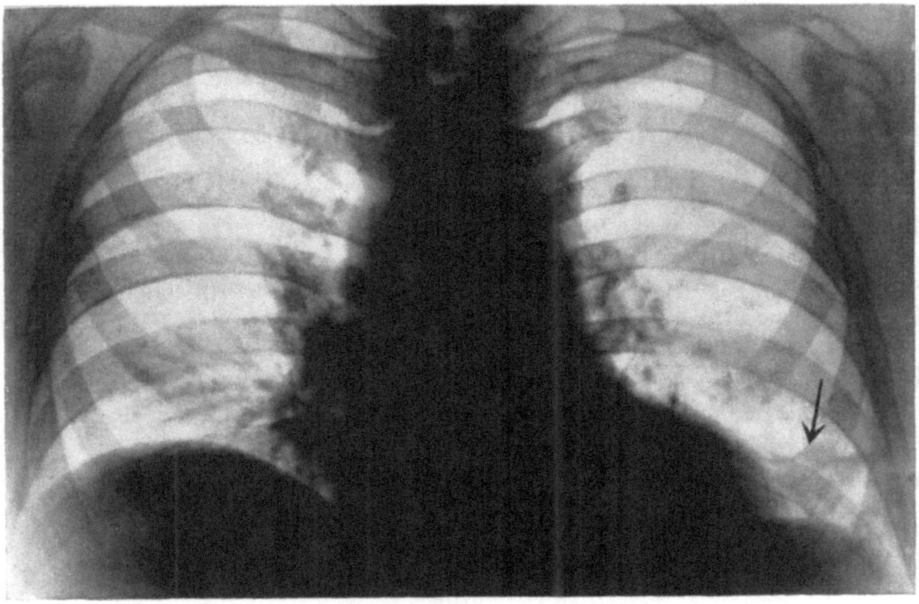

Abb. 3. Habitus pycnicus

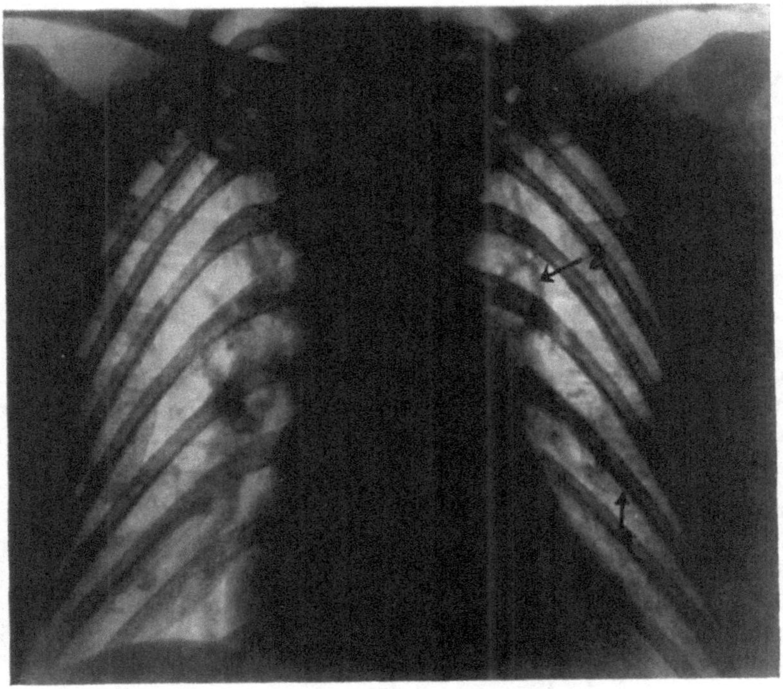

Abb. 4. Thorax caninus

Abb. 4. H. G. Thorax caninus. Er muß auf das Strengste unterschieden werden vom Habitus asthenicus Stilleri, zumal die äußere Erscheinung der Person beider Konstitutionstypen sehr ähnlich sein kann. Gemeinsam ist beiden Thoraxbildern das Mißverhältnis zwischen Höhe und Breite. Ein wesentlicher Unterschied liegt aber im Verhältnis vom Querdurchmesser im ersten oberen Drittel zur Basis des Thorax. Beide sind bei dem Habitus asthenicus Stilleri fast gleich. Die seitlichen Thoraxwände verlaufen fast parallel miteinander. Dagegen konvergieren sie beim Thorax caninus mehr oder minder steil zur Spitze. Das Symbol dieses Thorax ist daher nicht so sehr das einer Kuppel als das einer Pyramide. Die Rippen verlaufen nicht parallel zueinander, sondern liegen fast dachziegelartig mit engsten Zwischenrippenräumen übereinander und stellen dadurch die oberen Lungenpartien unter besonders ungünstige Ventilationsbedingungen. Trifft diese Thoraxform, was nicht immer der Fall ist, mit allgemeiner körperlicher Unterentwicklung zusammen, so sprechen wir von einem „asthenischen Kümmerwuchs", und dieser Konstitutionstyp ist gegenüber der Lungentuberkulose besonders gefährdet. Bei Patienten dieser Art werden wir also bereits auch solche Veränderungen des röntgenologischen Lungenbildes auf eine Tuberkulose beziehen dürfen, die wir beim Vorliegen einer nichtssagenden Thoraxform sonst abwartend beurteilen. — Infolge fehlerhafter Stellung der Patientin ist hier

1. die Scapula

in größerer Ausdehnung, und zwar beiderseits sichtbar. Im linken Hilus erkennen wir

2. einen Ringschatten,

über dessen Bedeutung wir in den späteren Kapiteln hören werden.

Eine weitere Thoraxform, die eine Disposition zu Erkrankungen der Lunge oder des Herzens schaffen kann, findet sich bei der extremen Kyphoskoliose. Die Abbildung erübrigt eine Beschreibung.

Abb. 5. F. W. Skoliose.

Das Bild bietet nur ein Beispiel für die Möglichkeit einer Veränderung des normalen Thoraxbildes durch Verbiegung der Wirbelsäule. In den folgenden Kapiteln sind weitere Varianten angeführt. Zunächst wirkt dies Bild so unruhig, daß wir nach einem Faden suchen, um aus dem Labyrinth der verschiedenen Einzelheiten herauszufinden. Diesen Faden liefern die an einer Stelle, hier links unten

1. stark verengten Zwischenrippenräume,

bzw. ein Bündel plötzlich stark zur Peripherie konvergierender Rippenschatten. Dieses Zeichen finden wir überall dort, wo eine Skoliose auch nur mäßigen Grades vorliegt, und zwar liegt diese Konvergenz der Rippenschatten immer an der der Konkavität der Skoliose zugewandten Thoraxhälfte (s. Abb. 134). Folgen wir diesen Rippen, so treffen wir dort, wo sonst das rechte Lungenfeld sich ausbreitet, auf einen stark gekrümmten, intensiven, bandartigen Schatten,

2. die skoliotische Wirbelsäule.

Sie deckt das rechte Lungenfeld so weit zu, daß nur ein kleiner dreieckiger Bezirk rechts unten übrig bleibt. Da auch das linke Lungenfeld infolge der stark verengten Zwischenrippenräume mehr als normal von Knochenschatten überlagert ist, so wird es manchmal schwer, ja, unmöglich sein, aus Bildern dieser Art etwas Sicheres über die Beschaffenheit der Lungen auszusagen. Links neben dem Schatten der Wirbelsäule zieht sich ein ebenfalls bandartiges Schattengebilde senkrecht durch den Thorax. Es ist

3. das Herz.

Rechts und links in der Peripherie der Lungenfelder oder was davon übriggeblieben ist, verläuft ein feiner, scharf begrenzter, flächenhafter Schatten senkrecht herunter. Wir folgen der deutlich sichtbaren inneren Begrenzung dieses Schattens und treffen auf den

4. Weichteilschatten des rechten Armes

und links auf

5. die Scapula.

Infolge der skoliotischen Brustkorbdeformierung konnte die Patientin die Kassette mit dem Röntgenfilm nicht, wie das vorgeschrieben ist, mit herausgewinkelten Armen umarmen. Auf diese Weise sind dann die erwähnten extrathorakalen Gebilde auf das Lungenbild projiziert worden.

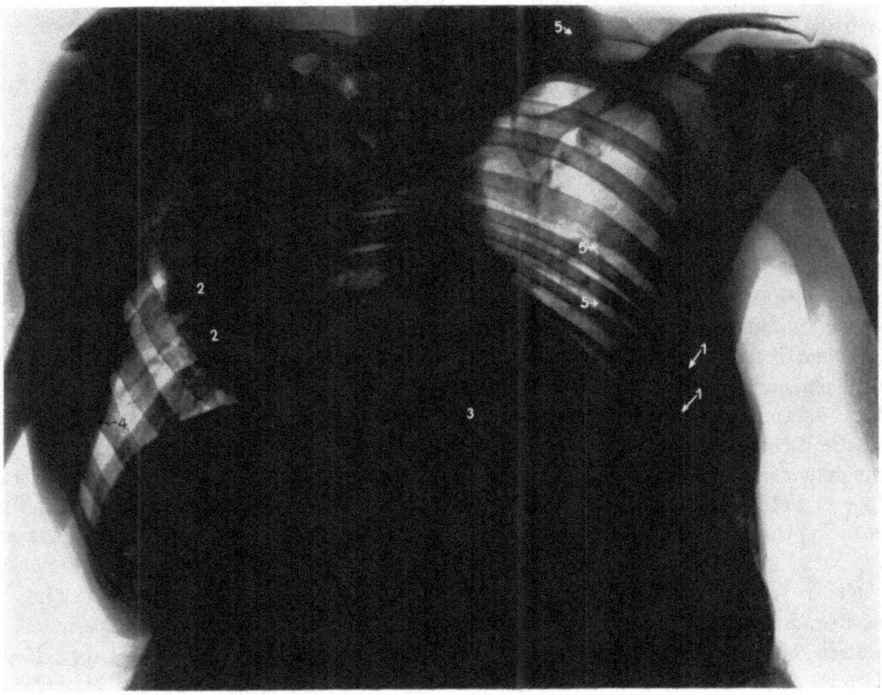

Abb. 5. Skoliose

Klinischen Ausdruck findet diese abnorme Thoraxform eher in Kreislaufbeschwerden („Skolioseherz“) als in einem Lungenleiden. Doch soll nach der Meinung einiger Autoren die auf der konkaven Seite einseitig verengte Lunge zur Ansiedlung von Tuberkulose disponieren. Wir glauben nicht, daß sich tuberkulöse Lungenprozesse bei dieser Thoraxform häufiger finden als es der Häufigkeit dieser Krankheit sonst entspricht. Eine recht häufige Begleiterscheinung der Kyphoskoliose ist der chronische Bronchialkatarrh, nicht selten mit Bronchiektasen vergesellschaftet, infolge der gestörten Respiration und der Kreislaufinsuffizienz. Patienten dieser Art kommen daher sehr häufig zum Röntgenologen mit der Bitte um Untersuchung auf Lungentuberkulose. Doch ist es nicht immer möglich, wie die Abbildung lehrt, ein zuverlässiges Ergebnis zu erzielen, da die steil konvergierenden Rippen auf der konkaven Seite die Lunge größtenteils verdecken. Es sei noch eine nicht ganz seltene Fehlbeurteilung der Skoliose erwähnt, die darin besteht, daß besonders bei rechtskonvexer Kyphoskoliose durch Addition des dann rechts neben dem Herzen liegenden Schattens der Wirbelsäule eine pathologische Herzform irrtümlich angenommen werden kann (vgl.

Abb. 134). Der Patient mit einem derart „erweiterten“ Herzen oder „verbreiterter“ Aorta ist sehr leicht von seinem „Leiden“ dadurch zu befreien, daß man ihn vor den Röntgenschirm in den ersten schrägen Durchmesser dreht, so daß sich die Wirbelsäule vom Herzschatten entfernt und dieser in seiner normalen Form zum Vorschein kommt.

Der „faßförmige“ Thorax, das „Volumen pulmonum auctum“, entspricht einer besonderen, von den gezeigten verschiedenen Thoraxform im Röntgenbilde nicht. Das Emphysem ist bei jeder Thoraxform möglich und durch Veränderungen der intrathorakalen Organe (auffallend hell durchstrahlte Lungenfelder, tiefstehende, abgeflachte, bei der Atmung eingeschränkt bewegliche Zwerchfelle usw.) röntgenologisch meist besser gekennzeichnet als durch die Form des knöchernen Thorax.

Künstliche Veränderungen des knöchernen Thorax setzen Operationsnarben nach Rippenresektion. Der Defekt heilt durch Ausbildung von Spangen zwischen den Teilen derselben Rippe und den benachbarten. Liegt die Operationsstelle nicht allzuweit dorsal, so wird eine Einbuchtung der seitlichen Thoraxbegrenzung die Erkennung solcher Narben erleichtern. Bei ausgedehnten Resektionen, wie etwa bei der Thorakoplastik, ist die ganze Seite eingefallen, die Wirbelsäule vielfach verbogen. Diese Veränderungen des knöchernen Thorax bedürfen kaum näherer Ausführung. Sie sind gar nicht zu übersehen, wenn der Röntgenologe, was er regelmäßig tun sollte, den Patienten und nicht etwa bloß den Film betrachtet.

Dagegen verdient die Verkalkung der Rippenknorpel eine etwas eingehendere Darstellung. Normalerweise geht die Verkalkung in der Richtung von oben nach unten vor sich, so daß der Knorpel der ersten Rippe bereits mit 30 Jahren vollständig verkalkt ist. Es liegt aber nicht immer eine homogene Verkalkung vor. Sehr oft besteht die Verkalkung in Inseln und Brücken, so daß der Röntgenunkundige solche Kalkeinschlüsse im Knorpel fälschlich als „Herdschatten“ deuten kann. Die genaue Betrachtung dieser „Pseudoinfiltrate“ läßt dann erkennen, daß sie im Verlauf eines Rippenknorpels liegen und die Kontur der knöchernen Rippe fortsetzen. Mit zunehmendem Alter ergreift die Verkalkung auch die Knorpel der unteren Rippen. Die Schnelligkeit und Ausdehnung dieses Prozesses ist individuell ganz auffällig verschieden. Es bestehen da gewisse Parallelen zu der Kalkimprägnation der Media peripherer Arterien. Beide Erscheinungen sind wahrscheinlich Ausdruck einer bestimmten Diathese und nicht ohne weiteres als „Abnützung“ oder „Degeneration“ zu bezeichnen. Die Parallele läßt sich auch in funktioneller Hinsicht fortführen. Ebenso wie bei der „Mediasklerose“ peripherer Arterien die Fußpulse voll erhalten sein können und die Durchblutung der befallenen Extremitäten nicht im geringsten gestört zu sein braucht, so bedeutet die fortgeschrittene Verkalkung der Rippenknorpel keineswegs immer eine Behinderung der Thoraxbeweglichkeit wie beim „starren Thorax“ des vorgeschrittenen Emphysems. Es ist, abgesehen von der ungestörten Beweglichkeit der Rippen im Wirbelgelenk trotz röntgenologisch eindrucksvoller Verkalkung wohl immer noch genügend ausdehnungsfähige Knorpelmasse vorhanden, um eine ausreichende Beweglichkeit des Thorax zu gewährleisten.

So ist auch eine klinisch bedeutungsvolle Sonderform der Diathese, die Rippenknorpelverkalkung im jugendlichen Alter bis zu etwa 30 Jahren, bei der äußeren Untersuchung kaum zu erkennen. Der Brustkorb dieser Patienten dehnt sich völlig normal und zu unserer Überraschung zeigt das Röntgenbild eine fast totale Verkalkung der Rippenknorpel. Befallen sind besonders die Knorpel der mittleren und unteren Rippen, weniger die oberen, ja der Knorpel der ersten Rippe kann als einziger nicht verkalkt sein und kennzeichnet somit ein deutlich unterschiedliches Verhalten dieser Kalkimprägnation im jugendlichen Alter gegenüber der physiologischen Rippenknorpelverkalkung im Laufe des Lebens.

Diese Erscheinung findet sich vielfach bei jugendlichen Individuen mit einer eigentümlichen Reaktion auf Infekte. Sie sind in jedem Frühjahr, in jedem Herbst „erkältet“. In der Schulzeit kommen sie von dauernd rezidivierenden Anginen nicht los. Über Wochen bleiben nach solchem akuten Infekt kleine Temperaturerhöhungen, die jeder Behandlung trotzen. Dabei bewahren sie eine eigenartige Festigkeit gegen ernste Infekte, Pneumonien verlaufen bei ihnen nicht schlechter, vielleicht sogar besser als bei Patienten, die „nie krank" gewesen sind. Eine fortschreitende Lungentuberkulose ist bei diesen „Lymphatikern" selten, dagegen finden sich häufiger als sonst in den Lungenfeldern dieser jugendlichen Patienten mit stark verkalkten Rippenknorpeln auch mehr oder minder zahlreich Kalkflecke. Es sind dies — wie wir später kennenlernen werden — die Zeichen einer überstandenen, jetzt nur noch als anatomische Befunde zu wertenden „vernarbten" Lungentuberkulose.

Den im Röntgenbefund auffällig stark verkalkten Rippenknorpel im jugendlichen Alter deuten wir also als Zeichen einer besonderen Konstitution mit bestimmten klinischen Folgerungen im Sinne unserer Ausführungen.

Abb. 6. E. G. Frühzeitig verkalkte untere Rippenknorpel. Das Bild stammt von einem 16jährigen Mädchen, das mit unklaren Temperaturen und einer Schwellung der regionären Lymphdrüsen zu uns kam. Die weitere Beobachtung ergab eine Lymphogranulomatose. Auch hier im Hilus sehen wir Zeichen dieser Erkrankung. Der rechte Hilus ist „normal", der linke dagegen in eine rundliche Vorwölbung umgewandelt, die wie eine Apfelsinenscheibe dem Mittelschatten aufsitzt. Es sind dies geschwollene Lymphdrüsen auf dem Boden einer Lymphogranulomatose. Im rechten Hilus sind sie anatomisch sicher ebenfalls vorhanden, entsprechend dem Systemcharakter der Erkrankung, aber wohl noch nicht so weit entwickelt, daß sie röntgenologisch zum Ausdruck kommen.

Hier interessiert nun vorwiegend die

1. Verkalkung der unteren Rippenknorpel, während

2. die Knorpel der ersten Rippe

fast gar nicht verkalkt sind. Die Patientin steht auch hier etwas schief gedreht zum Film. Was wir links oben sehen, ist

3. das Manubrium sterni. Im Unterfeld sind die

4. Mammaschatten

erkennbar.

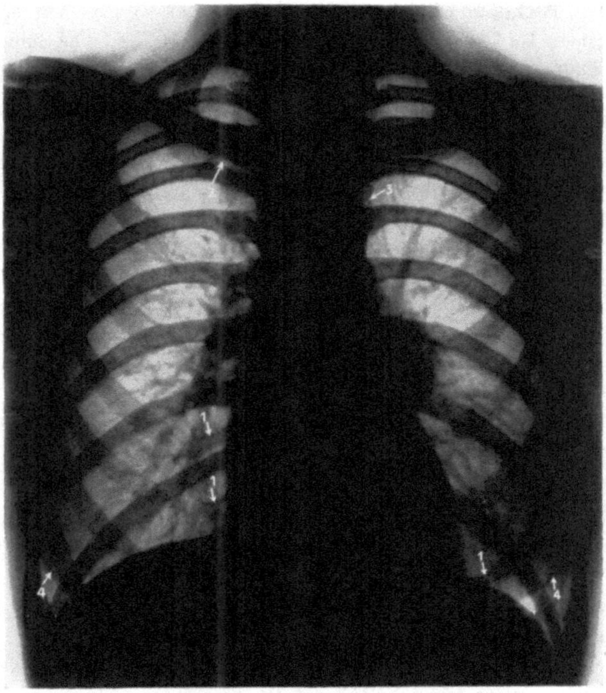

Abb. 6. Frühzeitig verkalkte untere Rippenknorpel

B. Das normale Röntgenbild der Thoraxorgane

Das Röntgenbild des unverbildeten Brustkorbes stellt eine parabolische Fläche dar, die nach unten durch die beiden Halbbogen der Zwerchfelle begrenzt, durch den tiefdunklen Mittelschatten in zwei lichte Hälften geteilt wird, von denen wiederum durch die Schlüsselbeine ein kleines oberstes Feld, die „Spitze", abgetrennt ist. Das rechte Zwerchfell steht in der Norm etwas höher als das linke. Die Kuppeln enden peripher in einem spitzen, bei der Einatmung vor dem Schirm besonders deutlich hervortretenden Winkel zur Thoraxwand, den „Komplementärräumen". Der Mittelschatten ist kein einheitliches Gebilde, vielmehr eine Schattensummation aus Herz, Aorta und anderen Hauptgefäßen, Brustbein, Wirbelsäule und Ösophagus, wobei das Herz die Hauptmasse darstellt. Das Brustbein verschwindet im Schatten des Herzens mehr oder minder vollständig. Nur das Manubrium sterni mit den Gelenken zu den Schlüsselbeinen ist sichtbar. Diese Gelenke betrachten wir zunächst bei der oberflächlichen Orientierung, um festzustellen, ob der Patient auch richtig planparallel zum Film ohne Drehung photographiert worden ist. In diesem Falle liegen die Gelenke genau im gleichen Abstand von der Mittellinie. Im anderen Falle liegt das eine Gelenk mehr außen, wie auch beim skoliotischen Thorax. Der Patient hat die eine Seite mehr an die Kassette angelegt als die andere. Dadurch kann sich das normale Thoraxbild verändern, z. B. das Brustbein mit seinem sägenförmigen Rand sichtbar werden und unter Umständen die Wirbelsäule neben der Herzsilhouette hervortreten usw. Vor Mißdeutungen dieser Erscheinungen schützt die Beurteilung der richtigen Aufnahmetechnik durch Betrachtung der Sternoclaviculargelenke, ebenso wie sich die richtige Belichtung durch die Nichtabbildung der Brustwirbelsäule äußert (s. oben).

Rechts und links vom Mittelschatten entspringen kommaförmige Schatten wie Henkel an einem Topf, der rechte und der linke Hilus, eine Summation von Lungenhauptgefäßen, Hauptbronchus und paratrachealen Lymphdrüsen. Der oberste Teil des Mittelschattens wird von den Schatten der 1. bis 3. Brustwirbel eingenommen.

Die hellen Felder rechts und links vom Mittelschatten entsprechen den Lungen. Als Lungenspitze bezeichnen wir das helle Feld oberhalb der Clavikel. Für die protokollarische Erfassung der Lungenveränderung im Röntgenfilm unterscheiden wir dann noch ein Ober-, Mittel- und Unterfeld zu je einem Drittel der Lungenfläche. Durchzogen werden die Lungenfelder von unzähligen Streifen, die sich netzartig verknoten, kreuzen und in der Mehrzahl auf den Hilus zurückzuführen sind. Dieser sendet besonders kräftige Streifenschatten von seinem oberen und unteren Pol in die Lungenfelder: die obere und untere Hilusausstrahlung. Die Gesamtheit dieser ungeheuer vielgestaltigen und veränderlichen Streifen- und Netzschatten nennen wir die Lungenzeichnung. Über die Frage nach dem anatomischen Substrat dieser „normalen Lungenzeichnung" herrschten lange Zeit die widersprechendsten Anschauungen. Sie darf heute als geklärt angesehen werden und erlaubt eine Beantwortung wie folgt:

Die im Thoraxraum liegenden Organe: Lunge mit Bronchialbaum und Lymphdrüsenapparat, Herz mit den großen Gefäßen und denen des kleinen Kreislaufes, schließlich die Speiseröhre bestehen aus Weichteilen, vorwiegend Muskel- und Bindegewebssubstanzen, deren Durchdringungsfähigkeit für den Röntgenstrahl praktisch ungefähr die gleiche ist. Wir würden also, wenn nun die Wände dieser Organe zur Abbildung kämen, theoretisch das Herz kaum von der Lunge unterscheiden können, wie ja bei den Röntgenaufnahmen des Oberschenkels etwa die einzelnen Muskeln, die Gefäße und bindegewebigen Septen in der Regel kaum scharf gegeneinander hervortreten, da sie ungefähr denselben Absorptionskoeffizienten für Röntgenstrahlen haben. Wenn nun trotzdem das Röntgenbild der Thoraxorgane so besonders kontrastreich ist, so liegt dies an den röntgenologisch sich völlig entgegengesetzt verhaltenden Füllungen der Organe, der Luft in der Lunge bzw. den Bronchien und dem Blut im Herzen und in den Gefäßen. Die Luft läßt den Röntgenstrahl fast ohne Absorption (= Schattenbildung) hindurch, das Blut „fängt" ihn sehr stark und bildet sich daher als tiefschwarzer Schatten ab, ebenso wie auch Wasser in der Lunge oder im Pleuraraum als tiefdunkler Schatten erscheint. Die dunklen Streifen, die das normale Lungenbild durchziehen, sind also vorwiegend Bilder der blutgefüllten Gefäße, wobei sie im optischen Querschnitt dann je nach der Größe des Gefäßes als kleine Kreisflächen oder Punkte erscheinen. Solche Punkte sehen wir sehr reichlich in der normalen Lungenzeichnung als „Gefäßpunkte“. Es sind dies in der Hauptsache orthograd (axial) getroffene kleine Lungengefäße.

Andererseits erlaubt gerade der große Luftreichtum der Lunge die Abbildung auch bindegewebiger Streifen, Septen und Röhren (Bronchien), so daß ein gewisser Anteil der Streifen, Flecke, Septen und aller anderen, den Röntgenunkundigen zunächst verwirrende Einzelheiten der „normalen“ Lungenzeichnung auch auf den Bronchialbaum und seine fernsten Verzweigungen zu beziehen sind, wenn auch die Hauptmasse durch die flüssigkeitsgefüllten Gefäße gestellt wird. Ein Bronchus bildet sich im allgemeinen nur dann ab, wenn er eine besonders starke Wand hat (Hauptbronchus), wenn er in längerem Weg zu derselben Richtung verläuft wie der Röntgenstrahl, die Länge seiner Wand sich also optisch addiert und diesen als optischen Querschnitt, als Ringschatten darstellt, ferner dann natürlich, wenn er mit Sekret gefüllt ist, oder seine Wandung entzündlich verdickt und vielleicht auch verkalkt ist.

Trotz der verwirrenden Vielgestalt im Röntgenbild der normalen Lunge ist die Grenze zwischen „normal“ und bereits sicher pathologisch, wenn auch fließend, so doch einigermaßen sicher zu bestimmen, wenn wir einer einfachen Regel folgen: Das normale Röntgenbild der einen Lunge ist mehr oder minder das Spiegelbild der anderen. Finden wir hier eine „stark vermehrte“, vor allem „streifige“ Lungenzeichnung, so darf dieser Film trotzdem als normal gelten, zum mindesten für die Zwecke der Tuberkulosediagnostik, falls die verdächtigen Abweichungen von der Norm sich auf beiden Lungen gleichmäßig finden. Ausnahmen von dieser Regel, generalisierte Lungenprozesse, wie die Miliartuberkulose, die Stauungslunge und andere erfahren später eine besondere Besprechung (Kap. VI, F).

Eine solche Abweichung von der Norm stellt z. B. der Schatten von besonders stark entwickelten Mammae dar. Da dieselbe Verschattung sich auf der anderen Seite auch findet, kann es sich nicht um eine pathologische Verschattung handeln. Bei muskelstarken Männern können die Pectoralismuskeln zu ähnlichen Überlagerungen Anlaß geben. Auch hier entscheidet die Gleichheit der Veränderungen auf beiden Seiten für die diagnostische Belanglosigkeit der Erscheinung. Ferner finden sich manchmal an der Peripherie der Lungen Verschattungen, die dadurch zustande kommen, daß die Weichteile hier tangential getroffen werden und dadurch summiert dunkler in Erscheinung treten. Auch gibt der Schatten der Scapula wenn diese nicht exakt aus dem Lungenfeld herausgedreht wurde, was nicht immer vollständig möglich ist, Anlaß zu diagnostischen Irrtümern. Sie können nicht vorkommen, wenn der Vergleich verständnisvoll rechts gegen links getroffen wird. Überschneidungen zwischen den Schatten der einzelnen Rippen, das Hervortreten des Brustbeinrandes usw. führen ferner zu Zweifeln in der Beurteilung solcher Erscheinungen. Die entstehenden Fragen beantworten sich von selbst, wenn der Untersucher sich daran gewöhnt, die Kontur dieser Schatten zu verfolgen, wobei er sofort auf den Rippenrand, das Manubrium sterni, den Scapularand usw. kommt und diese Schatten als normale Bestandteile des knöchernen Thorax im Röntgenbild erkennt.

Damit beginnt die Beschreibung des Röntgenfilmes. Das Protokoll erfaßt zunächst die Form des knöchernen Thorax, beschreibt dann die Zwerchfelle, geht zum Mittelschatten über, erfaßt die Spitzen und endet bei den Lungenfeldern. Es stellt im ersten Teil sozusagen eine schriftliche Kopie des Röntgenbildes dar, beschreibt so unvoreingenommen wie möglich und so genau wie nötig das, was zu sehen ist, nämlich Schatten und Schattendifferenzen nach Dichte, Form, Größe, Zahl, Lage usw. Auch klinisch belanglose Einzelheiten sind aufzuführen. Erst dann erfolgt die Übersetzung der Schatten in pathologisch-anatomische Begriffe zum Schluß des Protokolls in der Diagnose. Dieses Abzeichnen des Röntgenfilmes im Protokoll verwendet nicht nur der Anfänger aus erzieherischen Gründen zur Beachtung der Einzelheit. Auch der erfahrene Röntgenologe wird Protokolle dieser Art für die behandelnden Ärzte — sie geben die Möglichkeit, den Film nachzulesen — mit Erfolg verwenden und erziehen zur Mitarbeit und zum Verständnis für den Wert der Röntgendiagnostik, was die bloße Mitteilung pathologisch-anatomischer Diagnosen, wie: „Rechtsseitige Oberlappentuberkulose", „Hilustumor" usw. unseres Erachtens niemals vollbringt.

Abb. 7. Frau O. Röntgenbild normaler Thoraxorgane.

Die Form dieses knöchernen Thorax ist konstitutionell indifferent. Wegen der sehr großen Spitzenfelder und der ziemlich weiten Interkostalräume könnte man allerdings vielleicht diesen Brustkorb zu den asthenischen Formen rechnen. In der Aufnahmetechnik wurde das richtige Maß getroffen: Die Wirbelsäule erscheint kaum oder gerade noch im

1. Mittelschatten.

Die Armhaltung ist vorbildlich: der Schatten der Scapula ist völlig aus dem Lungenbild herausgedreht, nur die Spitze der

2. Spina scapulae

ist in den Weichteilschatten des Hilus sichtbar.

Dagegen stand die Patientin nicht ganz genau parallel zum Film. Rechts ist

3. das Sternoclaviculargelenk

neben dem Mittelschatten sichtbar, während es links im Schatten verschwindet. Die Patientin stand also ein wenig nach rechts gedreht. Von der Wirbelsäule erkennen wir nur die ersten Brustwirbel deutlich, weiter unten sind nur

4. die Spitzen der rechten Querfortsätze einzelner Wirbel

erkennbar. Die Zwerchfellkuppeln wölben sich mit scharfer, geradliniger oberer Begrenzung steil abfallend zum Zwerchfellrippenwinkel, dem sogenannten

5. Komplementärraum,

der scharf und spitz ausgezogen deutlich sichtbar ist. Die Spitzenfelder sind groß, daher deutlich übersehbar. Die erste Rippe kreuzt die Spitzenfläche auf beiden Seiten. Parallel mit dem oberen Rand der Clavikel verläuft ein homogener ,scharf begrenzter Schattenstreifen. Er ist besonders links sichtbar und entspricht der Projektion von Weichteilschatten auf das Lungenbild:

6. Begleitschatten der Clavikel.

Weichteilschatten sehen wir auch außerhalb der Spitze. Es sind Bilder der Halsmuskulatur, in der die Septen als helle Streifen hervortreten. Dagegen fehlen andere häufig anzutreffende Weichteilschatten in den Spitzen: die Schatten der Halsmuskulatur. Sie fehlen hier zufällig. Wir werden auf anderen Abbildungen noch genügend Gelegenheit haben, sie kennenzulernen (Abb. 13).

Die Mitte des Thoraxbildes nimmt ein flaschenförmiges Gebilde ein, das im wesentlichen dem Herzschatten entspricht. Rechts und auch links von ihm gehen wie die Henkel einer Vase fingerdicke Streifen ab, die sich immer mehr und mehr zu feineren Streifen aufspalten und schließlich in der Peripherie verlieren. Diese Henkel, diese Kommaschatten, sind

7. der Hilus,

ein Gebilde, das eine Schattensummation von Gefäßen, Bronchien und Lymphdrüsen darstellt, von denen normalerweise nur die ersten Bestandteile direkt sichtbar sein sollen. Die Anwesenheit der Lymphdrüsen soll normalerweise nur indirekt sichtbar sein durch

8. Kalkschatten im Hilus,

die von verkalkten Inseln in diesen Lymphdrüsen hervorgerufen werden. Auf dem vorliegenden Bild erkennt man nur einige wenige. Dagegen erlaubt es in schöner Deutlichkeit die

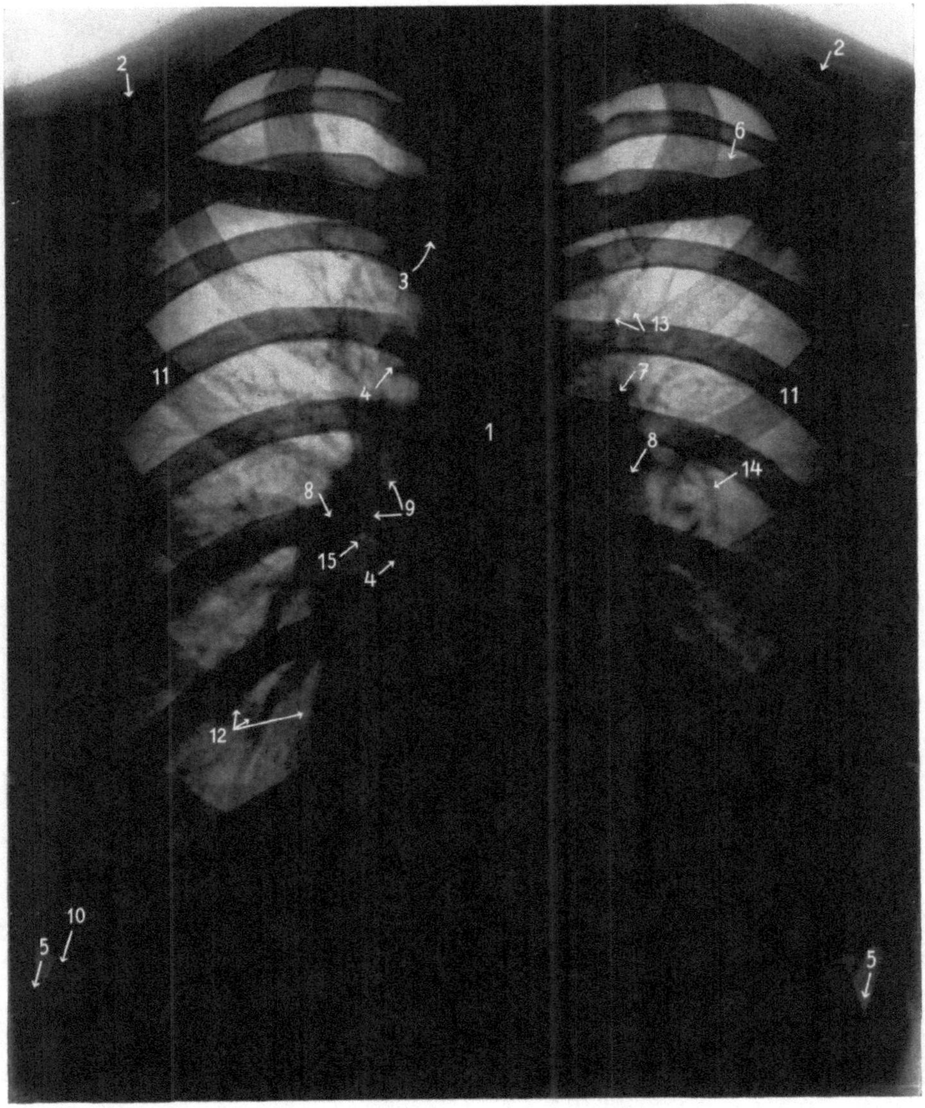

Abb. 7. Röntgenbild „normaler“ Thoraxorgane

Unterscheidung von Bronchus und Blutgefäß, und zwar am rechten Hilus. Der Fingerschatten, in welchen sich der Kalkschatten (8) projiziert, entspricht dem Gefäß, der darunterliegende helle Streifen

9. dem luftgefüllten Bronchus.

Links gelingt diese Unterscheidung nicht mit derselben Sicherheit, da hier große Teile des Hilus vom Mittelschatten überlagert werden. Im vorliegenden Fall kommt der linke Hilus nur deshalb so deutlich heraus, weil die Patientin, wie erwähnt, nicht genau planparallel zum Film gestanden, sondern sich etwas nach rechts gedreht hat.

Tafel I. Abb. 1—4

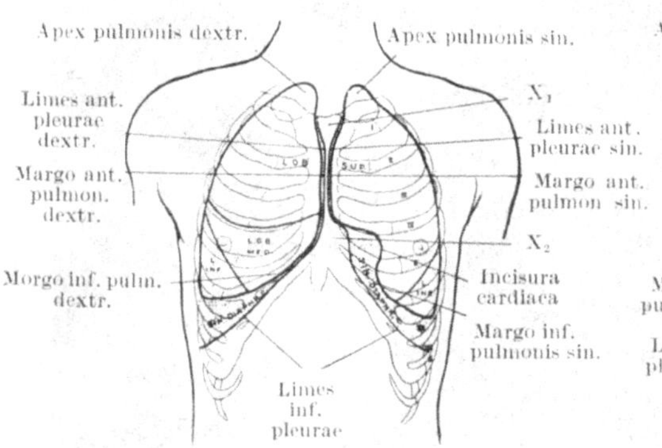

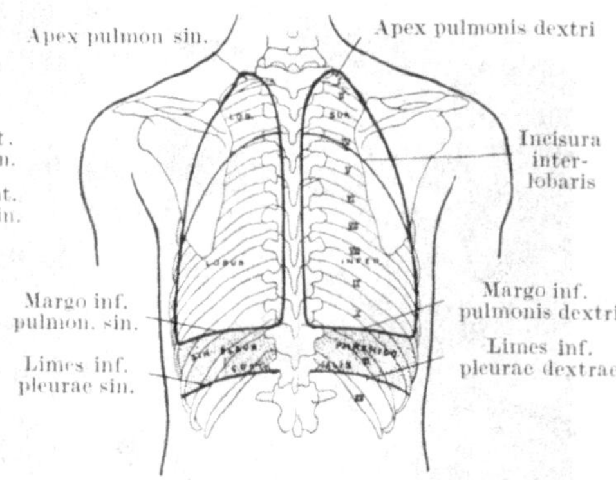

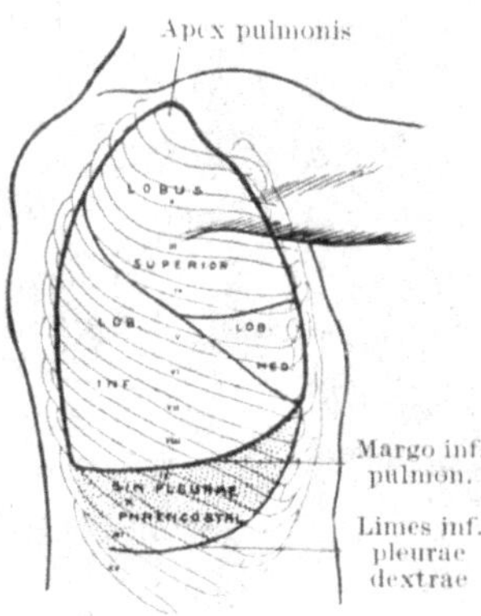

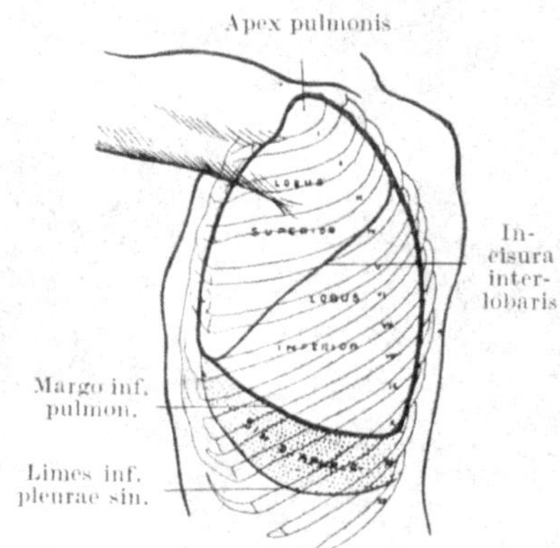

Abb. 3. Grenzen der rechten Lunge und untere Pleuragrenze, von rechts gesehen

Abb. 4. Grenzen der linken Lunge und untere Pleuragrenze, von links gesehen

X_1 = der dreieckige, von der Pleura unbedeckte Bezirk der hinteren Fläche des Manubrium sterni
X_2 = Bezirk, in welchem das Perikard direkt an die vordere Brustwand anstößt
Sin. diaphr. c. = Sinus phrenicocostalis

Nach Corning

Die Kenntnis der Lagebeziehungen von Lunge und Pleura ist für den Röntgenologen sehr wichtig, gestattet sie ihm doch, die gefundenen Lungen- oder Pleuraprozesse topographisch zu bestimmen. Das gilt besonders für die interlobären Ergüsse (Empyeme), um den Ort der Punktion oder Resektion zu bestimmen. Flache Ergüsse im Interlobum sowie Schwarten in demselben bilden sich bei senkrecht auffallendem Strahlengang als flächenhafte Verschleierungen oder gar wie Infiltrate ab. Bei tangentialem Strahlengang bilden sie sich als Streifen oder Linien ab, entsprechend dem Verlauf der Incisuren auf unseren Abbildungen. Wichtig ist ferner die Berücksichtigung der Tatsache, daß bei der Durchleuchtung und noch mehr bei der Aufnahme, sich die Teile der Unterlappen, die in den Sinus diaphragmatic.-cost. hineinragen, der genauen Abbildung entziehen können. Infiltrate, zumal Primärinfiltrate bei Kindern können sich so hinter dem intensiven Schatten der Zwerchfellkuppel verstecken. Auch kleinere basale Ergüsse werden nicht selten übersehen. In jedem zweifelhaften Falle ist eine Durchleuchtungskontrolle mit Beobachtung der basalen Abschnitte bei tiefer Inspiration notwendig, da dann der Sinus entfaltet wird und das Zwerchfell als störender Schatten zurücktritt.

Betrachten wir jetzt die Lungenfelder selbst, so fällt uns zunächst auf, daß die unteren Lungenpartien schattendichter erscheinen als die oberen. Und zwar betrifft dies beide Lungenunterfelder völlig gleichmäßig, ohne jeden Unterschied der einen gegen die andere Seite. Es kann sich bei diesem Befund also nicht um etwas Krankhaftes handeln. In der Tat finden wir diesen Schattenunterschied der oberen gegen die unteren Lungenpartien sehr häufig als Ausdruck des Unterschiedes der verschiedenen Lungenschicht. Die Lunge, ein pyramidenförmiges Gebilde, ist oben dünner als unten. In diesem Bilde allerdings kommt zu dieser eine andere Bedingung hinzu: weiter nach unten hin endet die Verschattung in einer nach unten konvexen Linie. Sie ist deutlich besonders oberhalb der Komplementärräume erkennbar und bedeutet den

10. unteren Rand der Mamma.

An weiteren „normalen“ Schatten des vorliegenden Lungenfilmes wären die

11. Kreuzungsstellen der vorderen mit den hinteren Rippenhälften

zu erwähnen. Die eigentliche Lungenzeichnung ist recht dürftig. In der Hauptsache besteht sie aus Streifen, die zentral verfolgt, meistens im Hilus enden. Besonders deutliche und besonders zahlreiche Streifen durchziehen das rechte Unterfeld. Sie lassen sich alle auf den Hilus zurückführen und bedeuten die

12. normale Ausstrahlung des Hilus in die Unterfelder.

Links allerdings treten sie wieder zurück, da der sich links vorwölbende Mittelschatten sie größtenteils verdeckt. Eine ähnliche, aber bedeutend kürzere und weniger ausgeprägte

13. Ausstrahlung findet auch in die Oberfelder statt.

Gegen die Peripherie hin verlieren sich diese Streifen in eine zarte und sehr wabige Kontur. Diese Waben oder auch Kreise und netzartigen Gebilde kommen dadurch zustande, daß die in den verschiedensten Ebenen liegenden letzten Ausläufer der Hilusausstrahlung auf die eine einzige Ebene des Röntgenfilmes projiziert werden und sich dadurch vielfach überlagern. Lagern sich zufällig zwei nach oben und nach unten gebogen verlaufende Streifen dieser Art übereinander, so können Kreisschatten entstehen, die der Ungeübte mit den Ringschatten der tuberkulösen Kavernen verwechseln kann. Hier haben wir einen solchen

14. Pseudoringschatten

in der Nähe des linken Hilus. Kleinere Ringschatten dieser Art stellen

15. optisch quergetroffene luftgefüllte Bronchien

dar. Zwei davon sind im rechten Hilus zu sehen. Ihr Gegenstück, der dunkle punktförmige Schatten ist häufiger. Er soll optisch quergetroffene Gefäße in dieser Form abbilden. Es sind aber auch wohl andere Bestandteile der normalen Lunge an seinem Zustandekommen beteiligt. Das ist alles, was an diesem Thoraxbild zu erwähnen wäre. Es ist „normal“, weil die eine Seite ein fast getreues Spiegelbild der anderen darstellt und sich krankhafte Bestandteile in der Lungenzeichnung nicht finden lassen.

C. Das Zwerchfell

Anatomisch ist das Zwerchfell eine in den Randpartien muskulöse und im Zentrum bindegewebige Membran. Im Röntgenbild bildet es sich aber nicht als ein einziger flacher geschwungener Bogen ab, der die Brust- und Bauchhöhle trennt, vielmehr scheint es so, als ob dieser Bogen durch die Last des darauf ruhenden Herzens in der Mitte eingedellt wäre, so daß sich eine rechte und eine linke Zwerchfellkuppel abbildet.

Das rechte Zwerchfell ist als solches nicht sichtbar. Es liegt der Leber direkt auf und summiert sich zu deren Schatten. Das linke wird dann direkt erkennbar, wenn der darunterliegende Magen oder die linke Flexur des Colon eine große Luftblase enthält. Die Luftmengen entfalten den Magen bzw. Darm und pressen diese gegen das Zwerchfell, so daß dessen Kontur zwischen der Luft der Magenblase und der lufthaltigen Lunge deutlich hervortritt, natürlich verstärkt um den Schatten der Magen- bzw. Darmwand (Abb. 48). In diesen Fällen steht das linke Zwerchfell meist in gleicher Höhe mit dem rechten. Sonst soll dieses einen Querfinger etwa höher stehen als das linke.

Die Lage beider Zwerchfelle bezogen auf die Wirbelkörper variiert je nach dem Alter und der Konstitution des Patienten (bei Kindern steht es höher) und ist auch abhängig von gewissen pathologischen Prozessen im Bauchraum oder Brustkorbraum. So charakterisiert den pyknischen Habitus mit besonders in höherem Alter vortretendem Gasbauch ein hoher Zwerchfellstand mit steil gewölbter Kuppel. Beim Emphysem treten die Zwerchfelle tief, ihre Kuppel ist abgeflacht und verläuft fast geradlinig.

Die Zwerchfellbewegung folgt der Atmung. Es tritt tiefer beim Einatmen, steigt beim Ausatmen. Die Amplitude dieser Bewegung schwankt in sehr großer Breite, ist abhängig vom Training (Bauchatmungsänger) und von Gewohnheiten. Daher erfordert die Beurteilung anscheinender Abweichungen von der „normalen“ Zwerchfellbewegung äußerste Zurückhaltung. Es gibt Individuen, die vollkommen gesund sind, bei denen sich die Zwerchfelle aber sehr wenig bewegen. Auf der anderen Seite beobachten wir durchaus nicht bei jedem Fall von Asthma oder Emphysem eine aufgehobene oder auch nur sehr auffällig verminderte Zwerchfellbewegung. Dagegen ruht die Zwerchfellbewegung in den meisten Fällen von Entzündungen oberhalb (Pleuritis) oder unterhalb der Kuppel (Peritonitis u. ä.). Diese Beobachtung beruht aber nicht in allen Fällen auf einer Lähmung, sondern auch auf dem Bemühen des Patienten, die bei diesen Erkrankungen meist sehr schmerzhaften Atmungsbewegungen auf ein Minimum einzuschränken.

Raumbeengende Prozesse im Bauchraum machen sich zunächst einmal nach vorne hin Platz, der Bauch tritt vor. Zur Hochdrängung des Zwerchfells kommt es erst dann, wenn diese Möglichkeit erschöpft ist, also in der Schwangerschaft erst in den letzten Monaten, bei Ascites und Ileus erst bei großer Ausdehnung der Wasser- oder Luftansammlung.

Abnormen Hochstand der einen Zwerchfellkuppel gegenüber der anderen finden wir bei Lähmungen der einen Zwerchfellhälfte, also der Ausschaltung des einen Phrenikus, wie sie künstlich zu Heilzwecken für die Lungentuberkulose („Phrenikusexairese“) vorgenommen wird oder aber als Teilerscheinung einer allgemeinen Nervenerkrankung (Poliomyelitis, Diphtherie) auftritt, oder durch irgendwelche Prozesse in der Nachbarschaft des Phrenikus verursacht werden kann. Unter den verschiedenen Möglichkeiten dieser Beeinflussung nennen wir die Pleuritis mediastinalis, vor allem aber die Tumorbildung entweder in den paratrachealen Lymphdrüsen oder in einem entsprechend gelegenen Bronchus. Auch Aneurysmen können durch Druck den N. phrenicus schädigen. Einseitige Zwerchfellähmungen werden uns also immer Veranlassung geben, die Hilusgegend sorgfältig nach einem beginnenden Tumor abzusuchen.

Zwei weitere Arten des pathologischen Zwerchfellhochstandes sind relative Seltenheiten. Sie finden sich vorwiegend links. Es sind dies der Rückschlag des Zwerchfells, die Relaxatio diaphragmatica (Abb. 12), ein Vorgang, bei dem die eine krankhaft verdünnte Zwerchfellhälfte dem Zug der Lunge nicht mehr Widerstand zu leisten vermag und ihr in den Brustkorbraum folgt. Dabei braucht es neben dieser muskulären Insuffizienz nicht auch noch gelähmt zu sein. Ein ähnliches Bild, oft extreme Grade annehmend, liefert der Eingeweidebruch, die Hernia diaphragmatica, bei der Teile des Bauchinhaltes, vorwiegend der Magen und das Colon, in die Brusthöhle treten.

Bei auffälligem Hochstand der rechten Zwerchfellkuppel können wir unter anderem einen subphrenischen Abszeß vermuten. Dieses Zeichen ist aber für sich allein unzuverlässig und erst dann beweiskräftig, wenn zwischen Leber und Zwerchfell die den Abszeß krönende halbmondartige Luftblase zum Vorschein kommt. Vergrößerungen der Leber durch Stauung, hypertrophische Zirrhose, Tumor usw. brauchen Kontur und Lage des rechten Zwerchfells, nicht zu verändern. Die Leber weicht, wie auch die vergrößerte Milz, nach unten aus.

Normalerweise soll die Zwerchfellkuppel gegen den Brustkorb in einer scharfen, glatten, gebogenen Linie abgegrenzt sein. Abweichungen von dieser Regel sind besonders am rechten Zwerchfell häufig. Hier finden wir manchmal eine Wellenlinie, die früher als Abdruck embryonaler Leberfurchen gedeutet wurde, heute wohl allgemein als Abbildung der einzelnen Muskelstränge des Zwerchfells angesehen wird, die wie die einzelnen Felder eines Regenschirms etwa angeordnet bei der Kontraktion zum Vorschein kommen können (Abb. 8).

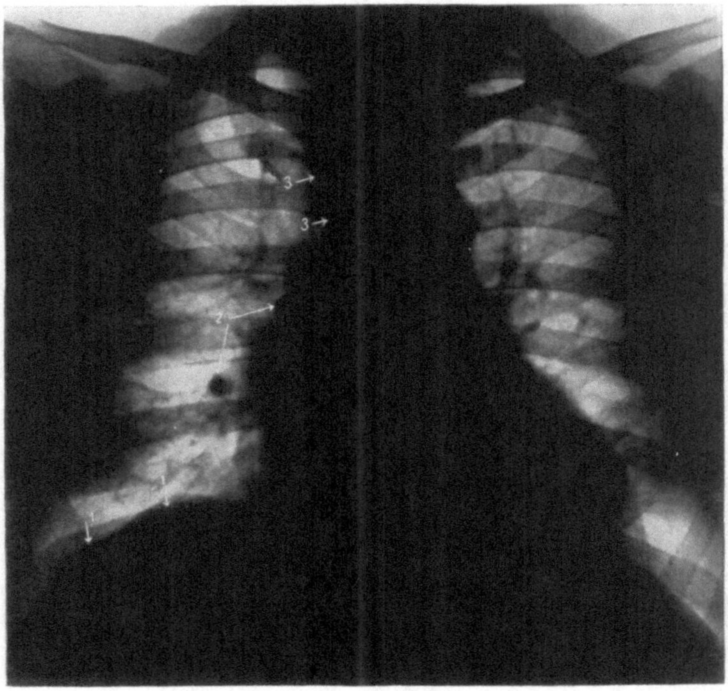

Abb. 8. Zwerchfellfurchen

Spitzwinklige Ausziehungen der normal gerade gebogenen Zwerchfellinie lassen auf pleuritische Verwachsungen schließen. Diese äußern sich aber in erster Linie durch Verwachsung des Zwerchfellrippenwinkels. Dieser verschwindet. Statt in einem nach unten gerichteten Spalt endet das Zwerchfell dann in einer peripheriewärts leicht ansteigenden, nach oben konkaven Linie (Abb. 10). Besonders bei der Durchleuchtung ist diese Veränderung deutlich erkennbar. Der Winkel öffnet sich nicht mehr beim tiefen Einatmen, das Zwerchfell bleibt vielmehr peripheriewärts in der Bewegung hängen. An diesem Restzustand ist eine Pleuritis noch erkennbar, auch wenn sie sonst symptomlos abheilte.

Abb. 8. Dr. P. Zwerchfellfurchung.

Sind wir gewohnt, beide Zwerchfellkuppeln sich in Form sanft geschwungener Bögen abbilden zu sehen, so überrascht auf diesem Bilde die höckerige Gestalt des rechten Zwerchfells, besonders dann, wenn wir es mit dem linken vergleichen. Hier die normale Bogenlinie bis zum Komplementärraum, der allerdings auf dem vorliegenden Bilde nicht vollständig zur Darstellung kommt, dort eine unregelmäßig gewellte Linie, deren Unterteilung in einzelne Bögen um so deutlicher hervortritt, je tiefer der Patient eingeatmet hat. Es sind dies die merkwürdigerweise fast nur auf der rechten Seite, nur bei vereinzelten Individuen sichtbaren einzelnen Muskelbündel des Zwerchfells, die wie die Bahnen eines Regenschirms das Zwerchfelldach bilden. Dadurch, daß diese Bahnen in verschiedener Winkelstellung zum Röntgenstrahl verlaufen, kommt es zur Abbildung der

1. Furchen im Zwerchfell.

Ein allerdings sehr grobes Beispiel mag dieses Bild zu erklären versuchen. Krümmen wir die Finger und blicken auf das Profil der Hand, in der alle Finger in optischer Deckung sind, so wäre das das Bild des normalen Zwerchfells. Drehen wir jetzt die Hand um 90° und blicken wir auf die Hohlhand, so haben wir in den einzelnen Bögen der Fingerkuppen an der gekrümmten Hand das Bild der „Zwerchfellfurchen". Wir notieren an diesem Röntgenbild dann noch

2. einen verkalkten Primärkomplex.

Dann fragen wir nach der Bedeutung einer senkrecht verlaufenden Linie rechts im Oberteil des Mittelschattens. Ihre Bedeutung wird uns sofort klar, wenn wir sie nach oben verfolgen: sie endet in der rechten Articulatio sternoclavicularis. Sie ist also

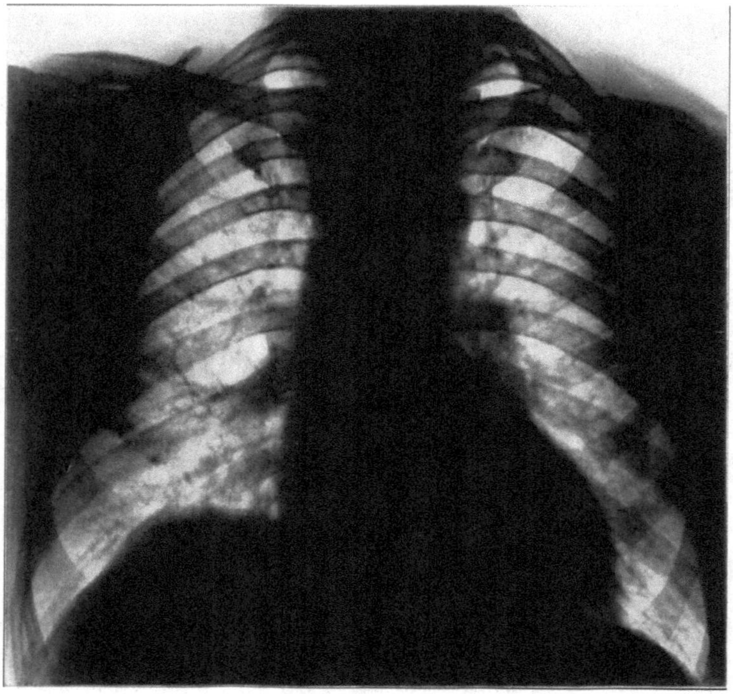

Abb. 9. Bogenteilung im rechten Zwerchfell

3. der rechte Sternalrand,

der nur deshalb sichtbar ist, weil der Patient die linke Seite dem Film stärker genähert hatte als die rechte.

Könnten nun nicht auch Unebenheiten der Leberoberfläche, etwa Karzinomknoten u. ä. solche Bilder verursachen? Die Frage ist zu verneinen. Das Zwerchfell ist in seinen Randpartien ein sehr derber und vergleichsweise durchaus dicker Muskel. Es bedarf schon sehr eindrucksvoller Veränderungen an der Leberoberfläche, ehe sich diese im Röntgenbild des Zwerchfells abbilden.

So wurde der Buckel an der Kuppel in der

Abb. 9. A. B. Bogenteilung im rechten Zwerchfell,

nicht etwa dadurch verursacht, daß irgendein Gebilde der Leberoberfläche das Diaphragma vorgebuckelt hat. Vielmehr demonstriert dieses Bild die Übertreibung normaler Unterschiede in der Kontraktionsfähigkeit der einzelnen Bündel, aus denen die Zwerchfellmuskulatur besteht. Bei oberflächlicher Atmung fallen diese Unterschiede im allgemeinen nicht auf. Durch forciertes Einatmen (besonders bei geschlossener Glottis, aber auch bei Behinderung der Atmung infolge Verengerung der Trachea oder eines Bronchus durch Tumor usw.) kann es vorkommen, daß hier der laterale (muskuläre) Zwerchfellabschnitt maximal kontrahiert nach unten gezogen ist, während der mediale (bindegewebige) oben bleibt und sich dadurch verbuckelt (Assmann). Die Wechselwirkung zwischen Gestaltung der Leberoberfläche und der des rechten Zwerchfells äußert sich also vielmehr dadurch, daß die sich verschieden kontrahierenden Muskelbündel die Leberoberfläche formen, als daß Unebenheiten der Leberoberfläche durch Verbucklungen am Zwerchfell kenntlich werden. Der Patient hat hier keinerlei Erscheinungen gehabt, die auf ein Leberleiden hindeuten. Der Zweck der Röntgenuntersuchung lag in diesem Falle allein in der Kontrolle der Clavikelfraktur. Wir sehen eben noch die Drahtnaht an den Bruchenden.

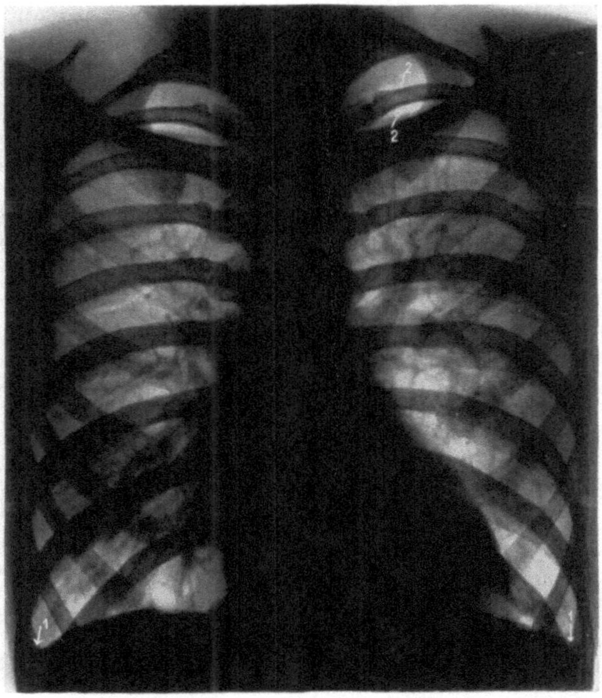

Abb. 10. Verklebte Komplementärräume

Abb. 10. H.W. Verklebte Komplementärräume,

zeigt zunächst, weshalb bei der Erörterung der differentialdiagnostischen Merkmale in Abb. 8 die Brustfellentzündung nicht erwähnt wurde. Warum sollten die buckligen Vorwölbungen am rechten Zwerchfell dort nicht dadurch bedingt sein, daß „Pleuraadhäsionen" das Zwerchfell verziehen? Die Adhäsionen äußern sich röntgenologisch in erster Linie am Zwerchfellrippenwinkel, am Komplementärraum. Dieser ist normal spitz in Abb. *8*, dagegen in Abb. 10 rechts und links verschwunden. Die Zwerchfellkuppel ist dadurch abgeflacht. Auch bei forciert tiefem Atmen öffnet sich der Zwerchfellwinkel bei der Durchleuchtung nicht. Das ist das Zeichen der überstandenen Pleuritis im Röntgenbild. Wir sprechen auch von einer Obliteration des Pleurasinus, durch eine

1. Pleuraadhäsion.

An der übrigen Konvexität der Zwerchfellrippen werden Adhäsionen nur als kleine, zipfelige Vorsprünge gegen das Lungenfeld sichtbar. Sie tragen an ihrer Spitze manchmal einen senkrecht nach oben ziehenden Streifenschatten (Abb. 76). Man hüte sich aber vor Verwechselungen mit den Streifenschatten der Ausstrahlung des Hilus in das Unterfeld, die bei der Kreuzung mit dem Zwerchfell kleine Adhäsionen leicht vortäuschen können. Man mache es sich zur Regel, jeden dieser „verklebten Komplementärräume" auf die Beständigkeit dieser Erscheinung vor dem Röntgenschirm zu prüfen, da nicht selten Mammaschatten und ähnliche den Winkel decken und dadurch zu Irrtümern Anlaß geben können.

Besonders schön treten hier die Begleitschatten der Clavikel hervor, und in der linken Spitze sehen wir einen Schattenstreifen parallel mit der zweiten Rippe verlaufen. Auch das ist ein Weichteilschatten, in diesem Falle der Sternocleidomastoideus. Diese beiden Weichteilschatten, Kopfnicker und Begleitschatten der Clavikel, umgreifen nun das, was von der linken Lungenspitze ohne Überlagerung mit Knochen- und Weichteilschatten übrigbleibt und was nun wie Licht im Schatten, wie ein ausgestanztes Loch wirkt. Es entsteht der Eindruck einer

2. Pseudokaverne.

Bei der Besprechung der echten Kavernen werden wir uns an dieses Bild erinnern müssen.

Abb. 11. Ch. Sch. Einseitige Pleuraadhäsion stellen wir der Abb. *12*, Ch. B., gegenüber. Beide Bilder unterscheiden sich auf den ersten Blick von den bisher besprochenen durch den ganz auffälligen Hochstand des linken Zwerchfells. Daß es sich um das linke Zwerchfell handelt ist, abgesehen von der hier deutlich auszumachenden linken Herzspitze, besonders dadurch erkennbar, daß sich eine große Luftblase,

1. die Magenblase,

unter dem Zwerchfell befindet. Eine solche Luftblase kommt (und kaum in derartiger gewaltiger Ausdehnung) am rechten Zwerchfell nur bei Vorliegen eines subphrenischen Abszesses oder beim Pneumoperitoneum (artifiziell oder perforiertes Ulcus) vor. Ganz besonders groß ist die Luftblase in Abb. 12, während sie in Abb. 11 eher gesucht werden muß. Sie liegt oberhalb eines homogenen, scharf horizontal begrenzten Schattens, des Sekretspiegels des Mageninhaltes.

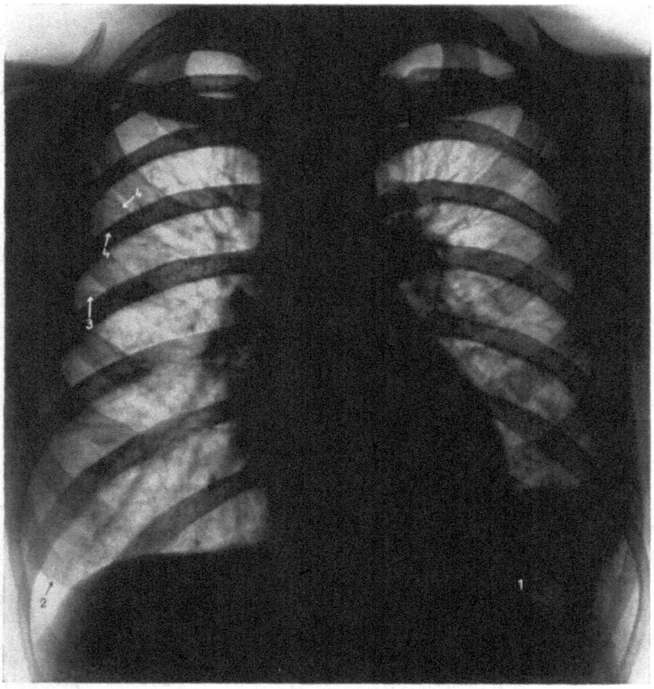

Abb. 11. Einseitige Pleuraadhäsion

In den Lungenunterfeldern sind dann noch die

2. Schatten der Mammae erkennbar.

Fragen wir nun, was hinter diesem Hochstand des Zwerchfells steckt, so denken wir zunächst an die Möglichkeit einer Zwerchfellähmung durch Ausschaltung des N. phrenicus, also einer Funktionsbehinderung, die nur die Durchleuchtung sicher aufzudecken erlaubt. Würden wir hier sehen, daß sich das Zwerchfell in Abb. 11 nicht oder gar paradox bewegt, d. h. bei der Einatmung ansteigt, bei der Ausatmung heruntertritt, so sichert diese Beobachtung die Diagnose einer Phrenikuslähmung. In diesem Falle haben wir aber gesehen, daß das Zwerchfell sich medial frei bewegt, in seiner Bewegung aber Hemmungen unterliegt, weil es an der Peripherie mit der Brustwand verklebt ist. Der Komplementärraum öffnet sich nicht, auch nicht bei tiefstem Einatmen. Das Zwerchfell ist also nicht gelähmt, sondern an der Peripherie verwachsen. Die Ursache hierfür gibt die Vorgeschichte. Vor 3 Jahren hatte die Patientin einen Lungenabszeß durchgemacht, der durch Rippenresektion nach außen entleert wurde. Ihn gibt die Abb. 85 in voller Ausbildung. Das Bild hier nach Abschluß der Behandlung zeigt nur noch

3. die Haarlinie in der Mitte des rechten Mittelfeldes,

über deren Bedeutung wir später hören werden. Die Operationsnarbe in der Rippe ist nicht erkennbar. Über die entsprechende Rippe hat sich das Zwerchfell gelegt und ist hier verklebt. Ein ähnliches Bild kann auch nach einer einfachen Pleuritis zustande kommen, besonders dann, wenn ein stark fibrinhaltiges Exsudat nicht punktiert, sondern der Selbstheilung unter Schwartenbildung überlassen wird.

4. Einige Streifen an Stelle des Abszesses sind noch erkennbar. Sie entsprechen derben Schwielen der Pleura und streifigen Narbenzügen des interstitiellen Lungengewebes.

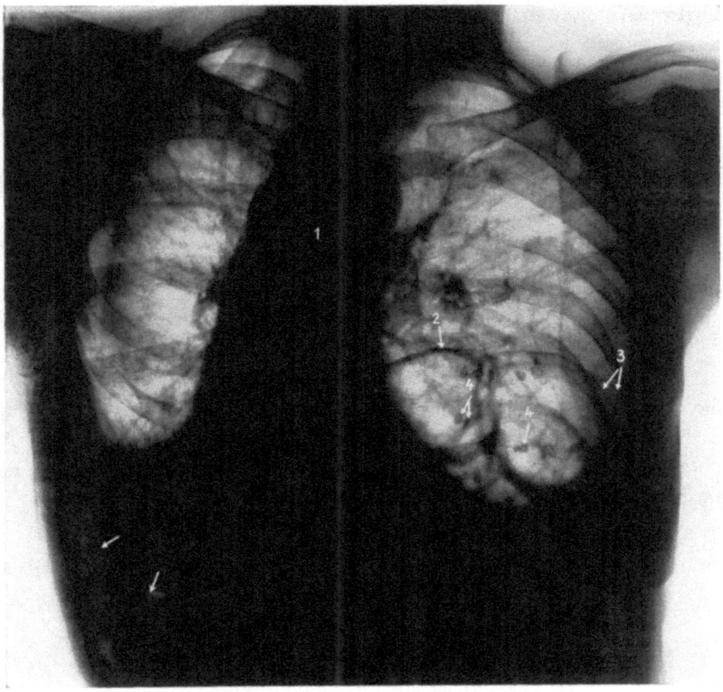

Abb. 12. Relaxatio diaphragmatica

Abb. 12. Ch. B., zeigt eine ausgesprochene Verkrümmung der Wirbelsäule nach rechts und der Skoliose entsprechend auf der rechten Seite eine Divergenz der Rippen, während diese auf der linken Seite konvergieren. Der Schatten der Wirbelsäule deckt sich mit dem rechten Herzrand, während

1. die Aorta

sich noch als dichterer Schatten dagegen abhebt. Im rechten Unterfeld sehen wir eine ziemlich homogene Verschattung, die nach unten hin scharfrandig begrenzt erscheint (↑↑), nach oben hin sich in eine teils streifige, teils fleckige Schattenzeichnung auflöst. Wir werden die Analyse dieser Veränderungen in einem späteren Kapitel vornehmen und jetzt nur den Befund registrieren. Als auffälligste Veränderung erkennen wir den ungleichen Stand der Zwerchfelle. Während es rechts an normaler Stelle sich abbildet, sehen wir es links nicht in gleicher Höhe, sondern hier nur eine durch Luftblasen aufgehellte Verschattung, die seitlich etwas ansteigt. Gehen wir auf der Suche nach der Zwerchfellkuppel nach oben, so sehen wir einen bogigen Schattenstreifen, der nach oben sich gegen das normale Lungengewebe abgrenzt, nach unten wie von zwei großen Luftblasen emporgehoben erscheint. Daß es sich tatsächlich um

2. das Zwerchfell

handelt, erkennen wir daran, daß seitlich die

3. einzelnen Schenkel des muskulären Zwerchfellanteiles

noch zu sehen sind. Bei der Durchleuchtung bewegte sich das hochstehende Zwerchfell kaum, es war lediglich ein geringer „paradoxer“ Ausschlag zu erkennen, d. h. das Zwerchfell trat bei der Inspiration nicht tiefer wie normalerweise, sondern höher. Dieses Verhalten finden wir bei der Lähmung des Zwerchfelles oder wenn es aus anderen Gründen zu einer Insuffizienz des muskulären Anteiles gekommen ist.

Was wir hier sehen, ist eine Relaxatio diaphragmatica, die wir besonders häufig bei der Skoliose finden. Sie beruht auf einer angeborenen oder erworbenen Schwäche des Zwerchfelles und äußert sich gewöhnlich auf der linken Seite, da rechts die Leber dem abdominellen Druck mit Hochtreten der gashaltigen Organe entgegenwirkt. Eine Zwerchfellhernie liegt dann vor, wenn die Kontinuität des Zwerchfelles zerstört ist. Dann treten Magen und Dickdarm oft hoch in den Thorax hinauf, so daß die Lunge zum Teil kollabiert. Klinisch finden sich nicht selten intermittierende Ileussituationen durch Abklemmung des Darmes. Solche Zwerchfellhernien finden sich meist nach Thoraxverletzungen mit Zwerchfelläsion (Durchschüsse), aber auch nach stumpfen Bauchtraumen (Quetschungen).

Die Vorgeschichte unseres Falles ist insofern ganz interessant, als auch hier ein Trauma vorliegt, das ursächlich in Frage kommen kann. Die jetzt 70jährige Patientin stürzte mit 17 Jahren als Artistin vom Trapez. 16 Tage im Gipsbett wegen „Prellung“ der Wirbelsäule. Gegen ärztlichen Rat die Behandlung abgebrochen. Zunächst im Korsett, dann ohne Beschwerden weitergearbeitet. Die Rückgratverbiegung trat erst nach dem 20. Lebensjahr auf. Patientin hat ihren Beruf noch viele Jahre lang ausgeübt und nie irgendwelche Beschwerden gehabt. Die Röntgenuntersuchung erfolgte, da sie 14 Tage vorher mit Schmerzen im Rücken rechts, starkem Husten und Fieber erkrankt war. Tbc. im Sputum: negativ.

Als Ursache dieser Beschwerden und Erscheinungen erkennen wir auf der Aufnahme die Verschattung rechts im Unterfeld, eine Bronchopneumonie. Durch eine Kontrastuntersuchung des Magens konnten wir uns auch in diesem Falle davon überzeugen, daß die Luft unter dem hochstehenden Zwerchfell tatsächlich durch die Magenblase und das Colon bedingt war. Die kleinen kalkdichten Schattenflecke in der Magenblase sind

4. verkalkte Rippenknorpel,

die sich über den Schatten, bzw. die Aufhellungen des Magens projizieren.

D. Die Lungenspitzen

Als Lungenspitzen bezeichnen wir denjenigen Teil des Lungenfeldes im Röntgenbild, der nach unten von den Schlüsselbeinen, seitlich von der 2. Rippe und oben von den sich zum Teil deckenden Schatten der 1. und 2. Rippen, nach medial vom Schatten der Wirbelsäule begrenzt wird. Die Größe der Spitzenfelder ist verschieden je nach dem Konstitutionstyp des knöchernen Thorax, aber auch nach der Haltung des Patienten bei der Aufnahme. Beim Habitus asthenicus Stilleri (Abb. 2), mehr noch beim Thorax caninus (Abb. 4), erscheinen die Spitzenfelder im allgemeinen groß, kleiner beim pyknischen Habitus, aber auch dann, wenn der Patient mit hochgezogenen Schultern und nach hinten gebeugtem Kopf vor der Aufnahmekassette gestanden hat. Dadurch werden die Clavikeln gehoben und die Spitzenfelder kommen in kleinerer Fläche heraus. Will man ein besonders großes Bild der Lungenspitzen erzielen, so läßt man den Patienten sich nach vorne beugen mit innenrotierten, seitwärts am Thorax ausgestreckten und heruntergezogenen Armen oder aber man richtet die Röhre so, daß der Röntgenstrahl schräg in die Spitzen einfällt, wodurch diese sich in einer breiteren Fläche, allerdings optisch verzerrt, abbilden.

Zu den normalen Bestandteilen der Lungenspitzen im Röntgenbild gehören zunächst einmal die diese kreuzenden Rippen. Es sind die hinteren Hälften der 1. und 2., häufig noch der 3. und 4. Rippe bei extrem großen Lungenspitzenfeldern. Da dann auch die Zwischenrippenräume gemeinhin ziemlich weit zu sein pflegen, so sind Spitzenfelder dieser Art hell und gut übersehbar. Im Gegensatz dazu kann das Spitzenfeld vor allem beim pyknischen Habitus, aber auch beim Thorax caninus infolge starker Verengerung der Zwischenrippenräume durch die Schatten der Rippen, fast vollständig verdeckt sein. Dieser Umstand muß im Protokoll erwähnt werden. Er verhindert die diagnostische Verwertung eines solchen von „Skelettschatten überlagerten" Spitzenfeldes.

Von Wichtigkeit ist ferner die Anmerkung der Luftröhre. Sie bildet sich als fingerdicke Lichtung auf dem Schatten der Wirbelsäule ab und muß genau in der Mitte vor diesem liegen. Weicht der helle Streifen der Trachea von dieser Lage ab, so hat der Patient entweder nicht genau planparallel zum Film gestanden (Bestätigung durch Beachtung der Lage beider Sternoclaviculargelenke), oder die Luftröhre ist aus ihrer normalen Lage verzogen oder verdrängt worden, ein Zeichen, auf dessen diagnostische Bedeutung wir noch weiter unten zu sprechen kommen werden. Eine Verengerung des Lumens der Luftröhre, kenntlich an einer Verschmälerung des Luftbandes, ist stets auf eine Kompression der Trachea durch eine substernale Struma, Drüsentumoren, Aneurysmen usw. verdächtig. Dem unteren Rand der 2. Rippe sitzt ein 1—2 mm breiter homogener, nach unten scharf abgegrenzter Schattenstreifen auf, den wir auch am Oberrand der Clavikel verfolgen können. Es sind die normalen Begleitschatten der 2. Rippe und der Clavikel, die durch tangentiale Abbildung von Weichteilkonturen des Halses zustande kommen. Man muß sie kennen und im Protokoll vermerken, um Verwechslungen besonders des normalen Begleitschattens der 2. Rippe mit Pleuraspitzenschwielen zu vermeiden.

Die Unterscheidung fällt insofern nicht schwer, als der „Begleitschatten" im allgemeinen schmal und nach unten scharf begrenzt, meistens in beiden Spitzenfeldern gleichmäßig sichtbar ist. Der Pleuraspitzenschwiele fehlt meist diese geradlinige Begrenzung. Vielmehr sehen wir häufig statt der geraden Linie mehrere Bogen. Auch zeigt das Spitzenfeld selbst vielfach die Ursache dieser Pleuraspitzenschwielen an: alte tuberkulöse verkalkte Herde. Oder aber die Betrachtung des Zwerchfells auf derselben Seite deckt einen verklebten Komplementärraum als Zeichen einer Basalpleuritis auf, der dann die Pleuraspitzenschwiele als Ausdruck desselben Krankheitsgeschehens entsprechen würde.

Variationen dieses Bildes kommen einmal zustande durch das Fehlen oder die rudimentäre Ausbildung der 1. Rippe. Das betreffende Spitzenbild erscheint dadurch auffallend hell. Eine pathologische Bedeutung kommt diesem Befund nicht zu. Wohl aber können durch überzählige Rippen, die vom letzten Halswirbel ausgehen, unter Umständen schwere Neuralgien durch Druck auf den Plexus brachialis (besonders N. ulnaris) ausgelöst werden.

Eine weitere Variante entsteht durch verschiedenartige Lage des Halsmuskelschattens. Im allgemeinen ist dieser direkt neben der Wirbelsäule gelegen und nur als mediale Trübung des Spitzenfeldes erkennbar. In einigen Fällen rückt er aus dem Schatten der Wirbelsäule heraus und ist in seiner ganzen Breite erkennbar. Willkürlich hervorrufen können wir solche Bilder, indem wir den Patienten während der Aufnahme den Kopf seitwärts drehen lassen, wodurch der Schatten des einen Halsmuskels auf der Drehung der zugewandten Seite im Spitzenbild erscheint, während der Schatten des anderen im Wirbelsäulenschatten verschwindet. Diese durch fehlerhafte Haltung der Patienten bedingten Bilder sind für den Anfänger nicht ungefährlich, da er nach der Regel: was nicht beidseitig vorkommt, kann pathologisch sein, diesen einseitig deutlich hervortretenden Muskelschatten im Spitzenbild irgendwie mißdeuten kann.

Der Vollständigkeit halber sei hier noch ein relativ seltener Befund an der Lungenspitze erwähnt, der „Lobus venae azygos". Er besteht in einer gebogenen Haarlinie, die das rechte Spitzenfeld kreuzt und in der Nähe der Sternoclaviculargelenke in einem tropfenartigen Schatten endet. Diese Anomalie kommt dadurch zustande, daß die Vena azygos beim Wachstum der Lunge nach oben im embryonalen Leben an ihrer ursprünglichen Stelle, an der sie oberhalb der Lungenspitze verlief, verharrt und diese zwingt, um sie herumzuwachsen. Wir können uns das so vorstellen, daß wir über einen Gummiball eine Schnur spannen, mit der wir den Ball eindrücken. Der Ball wird dadurch halbiert, die beiden zugekehrten Flächen der Ballhälften legen sich wieder aneinander und am Boden des Spaltes liegt die Schnur. Der Tropfenschatten des Lobus venae azygos ist die Schnur, d. h. die Vene. Der haarfeine, die Spitze kreuzende Schatten ist der Spalt, den sie bei ihrer Beharrungslage durchwandert hat. Er bildet sich ab als Duplikatur der Pleura visceralis.

Die Lungenzeichnung ist in der Spitze gewöhnlich sehr dürftig. Da das Volumen des durchstrahlten Lungengewebes hier sehr klein ist, so sind normalerweise auch nur wenig Streifen und andere Einzelheiten der „normalen" Lungenzeichnung hier zu erwarten.

Trotzdem fand die Lungenspitze eine Zeitlang ganz besondere Beachtung und kritische Würdigung, und zwar in Übertragung der Bedeutung, die diesem Lungenabschnitt früher für die Diagnose der Lungentuberkulose überhaupt zugesprochen wurde, was ja auch durch Ausbildung ganz besonders verfeinerter perkussorischer und auskultatorischer Untersuchungsmethoden zum Ausdruck kam.

Pathogenese der Lungentuberkulose

Eine solche überragende Bedeutung messen wir heute den Ergebnissen der Lungenspitzendiagnostik nicht mehr bei. Die alte Einteilung in drei Stadien von Turban, entsprechend dem Sitz und der Ausbreitung der Tuberkulose entweder in den Spitzen, den Mittel- oder Untergeschossen, spielt für das pathogenetische Denken in der Phthisiologie die entscheidende Rolle nicht mehr. Die Zusammenarbeit von Tuberkuloseforschern und Röntgenologen hat uns außerordentlich nutzbringende und fruchtbare Vorstellungen und Tatsachen über die Entstehung und den Verlauf der Tuberkuloseinfektion vermittelt. Bei der eminenten Bedeutung, die die Volksseuche Tuberkulose für uns hat, soll an dieser Stelle etwas breiter auf das Problem eingegangen werden.

Für die Erregung und Übertragung der menschlichen Tuberkulose spielt der Typus humanus die entscheidende Rolle. Der Typus bovinus, der Erreger der Rindertuberkulose, tritt dagegen zurück, wenn auch aerogene Infektionen besonders bei Tierpflegern bekannt sind (Lange). Eine Infektionsgefahr besteht hier vor allem durch verseuchte Milch bei massiver Übertragung im Säuglings- und Kleinkindesalter. Ghon hat Primärkomplexe im unteren Ileum und Coecum nachweisen können, ohne daß der übrige Organismus Tuberkuloseherde enthielt. Allerdings sehen wir röntgenologisch häufiger verkalkte Mesenterialdrüsen bei klinisch gesunden Menschen ohne besondere Anamnese, und zwar vor allem rechts im Abflußgebiet der Lymphbahnen dieser Darmabschnitte. Ob sie notwendigerweise immer auf eine früher durchgemachte Tuberkuloseinfektion primärer Natur am Darm zurückzuführen sind, bleibt dahingestellt. Die Darmtuberkulose Erwachsener ist praktisch stets die Folge einer offenen oder offen gewesenen Tuberkulose im Bereich der Mundhöhle, des Kehlkopfes oder der Lungen und kommt gewöhnlich durch Verschlucken von infiziertem Sputum zustande. Für die primäre Infektion im Kindes- und Erwachsenenalter ist der aerogene Weg der Tröpfcheninfektion durch Anhusten sicher der häufigste. Kontakt und Schmierinfektion treten dagegen zurück, wenn ihre Bedeutung für die Aufrechterhaltung strenger Hygiene auch nicht unterschätzt werden soll. Wir suchen deswegen in jedem Falle einer Tuberkuloseerkrankung, gleichgültig an welchem Organ sie sich äußert, nach dem Eintrittsort an den Lungen. Allerdings werden wir ihn nicht immer nachweisen können, da er fast ohne bleibende Erscheinungen ausheilen kann, während die sekundäre, klinisch im Vordergrund stehende Tuberkulose, ihre eigenen Wege geht.

Wer gewohnt ist, allein die Tuberkulose Erwachsener zu sehen und zu behandeln, wird überrascht sein bei der Feststellung, daß der Primärherd beim Kinde durchaus nicht stets in den Obergeschossen oder gar in den Spitzen zu finden ist, sondern ebenso häufig in den Mittel- und Untergeschossen liegt. Nicht selten in der Nähe des Lappenspaltes lokalisiert finden wir ihn fast stets subpleural gelegen, wodurch wir uns durch Drehung des Patienten vor dem Leuchtschirm überzeugen können.

Pathologisch-anatomisch handelt es sich um einen Vorgang exsudativer Entzündungen mit ausgesprochener Neigung zur Verkäsung. Von diesem, auch Ghonscher Herd genannten, Infiltrationsbezirk findet ein Abtransport von Bazillen und Toxinen nach den regionären Lymphdrüsen im Hilusgebiet statt. Auch die Drüsen haben eine ausgesprochene Neigung zur Verkäsung und im Falle der Ausheilung die Tendenz zur Verkreidung und Verkalkung wie der Primärherd. Wir sprechen beim Vorliegen eines Lungenherdes und reaktiven Veränderungen der regionären Drüsen in solchem Falle auch von einem Rankeschen Primärkomplex (s. Abb. 65), gleichgültig, ob der Herd frisch, d. h. weich und wolkig gezeichnet erscheint, oder ob er ausgeheilt, d. h. kreidig umgewandelt ist (Abb. 8).

Ranke hat den glücklichen Versuch gemacht, unter Zugrundelegung des Begriffes der Allergie die pathologisch-anatomischen Bilder einzelner Krankheitsstadien in Beziehung zu setzen zu den biologischen Begriffen der Immunitätslehre. Er teilt den Verlauf der Tuberkuloseinfektion in 3 Stadien ein. Als I. Stadium bezeichnet Ranke den eben beschriebenen Vorgang der primären Infektion, wie er bei uns vor allem in der Großstadtdichte in hohem Prozentsatz (60—90%) im Säuglings- und Kleinkindesalter die Norm ist. Die größte Anzahl der Primärinfektionen verläuft klinisch unauffällig und unbemerkt, oft als Grippe, Drüsenfieber, chronische Bronchitis usw. verkannt. Die Ausheilung erfolgt mit oder ohne nachweisbare bindegewebige Narbe, oder Verkreidung und Verkalkung. Oft sind die später zufällig bei einer Röntgenuntersuchung gefundenen verkalkten Hilusdrüsen das einzige Zeichen einer durchgemachten Infektion. Bei geringer Resistenz oder massiver und wiederholter Infektion kommt es zu starken Verkäsungen am Herd und im Drüsenbereich. Eine käsige Pneumonie oder eine bronchogene Aussaat mit Streuherden in den übrigen Lungenabschnitten führt häufig zum Ende. Je jünger das Kind ist, desto schlechter ist im allgemeinen die Prognose. Kommt es jedoch zur Ausheilung des Primärherdes, so erwirbt der Organismus einen gewissen Grad von Immunität. Das Besondere der Immunität bei der Tuberkulose besteht darin, daß sie cellulär an das spezifische Gewebe gebunden ist und auch nicht humoral übertragbar ist.

Diese Immunität kann durchbrochen werden durch einen Vorgang, der zum II. Stadium führt, dem der Generalisation. Es kann sich freilich auch dem I. Stadium sofort und unmittelbar anschließen. Die Infektion durchbricht die Sperre des Lymph- und Gefäßsystems, und der Organismus wird bei plötzlichem Einbruch nach Art einer Sepsis mit Tuberkelbazillen überschwemmt. Es kommt zur Miliartuberkulose (s. Abb. 103) mit Tuberkelbildung in allen Organen, die fast immer zum Tode führt. Biologisch ist dieses Stadium gekennzeichnet durch eine anergische Reaktionslage. Erfolgt ein mehr schubweiser Einbruch, so kommt es zu weniger stürmisch verlaufender Bildung von Streuherden hämatogener Art. Dabei können einzelne Organe bevorzugt befallen sein. Haut- und Knochentuberkulosen (alle Formen der sogenannten chirurgischen Tuberkulose) auch eine Meningitis tuberculosa usw. treten auf. Auch die Lunge kann isolierte Streuungen aufweisen. Die Lungenherde dieses Stadiums haben eine relativ große Heilungstendenz (Kremer), sie vernarben oder verkalken (s. Abb. 117). Aus unbekannten Gründen (schlechtere Beatmung?) bevorzugen sie die Spitzen und Obergeschosse. Um eine behandlungsbedürftige Lungentuberkulose handelt es sich bei diesen vernarbten Prozessen nicht, denn es ist keineswegs notwendig, nicht einmal wahrscheinlich, daß die Träger solcher narbigen, hämatogenen Streuherde später an einer fortschreitenden Lungentuberkulose erkranken.

Nur unter gewissen Umständen kann aus ihnen das III. Stadium entstehen, das der isolierten Organtuberkulose, der Phthisis pulmonum. Sie kann sich zweifellos auch aus dem Wiederaktivwerden alter Herde des I. und II. Stadiums entwickeln (sogenannter endogener Reinfekt), meist aber entsteht sie in oder nach der Pubertät zwischen dem 20. bis 30. Lebensjahr aus dem von Assmann und Redeker zuerst erkannten Frühinfiltrat (s. Abb. 122 und 124), das mit großer Regelmäßigkeit die infraclaviculären Lungenabschnitte bevorzugt. Es ist in den meisten Fällen wohl auch eine Neuentstehung, stellt also einen exogenen Reinfekt dar. Dieses Frühinfiltrat kann ein verschiedenes Schicksal erleiden. Entweder wird es resorbiert und heilt aus, mit oder ohne Narbenbildung, oder es kommt zum Zerfall mit Bildung einer Frühkaverne, aus der es dann zu Streuungen kommt vorwiegend bronchogener Natur in andere Lungenabschnitte. Auch eine Ausbreitung per continuitatem können wir sehen, ebenso Ausbreitung auf dem Lymphwege. Die starke Drüsenreaktion des Kindesalters indessen fehlt. Die Entstehung einer Miliartuberkulose aus dem III. Stadium ist selten. Ranke nimmt das Vorliegen einer relativen Immunität als Erklärung für dieses Verhalten an. Das Lungenbild kann bei der chronischen Phthise des III. Stadiums ein außerordentlich buntes und abwechslungsreiches Bild zeigen. Infiltrationen produktiver und exsudativer Natur, beginnende Zerfallserscheinungen der Infiltrate, frischere elastische und ältere starre Kavernen, Streuungen, Cirrhoseerscheinungen, Schwarten und Empyeme (oft mischinfiziert) beherrschen das Bild. Die Immunitätslage zeigt dementsprechend ein wechselndes Verhalten. Wir versuchen mit der Blutkörperchensenkungsreaktion, dem Differentialblutbild, der Temperatur- und Gewichtskontrolle einen Einblick in den Kampf der Toxine und Abwehrkräfte zu bekommen. Ausdehnung und Schattenintensität der Herde, Zerfallserscheinungen und Streuungen sind röntgenologisch verwertbare Zeichen zur Beurteilung der einzelnen Kampfphasen. Wir wissen, daß bestimmte Erkrankungen die relative Immunität des Körpers gegen die Ausbreitung einer Tuberkulose beseitigen können, und zwar in allen drei Stadien. Besonders gefürchtet sind die Masern, Keuchhusten und Grippeinfektionen. Nachdrücklichst muß jedoch darauf hingewiesen werden, daß manche „verschleppte Grippe“, besonders außerhalb der Epidemiezeit diagnostiziert, von Anfang an eine Tuberkuloseinfektion darstellte und leider noch viel zu häufig verkannt wird. In dem entscheidenden Stadium der Erwachsenentuberkulose, im Stadium des Frühinfiltrates oder der Frühkaverne kann eine Verzögerung der Behandlung von wenigen Wochen schon zu verhängnisvollen Folgen führen. Hier bedeutet die Frühdiagnose zur Einleitung einer Heilstättenkur oder eines Pneumothorax meist alles. Jedes Fortschreiten der Infektion, jede Blutung oder Streuung verschlechtert unsere Aussichten, die bei rechtzeitiger zielbewußter Therapie keineswegs schlecht sind.

Die Rankesche Stadieneinteilung darf nun nicht als starres Schema aufgefaßt werden. Neben immunbiologischen Verhältnissen spielen lokale Geschehnisse oft eine große Rolle. So findet ein jahrzehntealter Herd in der Lunge, den Genitalien oder sonst irgendwo im Körper, vielleicht durch Einbeziehung in einen unspezifischen Resorptions-, Entzündungs- oder Einschmelzungsprozeß, eines Tages Anschluß an die Gefäßbahn. Bazillen gelangen in die Blutbahn. Irgendwo bildet sich ein Intimatuberkel an der Venenwand und schon sehen wir aus vollem Wohlbefinden einen Menschen, „der nie krank war“, an einer Miliartuberkulose zugrunde gehen. Abgeschlossen vom Saftstrom können in alten Kreideherden sich Bazillen noch viele Jahre lang virulent erhalten, wie wir wissen. Besonders auch im Verlauf der chronischen Lungenphthise spielen immunbiologisch nicht zu erklärende „Zufälligkeiten“, wie Blutungen aus arrodierten Gefäßen, Streuungen aus offenen Kavernen usw. eine den Krankheitsverlauf entscheidend bestimmende Rolle.

Noch einmal begegnen wir dem Allergiebegriff bei der Tuberkulindiagnostik (R. Koch, Pirquet u. a.). Die verschiedenen Anwendungsarten und Reaktionen müssen als bekannt vorausgesetzt werden. Ein positiver Ausfall zeigt beim Säugling und Kleinkind eine vorliegende Infektion an, zum mindesten ist sie ein Zeichen dafür, daß der Organismus mit dem Tuberkelbacillus bereits in Berührung gekommen ist und allergisch reagiert. Die Stärke des Ausfalles der Reaktion gestattet auch vorsichtige Schlüsse auf die Aktivität des Prozesses zu ziehen. Beim Erwachsenen und älteren Kinde sagt die positive Probe wenig. Sie ist allenfalls ein Zeichen dafür, daß eine Infektion zu irgendeinem Zeitpunkt durchgemacht worden ist. Daß eine aktive Tuberkulose im Augenblick vorliegt, ist damit nicht gesagt. Ein negativer Ausfall sagt beim Säugling und Kleinkind, daß entweder eine Tuberkuloseinfektion nicht vorliegt, oder aber, daß die Infektion so stark ist, daß die Reaktions- und Abwehrkräfte bereits erschöpft sind. Der Organismus ist dann anergisch geworden. Auch sehen wir negative Ausfälle bei sicheren Drüsentuberkulosen oder einen vorher positiven Ausfall negativ werden, wenn interkurrierende Infektionen, wie Masern, Keuchhusten, Grippe usw. die allgemeine Reaktionslage beeinträchtigt haben. Beim Erwachsenen wird man sich auf den negativen Ausfall der Reaktion ebenfalls nicht verlassen.

Wir haben diese Fragen hier erörtert, da sie in der Praxis eine Rolle spielen bei Diskussionen zwischen dem Kliniker, der eine Tuberkulose auf Grund der Tuberkulinproben diagnostiziert hat und dem Röntgenologen, der sie nicht feststellen kann. Vor allem bei der Erkennung der Hilusdrüsentuberkulose wird man um einen Kompromiß zwischen dem klinischen Befund, einschließlich der Tuberkulinprobe und dem Röntgenbefund, häufig nicht herumkommen, da die Symptomatologie beider Verfahren oft wenig eindeutig ist.

Was wir nun in der Lungenspitze an isolierten tuberkulösen Prozessen röntgenologisch erkennen, gehört meist nicht dem aktiven Stadium der Lungentuberkulose an. Es sind Restzustände von längst überstandenen, als tuberkulös während ihrer Entstehung oft gar nicht erkannten Vorgängen, also „Grabsteine“ einer Tuberkulose, wie sie Klemperer treffend genannt hat. Diese äußern sich einmal in mehr oder minder zahlreichen, intensiven, häufig „kalkdichten Flecken“, die auch durch Stränge miteinander oder mit der oberen Hilusausstrahlung in Verbindung treten können. Es sind dies die vom Obduktionstisch bekannten tuberkulösen Spitzenschwielen und Narben. Bei einer zweiten Form ist die begleitende Pleuritis auch röntgenologisch besonders ausgeprägt, anatomisch vermissen wir sie selten. Denn bekanntlich gelingt es kaum jemals, die Lunge an der Leiche bei geöffnetem Thorax aus diesem widerstandslos herauszuholen. Fast immer wird es nötig sein, mit der Hand zur Lungenspitze zu greifen, und die dort sitzenden Verwachsungen zwischen Pleura visceralis und parietalis, manuell zu lösen. Sind diese Verwachsungen nur geringfügig, so verändern sie nur den normalen Begleitschatten der 2. Rippe, der dann verbreitert und meistens nach unten arkadenartig begrenzt ist, so daß er wie der Horizontalschnitt eines Regenschirmes wirkt. Besonders ausgedehnte Verwachsungen — so gut wie immer tuberkulösen Ursprungs — verursachen im Röntgenbild eine homogene Verschattung, häufig mit einer Verziehung des hellen Luftstreifens der Trachae nach dieser Spitze. Eine ähnliche Verlagerung der Trachea und gleichzeitige Verschattung des Spitzenfeldes, aber des der Verlagerung entgegengesetzten, verursacht ein Tumor in der Umgebung der Trachea. In der Regel geht dieser von der Schilddrüse aus, falls diese substernal wächst, oder vom rechten Oberlappenbronchus. In einigen Fällen ist dann auch eine Kompression der Trachea erkennbar, deren helle Lichtung nicht mehr Fingerbreite hat, sondern mehr oder minder verschmälert ist. In seltenen Fällen kann eine homogene Verschattung der Spitze auch durch anders geartete Tumoren, die von außen (Geschwulstmetastasen in den Cervicaldrüsen, Sarkom der Scapula, der Clavikel) in die Lungenspitze einbrechen, verursacht werden. Schließlich machen Aneurysmen der Art. anonyma rechts oder solche der Art. subclavia links Verschattungen im Bereiche der Spitzen und müssen differentialdiagnostisch berücksichtigt werden.

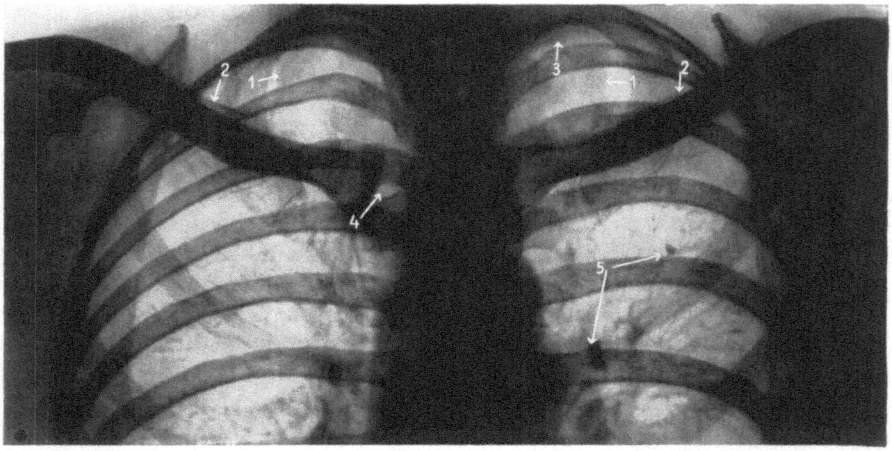

Abb. 13. Normale Spitze

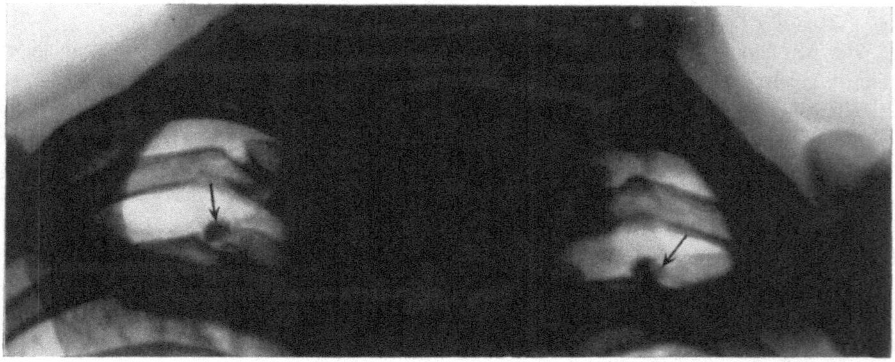

Abb. 14. Doppelter Primärinfekt in den Spitzen

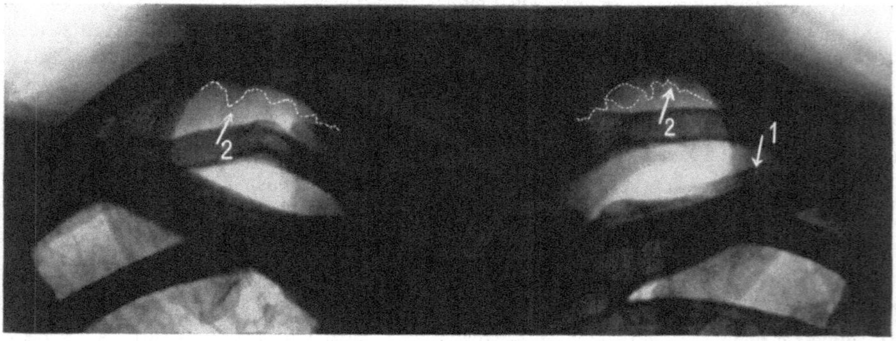

Abb. 15. Pleuraspitzenadhäsionen durch Schwielen

Abb. 13. F. W. „Normale" Spitze.

„Normal" ist hier vorwiegend die linke Spitze, die wir zunächst für sich betrachten wollen. Das Spitzenfeld ist groß und gut übersehbar. Oben begrenzt es die 2. Rippe, außen die 1. und unten die Clavikel. Eine eigentliche Lungenzeichnung ist in dieser Spitze kaum bemerkbar. Wir sehen vielmehr einen gleichmäßigen Schleier sich über das Spitzenfeld hinziehen, der lateral in einer scharfen Linie abschneidet. Es ist dies

1. der Schatten der Halsmuskulatur. Wir sehen ihren Schatten auch in der rechten Spitze, aber auch außerhalb des Thorax in den Halsweichteilen. Ferner bemerken wir den normalen

2. Begleitschatten der Clavikel, während ein

3. Begleitschatten der 2. Rippe nur im linken Spitzenfeld sichtbar ist.

Dieses ist auch etwas anders geartet als das rechte. So ist der Schatten der Halsmuskulatur hier schmaler und der Boden des Spitzenfeldes wird nicht von der Clavikel, sondern von der 4. Rippe gebildet. Die Projektion ist also eine andere als auf der rechten Seite. Der Patient muß irgendwie schief gestanden haben. In der Tat klafft auch

4. die rechte Articulatio sternoclavicularis weiter, während die Articulatio links im Schatten der Wirbelsäule verschwindet. Die linke Spitze lag also plattennäher als die rechte bei der Aufnahme. Deshalb kommt vielleicht der Begleitschatten der linken 2. Rippe so deutlich hervor, während er rechts ganz fehlt. Allerdings ist dieser „Begleitschatten" hier besonders breit, aber auch erheblich intensiver als der Begleitschatten der Clavikel, so daß uns Zweifel kommen müssen, ob es sich wirklich nur um dieses harmlose Gebilde handelt oder nicht doch um die so häufigen Pleuraspitzenschwielen. Dabei suchen wir zunächst nach Zeichen einer überstandenen allgemeinen Pleuritis an der Basis. Der Komplementärraum (hier nicht sichtbar) war aber vollkommen spitz, scharf und deutlich ohne die geringsten Zeichen einer Verklebung. In der Spitze selbst finden wir auch keinerlei abnorme Lungenzeichnung, die auf eine durchgemachte Entzündung schließen ließe. Wir sehen auch hier nur wie rechts den gleichmäßigen Schatten der Halsmuskulatur. Dagegen ergibt sich aus der Betrachtung des linken oberen Lungenfeldes, daß hier einmal eine Entzündung sich abgespielt hat. Wir sehen zwei relativ große Kalkflecke, einen im Lungenfeld selbst, den anderen im Hilus. Es sind dies die Röntgenzeichen der längst überstandenen Erstinfektion mit Tuberkulose,

5. der Rankesche Primärkomplex. Sein Auftreten in diesem Röntgenfilm gibt doch der Erwägung recht, daß es sich in der linken Spitze nicht nur um einen Begleitschatten der 2. Rippe handelt sondern um eine Pleuraspitzenschwiele.

Abb. 14. Doppelter Primärinfekt.

Gelegentlich liegt der Lungenherd des Primärkomplexes, der Primärinfekt, in der Spitze. Vor allem finden wir ihn hier bei allen Tuberkulosen mit Neigung zu Cirrhose und Schrumpfung. Diese führt zur „Spitzenwanderung" der Prozesse und wir können an Serienaufnahmen im Verlauf mehrerer Jahre beobachten, wie Kalkherde aus dem Bereich der Basis des Oberlappens bis in die Spitze „wandern". Es ist also nicht gesagt (s. oben), daß der Primärinfekt tatsächlich im Spitzenbereich erfolgt ist. Manchmal wird er auch, wie es unsere Abbildung zeigt, doppelt angetroffen.

Abb. 15. E. H. Pleuraspitzenadhäsionen.

In beiden Spitzen finden wir neben den

1. Begleitschatten der Clavikeln Schatten, die den unteren Rand der 2. Rippe begleiten und in typischer Weise zackig ausgefranst sind. Hier haben wir

2. Pleuraspitzenadhäsionen in beiden Spitzen und in einer röntgenologischen Form, die differentialdiagnostische Überlegungen überflüssig macht. Diese Bögen, Arkaden und Zacken sind keine Weichteilschatten, deren Charakteristikum die bogigscharfe Begrenzung ist. Besonders zum Ausdruck kommt dieses Zeichen in

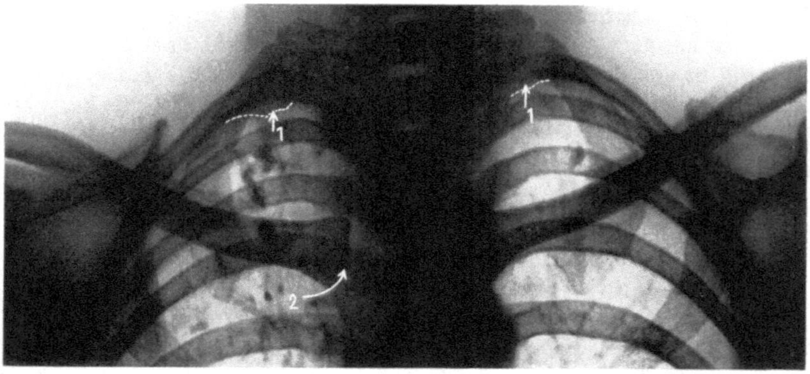

Abb. 16. Verkalkte tuberkulöse Spitzenherde

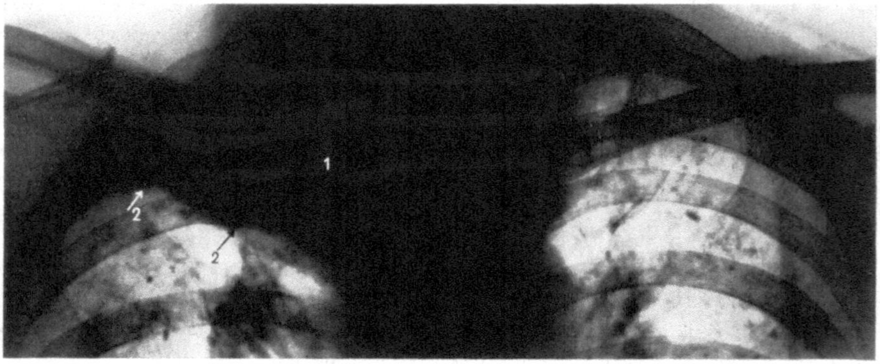

Abb. 17. Verziehung der Trachea durch tuberkulöse Spitzenschwiele

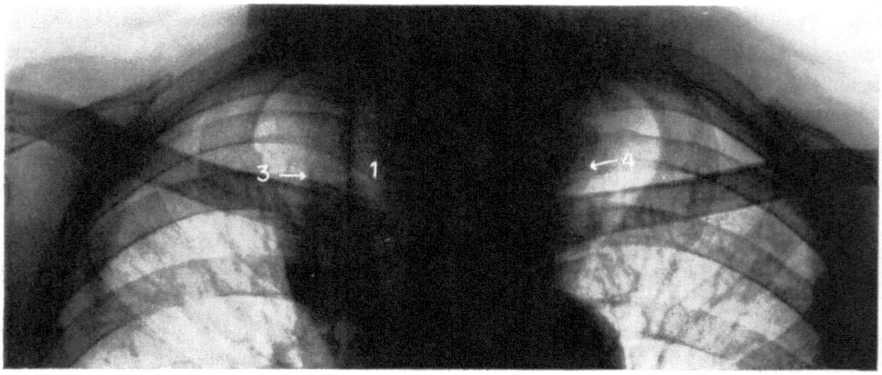

Abb. 18. Verdrängung der Trachea durch retrosternale Struma

Abb. 16. E. N. Verkalkte tuberkulöse Spitzenherde.

Die rechte Spitze zeigt eine besonders

1. breite Schwiele und zugleich die Ursache ihrer Entstehung. Ein Haufen verschieden großer Kalkflecke liegt in dieser Spitze, Grabsteine einer überstandenen Tuberkulose. In der linken Spitze ist nur ein solcher Kalkfleck sichtbar. Entsprechend ist auch die Spitzenschwiele hier dünner und feiner. Im übrigen steht auch diese Patientin nicht planparallel zum Film.

2. Die rechte Articulatio sternoclavicularis klafft weit, die linke verschwindet im Mittelschatten.

Abb. 17. E. R. Verziehung der Trachea durch tuberkulöse Spitzenschwiele.

Die Spitzenbilder Abb. 17, E. R., und Abb. 18, O. U., zeigen nun wieder Gemeinsamkeiten. In beiden Fällen verengt eine Verschattung die Fläche der rechten Spitze, vollkommen in Abb. 17, unvollständig in Abb. 18. Medial von dieser Verschattung sehen wir auf beiden Bildern, besonders deutlich in Abb. 17, einen fingerbreiten, hellen Streifen. Er biegt sich zu der Verschattung hin. Es ist die

1. Trachea, die durch ihren Luftgehalt sich besonders deutlich von den Weichteilen abhebt, und also in beiden Fällen durch ein Ereignis in der Nachbarschaft aus der normalen Lage herausgebracht worden sein muß.

Die Abb. 17 erlaubt es, dieses Ereignis aus dem Film herauszulesen. Unterhalb der Verschattung rechts, aber auch links unter der Klavikel sehen wir

2. zahlreiche Kalkflecke verschiedenster Größe. Es sind dies Zeichen abgelaufener tuberkulöser Prozesse. Es ist also eine tuberkulöse Schwarte, eine gewaltige Spitzenschwiele, d. h. Pleuraverdickung mit narbig abgeheilter Spitzenlungentuberkulose, die die Trachea hier aus der Mittellinie nach rechts verzogen hat.

Die Vorgeschichte bestätigt diese allein aus dem Röntgenbild gewonnene Diagnose, besonders auch den gutartigen, nur noch anatomisch zu wertenden Charakter dieser Tuberkulose.

Der 50jährige Buchhalter ist seit dem Kriege „lungenleidend". Das Leiden soll sich durch den Kriegsdienst verschlechtert haben. Auf Grund dieser Tatsache ist er als kriegsdienstbeschädigt erkannt und bezieht eine Rente von 30%. Wegen des Leidens war er auch mehrfach in Sanatorien. Die Kuren erfolgten hauptsächlich der „Nerven" wegen. Lungenbeschwerden hatte und hat er kaum. Heute klagt der Pat. vorwiegend über Herzbeschwerden. Die Aufnahme erfolgte zwecks Erstattung eines Gutachtens.

Abb. 18. O. U. Verdrängung der Trachea durch retrosternale Struma.

Die Abb. 18 dagegen erlaubt es nicht so ohne weiteres, aus dem Röntgenbild allein die Ursache zu erkennen, weshalb die Trachea hier nach rechts verzogen wurde. Kalkflecke sind nicht sichtbar. Auch unterscheidet sich der Charakter der Verschattung hier wohl von der in der vorhergehenden Abb. 17. Dort eine homogene bis zur Peripherie reichende Verschattung, hier ein

3. schmaler, der Lichtung der Trachea lateral konzentrisch aufsitzender Schattenstreifen, der wiederum lateral ziemlich scharf begrenzt ist. Man hat den Eindruck, als ob dieser Schatten zur Trachea gehöre und alles in Ordnung wäre, wenn man beide Gebilde, Schatten und Lichtung der Trachea nach medial zurückdrücken könnte. Es hat mehr den Anschein, als ob etwas die Trachea nach rechts verdrängt hätte, als daß sie dorthin verzogen worden wäre. Wir erkennen aber kaum, was denn diese Verdrängung bewirkt haben könnte. Allerdings ist das linke Spitzenfeld medial eigentümlich getrübt, ja verschattet. Wir können aber durchaus annehmen, daß dieser Schatten den Halsmuskeln angehört.

Sehr einfach wird die Diagnose, wenn wir den Patienten selbst gesehen haben. An seiner linken Halsseite unterhalb des Kopfnickeransatzes ist eine gänseeigroße Geschwulst tastbar, die sich bei der Sektion als

4. großes Adenom der Thyreoidea herausstellte, also eine tiefsitzende, beinahe retrosternale Struma, die hier die Trachea aus der normalen Lage verdrängt hat.

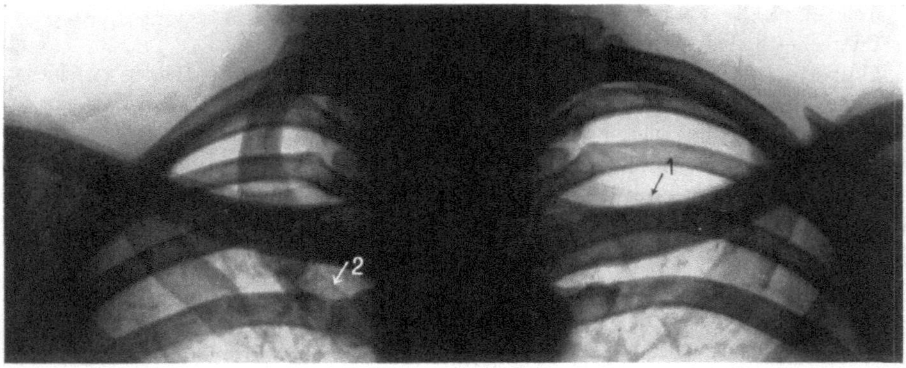

Abb. 19. Fehlende erste Rippe

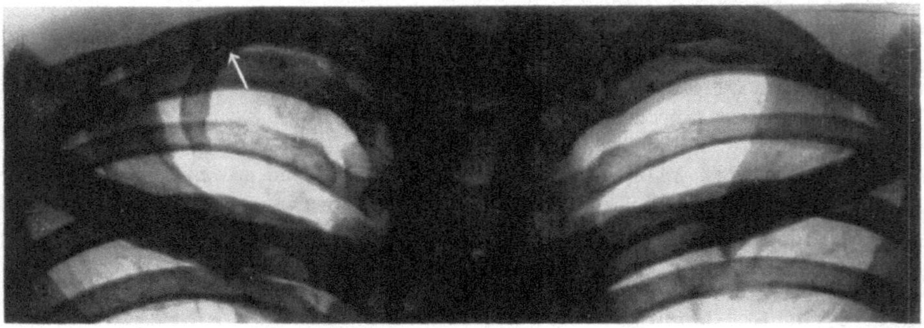

Abb. 20. Halsrippen

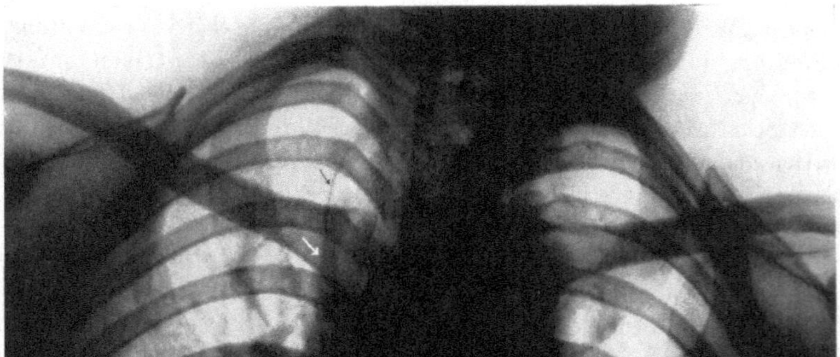

Abb. 21. Lobus venae azygos

Abb. 19. R. S. Fehlende erste Rippe.

Beim Vergleich rechts gegen links fällt hier auf, daß die linke Spitze bedeutend heller erscheint als die rechte. Es fehlt hier links die 1. Rippe (sie ist nur rudimentär entwickelt), während sie rechts die Spitze teilweise verschattet. Infolge der dadurch erreichten abnormen Größe des linken Spitzenfeldes kommt auch der

1. Begleitschatten der Clavikel besonders deutlich zur Darstellung. Rechts oben unten ist der

2. verkalkte oberste Rippenknorpel an normaler Stelle am Sternum inserierend erkennbar.

Abb. 20. (W. T.) Halsrippen.

Daß es sich hier wirklich um eine überzählige vom 7. Halswirbel ausgehende Rippe handelt und nicht etwa um eine verkümmerte 1. Rippe, wäre streng genommen erst durch Auszählen der Rippen festzustellen. Immerhin dürfen wir hier unsere Annahme deshalb als zuverlässig begründet ansehen, weil die beiden ersten Rippen schon durch ihre Insertion dicht unterhalb der Clavikel am Sternum als solche deutlich erkennbar sind.

Abb. 21. (E. B.) Lobus venae azygos

zeigt eine harmlose Anomalie, die man allerdings kennen muß, um sie nicht fehlzudeuten.

In der rechten Spitze senkt sich eine haarfeine Schattenlinie in leichtem, lateral gekrümmten Bogen abwärts und endet hier in einem tropfenartigen Schatten. Auf diesem Bilde ist er im Schatten des acromialen Endes der Clavikel verborgen. Es ist die V. azygos und die Schattenlinie einer Pleuraduplikatur, die den Lobus v. azygos abschnürt.

V. DIE LOKALEN KRANKHAFTEN VERÄNDERUNGEN DES RÖNTGENBILDES DES HILUS UND DER LUNGENFELDER

A. Der normale Hilus

Aus didaktischen Gründen lassen wir bei der Betrachtung des Mittelschattens das Herz und die sich daraufbeziehenden differentialdiagnostischen Erwägungen zunächst aus und behandeln hier vorerst nur einen Teil des Mittelschattens, den sogenannten „Hilus". Das röntgenologische Gebilde dieses Namens entspricht nicht ganz dem anatomischen Hilus der Lungenpforte, bestehend aus der Eintrittstelle der großen Gefäße und des Hauptbronchus. Diese liegt medialer und wird im Röntgenbild vom Herzschatten verdeckt, so daß nur die bereits intrapulmonalen Verläufe der Hilusgebilde sich röntgenologisch abbilden, und zwar besonders auch auf der rechten Seite, während der linke Hilus mehr oder minder vom Herzschatten überlagert wird. Von dessen Form hängt es auch ab, wieviel wir vom Hilus überhaupt sehen. Schlanke, schmale Herzschatten erlauben ein Hervortreten des Hilus auf beiden Seiten in großer Ausdehnung. Verbreiterte Herzen mit großem Mittelschatten verdecken auch gewöhnlich einen erheblichen Anteil vom Hilus.

Die Form des röntgenologischen Hilus ist daher recht inkonstant. Wir können ihn als Kommaschatten beschreiben, der rechts und links mit starker Biegung nach unten dem Mittelschatten ansitzt wie die Henkel eines Topfes. Dieses Komma besteht aus der Schattensummation von Lungenarterie, Lungenvene und den parabronchialen Lymphknoten. Arterie und Vene sind in diesem Schatten kaum voneinander zu trennen. Dagegen ist ein weiterer Bestandteil des anatomischen Hilus, der Bronchus, manchmal, durchaus nicht immer und in der Regel auch dann nur rechts als heller Streifen unterhalb des dunklen Kommaschattens und parallel mit diesem verlaufend, zu erkennen. Deutlicher pflegt sich die Trachea mit der Bifurkation und dem Abgang der Hauptbronchen beim Knick darzustellen. Zur Peripherie hin löst sich der Kommaschatten in die immer feiner und unregelmäßiger werdenden Streifen und Netze der „normalen" Lungenzeichnung auf. Ihr Ausgang vom Hilus ist noch besonders deutlich in der „Ausstrahlung des Hilus" in die Ober- und Unterfelder. In diese entsendet der Hilus eine fächerartig angeordnete Streifenbahn. Sie ist in den Unterfeldern meistens stärker ausgeprägt als oben, allerdings links unten von dem weit vorgebuchteten Schatten des linken Herzens teilweise verdeckt. Ihre Besprechung erfolgt bei der Demonstration von Röntgenbildern der Lunge selbst, da sie zu Veränderungen derselben in differentialdiagnostischer Beziehung stehen.

Als Sonderform der anscheinend vom Hilus ausgehenden Streifenschatten sei hier eine häufige Erscheinung des rechten Lungenmittelfeldes erwähnt: die Haarlinie. Ähnlich etwa dem feinen Streifenschatten beim Lobus venae azygos in der rechten Spitze, durchläuft hier ein haarfeiner waagerechter oder leicht nach oben gebogener Schatten das rechte Mittelfeld. Er markiert den Pleuraspalt zwischen Ober- und Mittellappen und bildet sich deshalb als einziger der übrigen Lappengrenzen ab, weil dieser Spalt bei der gewöhnlichen saggitalen Aufnahmerichtung in der Ebene des Röntgenstrahles liegt. Es wandelt sich bei dieser Lage die Fläche des Pleuraspaltes in eine Linie und wird dadurch schattengebend. Ein einfaches Experiment veranschaulicht die Bedingungen, unter denen die Haarlinie zur Darstellung kommt. Ein Blatt Papier vor die Leselampe in ganzer Fläche gehalten bildet sich auf der Schreibunterlage als ein diffuser, grauer Schatten ab, gekantet zur Lampe gestellt, erscheint das Blatt als feine, aber intensive Linie. Solange diese Haarlinie nun erkennbar ist, solange scheint dieser Schatten eine pathologische Bedeutung nicht zu haben. Auch der normale Spalt kann sich derart abbilden. Allerdings finden wir diesen Spalt auch als haarfeine Linie bei Patienten, die uns eine Pleuritis in der Vorgeschichte angeben. Dann aber werden wir auch andere Zeichen einer überstandenen Pleuritis wie die Verklebung des Zwerchfellrippenwinkels, den „Regenschirmquerschnittschatten" der Pleuraspitzenadhäsionen finden. Dann erst darf die „Haarlinie im rechten Lungenmittelfeld" als pathologisch gewertet werden.

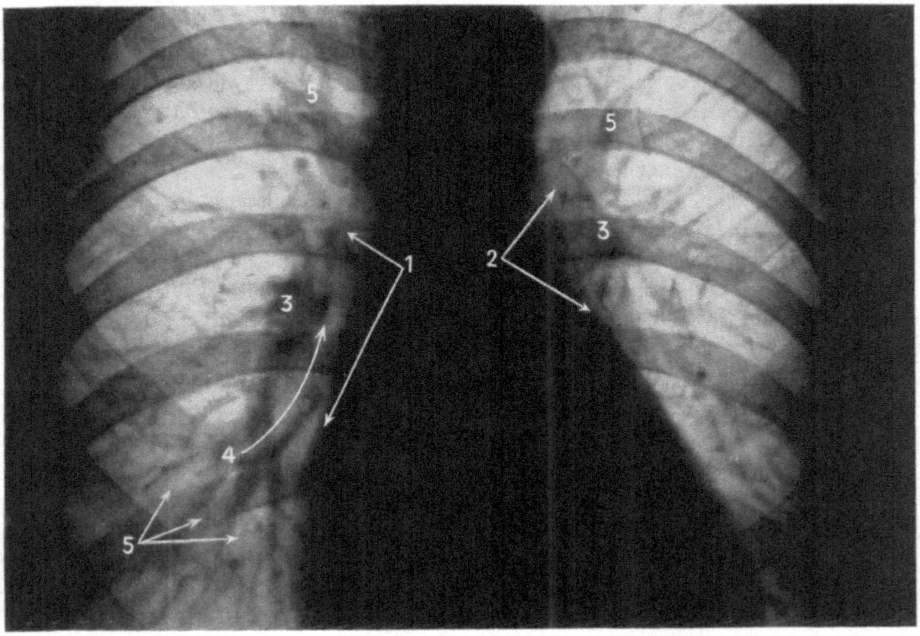

Abb. 22. Normaler Hilus

Wird aus der Haarlinie ein mehr oder minder breiter, sofort ins Auge fallender Schatten (die Haarlinie muß gewöhnlich erst gesucht werden), so besteht ein Zweifel über den pathologischen Charakter dieses Streifenschattens nicht mehr. In der Abb. 96 kommt dies z. B. zum Ausdruck, wie auch auf manchen anderen Bildern.

Abb. 22. M. W. Normaler Hilus.

Die nachfolgenden Bilder pathologischer Hilusformen machen es notwendig, noch einmal einen „normalen" Hilus hier einzeln vorzustellen, obgleich die früheren Abbildungen solche normale, d. h. klinisch belanglose Hilusbilder schon gebracht haben. Sie zeigten bereits die außerordentliche Mannigfaltigkeit, in der sich der Hilus röntgenologisch abbilden kann. Auch das vorliegende Bild ist eigentlich nur eine Variante und keineswegs der Prototyp des „normalen" Hilus. Es tritt der

1. rechte Hilus deutlicher hervor als der

2. linke Hilus, da dieser bei normaler Herzgröße vom Mittelschatten größtenteils gedeckt wird. Der Hauptschatten im Hilus ist

3. ein Kommaschatten, der wie ein gekrümmter Finger aussieht. Unterhalb dieses bandartigen Schattens liegt vielfach erkennbar eine Aufhellung,

4. der Hauptbronchus. Nach oben und besonders nach unten setzt sich der Hilus in die

5. Ausstrahlung fort, Streifenschatten, die wie die Zweige eines Baumes vom Hauptschatten abgehen. In diesen sehen wir dann noch mehr oder minder zahlreiche Kalkflecke, die anatomisch verkalkten Inseln in den parabronchialen Lymphdrüsen entsprechen.

Der pathologische Hilus

Veränderungen im normalen Kommaschatten des Hilus, die wir als sichere Krankheitszeichen werten dürfen, bestehen einmal in einer besonderen Intensität der vom Hilus ausgehenden Strahlung — diese erfährt bei der Differentialdiagnose der Lungenerkrankungen eine besondere Berücksichtigung —, das andere Mal in einer Vergröberung oder aber in einem vollständigen Umbau des Kommaschattens in ein anderes Schattengebilde.

An Stelle des Henkels an der Kanne scheint jetzt ein Flügel dem Mittelschatten aufzusitzen, ein segelartiges Gebilde mit häufig zackiger Begrenzung zur Umgebung, in die es feine Streifen und Spitzen aussendet. Die Verbreiterung des Hilusschattens ist das Produkt aus Schwellung der peribronchialen Drüsen, und Verdichtung des peribronchialen Gewebes. Beides kann sowohl zustande kommen durch entzündliche Infiltrationen, wie auch durch Tumorgewebe. Ohne Kenntnis der Vorgeschichte wird es daher sehr oft nicht möglich sein, beide Ursachen dieser flügelartigen Hilusveränderungen im Röntgenbild voneinander zu unterscheiden. Die Kenntnis der klinischen Daten bis zur Röntgenaufnahme, gegebenenfalls die Beobachtung des Krankheitsfalles auch durch weitere Röntgenaufnahmen, erlauben die Unterscheidung dieser beiden Möglichkeiten einer Hilusverbreiterung. Finden sie sich nach einer Lungenentzündung, auch einer Infarktpneumonie, nach einer Pleuritis, kurz nach jeder umschriebenen Entzündung der Lunge, so bedeutet diese Hilusschwellung den Restzustand dieser Entzündung. Der Hilus — als röntgenologisches Gebilde genommen — wirkt hier wie ein Schwamm, der die Entzündungsprodukte aus der Peripherie aufsaugt, verarbeitet und diesen Vorgang röntgenologisch auch dann noch auszudrücken vermag, wenn die zugrunde liegende Entzündung in der Lunge bereits abgeklungen ist, und klinisch kaum mehr in Erscheinung tritt. Aber nur kurze Zeit. Die Aufnahme 1—2 Wochen später sollte schon die „Hilusanschwellung“ nicht mehr erkennen lassen oder doch wesentlich verkleinert gegenüber der ersten Untersuchung. Bleibt ein solcher Schatten bestehen oder wächst er gar im Laufe der Beobachtung, so handelt es sich mit größter Wahrscheinlichkeit um einen Tumor, gewöhnlich ein Bronchialcarcinom, auch dann, wenn Husten (blutiger) Auswurf, Fieber, Blutbild usw. eine Entzündung vermuten lassen. Diese Symptome sind dann Folgen des Tumorwachstums und der Zerfallserscheinungen. Die isolierte Hilusschwellung dieser Art in Flügel- oder Segelform äußert sich klinisch nicht mehr, wenn sie nur Endzustand des in der Lunge abgeklungenen Entzündungsprozesses ist. Beim Erwachsenen entzündet sich der Hilus selbst ursprünglich sehr selten. Er ist nur „Grabstätte“ einer Entzündung. Ebenso ist die isolierte Hilustuberkulose des Erwachsenen recht selten. Sie tritt bei der Differentialdiagnose der Hiluserkrankungen im Röntgenbild entschieden zurück. Bestehen Verdachtsgründe nach Ausschluß aller Möglichkeiten weiterhin, so wird es sich in jedem Falle empfehlen, durch sorgfältige Sputumuntersuchungen und den Nachweis von Tuberkelbazillen die röntgenolog. Diagnose zu erhärten. Die Hilusdrüsentuberkulose, obgleich die häufigste Form der kindlichen Tuberkulose, kommt im Erwachsenenalter überhaupt nicht mehr in Betracht, wenn wir davon absehen, daß eine alte verkäste oder verkreidete Drüse aus dem Kindesalter später einmal einschmelzen kann und so eine „Hilusdrüsentuberkulose“ des Erwachsenen darstellt. Solche Fälle sind selten. Auffallenderweise sehen wir recht häufig bei Angehörigen der gelben Rasse, vor allem Chinesen, die bei uns erkranken oder zur Beobachtung kommen, die Tuberkulose unter dem Bilde der kindlichen Tuberkulose mit ausgedehnten Verkäsungen der regionären Lymphdrüsen verlaufen.

Sehr viel eindeutiger als die bisher besprochene Flügelform des krankhaft veränderten Röntgenhilus ist nun die zweite Form, das dem Mittelschatten an Stelle des Hilus aufsitzende Kreissegment. Hinter einem Pappmodell eines Mittelschattens bewegen wir einen Pappkreis zur Peripherie und beobachten den Schatten auf der Leuchtwand. Zuerst erscheint nur ein sichelartiges Segment neben dem Mittelschatten, dann tritt der Kreis immer mehr hervor. Der wesentliche Unterschied zu dem oben beschriebenen Flügelhilus ist die Homogenität dieses Schattens. Er entspricht einer geschwollenen Drüse oder einem Konglomerat von mehreren Drüsen, weshalb auch öfters nicht eines, sondern mehrere Kreissegmente neben dem Herzschatten sich überschneidend erscheinen. Ein solches Röntgenbild erlaubt nur eine Diagnose: Drüsentumor. Über das anatomische Substrat sagt es natürlich nichts aus. Lymphogranulomatose, leukämische Infiltrationen und Tumoren zeigen dieses gleiche Röntgenbild. Die tumorverdickte Drüse bewahrt ihre Gestalt bzw. ihren kreisförmigen oder ellipsenförmigen Schatten auch bei dieser gewaltigen Vergrößerung deshalb so klar im Röntgenbild, weil die Schwellung meist ohne weitere Beteiligung des Nachbargewebes vor sich geht. Dieses wird oft nur mechanisch verdrängt. Der Schatten der entzündlich geschwollenen Drüse geht meist im Schatten der begleitenden Entzündung in der Umgebung unter.

Als Ausnahme von dieser Regel und relative Seltenheit führen wir hier noch das Röntgenbild einer entzündlich geschwollenen Hilusdrüse an, das sich in nichts von der Tumordrüse unterscheidet. Es handelt sich aber auch um einen klinischen Sonderfall, die eitrige Metastase mit Ausgang in Abszeßbildung nach eitriger Angina.

Für den röntgenologisch noch gänzlich Unerfahrenen mag in dieser Reihe ferner ein Röntgenbild Platz finden, dessen anatomische Ursache mit hilusnahen Veränderungen allerdings gar nichts zu tun hat. Bei oberflächlicher Betrachtung aber weist es Ähnlichkeiten mit Hilusprozessen auf: der totale Kollaps einer Lunge beim Spontanpneumothorax. An Stelle des Hilus sehen wir einen mehr oder minder homogenen sackartigen Schatten dem Mittelschatten aufsitzen, und zwar ist dieser Sack allseitig scharf gegen die Umgebung abgegrenzt. Es genügt allerdings wohl ein Blick auf diese Umgebung, um die Diagnose zu stellen. Hier fehlt jede Lungenzeichnung völlig. Ein abnorm heller Raum, auch in dieser Helligkeit schon gegenüber der gesunden Seite abstechend, nimmt die Umgebung des Sackes ein. Hier trat Luft in den Pleuraraum ein und die Lunge kollabierte und legte sich dem Hilus an. Ein solcher totaler Zusammenfall der Lunge mit dem entsprechenden Röntgenbild ist allerdings nur dann möglich, wenn nirgends Verwachsungen zwischen Pleura parietalis und Pleura visceralis bestehen, also praktisch genommen dann, wenn der betreffende Kranke keinen pleuranahen, entzündlichen oder tuberkulösen Prozeß durchgemacht hat. Beim künstlichen Pneumothorax, wie wir ihn zur Heilung der Tuberkulose anlegen, ist das Röntgenbild meist ein anderes. Erstens verhindert das tuberkulöse Infiltrat einen solchen totalen Kollaps, dann bestehen aber auch fast regelmäßig Verwachsungen, die einen Teil der Lungen ausgespannt halten. Ein solches Röntgenbild kann ja auch gar nicht Anlaß zu Verwachsungen geben. Der Patient weiß, daß er einen Pneumothorax trägt, und oft hat sein Arzt dem Röntgenologen davon Mitteilung gemacht.

Der Träger eines Spontanpneumothorax weiß davon aber nichts. Er hat ganz unbestimmte Beschwerden. Plötzlich, häufig nach einem Unfall, aber auch ohne besonderen Anlaß, hat es einen Stich in der Lunge wie mit dem Messer gegeben und seitdem hat er das Gefühl, nicht mehr richtig durchatmen zu können, wenn nicht gar Kreislaufstörungen mit starker Dyspnoe und Cyanose eintreten, die dadurch hervorgerufen werden, daß das Mediastiunm mit dem Herzen nach der gesunden Seite verdrängt wird und die großen Gefäße am Zwerchfell abgeklemmt werden. Dies ist besonders dann der Fall, wenn ein Ventil- oder Spannungspneumothorax vorliegt, wobei auf der Pneumothoraxseite ein starker Überdruck entstehen kann. Dann deckt das Röntgenbild überraschend diese schwere Veränderung einer perihilären Ver-

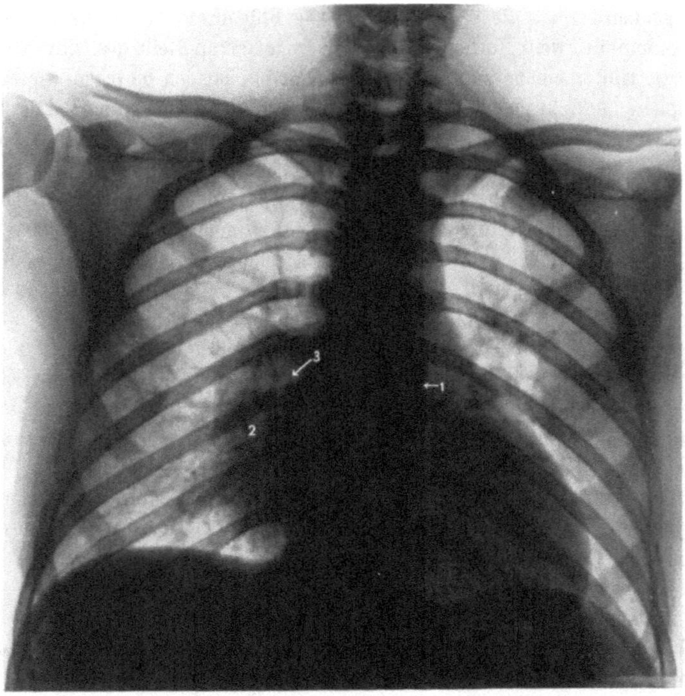

Abb. 23. L. M. Hilusdrüsenschwellung mit eitriger Einschmelzung nach Angina

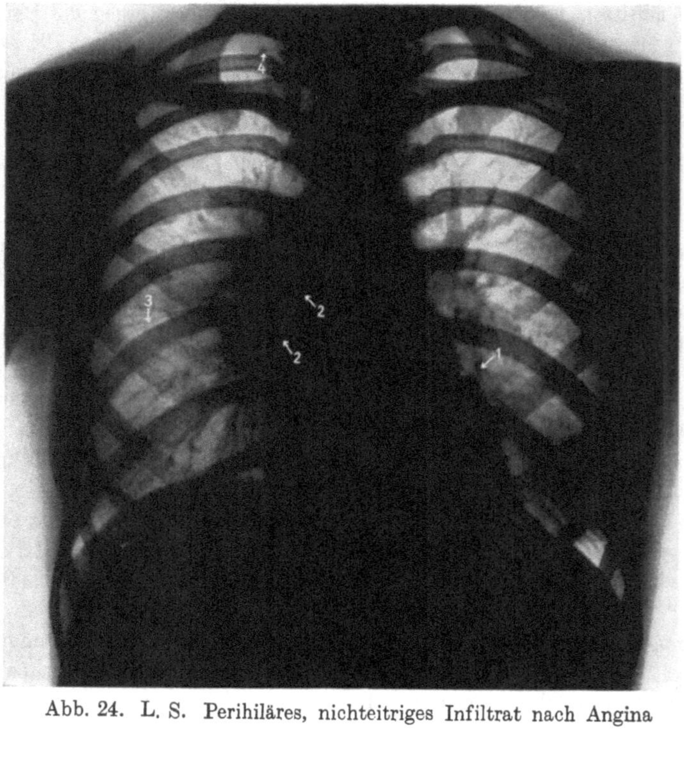

Abb. 24. L. S. Perihiläres, nichteitriges Infiltrat nach Angina

schattung bei lufttheller Umgebung auf. Durch Druckausgleich ändert sich der bedrohliche klinische Zustand schlagartig. Tritt der Spontanpneumothorax aber, wie nicht selten, im Laufe einer alten Lungentuberkulose auf, so ist das Röntgenbild von dem eines künstlichen Pneumothorax nicht zu unterscheiden. Außer bei der Tuberkulose und zwar sowohl bei älteren Phthisen, wie auch ganz im Beginn bei dem Vorliegen eines eingeschmolzenen pleuranahen, oft nur kleinen Herdes, finden wir den Spontanpneumothorax besonders bei Kranken mit bullösem Lungenemphysem. Beim Husten oder Pressen kommt es zum Einriß von Emphysemblasen und zum Druckausgleich zwischen dem Pleuraraum und der Außenwelt, mit dem Resultat eines in solchen Fällen meist kompletten Lungenkollapses.

Pathologischer Hilus durch homogene Schwellung

Bei **Abb. 23 (L. M.)** und **Abb. 24 (L. S.)** ist der rechte Hilus in eine bucklige Vorwölbung umgewandelt, die dem Mittelschatten rechts aufsitzt, und zwar ist dieser Buckel mit dem Mittelschatten in Abb. 23 so verwachsen, daß es den Anschein erweckt, als handele es sich tatsächlich um eine Ausweitung etwa des rechten Herzens. Dagegen spricht aber, daß der Buckel an der Basis frei in der Luft schwebt und nicht auf der Zwerchfellkuppel ruht, wie es das Herz tut. Es ist also eine

Schwellung des Hilus, die ebenso auf der Abb. 24 sichtbar ist. Hier ist auch deutlicher die rechte

Herzgrenze erkennbar, so daß Zweifel über die Natur der Schwellung gar nicht aufkommen können. Es besteht aber ein wesentlicher Unterschied zwischen den Röntgenbildern beider Schwellungen. In Abb. 23 ist die Schwellung mehr oder minder homogen und auch nach außen ziemlich scharf begrenzt. In Abb. 24 dagegen besteht keine scharfe Grenze gegen die Peripherie, vielmehr löst sich die Verschattung in eine Aura auf, eine Strahlung feiner Streifen, die sich in der Peripherie verlieren. Abb. 23 erweckt den Anschein, als ob eine kompakte Masse sich mit dem Hilus verbacken und ihn vergrößert habe, während Abb. 24 eher zu der Annahme führt, als habe der Hilus etwas aufgesaugt und sich dadurch vergrößert. Die Röntgendiagnose würde lauten:

Abb. *23.* Knöcherner Thorax o. B. Glatte Zwerchfelle. Mittelschatten nach links ausladend (nach links verdrängt?). Im Oberteil ist der

1. Schatten der absteigenden Aorta erkennbar. Nach rechts ist der Mittelschatten in Form einer

2. buckligen Vorwölbung verbreitert. Dieser Buckel hat fast dieselbe Schattendichte wie der Herzschatten und ist ziemlich homogen. Er gehört aber nicht zum Herzschatten, da er mit der Basis nicht der Zwerchfellkuppel aufliegt, vielmehr durch einen spitzen, bis zum Schatten der Wirbelsäule verfolgbaren Winkel von diesem getrennt ist. Es handelt sich demnach um eine Hilusschwellung. Als Besonderheit ist in dieser

3. eine längliche, ovale Aufhellung erkennbar.

Die Lungenfelder sind frei von umschriebenen Verdichtungen, die Spitzenfelder größtenteils von Skelettschatten überlagert, sonst soweit übersehbar o. B.

Diagnose: Vergrößerung des Hilus durch Verdickung und Verklebung seiner kompakten Bestandteile, also der Lymphdrüsen. Entweder durch Umwandlung in Tumorgewebe oder durch Entzündung und Einschmelzung, wofür eventuell die Aufhellung (Einschmelzung) im Zentrum zu verwerten wäre.

Abb. *24.* Knöcherner Thorax o. B. Glatte Zwerchfelle, spitzwinklige Komplementärräume. Herzschatten relativ klein, angedeutete Mitralkonfiguration (s. S. 207). Im linken Hilus zahlreiche

1. Kalkflecke. Sonst linke Lungenfelder einschließlich der Spitzen o. B.

Der rechte Hilus ist deutlich durch

2. eine Begrenzungslinie vom Herzschatten abgesetzt und stark vergrößert. Die Vergrößerung besteht in einem doppeltfingerdicken Kernschatten von dem zahlreiche gröbere und feinere Streifenschatten in die Peripherie gehen, gegen die hin sich die Hilusverschattung also allmählig auflöst. Im Mittelfeld ist die

3. Haarlinie erkennbar. Im rechten Spitzenfeld findet sich ein

4. isolierter Kalkschatten von Erbsengröße. Sonst sind die Lungenfelder auch rechts frei von bemerkenswerten Veränderungen.

Diagnose: Infiltrat im rechten Hilus, entweder Bronchialcarcinom oder entzündliches Infiltrat. Auch Tuberkulose möglich (perihiläres Infiltrat).

Die hier sichtbare Haarlinie könnte in diesem Falle als Rest einer abgelaufenen Interlobärpleuritis gewertet werden. Der Kalkfleck in der rechten Spitze spricht für eine alte, vernarbte Tuberkuloseinfektion.

In beiden Fällen sind wir also zur Klärung der Differentialdiagnose auf die Vorgeschichte angewiesen. Diese ergibt im Falle der Abb. 23:

22jähriges Mädchen. Vorgeschichte belanglos. Am Vortage der Einlieferung heftige Halsschmerzen und sofort hohes Fieber (41°). Wegen Angina eingewiesen. Bei der Aufnahme etwas cyanotisch. Halsdrüsen geschwollen. Schmierige Beläge beider Tonsillen. Wegen Di.-Verdacht sofort Seruminjektion. Im Verlauf der nächsten Tage Abstoßung der Beläge, aber immer noch hohes Fieber, dabei ausgesprochene Leukopenie. Agglutination auf Typhus, Paratyphus, Bang usw. negativ. Nach einigen weiteren Tagen tritt dann verstärkter Husten mit übelriechendem, grünlichem Eiter auf. Die Röntgenuntersuchung ergab den vorliegenden Befund. Trotz Salvarsaninjektionen keine Besserung. Zunehmender Verfall. Immer stark foetider Auswurf. Exitus 8 Wochen nach Krankheitsbeginn.

Die Anamnese zu Abb. 24 lautet folgendermaßen: 22jähriges Mädchen, in dessen Familie sich keinerlei spezifische Erkrankungen finden, die auch selbst vor dieser Erkrankung nie ernsthaft krank gewesen ist. Am 25. Juli d. J. erkrankte sie ganz plötzlich mit Halsschmerzen und 40,0°. Dabei erbricht sie und hustet bald, aber ohne daß Auswurf zu erzielen ist. Am 4. Tage wird sie im Krankenhaus aufgenommen. Hier ist bei der Allgemeinuntersuchung nichts wesentliches festzustellen. Die Patientin hat aber eine Temperatur von 40,0° und einen Puls von 90. Das Blutbild zeigt:

Lk.: 6000, Hb.: 68, Ery.: 4,4 Mill. Eo. 7, Stab. 6, Segm. 65, Lympho. 20, Mono. 2.

Die Temperatur bleibt remittierend 40—37°. Am 4. Aug., also 10 Tage nach Ausbruch der Erkrankung, wird der Film aufgenommen. Wegen der Leukopenie wird auch an Tuberkulose gedacht. Ein Carcinom ist wegen des Alters auszuschließen. Pneumothoraxanlage. Danach baldige Entfieberung. Am 15. Okt., also $2^1/_2$ Monate nach der Erkrankung, geht die Patientin nach Hause. Sie ist vollkommen beschwerde- und von Erscheinungen frei. Schon der am 9. Sept. aufgenommene Film hatte gezeigt, daß Pneumothorax und Hilustumor vollkommen verschwunden waren.

Die Ähnlichkeit des Krankheitsbeginnes in beiden Fällen ist auffallend, dagegen wiesen im Falle der Abb. *23* die übelriechenden Sputa schon bald auf eine eitrige Erkrankung hin und rechtfertigten die Annahme eines Lungenabszesses, an dem die Patientin dann schließlich auch zugrunde ging. Die auf unserer Abbildung noch einigermaßen scharfrandige Begrenzung spricht für eine vorwiegende Beteiligung der Hilusdrüsen in diesem Stadium, die von der Halsentzündung her sich metastatisch infiziert haben. Später wird es dann auch zur Ausbreitung des Abszesses auf das Lungenparenchym gekommen sein. Wir sehen auch schon Ausläufer der Entzündung als Streifenbahnen zum rechten Unterlappen ziehen.

Im Falle der Abb. *24* mußte die Ätiologie des Hilusinfiltrates offen bleiben, da Tuberkelbacillen in dem spärlichen Sputum nie nachweisbar waren. Der akute Beginn mit Halsentzündung spricht auch für eine, wohl lymphogene, Infektion des Hilus von der Angina her, jedoch ohne eitrige Einschmelzung.

Abb. 25 (K. W.) ähnelt zunächst sehr der Abb. *23*. Allerdings sitzt hier der Buckel am Mittelschatten, die Schwellung des rechten Hilus höher, so daß wir kaum in die Verlegen-

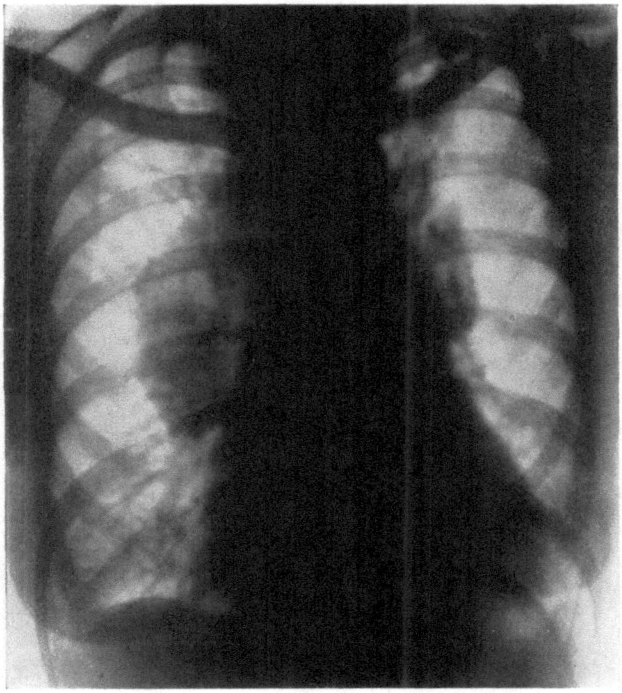

Abb. 25. K. W. Hilusdrüsengeschwulst

heit kommen, etwa zu fragen, ob diese Schwellung dem Herzen angehört. Die Hilusverschattung ist auch hier homogen. Der grundsätzliche Unterschied zu den vorhergehenden Abbildungen besteht aber darin, daß auch der linke Hilus verändert ist, und zwar in demselben Sinne wie der rechte. Allerdings kommt hier die Schwellung nicht so zum Ausdruck, dadurch daß der normale linke Hilus infolge Deckung durch den Herzschatten im allgemeinen nicht so deutlich sichtbar ist als der rechte. Beiderseitige Veränderungen im Hilus bedeuten im allgemeinen eine Systemerkrankung des Drüsenapparates, also Lymphogranulomatose, Leukämie oder Lymphdrüsentumor (Sarkom).

Die Patientin kam am 17. 2. 1932 zur Aufnahme. 1929 hatte sie eine Rippenquetschung durchgemacht. Sonst ist sie immer gesund gewesen. In der Folge wegen Pleuritis im Krankenhaus. Seitdem zunehmende Atemnot, zuerst nur bei schwerer körperlicher Betätigung (Bergsteigen, Treppensteigen), dann auch bei geringer Bewegung, so daß Patientin im letzten halben Jahr im Bett lag, da sie dann keine Beschwerden hatte. Sie litt stark unter heftigem Hustenreiz, der aber nicht zu Auswurf führte. Schwellungen sind nicht aufgetreten. Eine wesentliche Gewichtsabnahme ist nicht erfolgt. Die Allgemeinuntersuchung ergab am Herzen nichts, was die Atemnot erklären konnte. Die Leber war nicht geschwollen. An den Knöcheln allerdings geringes Ödem, keine Schwellung der tastbaren Lymphdrüsen. Nach einigen Strophanthininjektionen verschwinden diese geringen Ödeme sofort. Dagegen blieb die Atemnot. Das Blutbild zeigte: Hb.: 89, Ery.: 4,5 Mill., Lk.: 4400, Jgl.: 7, Stab.: 6, Segm.: 43, Lympho.: 41, Mono.: 2. Keine Temperaturerhöhung. Nach Röntgenbestrahlungen bessert sich die Atemnot bedeutend, dagegen blieb der Tumor im Röntgenbild ziemlich unverändert.

Daß es sich um einen die Trachea oder die Bronchien stenosierenden Tumor handelt, ist auch nach der Vorgeschichte ganz ohne Zweifel. Die Atemnot ist hierdurch bedingt, und zwar mechanisch durch Kompression. Merkwürdig bleibt allerdings, daß der Tumor auf die Bestrahlungen in seiner Größe so gering ansprach, wenn diese auch die Beschwerden der Patientin wesentlich linderten.

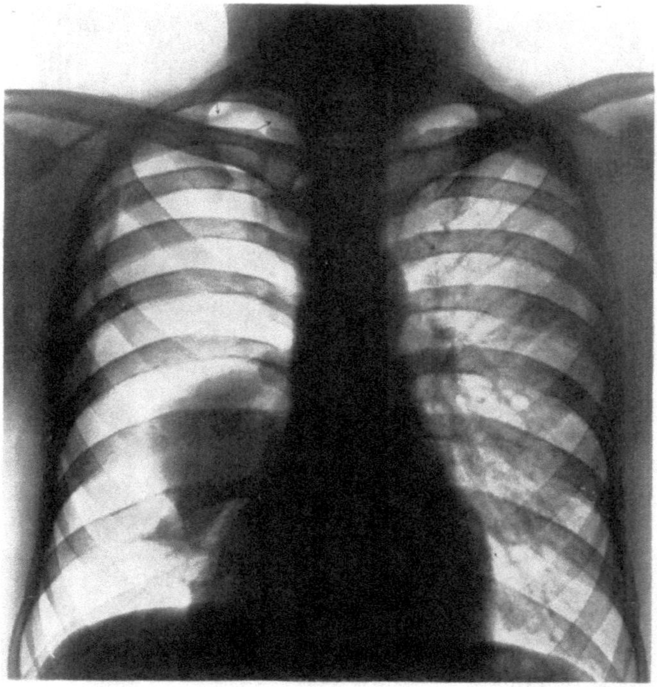

Abb. 26. H. G. Vollständiger Kollaps der rechten Lunge. Pneumothorax

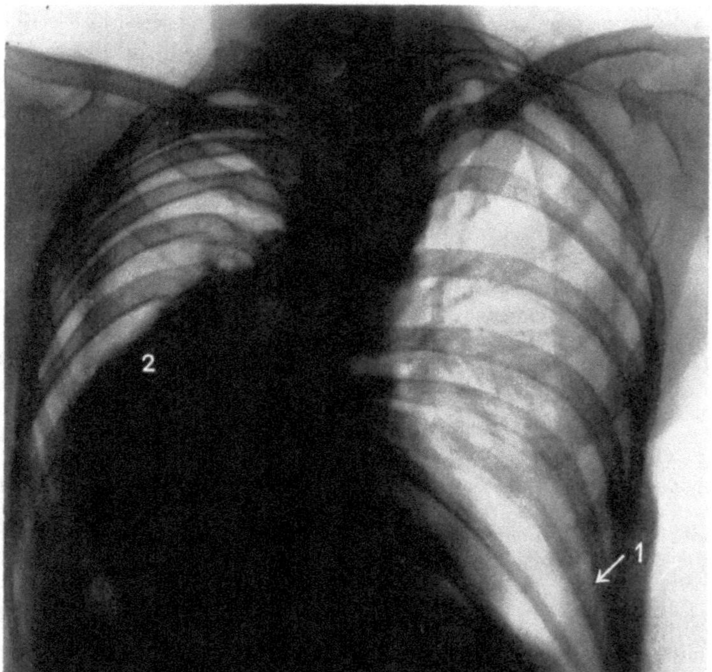

Abb. 27. H. S. Skoliose der Wirbelsäule. Vortäuschung eines Hilustumors

Abb. 26. (H. G.) Recht ähnlich den besprochenen Bildern, besonders wieder der Abb. 23 ist auch dieses. Auch hier sitzt eine homogene, bucklige Verschattung dem Mittelschatten in Gegend des rechten Hilus auf und wirkt dort wie eine Geschwulst. Aber auch dem Ungeübten wird doch auffallen, daß sich die Lungenfelder rechts und links hier ganz wesentlich unterscheiden. Links deutliche, sogar ganz besonders deutliche und kräftige Lungenzeichnung. Sie durchzieht das linke Lungenfeld vom Hilus bis zur Peripherie. Rechts dagegen sehen wir nur die Rippen und sonst nichts. Die rechte Brustkorbhälfte ist vollkommen „durchsichtig". Nur in der linken Spitze sehen wir etwas, das wie Lungenzeichnung aussieht. Es sind dies aber (↑↑) die Schatten des sternalen und costalen Kopfnickeransatzes. Was wir hier vor uns haben, ist ein idealer Pneumothorax der rechten Lunge. Ideal deshalb, weil nirgends (außer an der Basis unten) Verwachsungen zwischen der Pleura pulmonalis und costalis bestehen und es dadurch der rechten Lunge möglich war, beim Eintritt der Luft in den Pleuraraum wie ein Ball zusammenzuschnurren und sich der Lungenwurzel, dem Hilus, anzulegen. Das Bild ist auch ohne Kenntnis des Krankenblattes zu deuten. Das gleiche gilt für das letzte Bild dieser Serie.

Abb. 27. (H. S.) Auf den ersten Blick auch hier eine homogene Verschattung, die dem rechten Hilus wie ein Buckel aufsitzt. Der Buckel ist allerdings sanfter im Übergang zu den Konturen des Mittelschattens. Immerhin könnte er zum Hilus gerechnet werden. Daß er nicht dazu gehört, zeigt wieder das schon einmal erwähnte Symptom der plötzlich

1. scharf konvergierenden Rippenschatten auf der linken Seite. Auch kommen wir beim Verfolgen der Rippenschatten weit über die Mittellinie hinaus zu dem Buckel, der also der Schatten der

2. rechtsskoliotischen Wirbelsäule ist. Ein Beispiel mehr für die Möglichkeiten einer Fehldiagnose durch Skoliose der Wirbelsäule, wenn nur das Saggitalbild zur Beurteilung vorliegt.

Die beiden folgenden Abb. 28 und 29 zeigen uns perihiliäre Infiltrate bei Kindern, die in ihrer Art bereits einen Übergang von der homogenen zur mehr streifigen Verschattung zeigen.

Abb. 28 (H. H.) stammt von einem 8 Jahre alten Knaben. Die Röntgenaufnahme am 12. 6. 1935, 4 Tage nach Krankheitsbeginn, zeigt links eine halbkreisförmig dem Hilus aufsitzende Verschattung homogener Art mit streifiger Auffaserung der Randkontur. Die übrigen Lungenpartien sind frei von Herdschatten, auch fehlt eine Reaktion der paratrachealen Drüsen und der Drüsen im rechten Hilus. Glatte Zwerchfelle. Herz nach Form und Größe regelrecht. Die Röntgendiagnose lautete: Linksseitiges, perihiläres pneumonisches Infiltrat. Zentrale Pneumonie. Tuberkulöse perihiläre Infiltration nicht sicher auszuschließen, aber unwahrscheinlich. —

Aus der Vorgeschichte hören wir folgendes: Kind aus gesunder Familie. Früher Masern, Keuchhusten, Röteln, Mumps. Schlechte soziale Verhältnisse. Am Tage vor der Aufnahme angeblich aus 2 m Höhe gefallen. Klagt über Kopfschmerzen. Erbrechen.

Befund: Allgemein reduzierter E. und K.Z. Kein Exanthem. Temperatur 40°. Puls 100. Über den Lungen ist links hinten in der Mitte eine Dämpfung vorhanden. Atemgeräusch verschärft mit bronchialem Beiklang. Kreislauf: labil. Häufiges Erbrechen bei hoher Continua.

Der weitere klinische Verlauf mit kritischer Entfieberung nach 3 Tagen, negativem Stuhlbefund auf Tuberkelbacillen und negativer Meinickescher Tuberkulosereaktion bestätigte unsere Diagnose. Die Röntgenkontrolle am 21. 6. 1935 zeigte ein ganz normales Bild der Lungen und des Hilus beiderseits.

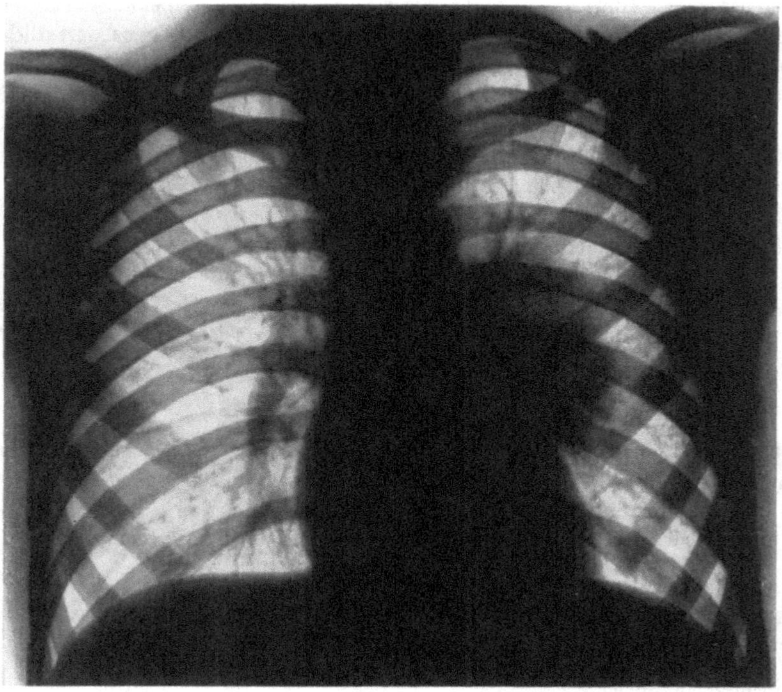

Abb. 28. H. H. Zentrale Pneumonie beim Kind

Unsere differentialdiagnostischen Erwägungen in diesem Falle hatten sich ausschließlich zwischen der Annahme einer zentralen Pneumonie und der einer spezifischen perihilären Infiltration zu entscheiden. In der Vorgeschichte konnte nur das vorangegangene Kopftrauma verwirren, sonst sprach der klinische Befund schon recht eindeutig für eine Pneumonie. Der Tumor scheidet wegen des Alters und akuten Beginnes aus. Aus letzterem Grunde auch eine Drüsenerkrankung nach Art einer Lymphogranulomatose. Gegen eine Tuberkulose läßt sich das Fehlen einer Drüsenschwellung verwerten, die selbst im erkrankten linken Hilus nicht merkbar in Erscheinung tritt. Mit Sicherheit entschied jedoch die Kontrollaufnahme gegen eine solche Annahme, sie zeigte schon 14 Tage nach Krankheitsbeginn ein normales Lungenbild. Das Kind konnte am 4. 7. 1935 geheilt entlassen werden.

Abb. 29 (K. P.) ähnelt der vorhergehenden in mancher Hinsicht sehr. Auch hier sehen wir dem Hilus links einen Infiltratschatten aufsitzen, der nach der Peripherie hin sich in eine faserige Randkontur auflöst. Die Ausläufer der streifigen Verschattung erreichen allerdings fast die seitlichen Lungengrenzen und sind über dem Zwerchfell links überhaupt nicht sicher abzugrenzen. Im Zentrum der Verschattung sind etwas homogenere Partien zu erkennen, die

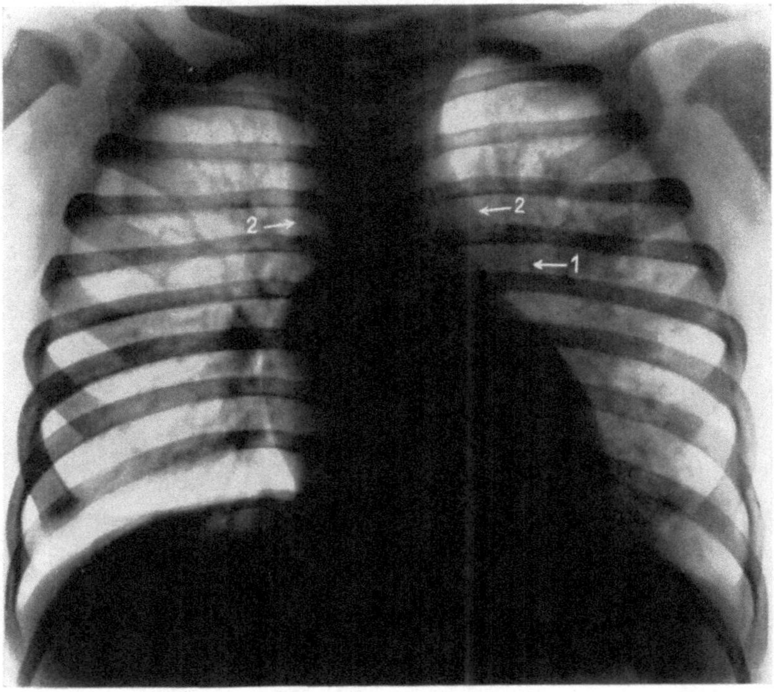

Abb. 29. K. P. Hilusdrüsentuberkulose beim Kind

1. die Schatten infiltrierter Hilusdrüsen darstellen. Rechts ist die Hiluszeichnung auch etwas vermehrt, aber nicht sehr auffällig. Dagegen ist eine deutliche Schwellung der

2. paratrachealen Drüsen vorhanden, die links und rechts neben dem Mittelschatten, bogig begrenzt, hervortreten. Diese Beteiligung der Drüsen ist uns in solchen Fällen streifiger perihilärer Infiltrate bei Kindern schon ein diagnostischer Hinweis. Wir vermißten sie in der Abb. 28 der zentralen Pneumonie und haben ihre Abwesenheit dort schon mit gegen die Annahme einer Tuberkulose verwertet.

Die Abb. 29 stellt nun in der Tat eine Hilusdrüsentuberkulose dar. Sie wurde als Kontrollaufnahme in dem Fall der Abb. 39 angefertigt. Wir werden dort auch noch die Vorgeschichte und die übrigen Daten der Untersuchung erfahren.

Die Beurteilung dieser perihilären, streifigen Infiltrate beim Kinde ist oft nicht leicht. Die Drüsenschwellung am Hilus tritt nicht immer deutlich hervor, zumal nicht auf der saggitalen Aufnahme, wenn sich die Drüsenschatten hinter dem breiten kindlichen Herzschatten (besonders links) verstecken. Wir werden in manchen Fällen nicht umhin können, unsere Diagnose mit dem Vorbehalt zu stellen, daß einer Kontrollaufnahme nach etwa 2—4 Wochen die endgültige Entscheidung überlassen werden muß.

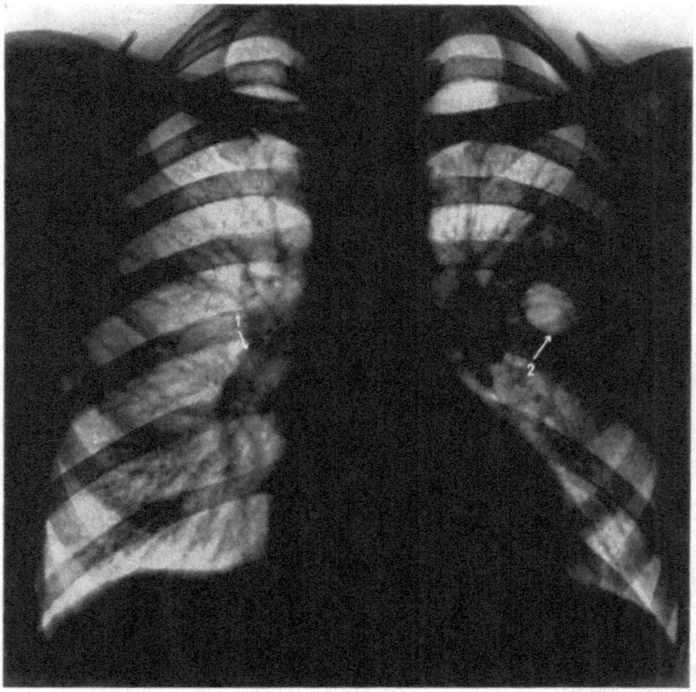

Abb. 30. F. B. Hilusausstrahlung bei abheilendem Lungenabszeß

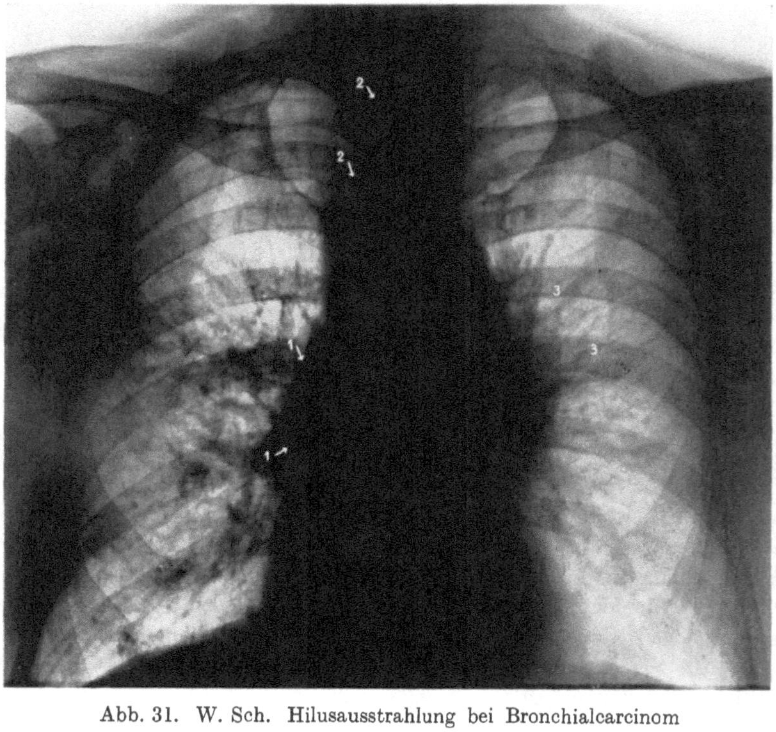

Abb. 31. W. Sch. Hilusausstrahlung bei Bronchialcarcinom

Pathologischer Hilus durch mehr diffuse Ausstrahlung

Abb. 30 (F. B.) und **Abb. 31 (W. S.)** gehören bildmäßig zusammen. In beiden Fällen ist es der linke Hilus, der uns auffällt. Einmal wegen der Tatsache, daß er überhaupt so deutlich sichtbar ist und ein andermal wegen der eigentümlichen Veränderung seiner Struktur.

Ein „Kommaschatten" ist nicht sichtbar, wie er etwa an

1. dem rechten Hilus in Abb. 30 zu erkennen ist. Er fehlt in beiden Bildern links. Der linke Hilus ist vielmehr zentral verdichtet und sendet zahllose feine Streifenschatten in die Peripherie. Dieses verdichtete Zentrum strahlt wie ein Licht aus, wobei ein auffallender Unterschied zu der normalen Hilusstrahlung insofern besteht, als die Ausstrahlung in besonderer Intensität nicht nur nach oben und unten, sondern auch geradeaus in das Mittelfeld geht. In Abb. *30* umgreift diese Mittelstrahlung einen

2. Ringschatten.

In Abb. *31* sitzt der rechten Kontur des Mittelschattens eine

1. halbmondartige Vorwölbung auf und die als helle Bandlinie sichtbare

2. Trachea ist merkwürdig nach rechts verzogen. Das Röntgenbild hier ist typisch und bedarf nicht erst der Anamnese und der übrigen Untersuchungsmethoden für die Diagnose eines Bronchialcarcinoms. Das Typische an dem Bild bietet das homogene Schattenzentrum und die davon ausgehende „besenreiserartige" Ausstrahlung, die

3. „Carcinomfüßchen". Nicht absolut typisch, nur dem vorliegenden Falle zugehörig, sind dann noch andere Zeichen, so die halbmondartige Vorwölbung im Mittelschatten rechts und der abnorme Verlauf der Trachea. Eine solche Verschattung kann eigentlich nur durch eine homogene Vergrößerung von Lymphdrüsen vorkommen, und nehmen wir ein Carcinom links an, so würde dieser Befund eine carcinomatöse Infiltration der rechten Lymphdrüsen bedeuten. Dann ergibt sich auch die Erklärung für den abnormen Verlauf der Trachea durch Verdrängung infolge geschwollener Drüsen.

Die Obduktion ergab ein Carcinom des linken Unterlappenbronchus mit Ummauerung und Kompression des Bronchus, kleinapfelgroße, weitgehend nekrotische Metastasen der tracheobronchialen Lymphknoten sowie ausgedehnte Metastasierung auch der rechtsseitigen tracheobronchialen Lymphhdrüsen. — Bemerkenswert ist die Anamnese insofern, als der Patient nur wenig hustete, dagegen rapid an Gewicht verlor unter Ausbildung eines mäßigen Ikterus. Die Lungenaufnahme wurde nur im Zuge der Allgemeinuntersuchung, ohne besondere Indikation angefertigt. Vor dem hier zu erhebenden Befund wurde der Patient unter der Diagnose subakute gelbe Leberatrophie behandelt. Die Gelbsucht war, wie der Obduktionsbefund zeigte, durch eine Metastase am Gallenblasenhals mit Ummauerung des Choledochus bewirkt.

In Abb. *30* dagegen kommen wir bei der Diagnose ohne Zuhilfenahme der Anamnese nicht aus. Wir könnten durchaus auch hier an die Möglichkeit eines Carcinoms denken. Sehr leicht führt aber die Vorgeschichte auf die richtige Spur. Das Bild wurde aufgenommen im Verlauf der Behandlung eines Lungenabszesses. Abb. 40 zeigt diesen in voller Ausbildung. Die vorliegende Abb. 30 gibt eine Phase des Heilungsverlaufes wieder. Nur da wir aus der ersten Aufnahme und dem klinischen Verlauf wissen, daß ein Abszeß vorgelegen hat, dürfen wir den Ringschatten als alte Abszeßhöhle deuten. Warum das aus dem vorliegenden Röntgenbild allein nicht möglich ist, werden wir später erfahren. Nun ist auch die Hilusschwellung eindeutig erklärt. Es sind Restzustände einer intrapulmonalen Entzündung, die der Hilus widerspiegelt.

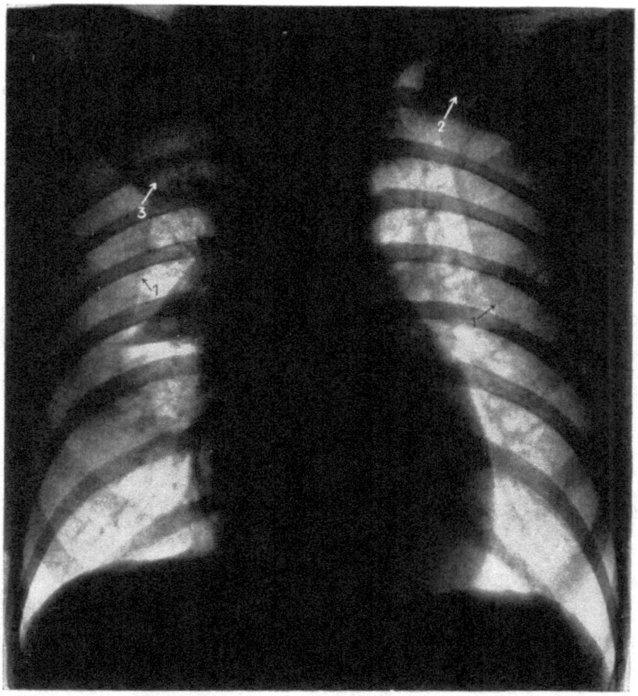

Abb. 32. A. R. Interlobärer Erguß rechts bei doppelseitiger Oberlappentuberkulose

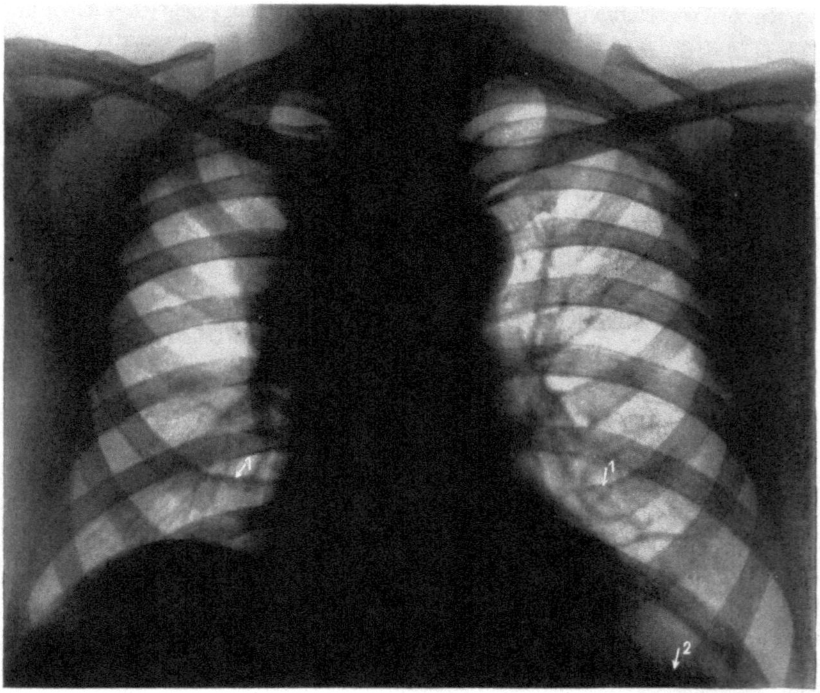

Abb. 33. M. J. Atelektase im rechten Mittelfeld durch metastatisches Bronchialdrüsencarcinom

Abb. 32 (A. R.) und **Abb. 33 (M. J.)** gehören nicht nur deshalb oberflächlich zusammen, weil es hier der rechte Hilus ist, der krankhaft verändert ist. Beiderseits geht hier eine dreieckige Verschattung in das Lungenfeld hinein. In beiden Fällen ist sie auch ziemlich scharf abgesetzt. Diese Bilder sind ebenfalls typisch. In Abb. *32* entnehmen wir die Ursache dieser Verschattung aus dem Röntgenfilm selbst:

Knöcherner Thorax o. B. Schatten der

1. Scapulae in beiden Lungenoberfeldern sichtbar. Glatte Zwerchfelle. Herzschatten kugelig. In der linken Lunge allgemein vermehrte Lungenzeichnung. Im Oberfeld im Schatten der ersten Rippe links eine kreisflächenartige

2. Verschattung mit zentraler Aufhellung. Rechts unterhalb der Clavikel eine Verschattung, die aus einzelnen Flecken auf homogener Grundlage besteht, die aber unten durch eine breite gebogene Schattenlinie abgegrenzt wird, die auch nach peripheriewärts verfolgbar ist, nicht dagegen nach medial. Es handelt sich wahrscheinlich um einen

3. Ringschatten.

Dem rechten Hilus sitzt eine homogene, scharf begrenzte, dreieckige Verschattung auf, die sich nach lateral in die Haarlinie fortsetzt.

Diagnose: Tuberkulöses Infiltrat beider Lungenoberlappen. Links frisches Infiltrat mit zentraler Einschmelzung (Kaverne). Rechts wahrscheinlich ebenfalls große Kaverne. Daneben interlobärer Erguß im rechten Oberlappenspalt, paramediastinal. Klin.: Offene Lungentuberkulose.

In Abb. *33* dagegen sehen wir nichts besonderes auf den Lungenfeldern. Die flächenhafte Verschattung im rechten Hilus steht für sich. Wir bemerken nur

1. verkalkte Rippenknorpel und über dem

2. linken Zwerchfell eine Trübung, die es erschwert, die linke Zwerchfellkuppel zu erkennen. Auch die Herzspitze taucht in diesem Schleier unter, über dem sich eine horizontale Linie abbildet. Es sind dies, wie wir später sehen werden, die Zeichen einer beginnenden (oder abgelaufenen) Pleuritis.

Was wir im rechten Hilus hier erkennen, besagt nichts anderes, als daß die Luft aus einem bestimmten Lungenabschnitt gewichen ist. Dadurch kommt es zu einem Zusammenfall der Lungenbläschen, so daß aus dem betreffenden Lungenabschnitt eine kompakte Masse wird (Atelektase). Daneben spielen exsudative entzündliche Prozesse meist eine Rolle. Mangelnde Luftzufuhr kann durch Hindernis im zuleitenden Bronchus entstehen (Bronchusstenose). In den meisten Fällen wird es ein Carcinom sein, das diese Bronchusstenose verursacht, so daß auch dieses Bild als eine der Röntgenerscheinungen des Bronchialcarcinoms gelten kann. Allerdings ist es ein indirektes Bild, da es nur die Folge des Carcinomwachstums zeigt, die Atelektase, während Abb. 31 das Carcinom direkt abbildet, nämlich die carcinomatöse Drüsenschwellung und die Ausbreitung des Carcinoms auf dem Lymphwege (Krebsfüßchen).

Das Bild stammt von einem 60jährigen Handelsvertreter, dem ein Hautkankroid vom Damm entfernt wurde. Nach der Operation kam es zu einer auffallend starken Metastasierung in die Inguinaldrüsen. Wir dürfen deshalb annehmen, daß die auf dem Film sichtbare Atelektase eines Abschnittes der rechten Lunge Folge einer Bronchusstenose durch carcinomatöse peribronchiale Lymphdrüsen ist.

Abb. 34 (H. K.) gibt ein ebenfalls sehr typisches Röntgenbild wieder. Der Hilus links ist ganz verschwunden in einer homogenen Verschattung, die dem Herzschatten aufsitzt. Dieser ist inmitten der Verschattung deutlich abgesetzt durch den

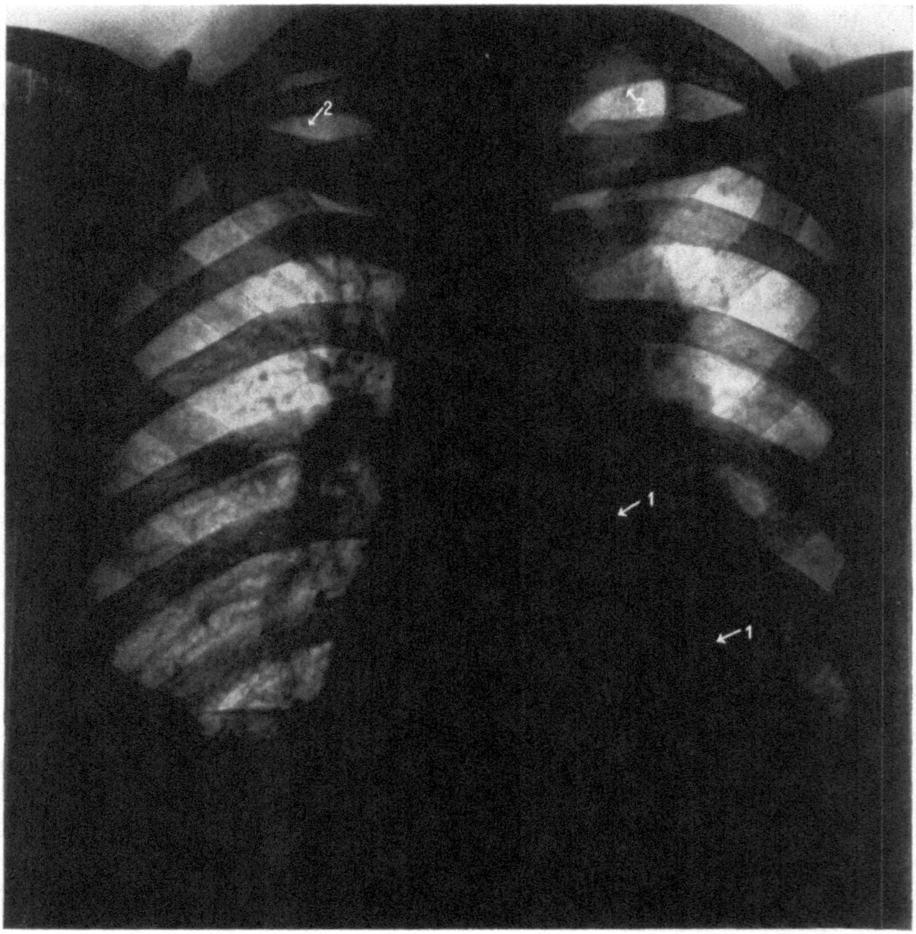

Abb. 34. Eitrige Mediastinitis

1. linken Herzrand.

Die Verschattung selbst ist ihrerseits lateral scharf begrenzt. Die Lungenfelder zeigen nichts Bemerkenswertes. Nur in den Spitzen finden wir beiderseits, rechts mehr als links

2. Kalkflecke als Zeichen einer überstandenen Tuberkulose.

Die Verschattung am linken Herzrand ist also nicht etwa Folge eines intrapulmonalen Prozesses. Sie erweckt vielmehr den Anschein, als ob sich hier etwas zwischen Herz und Lunge gedrängt habe. So sieht auch die linke Lunge unten trüber aus als die entsprechenden Partien der rechten. Wir dürfen wohl annehmen, daß hier die Lunge komprimiert, ihres Luftgehaltes beraubt ist und dadurch strahlenundurchlässiger wurde (Kompressionsatelektase).

Was nun hier zwischen Lunge und Herz getreten ist, ergibt die weitere Untersuchung. Der Patient erkrankte einen Monat vor der Aufnahme mit Schmerzen im linken Oberbauch und Fieber. Beides verschwand allmählich, Krankheitsgefühl und Schwäche blieben aber. Eine Woche vor der Krankenhausaufnahme erneutes, diesmal sofort hohes Fieber. Dabei Halsschmerzen und Schmerzen im Rücken. Der Arzt stellte eine massive Dämpfung auf der linken Seite neben der Wirbelsäule fest. Die Probepunktion ergab Eiter. Durch Operation wurde ein Empyem entleert.

Was wir also im Röntgenbild vor uns haben ist eine eitrige (hintere) Mediastinitis.

B. Die totale Verschattung der Lungenfelder

Sie ist am leichtesten zu erkennen von allen Veränderungen des normalen Röntgenbildes und soll daher hier zuerst besprochen werden. Folgen wir der eingangs aufgestellten Arbeitshypothese, als krankhafte Veränderungen der Röntgenbilder der Lunge nur solche Gebilde anzuerkennen, die einen Unterschied von rechts gegen links, also ein anderes Aussehen der rechten als der linken Lunge hervorrufen, so wird dieses Bild, die Verschattung eines mehr oder minder großen Abschnittes der einen Lunge, kaum zu übersehen sein.

Die Verschattung ist homogen. Sie bevorzugt das Unterfeld und bringt den Zwerchfellschatten der befallenen Seite mehr oder minder vollständig zum Verschwinden. Auch bei der Durchleuchtung dieser Patienten ist das Zwerchfell auf dieser Seite in der Bewegung nicht erkennbar. Liegt die Verschattung auf der rechten Lungenseite, so geht sie ohne Abgrenzung in den Schatten der Leber über. Auf der linken Seite erlaubt meistens die Magenblase und auch die gasgefüllte Flexura lienalis die Abgrenzung der Lungenfeldverschattung gegenüber dem Schatten des Bauchraumes.

Die Verschattung ist ebenso intensiv wie die des Mittelschattens. In ihr sind keinerlei Einzelheiten zu erkennen. Auch die Rippenschatten gehen darin unter. Diese Verschattung kann nur durch Stoffe ähnlicher Absorptionsfähigkeit für Röntgenstrahlen verursacht sein, wie sie der Mittelschatten oder genauer das Herz darstellt: Flüssigkeit (Blut) und dichtes Zellgewebe (Muskel). Beides kommt auch differentialdiagnostisch nur in Frage. Bilder wie die beschriebenen kommen einmal zustande durch Flüssigkeitsansammlung im Pleuraraum und durch das Wachstum kleinzelliger Tumoren im Lungenraum, wobei allerdings auch Kombinationen beider Möglichkeiten zu beachten sind. Zu dem Schatten des Pleuraergusses kann sich auch der Schatten eines entzündlichen (z. B. pneumonischen) Infiltrates addieren, wie andererseits ein begleitender Erguß im Pleuraraum den Tumorschatten überlagern kann.

Aus dem Röntgenbild allein werden wir zwischen Tumor und entzündlichem Pleuraerguß nicht immer zu unterscheiden in der Lage sein. Die Kenntnis von Vorgeschichte und klinischem Befund ist unerläßlich. Im Gegensatz zum Erguß kann der Tumor in der Lunge gewaltige Größe erreichen und zu der besprochenen homogenen Verschattung führen, ohne daß dieses Wachstum sich in Krankheitszeichen zu äußern braucht. Eine gelegentliche Untersuchung, etwa für Zwecke der Lebensversicherung, ergibt überraschenderweise eine massive Dämpfung über einer Lunge oder der Patient kommt mit nur geringen Beschwerden, wie leichtem Druck, Schweregefühl in der einen Lungenseite, Herzklopfen usw., zum Arzt, der dann überrascht vor dem Röntgenbild dieses Patienten steht. Es spricht also der starke Gegensatz zwischen unauffälliger Vorgeschichte, geringen Beschwerden und intensiver Verschattung im Röntgenbild zunächst einmal mehr für Tumor und gegen entzündlichen Erguß: Dafür ein Beispiel:

Gertrud R., 28jährig.

Seit einigen Monaten langsam wachsender Grützbeutel auf dem Kopf, der beim Kämmen störte. Sonst keinerlei Beschwerden. Zum Arzt gegangen, der das vermeintliche Atherom zu entfernen versuchte. Da er dabei auf den Knochen kam, wurde er stutzig und veranlaßte Übersendung des „Atheroms" zur histologischen Untersuchung. Diagnose: Sarkom. Einweisung zur Röntgenbehandlung. Bei der röntgenologischen Durchuntersuchung: Totale Verschattung der linken Lunge. Obduktion: Sarkommetastase, die fast die gesamte Lunge ausfüllt.

Außer diesen Sarkom- (auch Carcinom-) metastasen sind es auch von der Pleura ausgehende Tumoren (Sarkome) und Endotheliome, die eine solche totale homogene Verschattung hervorrufen können. Das Bronchialcarcinom dagegen verursacht solche Röntgenbilder seltener.

Entzündliche Ergüsse in die Pleura, die zweite Möglichkeit für die Deutung solcher Bilder, kommen klinisch meist durch erhebliches Krankheitsgefühl, hohes Fieber, Schmerzen, Verdrängungserscheinungen usw. in derselben Weise schwerwiegend zum Ausdruck, wie sie der schweren Veränderung im Röntgenbild entsprechen.

Das gilt ebenso für den Stauungserguß bei dekompensierten Herzen. Atemnot, Blausucht und die Anwesenheit sonstiger Wasseransammlungen lassen die Natur dieser Verschattung im Röntgenbild unschwer erkennen.

Ein solcher Kranker kommt auch nicht ambulant zur Röntgenuntersuchung, wie das sehr häufig bei der totalen homogenen Tumorverschattung geschieht. Die Schwere seines Zustandes erlaubt das meist nicht. Wird er überhaupt röntgenologisch in diesem Stadium untersucht, so geschieht dies gewöhnlich im Krankenhaus.

Künstlich in den Pleuraraum eingeführte Flüssigkeit bildet sich natürlich auch als intensiver homogener Schatten ab. So z. B. Öl, das an Stelle der Luft beim Pneumothorax den sogenannten Oleothorax füllt. Die Aufnahme der Vorgeschichte nimmt aber diesen Röntgenbildern jeden Zweifel.

Nicht immer jedoch sind die hier aufgeführten, aus der Vorgeschichte der Beschwerden und den sonstigen Befunden sich ergebenden Bedingungen für die Unterscheidung zwischen entzündlichem Erguß und Tumorverschattung derart eindeutig gegeben. Auch der Tumorkranke kann fiebern, erhebliche Beschwerden haben und eindrucksvoll krank sein, ebenso wie der an einem entzündlichen Prozeß Erkrankte davon wenig zu bemerken braucht (Empyem des Greises). So wird es nötig sein, auch weniger eindeutige Röntgenzeichen zur Differentialdiagnose heranzuziehen. Beim Erguß in die Pleura ist die Homogenität des Schattens häufig nicht in ganzer Ausdehnung gewahrt. Wir beobachten hier einen Abfall in der Intensität so, daß die dunkelsten Partien sich im Unterfeld befinden, Zwerchfellkuppel und Rippenschatten verdecken, aber spitzenwärts helleren Abschnitten Platz machen, so daß hier die Rippenschatten wieder zum Vorschein kommen. Auch kann die obere Begrenzung eines solchen Schattens in ähnlicher Weise schräg von medial unten nach lateral aufwärts (seitlich ansteigend!) verlaufen, wie sie dem Perkussionsergebnis der Dämpfungsbegrenzung in der Damoiseauschen Linie entspricht (sie verschwindet nach gelungener Punktion eines solchen Ergusses). Besonders kleinere Ergüsse zeigen häufig eine solche schräg abfallende obere Begrenzung. Bis zur Spitze wachsende Verschattungen durch Stauungs- oder entzündlichen Erguß sind seltener und daher besonders auf Tumor verdächtig.

Die Tumorverschattung ist dagegen in der Regel völlig gleichmäßig dunkel und zeigt eine bogige obere Begrenzung meist nicht. Dagegen kann folgender Befund zur Bestimmung beitragen. Abb. 80 zeigt einen Tumor in der Lunge, ebenfalls eine Sarkommetastase, die aber noch nicht groß genug ist, um das Lungenfeld vollständig auszufüllen. Wir können uns aber leicht vorstellen, wie dieser Tumor im weiteren Wachstum zu einer homogenen totalen Verschattung führen wird. Röntgen wir den Patienten kurz vor der Vollendung der maximalen Ausdehnung, so treffen wir noch einen mehr oder minder breiten Spalt zwischen unterer Tumorbegrenzung und Zwerchfell, einen lichten Raum, den es beim allseitigen, freien Pleuraerguß nicht gibt und der den Tumor dann mit Sicherheit zu erkennen erlaubt. Dieses Zeichen fällt natürlich weg, wenn der Pleuraerguß, wie so häufig, den Tumor begleitet.

Nach Entfernung des Pleuraergusses durch eine Pleurapunktion, kann dann noch mit einer weiteren Aufnahme der Versuch gemacht werden, die Diagnose zu sichern. Selbstverständlich hängt die Indikation zu diesem Eingriff ausschließlich von den sonstigen Bedingungen ab, unter denen der Kranke steht. Ein hochfiebernder Kranker mit totaler Verschattung einer Lunge im Röntgenbild wird nicht etwa nur deshalb punktiert, weil das Röntgenbild eine Differentialdiagnose verlangt. Sie bleibt, falls die Punktion nach der Lage des Krankheitsfalles nicht gestattet ist, so lange in der Schwebe, bis der weitere Verlauf zu ihrer Klärung beiträgt. Eine Probepunktion jedoch, angeführt mit derselben feinen und ebenso langen Kanüle, mit der wir gemeinhin intravenöse Injektionen vornehmen, halten wir bei jedem Befund dieser Art für angezeigt und ungefährlich. Klarer, gelber Erguß spricht für Entzündung bzw. Stauung, blutiger mehr für Tumor, kommt aber bekanntlich auch bei Tuberkulose vor.

Hierbei begegnen wir der merkwürdigen Tatsache, daß die Intensität der perkutorischen Dämpfung und die Intensität der röntgenologischen Verschattung durchaus nicht immer parallel gehen. Ebenso wie gelegentlich die Auskultation täuscht, die bei gleichzeitiger Dämpfung ein deutliches Atemgeräusch zu hören erlaubt, so daß wir eher an ein Infiltrat in der Lunge selbst denken als an einen Erguß, bei dem ja das Atemgeräusch fehlen oder stark abgeschwächt sein soll, so zeigt das Röntgenbild wenig, höchstens einen Schleier an Stelle der Dämpfung. Trotzdem kann die Probepunktion Flüssigkeit ergeben, wenn tastend punktiert wird, um auch flache Ergüsse nicht zu übersehen.

Diese schleierartigen homogenen Verschattungen unterscheiden sich von den bisher erwähnten totalen nur durch die Intensität. Der Grundton ist nicht schwarz, sondern grau in allen Schattierungen. Das Grau ist meistens weniger dicht als das der Rippen. Diese scheinen daher durch die Trübung hindurch, ja sehr oft sind auch die Einzelheiten der Lungenzeichnung ganz gut in dieser Trübung erkennbar. Sie erlaubt nur zwei Deutungen: den beginnenden pleuritischen Erguß oder dessen Endzustand, die Pleuraschwarte.

Ihre zweifelsfreie Unterscheidung erlaubt nur die Probepunktion, auf deren Wichtigkeit zur Klärung solcher Röntgenbilder hier noch einmal hingewiesen wird.

Die differentialdiagnostischen Röntgenzeichen sind demgegenüber oft trügerisch und außerdem nicht immer vorhanden. Sie beruhen auf der Folgeerscheinung ausgedehnter Pleuraverschwartungen, nämlich den Mittelschatten zu sich zu ziehen. Etwas ähnliches sahen wir ja schon bei der Besprechung der Spitzenschwiele in der Pleura, die wir daran zu erkennen gelernt haben, daß der Luftstreifen der Trachea nach der Schwiele hin verzogen wird und nun neben dem Wirbelsäulenschatten erscheint. In der Lunge selbst wird dieser Schrumpfungsvorgang als Folge der Pleuraschwarte besonders dann erkennbar, wenn die Schwarte auf der linken Seite sitzt. So ist in der Abb. 38 z. B. der Mittelschatten völlig in der allgemeinen Trübung des linken Lungenfeldes untergegangen. Er ist nach links verzogen, und der rechte Rand der Wirbelsäule begrenzt an Stelle des rechten Herzrandes das rechte Lungenfeld medial. Aus einem solchen Bild allerdings ist die Diagnose Pleuraschwarte gegenüber dem Erguß mit Sicherheit auch ohne Probepunktion zu entnehmen. Schrumpfungsvorgänge in der rechten Pleura verursachen selten ähnlich deutliche Bilder. Der linke Mittelschatten springt zu weit nach links vor, als daß er völlig in die Verschattung rechts hinübergezogen werden könnte. Das Herz wird links immer erkennbar sein, und ist es auch nur wenig sichtbar, so braucht diese Verkleinerung des linken Mittelschattens noch nicht zu bedeuten, daß hier eine Verziehung des Herzens nach rechts stattgefunden hat. Es könnte sich ebensogut um ein konstitutionell kleines Herz handeln. Dasselbe gilt für alle Überlegungen, nun etwa aus Verdrängungen des Mittelschattens durch einen Erguß, die Unterscheidung zwischen Erguß und Schwarte bei Röntgenbildern dieser Art treffen zuwollen. Die Ergüsse müssen schon recht groß sein, um eine Verdrängung des Mittelschattens zu verursachen, und führen sie dazu, so bleibt die Frage doch noch offen, ob es sich bei dem nach rechts oder links vorgedrängten Mittelschatten nicht doch um ein großes Herz handelt. Auch führen solche erheblichen Ergüsse zu besonders intensiver, totaler und homogener Verschattung der befallenen Brustseite und unterscheiden sich schon dadurch von den hier besprochenen schleierartigen Trübungen der Schwarte. Allerdings ist dieses Zeichen nicht ganz sicher. Auch die Pleuraschwarte kann, falls sie dick genug ist, einen sehr intensiven, dem Röntgenbild des Ergusses sehr ähnlichen Schatten verursachen. Auch ahmt diese Schwarte nicht selten — wir haben das ja schon bei der Verklebung des Zwerchfellwinkels kennengelernt — die schräg von medial nach lateral anlaufende obere Begrenzung des Ergusses nach. Also auch hier entscheidet, wie schon einmal betont, die Probepunktion.

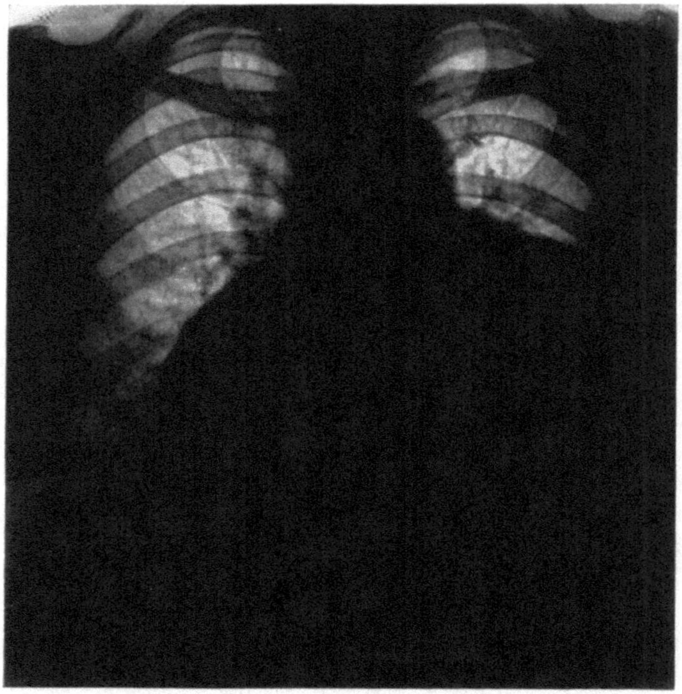

Abb. 35. A. St. Hochgradige Herzerweiterung bei Hypertonie

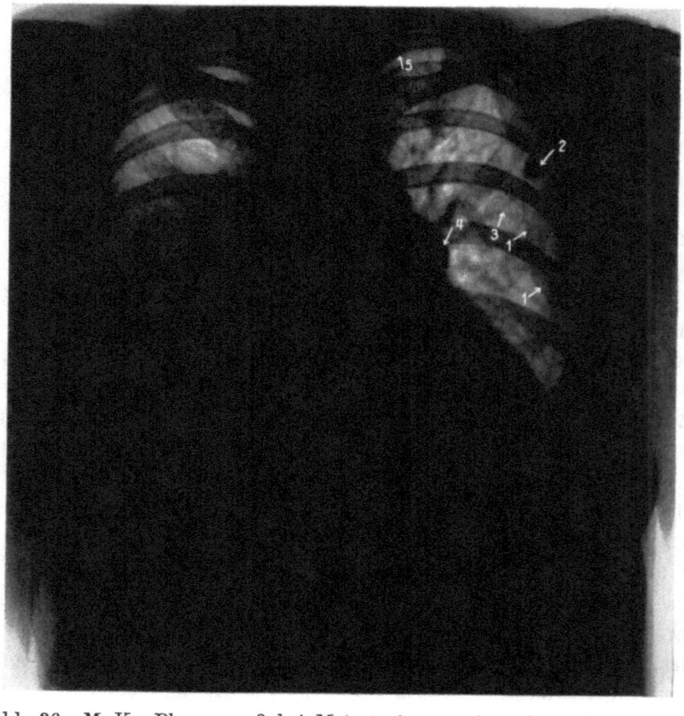

Abb. 36. M. K. Pleuraerguß bei Metastasierung eines Ovarialcarcinomes

Technik der Probepunktion: 5-ccm-Spritze mit einwandfrei abdichtendem Kolben und nicht zu dünner Kanüle. Kleinere Spritzen sind zu unsicher in der Handhabung. In die Spritze 2 ccm Novocain. Kennzeichnung der Lungengrenzen auf der gesunden Seite durch einen Jodstreifen an der Punktionsstelle in der Dämpfung, dort, wo sie am intensivsten ist, aber immer zwei Querfinger oberhalb der Lungengrenzen auf der anderen Seite. Hautquaddel mit einer mittelfeinen Nadel von demselben Kaliber und derselben Länge, mit der sonst intravenöse Injektionen gemacht werden. Bei dicken Personen muß die Nadel länger gewählt werden. Mit derselben Nadel Eingehen in die Quaddel und Anästhesie der tieferen Weichteile. Ist das Novocain völlig eingespritzt, dann Anziehen des Kolbens, also Bildung eines Vakuums in der Spritze und vorsichtiges Weiterführen der Nadel in die Tiefe. Bei dieser Technik genügt es schon, wenn die Nadelspitze den Pleurasaum trifft, um das Wasser in das Vakuum des Spritzenhohlraumes einsprudeln zu lassen. Auch flache Exsudate sind damit nachweisbar. Sie werden oft übersehen, wenn mit der Spritze einfach eingestoßen wird, da dann auch das Exsudat durchstoßen wird und sich beim Ansaugen nur schaumiges Blut aus der Lunge in der Spritze findet. Die Punktion der Lunge ist ungefährlich. Wir müssen sie bei jeder negativen Probepunktion, also im Falle einer Schwarte, eines Tumors usw., in den Kauf nehmen. In seltenen Fällen wirft der Patient später ein paar Fäserchen Blut aus. Es genügt, ihn vorher auf diese Möglichkeit aufmerksam zu machen, um dem Ereignis jeden Schrecken zu nehmen.

Homogene Verschattung (Totalverschattung)

Abb. 35 (A. St.) und **Abb. 36 (M. K.)** haben wir auf dieser Seite einander gegenübergestellt. In beiden Bildern ist ein Lungenfeld, einmal das linke, das andere Mal das rechte verschattet. Die Verschattung ist homogen, d. h. besondere Einzelheiten sind in ihr nicht zu erkennen. Es besteht aber ein wesentlicher Unterschied zwischen beiden Abbildungen insofern, als auf dem einen Bilde (Abb. 36) die Verschattung ohne erkennbare, deutlich abgesetzte Grenze (eine scheinbare Grenze bildet die 7. Rippe) in die mehr oder minder normale Zeichnung des Oberfeldes übergeht, während in der Abb. *35* eine scharfe Grenze die Verschattung von den nichtbefallenen Lungenabschnitten trennt. Dies bedeutet, daß die Verschattung hier durch eine in sich abgeschlossene homogene Masse hervorgerufen wird. Es könnte dies ein Tumor sein. In diesem Falle ist es aber das Herz selbst, das die Verschattung hervorgerufen hat. Es ist recht hochgradig nach beiden Seiten, ganz auffällig auch nach rechts verbreitert.

Abb. *35* gehört einer 63jährigen Frau, die seit 4 Jahren über langsam zunehmende Kurzluftigkeit klagt. Vor 2 Jahren wurde bei ihr eine sehr starke Blutdruckerhöhung festgestellt (250/150). Nach Aderlaß, diätetischer und medikamentöser Behandlung ging es der Patientin dann erheblich besser. Jetzt klagte sie über starken Husten, erheblichen Auswurf und Wiederkehr der Kurzluftigkeit. Bei der Untersuchung fand man leise, aber reine Herztöne. Keine Irregularitas. Ödeme bestanden nicht. Eine Lebervergrößerung ließ sich nicht nachweisen. Auch fehlte Urobilinogen im Harn als Zeichen einer Leberstauung. Dagegen bestand eine Albuminurie und ein erhöhter Rest N.

Bei einem solchen Befund könnte man wohl erwarten, daß die Verschattung im linken Lungenunterfeld Ausdruck eines Stauungsergusses ist. Das ist aber nach dem Röntgenbild mit großer Sicherheit auszuschließen. Die scharfe obere Grenze läßt diese Diagnose nicht zu. Zum mindesten kann hier das Wasser nicht in der Pleurahöhle sein. Wohl aber ist es möglich, daß es gebunden im Perikardsack liegt und daß wir hier eine wässerige Perikarditis vor uns haben. Sie ist röntgenologisch nicht vom maximal erweiterten Herzen zu unterscheiden. Auch mit anderen Untersuchungsmethoden dürfte die Differentialdiagnose nicht immer zu treffen sein. Mit Sicherheit entscheidet das Ergebnis der Probepunktion des Perikards. Sie war in diesem Falle negativ. Also ist das, was wir hier links unten im Röntgenbild sehen, das besonders stark nach links erweiterte Herz.

Die sich langsam nach oben aufhellende Verschattung in Abb. *36* dagegen kann als typisch gelten für den Pleuraerguß. Allerdings gibt die Lungenentzündung ohne wesentliche Be-

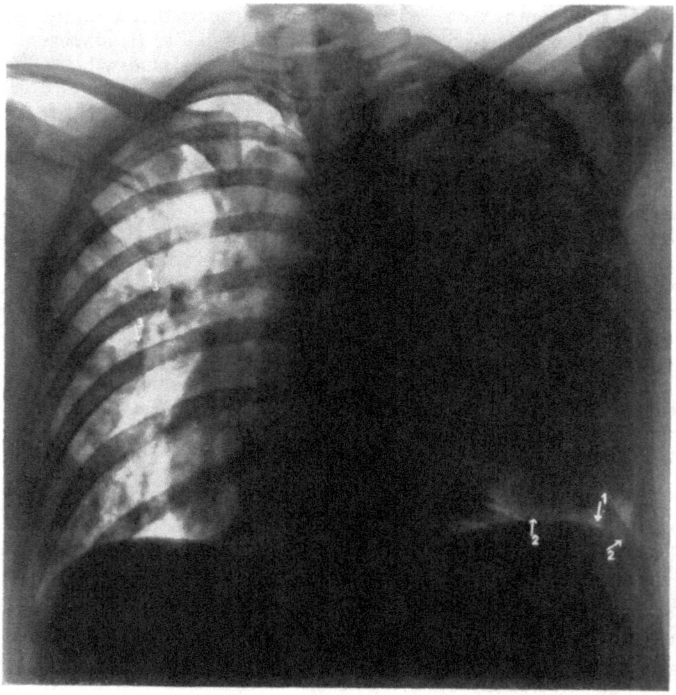

Abb. 37. G. R. Lungentumor

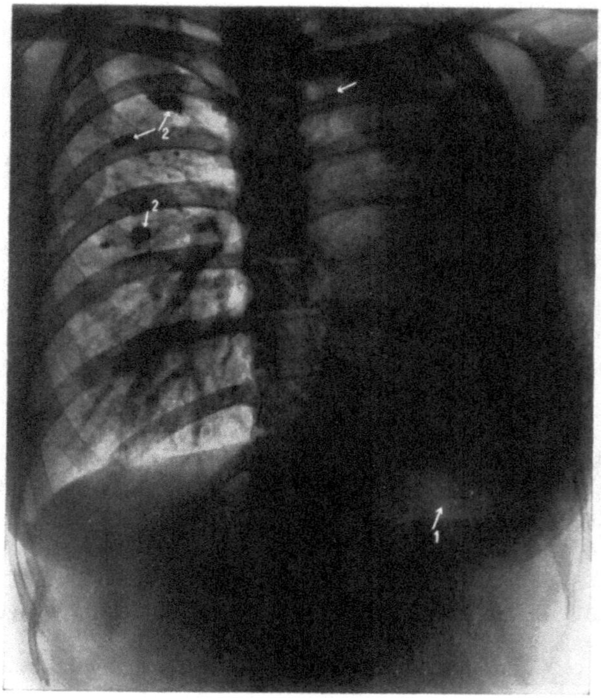

Abb. 38. E. B. Tuberkulöse Pleuraschwarte und Verziehung des Mediasti[illegible]

teiligung der Pleura ein sehr ähnliches Bild, wie ein Beispiel aus dieser Reihe noch zeigen wird. Auch hier ist es die Probepunktion, die ganz ausschließlich die sichere Unterscheidung erlaubt.

Die Röntgendiagnose würde lauten:

Knöcherner Thorax, soweit übersehbar, o. B. Das linke Zwerchfell ist erkennbar, wenn auch die Abgrenzung durch Überlagerung mit dem Mammaschatten erschwert ist. Das rechte Zwerchfell ist in einer homogenen Verschattung verschwunden, die das rechte Lungenunterfeld bis zur Mitte einnimmt. Nach oben hin hellt sich die Verschattung allmählich auf. In der rechten Spitze und direkt unter der Clavikel ist normale Lungenzeichnung. Im linken Lungenfeld ist lateral der Schatten der

1. Scapula sichtbar, daneben ein
2. kirschgroßer Kalkfleck, der mit einigen relativ intensiven
3. Schattenstreifen mit einem großen
4. Kalkfleck im Hilus verbunden ist. Ein erbsengroßer
5. Kalkfleck befindet sich auch in der linken Spitze.

Der Herzschatten ist wegen der Verschattung im rechten Unterfeld nicht sicher nach Form und Größe zu beurteilen. Er ist links geradlinig begrenzt und erweckt den Anschein, als ob es sich um ein Mitralherz handeln könnte. Allerdings bleibt es offen, ob eine Erweiterung nach links oder eine Verdrängung durch den Erguß rechts vorliegt.

Es entscheidet also das klinische Bild:

Wir hören, daß die jetzt 50jährige Frau früher immer gesund war. Keine besonderen Infektionskrankheiten in der Vorgeschichte. Vor 4 Jahren ist eine Eierstocksgeschwulst entfernt worden. Vor 2 Jahren war eine neue Unterleibsoperation notwendig. Danach auch Röntgenbestrahlungen. In der letzten Zeit ist der Leib wieder dicker geworden. Die Untersuchung ergab einen Tumor im Becken. Die Punktion des Abdomens führte mit Ablassung von 2000 ccm Ascites nur zu vorübergehender Erleichterung. Die Diagnose eines Carcinomes war bei der zweiten Operation schon erhärtet worden.

Unter diesen Voraussetzungen bietet die Deutung des Lungenbildes keine großen Schwierigkeiten mehr. Wir können zwar keine Metastasen auf den Lungenfeldern oder am Thoraxskelett entdecken, aber die Verschattung rechts wird dieselbe Ursache haben wie der abdominelle Ascites. Es handelt sich um einen Erguß bei Metastasen eines Ovarialcarcinomes in der rechten Pleura. Die Punktion ergab einen hämorrhagischen Erguß, eine weitere Stütze dieser Diagnose. Die „Verbreiterung" des Herzens nach links ist durch Verdrängung des Herzens infolge des Ergusses vorgetäuscht. Nicht mit Sicherheit auszuschließen ist natürlich auch ein geringer Erguß ins Perikard, obgleich der klinische Befund noch keine Zeichen stärkerer Herzinsuffizienz auf Grund einer Herzbeuteltamponade aufwies.

Abb. 37 (G. R.) und **Abb. 38 (E. B.)** bilden wieder eine Einheit. In beiden Fällen ist eine Lungenseite, und zwar beide Male die linke, vollkommen verschattet. Ein gewisser Unterschied gegenüber den vorhergehenden Bildern besteht nur insofern, als die Rippenschatten durch die Verschattung hindurchschimmern. Untereinander unterscheiden sich beide Bilder dadurch, daß in Abb. 37 der Mittelschatten (das Herz) stark nach rechts verdrängt wurde, während in Abb. 38 das ganze rechte Lungenfeld frei ist. Vom Mittelschatten ist hier nichts zu sehen. Die Wirbelsäule begrenzt hier, ein vollkommen ungewöhnlicher Befund, das rechte Lungenfeld nach medial.

Es dürfte nicht schwer fallen, die Deutung dahin zu finden, daß in Abb. 38 das Herz nach links verzogen und in Abb. 37 nach rechts verdrängt wurde. In Abb. 38 spielt sich also in der linken Lunge ein Vorgang ab, der eine Neigung zur Schrumpfung, zum Zuge an benachbarten Organen hat.

In Abb. *37* dagegen handelt es sich um einen Verdrängungsprozeß. Das kann sein: Erguß oder Tumor. Ein besonderer Befund erlaubt es nun, hier aus dem Röntgenbild allein die Differentialdiagnose zu stellen, und zwar sehen wir, daß die Verschattung wohl bis zur Spitzenkuppel reicht, dagegen

1. einen schmalen Raum oberhalb der Zwerchfellkuppel frei läßt.

2. Das linke Zwerchfell ist ganz deutlich sichtbar. Somit ist der Erguß auszuschließen, der natürlich den Raum über dem Zwerchfell, besonders den Komplementärraum, zunächst ausfüllen müßte. Was wir also vor uns sehen, ist ein Tumor. Ohne den Zufall, daß die Aufnahme angefertigt wurde, noch ehe der Tumor das linke Zwerchfell vollkommen erreichte, wäre die Differentialdiagnose zwischen Erguß und Tumor aus dem Röntgenbild nicht zu stellen. Allerdings sehen wir im rechten Lungenfeld auch Veränderungen, und zwar neben Streifenschatten auch einige Flecke, die zum Teil eigentümlich scharf und rund erscheinen. Es sind dies

3. Tumormetastasen.

Ohne die sichere Diagnose aus der linken Lunge wären diese Flecke aber nicht sicher als solche zu erkennen.

Ein Gegenstück zur Abb. 37 ist die Abb. *38*. Sie ist typisch für die vollkommene Verschwartung der linken Pleura. Daß es sich hier um die linke Seite handelt, wird eigentlich nur erkennbar aus der

1. Magenblase, die links unten sichtbar ist, da das Herz vollkommen in die Verschattung hineingezogen ist und auch die Trachea (↑) nach links abgeknickt verläuft. Eine solche Schwarte ist meistens Entzündungsfolge. Seltener gehört dieses Bild der schrumpfenden Schwarte einem Tumor an, oder einer kompletten Lungenatelektase bei Bronchusobliteration durch ein Bronchialcarcinom, oder durch Druck eines Aortenaneurysma auf den Bronchus. Mit gewissem Recht dürfen wir auch den Charakter der Entzündung aus dem Röntgenbild entnehmen. Rechts oben in der Lunge sind mehrere, teilweise sehr große

2. Kalkflecke. Wir wissen bereits, daß dieser Kalk in der Lunge auf eine tuberkulöse Vorgeschichte hinweist.

In der **Abb. 39 (K. P.)** liegt ebenfalls eine homogene Verschattung der einen Thoraxhälfte vor.

Es handelt sich um ein 13 Monate altes, etwas pastöses Kind, das nie krank war. Am Tage der Aufnahme (9. 11. 1935) erkrankte es plötzlich mit Husten, starken Schweißen, Kurzluftigkeit und Cyanose. Die Atmung war beschleunigt, die linke Thoraxhälfte schleppte nach. Dämpfung der ganzen linken Seite mit aufgehobenem Atemgeräusch. Systolisches Herzgeräusch. Temperatur 37,3, Puls 100. Probepunktion links: sicca.

Die Röntgenaufnahme vom 10. 11. 1935 zeigt eine Verschattung der ganzen linken Thoraxhälfte, die nur oben in der Spitze und an der Basis sowie seitlich in einem Streifen parallel zur Thoraxwand noch schmale, bandartige Aufhellungen zeigt. Der Herzschatten ist rechts neben der Wirbelsäule nicht nachzuweisen, er hat sogar die Wirbelsäule in ganzer Ausdehnung freigegeben. Das Herz ist also stark nach links verlagert, während

1. die Trachea nicht verzogen ist. Wir gehen wohl nicht fehl in der Annahme, wenn wir eine bogig unterbrochene Linie links als den

2. linken Herzrand auffassen. Eine weitere Linie dürfte die Begrenzung

3. der linken Lungenspitze sein, die sich mit einem schmalen (artifiziellen!)

4. Pneumothorax gegen die Kuppe und seitliche Thoraxwand abhebt. Die zwischen dem linken Herzrand und der Thoraxwand liegende homogene Verschattung kann nur

5. die kollabierte linke Lunge sein, von deren normaler Zeichnung allerdings gar nichts zu sehen ist. Ein Exsudat ist bereits durch die Probepunktion ausgeschlossen worden. Es

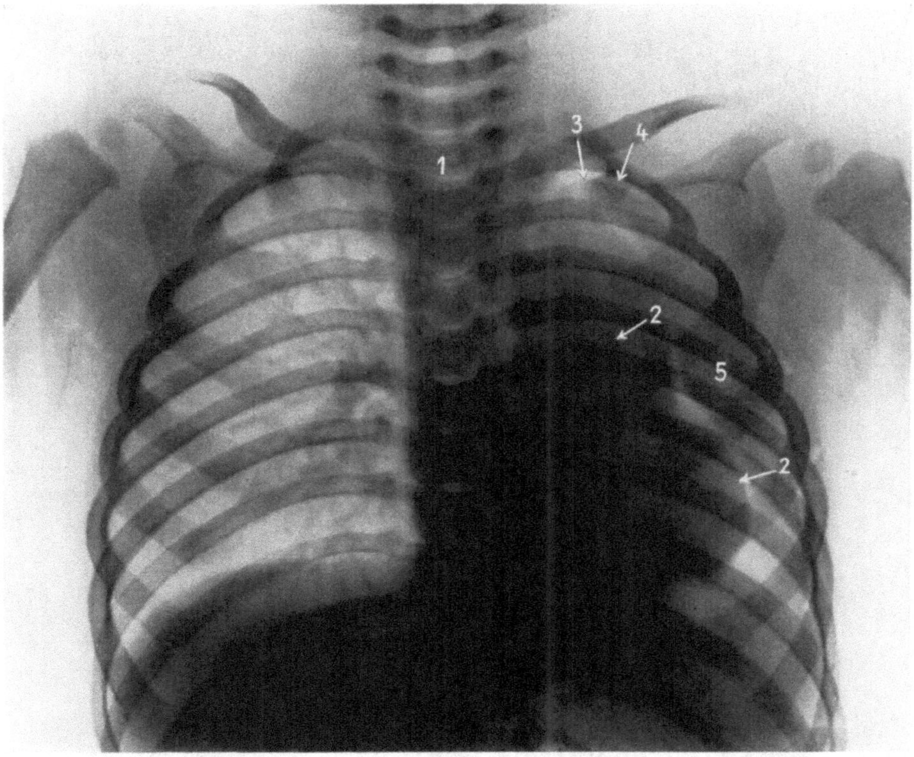

Abb. 39. K. P. Atelektase der linken Lunge bei Bronchialdrüsentuberkulose

hätte auch zu einer Verdrängung des Herzens nach rechts und nicht zur Verziehung nach links geführt. Was wir sehen, ist also ein Kollaps, eine Atelektase der ganzen linken Lunge, die zu einer Verlagerung des Herzens nach links über die Mittellinie geführt hat.

Nun werden auch die klinischen Erscheinungen, der Kreislaufkollaps mit Cyanose und Dyspnoe verständlich. Die Vena cava inf. ist vermutlich etwas abgeklemmt worden bei der starken Verziehung des Herzens. Das Atemgeräusch links war aufgehoben, also wird der Bronchus komprimiert oder obliteriert und dadurch die Atelektase hervorgerufen sein. Der Krankheitsbeginn war akut, man wird unter anderem an die Aspiration eines Fremdkörpers denken. Die Anamnese gibt darüber keine Auskunft, auf dem Bild ist nichts zu sehen, allerdings würde sich auch nur ein Körper von entsprechender Dichte (Metallschatten) gegen den intensiven Herz- und Lungenschatten abheben. Ein Holz- oder Knochenschatten ist nicht immer darstellbar. Ein Bronchialtumor (Ca.) scheidet wegen des Alters aus. Es kommt also nur eine Drüsenschwellung entzündlicher Natur, und zwar in erster Linie spezifischer Ätiologie in Frage, die den Bronchus komprimiert und zur Atelektase der Lunge geführt hat.

Der weitere Verlauf und die Röntgenkontrollen bestätigten diese Auffassung. Die Atelektase bildete sich nach 3 Tagen zurück und im linken Hilus wurde eine über kirschgroße Drüse sichtbar (s. Abb. 29). Der Verlauf wurde noch durch das Auftreten einer unspezifischen Bronchopneumonie links, als Folge der Sekretverkalkung hinter der Stenose, kompliziert, bei der Entlassung nach 4 Monaten war die Lunge frei, nur die Hilusdrüsenschwellung war noch nachweisbar.

Die Abb. 40 und 41 erfordern indessen ein tieferes Eingehen auf Einzelheiten als es bei den vorhergehenden Tafeln nötig war. Wir folgen am besten dem Röntgenprotokoll:

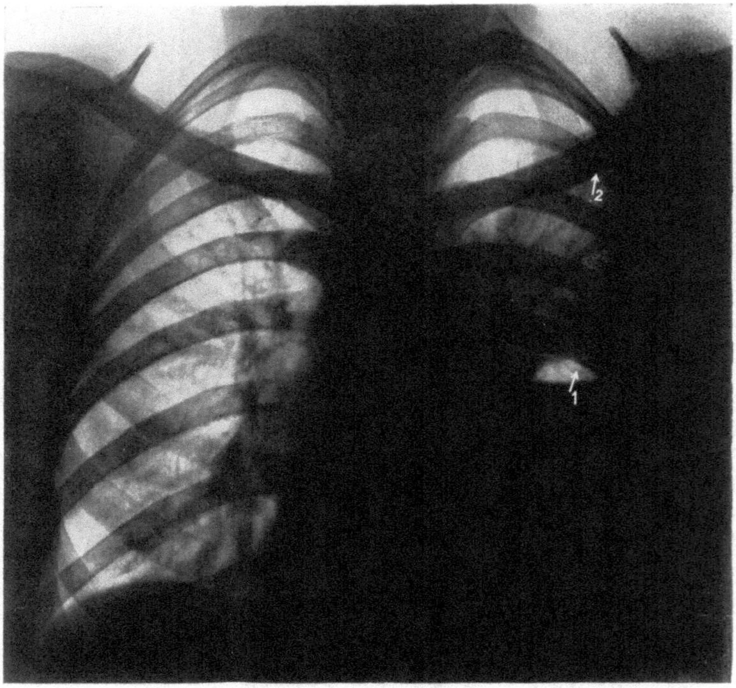

Abb. 40. F. B. Lungenabszeß mit Pleuraerguß

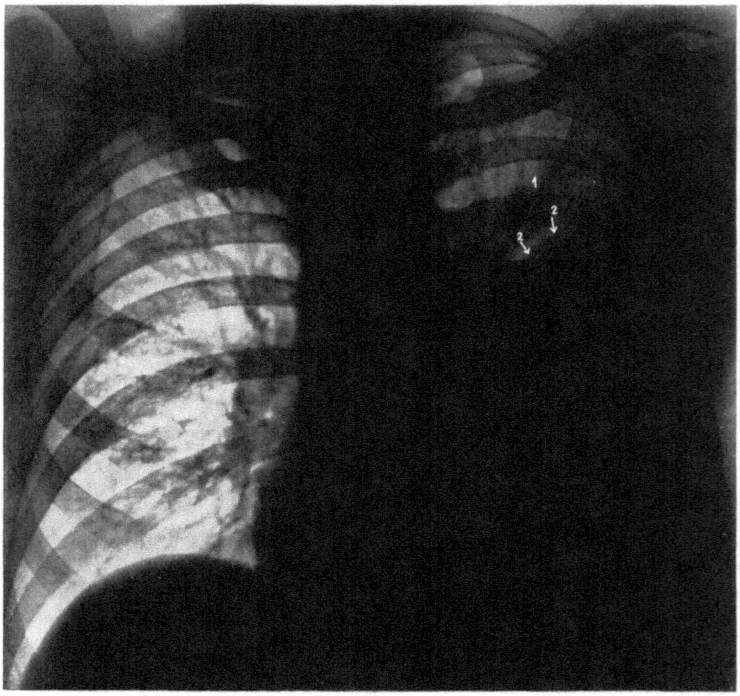

Abb. 41. A. S. Pneumonie des linken Unterlappens

Abb. 40 (F. B.) Knöcherner Thorax, soweit übersehbar: o. B. Glattes, rechtes Zwerchfell. Linkes Zwerchfell von einer homogenen Verschattung des linken Lungenunterfeldes nicht abgrenzbar. Diese Verschattung geht nach oben allmählich in normale Lungenzeichnung über, so daß die Spitze links von der Verschattung nichts mehr aufweist. In der Mitte der Verschattung erscheint

1. eine halbmondartige Aufhellung. Im Schatten der linken Clavikel ein
2. Kalkschatten.

Das rechte Lungenfeld ist nicht verändert. Die Lungenzeichnung tritt nur stärker hervor und der rechte Hilus ist kräftig entwickelt.

Diagnose: Infiltrat in der linken Lunge. Möglicherweise begleitender Erguß. Die Aufhellung in der Mitte der Verschattung ist wahrscheinlich die Spiegelbildung einer Flüssigkeit, die aus dem zerfallenen Infiltrat der Lunge stammt, also eine Abszeßbildung. Es könnte sich, allerdings mit sehr viel geringerer Wahrscheinlichkeit, auch um einen kleinen gekammerten Pneumothorax handeln, der beim Versuch, den Abszeß oder den begleitenden Erguß zu punktieren, entstanden sein kann.

Die Differentialdiagnose ergibt sich aus der Vorgeschichte und den sonstigen Befunden.

Dieses Bild steht im Anfang der Reihe, die von der Abb. 30 fortgesetzt wird.

Der Patient ist ein 36jähriger Postschaffner, der als Kind sehr oft „Lungenentzündungen" gehabt hat, dann auch wegen Drüsenvereiterung am Halse mehrfach „geschnitten" wurde, dann aber ganz gesund war. Erst 1927 erkrankte er an einer „Grippe", die eine Erholungskur notwendig machte. 1928 und 1930 erlitt der Patient einen Blutsturz. Angeblich wußte er nicht, was die Ärzte ihm als Ursache dieses Blutsturzes genannt haben. Er ist aber nicht etwa als Lungentuberkulöser behandelt worden, sondern erhielt nur einen Krankenurlaub von 6 Wochen.

8 Tage vor der Aufnahme bekam der Patient plötzlich stechende Schmerzen in der linken Brust und starken Husten. Dabei hatte er hohes Fieber und zunehmenden, übelriechenden Auswurf. Über der linken Lunge in der Mitte und unten Dämpfung und aufgehobenes Atemgeräusch. Unter intravenöser Neosalvarsanbehandlung ging das Fieber allmählich herunter.

Eine Kontrollaufnahme 5 Wochen später zeigte eine keilförmige Trübung im linken Mittelfeld mit nur noch pflaumengroßer Höhle. Schließlich verschwand die Trübung der linken Lunge ganz und es blieb nur eine vermehrte Streifenzeichnung vom Hilus zum linken Mittelfeld als einziges Zeichen des durchgemachten Lungenabszesses (s. Abb. 30). Größere und pleuranahe Lungenabszesse gehen häufig mit einem Pleuraerguß einher. So auch in diesem Falle. Kommt der Abszeß zur Ausheilung, so wird auch der Erguß resorbiert, wenn es sich um ein kollaterales, nichteitriges Exsudat handelt. Liegt ein Empyem vor, durch Infektion mit Eitererregern oder infolge Durchbruches des Abszesses, so ist natürlich meist eine aktive Therapie zur Beseitigung notwendig.

Ein weiteres Beispiel für die totale Verschattung liefert die **Abb. 41 (A. S.)**:

Es betrifft die Verschattung hier die linke Seite, und zwar so vollständig, daß nur der Oberteil noch differenzierbar ist, während das Unterfeld mit einem Teil des Herzschattens eine homogene Verschattung bildet, aus der Einzelheiten nicht zu differenzieren sind. Das rechte Lungenbild ist so gut wie „normal", insbesondere fehlen Befunde, die es erlauben würden zu erkennen, daß die Verschattung auf der linken Lungenseite durch einen Prozeß gebildet ist, der das Herz bzw. den Mittelschatten verdrängt oder durch Schrumpfung an sich zieht. Was wir rechts sehen, ist der normale Anteil des Mittelschattens am rechten Lungenfeld, sowohl was den Herzschatten anbelangt, wie auch den Hilus. In der rechten Lunge sehen wir also nichts Bemerkenswertes. Höchstens dürfen wir anmerken, daß die Lungenzeichnung „vermehrt" ist, d. h. besonders deutlich hervortritt.

Doch sehen wir das in jedem Falle mehr oder minder deutlich, in dem die andere Lunge funktionell ausgeschaltet ist. Besonders deutlich und regelmäßig tritt dies an Pneumothoraxlungen hervor, wo die andere Seite eine vermehrte Lungenzeichnung aufzuweisen pflegt. Dann ist als Folge fehlerhafter Stellung bei der Aufnahme der innere Scapularand sichtbar und auch noch eine „Trübung" der rechten Spitze im Vergleich zur linken. Folgen wir aber dem Verlauf der Clavikel rechts, so sehen wir diese in steiler Stellung nach oben zeigen, d. h. der Patient hat die rechte Schulter besonders gehoben und dadurch eine Trübung des Spitzenfeldes verursacht.

Bei unseren diagnostischen Betrachtungen am linken Lungenfeld folgen wir am besten wieder dem Röntgenprotokoll:

Homogene Verschattung der linken unteren Lunge bis etwa zum Schatten der 7. hinteren Rippenhälfte. Im Unterteil ist die Verschattung nicht vom Schatten des Herzens und des Zwerchfells zu trennen. Im Oberteil dagegen zeigt sie eine Aufhellung. Diese Aufhellung besteht in einer homogenen Trübung, auf der sich die

1. Ausstrahlung des Hilus in das Oberfeld abhebt. Die linke Spitze ist anscheinend vollkommen frei. Wir sehen hier nur den Rand des Kopfnickers sich abheben. Von der zuletzt beschriebenen Trübung setzt sich die intensive homogene Verschattung des Unterfeldes anscheinend kaum ab. Bei genauer Betrachtung erkennen wir jedoch eine

2. nach oben konvex gebogene Grenzlinie, die einer ebensolchen im linken Hilus entspricht. Unterhalb dieser beiden Linien ist die homogene, intensive Verschattung. Oberhalb derselben die erwähnte Trübung. Die Linie scheint eine kompakte Masse nach oben abzugrenzen.

Diagnose: Infiltrierender Prozeß in der linken Lunge, möglicherweise ein Tumor (scharfe obere Begrenzung). Wegen der Intensität und mangelnden Differenzierung der Verschattung im Oberteil ist ein begleitender Erguß sehr wahrscheinlich.

Das Bild stammt von einem 50jährigen Pförtner, der 3 Tage vor Aufnahme an einem Schüttelfrost erkrankte, hohes Fieber behielt, sehr dyspnoisch wurde und deshalb in die Klinik eingewiesen wurde. Dämpfung über der linken Lunge. Septisches Blutbild. Eitrig-sanguinolentes Sputum. Probepunktion der Pleura negativ.

Nach 7 Tagen Exitus. Obduktion: Linksseitige Unterlappenpneumonie mit trockener Pleuritis und eitriger Bronchitis.

Was an unserer Röntgendiagnose also nicht stimmte, war die Deutung des infiltrativen Prozesses als durch Tumor bedingt, weil er so merkwürdig scharfrandig gebogen nach oben abgesetzt war. Die Abgrenzung war keine Tumorbegrenzung, sondern die Lappengrenze. Ein Beispiel mehr für die Warnung, daß der Röntgenapparat kein Mikroskop ist und dafür, daß, wie übrigens bei der makroskopischen anatomischen Diagnostik auch, histologische Diagnosen nur ausnahmsweise mit einiger Sicherheit sich aus der einfachen Betrachtung von Form, Lage und gewissen Einzelheiten des makroskopischen Bildes herleiten lassen.

Abb. 42 (Fr. L.) verdient den Namen eines Beispiels für die homogene Verschattung eines Lungenteiles nur unter Zugrundelegung des hier angestrebten Schemas. Es ist hier die rechte Lungenseite verschattet. Besonders im Unterfeld sehen wir eigentlich nichts mehr von

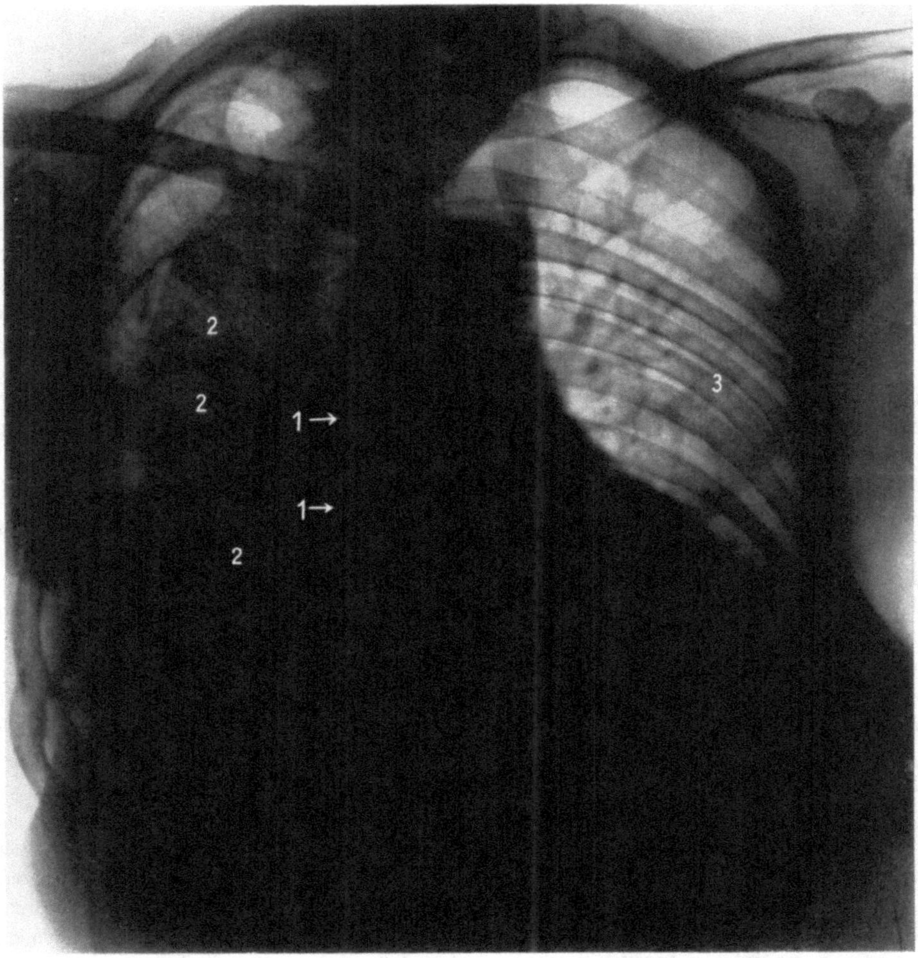

Abb. 42. Fr. L. Verschattung der Lungenfelder durch Skoliose der Wirbelsäule

Lungenzeichnung. Am Rande des Mittel- und Oberfeldes ist noch eine schmale, helle Zone sichtbar. Vom Mittelschatten ist diese Verschattung hier gut abgesetzt. Wir erkennen deutlich

1. den rechten Herzrand. Auch ist der schattengebende Körper hier mehr oder minder deutlich als die

2. Wirbelsäule erkennbar. Wenigstens gelingt es, ihn als solche auszumachen, wenn wir der Verschattung nach oben folgen, wo sie die Wirbel der Halswirbelsäule deutlich hervortreten läßt. In anderen Fällen oder wenn aufnahmetechnisch „weicher" gearbeitet worden wäre, wäre es wohl möglich gewesen, daß erst

3. die Konvergenz der Rippenschatten im linken Lungenfeld, die Diagnose einer besonders starken rechtskonvexen Kyphoskoliose als Ursache der Verschattung zu stellen erlaubt hätte.

C. Das Oberfeld

Homogene Verschattung im Oberlappen

Die Streifen- und Fleckenzeichnung des normalen Lungengewebes wird hier im Oberlappen ausgelöscht und überlagert von einem gleichmäßig dunklen Schatten. Sie erscheint wie mit chinesischer Tusche überpinselt, die besonders am unteren Rand der Verschattung besonders stark aufgetragen ist. Nach der Spitze zu kann sich die Verschattung etwas aufhellen. Die Spitze selbst bleibt in einigen Fällen sogar ganz frei von der Verschattung und zeigt keinerlei Unterschied in ihrer Strahlendurchlässigkeit gegenüber der auf der gesunden Seite. Auch das Unterfeld ist frei, erscheint höchstens etwas trüber im Vergleich zur gesunden Lunge. Als mögliche Ursache solcher intensiven Verschattungen im Röntgenbild haben wir einmal das kleinzellige Infiltrat der Lunge kennengelernt, das andere Mal den Erguß in den Brustfellraum. Hier scheidet der Erguß bei unseren differentialdiagnostischen Erwägungen weitgehend aus. Er wird sich im Oberlappen nur selten isoliert halten, sondern der Schwere folgend, nach unten sinken. Das Unterfeld ist aber hier röntgenologisch frei.

So bleibt die Differentialdiagnose zwischen entzündlichem, kleinzelligem Infiltrat und Tumor, wobei die Entzündung einmal eine unspezifische Pneumonie, das andere Mal eine Tuberkulose sein kann. Die sichere Entscheidung erlaubt nur die Vorgeschichte und der Sputumbefund, oft muß sie zurückgestellt werden bis zur Klärung der Beobachtung des Verlaufs. Plötzlicher Beginn mit hohem Fieber, Schüttelfrost usw., entsprechendem Auswurf und sonstigen Befunden spricht für Pneumonie. Schleichender Beginn mit langsam einsetzendem Kräfteverfall, subfebrilen Temperaturen oder — allerdings selten — ganz fieberfreiem Verlauf für Tumor, aber auch für eine Tuberkulose. Zwar stellt sich die Oberlappentuberkulose im Röntgenbild gemeinhin anders dar, nicht so homogen, nicht so intensiv. Sie bleibt aber doch immer im Kreis differentialdiagnostischer Erwägungen auch bei diesen Bildern. Dabei handelt es sich meist um die Form der käsigen tuberkulösen Pneumonie. Ist das Sputum positiv, zeigt die Vorgeschichte frühere tuberkulöse Erkrankungen und Behandlungen, so ist das Röntgenbild damit geklärt. Gegenüber der unspezifischen Pneumonie entscheidet der Verlauf sehr bald. Entsprechend den klinischen Zeichen der Heilung ändert sich auch das Röntgenbild. Die Verschattung hellt sich auf und verschwindet schließlich bis auf höchstens eine deutlich erkennbare Haarlinie im Mittelfeld. Allerdings gibt es karnifizierende Pneumonien, die Wochen und Monate bestehen können. Die durch Tumor oder Tuberkulose bedingte bleibt länger oder dauernd bestehen. Gelingt es nicht, auch nicht unter Heranziehung aller Mittel der Klinik, die Differentialdiagnose zwischen diesen beiden letztgenannten Möglichkeiten zu treffen, so entscheiden wir uns in der Behandlung für das praktisch weitaus Wahrscheinlichere, den Tumor, und veranlassen eine Röntgenbehandlung. Die Betrachtung des Röntgenbildes allein trägt zur Differentialdiagnose oft wenig bei. Gegenüber der Tuberkulose soll die unspezifische Pneumonie die Lappengrenze respektieren, über die die Tuberkulose nach unten hinwegschreitet. Auch werden bei der Tuberkulose, wenn sie eine solche Ausdehnung erreicht, fast immer Herdbildungen in anderen Lungenzentren vorhanden sein. Eine durch Lungenentzündung bedingte Oberlappenverschattung soll also nach unten scharf abgegrenzt sein. Diese scharfe Grenze beobachten wir aber auch bei Tumorverschattung des Oberlappens, da das Tumorwachstum häufig von einer Pneumonie oder Atelektase begleitet wird. Sie ist auch der Tuberkulose nicht völlig fremd. Dagegen darf folgendes Zeichen als kennzeichnend, wenn auch keineswegs eindeutig, für den Tumor angesehen werden: Der Tumor führt zu Metastasenbildung in den Lymphknoten des Hilus. Schwellen diese, so treten diese als birnenförmiges Anhängsel medial von der unteren scharfen Begrenzung der Oberlappenverschattung aus dieser heraus. Beteiligung oder Nichtbeteiligung der Spitze an der Verschattung bedeutet nichts für die Differentialdiagnose.

Wichtig ist auch der klinische Befund in solchen Fällen. Bei der genuinen Pneumonie, ebenso bei der Tuberkulose, hören wir über der Dämpfung bronchiales Atemgeräusch, verstärkten Stimmfremitus und meist auch Rasselgeräusche. Über dem Tumor ist infolge der Bronchusstenose, vor allem bei dem so häufigen Bronchialcarcinom, das Atemgeräusch meist aufgehoben oder abgeschwächt, der Stimmfremitus herabgesetzt. Die Symptome wechseln je nach dem Grad der Bronchusstenose und begleitenden Atelektase.

In diese Reihe gehört nun noch das Röntgenbild der künstlichen Verschattung des Oberlappens, sehr ähnlich einem Tumor: die Plombe, d. h. die Paraffineinspritzung in den Pleuraraum des oberen Lungenabschnittes zwecks Kompression einer tuberkulösen Kaverne.

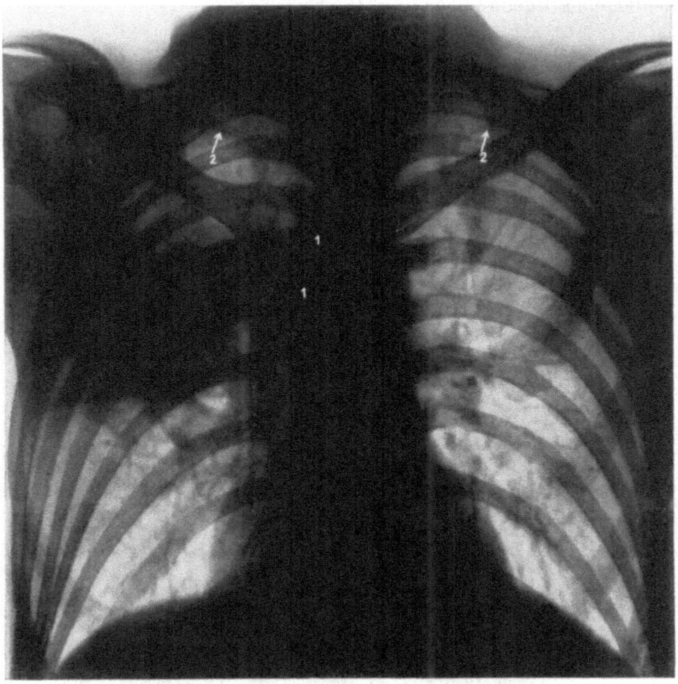

Abb. 43. I. S. Lobäre Pneumonie des rechten Oberlappens

Macht der Röntgenologe von seinem Recht und seiner Pflicht Gebrauch, die Anamnese zu erheben, falls der einweisende Arzt diese nicht liefert, so gibt diese ohne jede Schwierigkeit die richtige Deutung für „Oberlappenverschattungen“ durch eine Paraffinplombe.

Abb. 43 (I. S.) ist ein ganz besonders typisches Bild dieser Reihe, typisch für die Oberlappenpneumonie, und zwar die lobäre Pneumonie des rechten Oberlappens. Das Typische an diesem Röntgenbild ist die scharfe Absetzung der Verschattung nach unten. Sie endet in einer wie mit dem Lineal gezogenen Linie. Wir kennen sie bereits als Haarlinie, als Markierung der Lappengrenze. Unterhalb dieser Linie ist die Lungenzeichnung normal. Die Verschattung ist homogen, läßt aber die Rippenschatten durchscheinen, ein Beweis für ihre geringere Intensität, was allerdings damit erklärt ist, daß wir das Bild in einem späteren Stadium der Lungenentzündung aufgenommen haben, in dem die Lösung bereits einsetzte, so daß ja auch ein Teil des Oberlappens bereits so gut wie frei von Entzündungsherden ist. Hier brauchen wir nicht Anamnese und alle übrigen Befunde, um eine Diagnose zu stellen. Hier liegt einer der seltenen Befunde vor uns, in dem das Röntgenbild allein die Diagnose ergibt.

Im übrigen ist auch dieses Bild in fehlerhafter Stellung des Patienten aufgenommen. Das linke Sternoclavikulargelenk ist gar nicht erkennbar, das rechte weit nach außen gerückt. Daher verläuft

1. die Trachea scheinbar nach rechts verzogen, rechts neben dem Mittelschatten. Ein weiterer Fehler ist, daß die rechte Scapula nicht aus dem Lungenfeld herausgewinkelt ist. Wir sehen im Spitzenfeld die

2. Cristae scapulae verlaufen.

Eine weitere Aufnahme 3 Wochen später nach völliger Entfieberung zeigte beiderseits helle Lungenfelder ohne irgendwelche Infiltraterscheinungen.

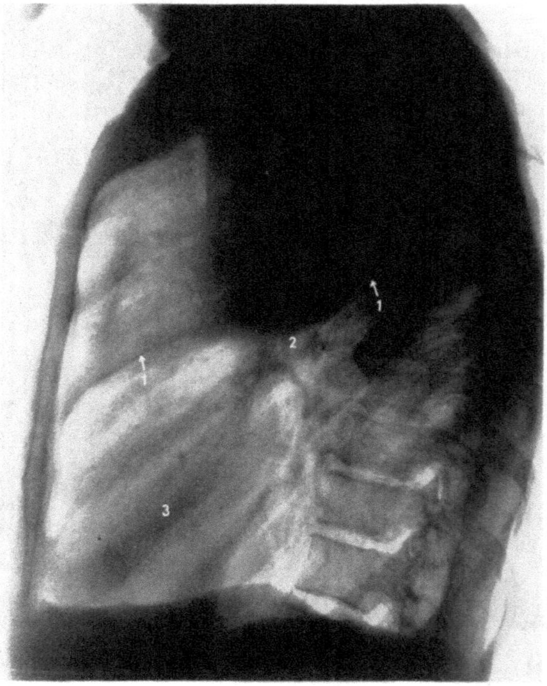

Abb. 44. G. M. Lobäre Pneumonie des rechten Oberlappens (karnifizierende Pneumonie). Frontalaufnahme

In der **Abb. 44 (G. M.)** bringen wir die frontale (seitliche) Aufnahme einer Oberlappenpneumonie. Die sagittale glich absolut der Abb. 43.

Wir erkennen die scharfe

1. Begrenzung des infiltrierten Oberlappens.

Die Lappengrenze verläuft leicht konkav geschwungen von der vorderen Thoraxwand zum

2. Hilus mit orthograd getroffenen Bronchien

(kreisrunde Aufhellungen) und von dort nach hinten oben. Eine weitere homogene Verschattung rechts unten ist

3. der Schatten des seitlich getroffenen Herzens.

Die frontale Aufnahme wurde in diesem Falle angefertigt, da der klinische Befund mit den Röntgenbildern nicht recht in Einklang zu bringen war.

Der 62jährige Patient hatte schon seit längerer Zeit an Gewicht abgenommen. Seit einigen Wochen hatte sich das Befinden akut verschlimmert. Es trat Fieber auf, Husten und Stechen in der rechten Thoraxseite. Das Sputum zeigte ein himbeergeleeartiges Aussehen. Über dem rechten Oberlappen war eine massive Dämpfung mit lautem Bronchialatmen zu hören. Daneben mäßig zahlreiche fein-mittelblasige Rasselgeräusche. Tuberkelbacillen im Auswurf negativ. Der klinische Befund mit Gewichtsabnahme, himbeergeleeartigem Sputum, Infiltrat im rechten Oberlappen bei einem alten Mann, sprach für einen Tumor, vermutlich Bronchialcarcinom.

Auffallend war nur das bronchiale Atemgeräusch, da man bei einem Bronchialcarcinom mit so ausgesprochener Verschattung, die wegen ihrer Gleichmäßigkeit und scharfen lobären Begrenzung vorwiegend auf Atelektase infolge Bronchusverlegung beruhen mußte, eine Aufhebung des Atemgeräusches hätte erwarten sollen. Der Lungenbefund blieb konstant für weitere 4 Wochen. Dann starb der Kranke. — Bei der Obduktion fand sich eine karnifizierende

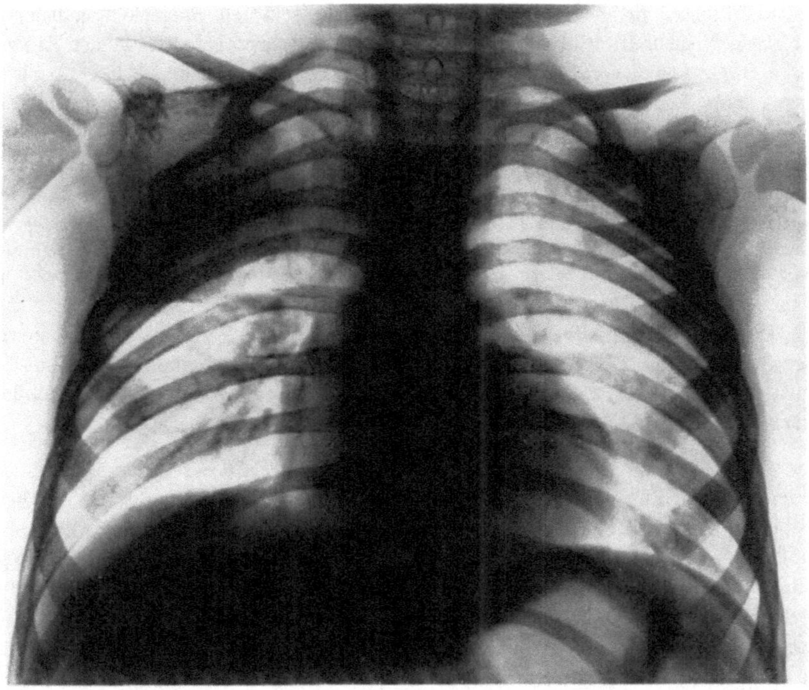

Abb. 45. G. M. Lobäre Pneumonie beim Kind

Pneumonie des rechten Oberlappens (die also mindestens 8 Wochen lang bestanden haben muß und sich nicht gelöst hatte), außerdem aber ein beginnendes, etwa kirschgroßes Bronchialcarcinom im linken Unterlappenbronchus, unabhängig von der Pneumonie im rechten Oberlappen, das die klinische Symptomatologie der dauernden Blutung bewirkt hatte.

Ein solches Zusammentreffen ist gewiß eine Seltenheit, eher findet sich ein Bronchialcarcinom mit einer chronischen Lungentuberkulose einmal vergesellschaftet.

In **Abb. 45 (G. M.)** wollen wir der Abb. 43 eine homogene Verschattung des Oberfeldes beim Kind gegenüberstellen.

Familienvorgeschichte o. B. Keine Tuberkulose. 2 Jahre alt. Zwei gesunde Geschwister von 6 und 7 Jahren. Schlechte soziale Verhältnisse. Mit $^3/_4$ Jahren Scharlach. Sonst gesund. — Seit gestern ißt das Kind nicht mehr und hat Fieber (39,8°). Bei der Aufnahme am 20. IV. 1936 stellte es sich in blassem, etwas reduziertem Zustande dar. Deutliche Cyanose von Nase und Mund. Unruhig, hustet etwas. Kein stärkeres Nasenflügelatmen, keine Dyspnoe. Lungen: Rechts hinten oben broncho-vesikuläres Atemgeräusch; rechts vorn oben jedoch verschärftes Atemgeräusch und einige grobe Rasselgeräusche. Temperatur hoch, in den ersten Tagen über 40°. Tuberkulinhautprobe 1 : 10000 negativ. Klinische Diagnose: Pneumonisches Infiltrat rechts oben. Auch Verdacht auf Tuberkulose.

Röntgenaufnahme am 26. 4. 1936. Wir erkennen im Bereich des rechten Oberlappens, mit dem Lappenspalt scharf abschneidend, eine dichte und homogene Trübung, die nur in der Spitze und medial noch etwas lufthaltiges Gewebe erkennen läßt. Die übrige Lunge ist nicht stärker verändert. Drüsenschwellungen im Hilusbereich fehlen. Unsere differentialdiagnostischen Erwägungen haben neben der lobären Pneumonie, die auch nach dem klinischen Befund das Wahrscheinlichste ist, noch die Tuberkulose zu berücksichtigen. Eine lobär-exsudative, käsige Pneumonie, entstanden aus einem Primärinfiltrat, kann genau so aussehen wie dieses Bild. Das Fehlen stärkerer Drüsenschwellungen spricht nicht unbedingt gegen Tuberkulose. Sie können sich hinter dem Mittelschatten verstecken, haben vielleicht infolge rascher Ausbreitung des Lungenprozesses nicht Schritt gehalten in der Entwicklung. Über die Bewertung der Tuberkulinproben wurde bereits gesprochen. Ein negativer Ausfall ist in schweren Fällen mit anergischer Reaktionslage nicht beweisend gegen das Vorliegen einer Tuberkulose. Gegen eine Atelektase durch Verlegung des rechten Oberlappenbronchus spricht die Unterbrechung der Verschattung medial. Das Infiltrat hat sich aus der Lunge und nicht vom Hilus her entwickelt.

Am 8. und 9. Krankheitstage fiel das Fieber lytisch ab. Der Zustand besserte sich, obgleich noch eine Keuchhusteninfektion und eine Otitis media auftraten. Eine Kontrollaufnahme der Lunge, 14 Tage nach unserem Bilde, ergab bereits ein in jeder Hinsicht einwandfreies Lungenbild.

Ein wesentlicher Unterschied der lobären Pneumonie beim Kinde gegenüber der beim Erwachsenen im Röntgenbilde besteht nicht. Der klinische Nachweis ist jedoch oft recht viel schwerer und eine Röntgenuntersuchung deshalb im Verdachtsfalle stets angezeigt. Im allgemeinen überwiegen die Bronchopneumonien gegenüber den lobären Pneumonien im Kindesalter.

Im gewissen Sinne typisch darf auch die **Abb. 46 (v. N.)** bezeichnet werden. Es geht hier vom rechten Hilus eine dreieckige, also fächerartige Verschattung aus, die eine besondere Intensität im Zentrum des Hilus erreicht, nach der Peripherie aber einer mehr schleierartigen Trübung Platz macht. Sie ist also nicht scharf abgesetzt, insbesondere beschränkt sie sich sicherlich nicht auf die Lappengrenze. Diese fächer- oder keilförmigen Schatten, wir werden sie noch in einem besonderen Kapitel gesondert besprechen, gehören immer zu dem Versorgungsgebiet eines der Hiluswurzelgebilde, Bronchus, Gefäß oder Lymphbahn. Hier ist das Beispiel für eine Bronchopneumonie, allerdings in einem anderen Sinne als sie der Kliniker meist faßt. Dieses hier röntgenologisch sich als Fächer- oder Keilschatten abbildende Infiltrat ist dadurch entstanden, daß ein Bronchialast sich verstopfte und nun dessen Versorgungsgebiet in der Lunge atelektatisch wurde, zusammenfiel und sich sekundär entzündete. Das kann hervorgerufen werden z. B. durch einen Fremdkörper, der versehentlich in den Bronchialbaum gelangte, Knochenstück, Zahnkrone usw., kann aber ebenso geschehen durch einen bronchitischen Herd, aus dem dann eine Bronchopneumonie wurde, von der aus dann die Entzündung sich retrograd bronchialwärts fortsetzte. Selbstverständlich kann das auch ein tuberkulöses Infiltrat der Bronchialschleimhaut sein, und schließlich kann auch ein Tumor des Bronchialepithels das Lumen des Bronchus verschließen oder durch Zerfall eine Pneumonie auslösend im Versorgungsbereich des Bronchus wirken. Damit haben wir also wieder alle drei Möglichkeiten für die Entstehung von Verschattungen in der Lunge überhaupt. Das Typische an dem vorliegenden Röntgenbilde erlaubt auch, den Vorgang anatomisch bestimmen zu können. Diese keilförmige Verschattung muß zu einem Bronchus gehören. Über die Ursache dieser bronchogenen Verschattung sagt das Röntgenbild nichts aus, es sei denn im Verein mit dem Ergebnis der übrigen Untersuchungen.

Anamnese: Am Vortage der Aufnahme plötzlich Fieber bis 40,0°, Schmerzen über der Brust, besonders bei tiefem Atmen, und schließlich Reizhusten bis zum Erbrechen. Geringfügige Schallabschwächung rechts, Mitte. Entzündungsblutbild. Sputum: Tbc. negativ.

Also plötzlicher Beginn der Erkrankung aus voller Gesundheit, stürmische Erscheinungen. Hohes Fieber, auch Auswurf, aber keine Tuberkelbacillen. Alles das spricht gegen Tuberkulose und für unspezifische Entzündung. Tumor unwahrscheinlich wegen des Fehlens einer längeren Vorgeschichte.

Die Diagnose wurde bestätigt durch Verlauf der Erkrankung. Schon nach 4 Wochen ließ das Röntgenbild überhaupt nichts mehr von der eben beschriebenen Verschattung erkennen, und nach 6 Wochen verließ der Patient das Krankenhaus beschwerdefrei und ohne nachweisbare Krankheitszeichen.

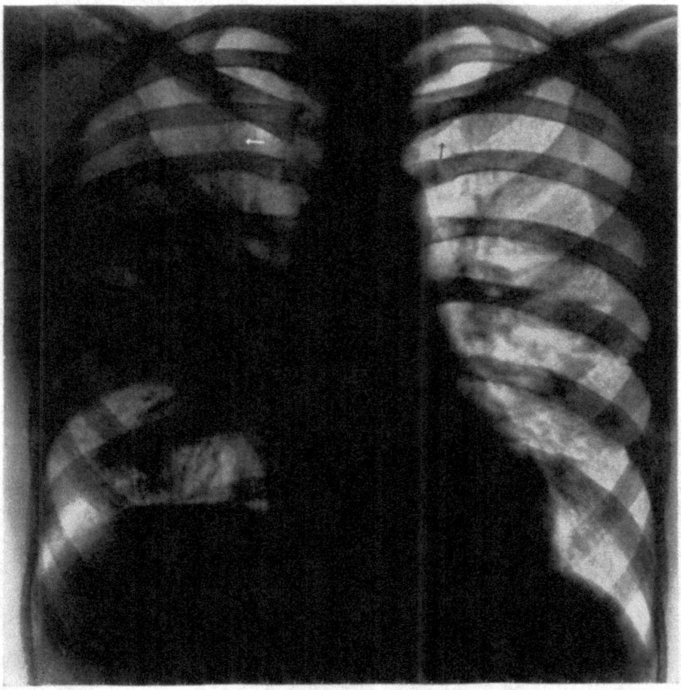

Abb. 46. v. N. Bronchopneumonie

Bei dieser Gelegenheit wollen wir eine weitere Möglichkeit der Entstehung keilförmiger Herde, deren Spitze auf den Hilus weist, gleich noch erwähnen, obwohl sie primär nicht mit dem Bronchus im Zusammenhang stehen. Es ist der Lungeninfarkt, der meist embolische Verschluß eines Astes der Art. pulmonalis. Diese Infarkte stellen sich dreieckig dar, wenn die Kegelform des infarzierten Gebietes von der Seite getroffen wird. Liegt der Infarkt dagegen so (nach vorn oder hinten), daß die Strahlen senkrecht zu seiner Basis ihn durchdringen, so zeigt das Bild kreis- oder ellipsenförmige Verschattungen (s. Abb. 82).

Abb. 47 (F. L.) und **Abb. 48 (G. V.)** stehen sich hier zum Vergleich gegenüber. Das Tertium comparationis ist hier eine bandartige Verschattung, die vom rechten Hilus ausgeht und schräg nach oben zur Peripherie zieht. In beiden Fällen ist die rechte Spitze frei von jeder Verschattung. In Abb. 48 ist auch noch ein beträchtlicher Teil des rechten Oberfeldes frei, während in Abb. 47 dieser freigebliebene Teil des Oberfeldes geringer ist, da das Schatten-

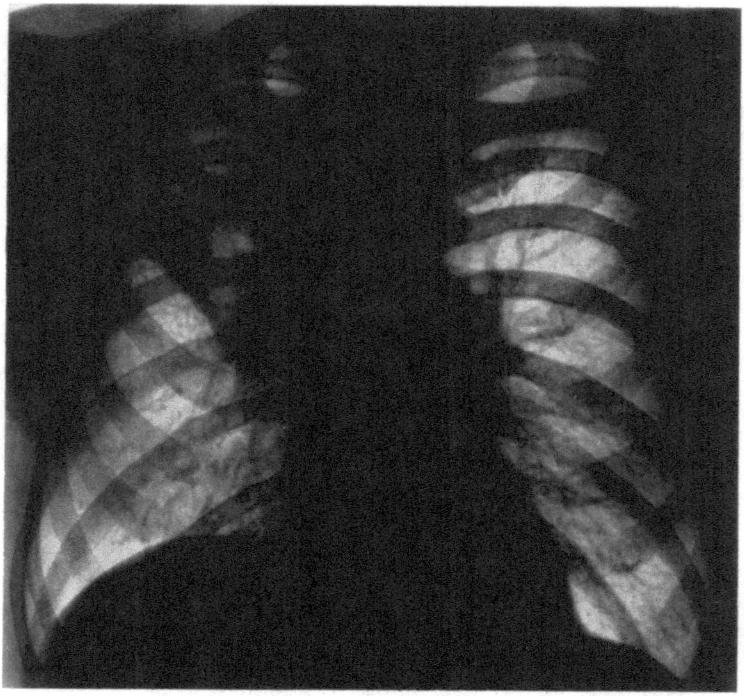

Abb. 47. F. L. Oberlappentumor mit Einschmelzung

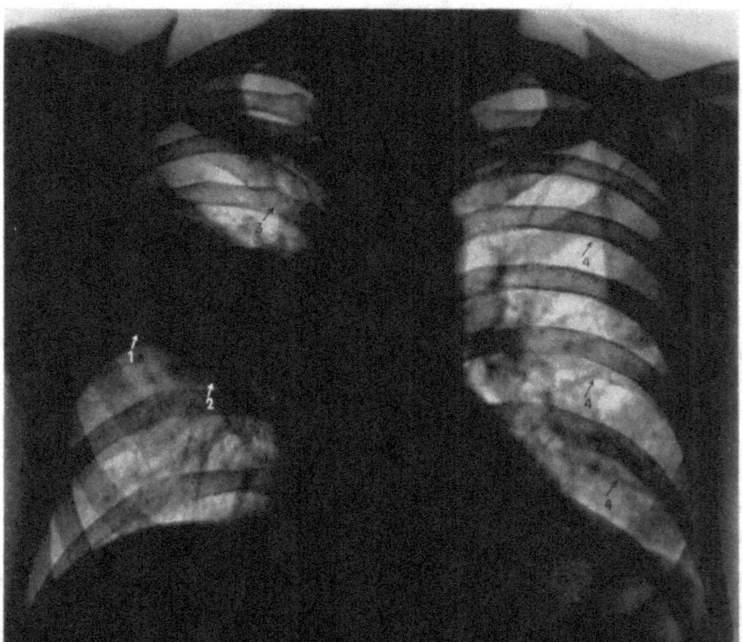

Abb. 48. G. V. Unspezifisches Gangrän der Lunge

band steiler nach oben zieht und auch der Thorax schmäler ist. Mit Ausnahme dieser Schattenbänder ist auf beiden Filmen kaum etwas mehr zu erwähnen.

In Abb. 47 verkalkte Rippenknorpel, in Abb. 48 eine wabenartige Zeichnung der Ausstrahlung des Hilus in das linke Unterfeld, daneben noch eine große Magenblase und eine ebensolche Luftblase in der Flex. lienalis coli. Was wir röntgenologisch über beide Schattenbänder aussagen können, ist zunächst nur die Feststellung, daß es sich um den Ausdruck einer Infiltration im Oberlappen, bzw. an der Grenze von Ober- und Mittellappen handelt. Weiter dürfen wir sagen, daß dieses Infiltrat in Abb. 47 zentral eingeschmolzen ist, da sich hier in der Verschattung eine große länglich-ovale Aufhellung findet. Irgendwelche Anhaltspunkte dafür, daß sich hier in Abb. 47 das Infiltrat in einem bestimmten, anatomisch einheitlichen Bezirk befindet, sind nicht zu erkennen.

Dagegen sehen wir in Abb. *48* lateral eine

1. relativ scharfe Begrenzung der Verschattung gegen das Unterfeld. Medial allerdings ragt sie mit einer

2. nach unten bogenartig ausladenden Begrenzung

über diese Linie heraus. Es ist die Lappengrenze, die anscheinend zunächst von dem den Schatten gebenden infiltrativen Prozeß respektiert worden ist. Medial ist diese Grenze aber später durchbrochen worden. Als Nebenbefund registrieren wir

3. etwas atypische Kalkeinlagerungen im Knorpel

der ersten Rippe am Sternalansatz.

Auf der linken Seite sehen wir parallel zu den unteren Kanten der Rippen bandartige Streifenschatten verlaufen. Es sind dies nicht etwa Bestandteile der Lungenzeichnung, sondern die hier besonders breiten und auffälligen

4. Cristae costarum.

Die untere Begrenzung der Verschattung in Abb. *47* ist sicherlich nicht die normale Lappengrenze. Sie verläuft steiler als der vermutliche Interlobärspalt. Daß dieser in der Abb. 48 sichtbar ist, daß diese Verschattung also mit der Lappengrenze abschneidet, kann die Differentialdiagnose zwischen den drei Möglichkeiten: Tumor, Tuberkulose und unspezifischer Entzündung, d. h. Pneumonie, so weit einengen, daß wir die letztgenannte Möglichkeit als erste erwägen, während es atypisch wäre, wenn die Tuberkulose an der Lappengrenze Halt machte. Auszuschließen sind die anderen Möglichkeiten aber keinesfalls. In der Abb. 47 ist eine sichere röntgenologische Differentialdiagnose überhaupt nicht möglich. Es kann sich sowohl um einen Tumor mit zentralem Zerfall, wie um eine abszedierende Pneumonie, wie auch um eine käsige spezifische Pneumonie mit großer Kaverne handeln. Wenigstens ist keine dieser Möglichkeiten sicher auszuschließen. Am wenigsten wahrscheinlich ist allerdings die käsige Pneumonie mit Kaverne, da die Lungentuberkulose solch scharfe Grenzen im allgemeinen vermissen läßt und besonders bei Erwachsenen selten auf einen Lappen begrenzt ist, ohne daß sich Herdbildungen in anderen Lungenpartien finden.

Es entscheidet also wieder die Einbeziehung des Röntgenbefundes in die Gesamtheit der Untersuchungsergebnisse, unter denen die Anamnese an der Spitze steht.

Der 54jährige Patient der Abb. *47* stammt aus gesunder Familie. Er war nie besonders krank, in seinem Beruf als Heizer in den letzten Jahren jedoch öfter erkältet, so auch im Sommer vor einem Jahre, wo er 8 Tage mit Husten und Fieber liegen mußte. Danach hat er immer etwas gehustet. Seit 3—4 Wochen wieder vermehrter Hustenreiz, viel Auswurf, Stiche und Schmerzen in der rechten vorderen Brustseite. 16 Pfund Gewichtsabnahme in $^1/_2$ Jahr. Vor 3 Wochen sind von anderer Seite zwei Röntgenaufnahmen gemacht worden. Es wurde eine Röntgenbestrahlung vorgenommen, die aber wegen stärkerer Fiebererscheinungen bald abgebrochen wurde.

Bei der Aufnahme war über dem rechten Ober- und Mittellappen eine massive Dämpfung mit abgeschwächtem, zum Teil aufgehobenem Atemgeräusch. Es bestanden mäßige Temperaturen, dabei eine geringe Leukocytose mit Linksverschiebung, eine Anämie mit 82 Hgb. und eine

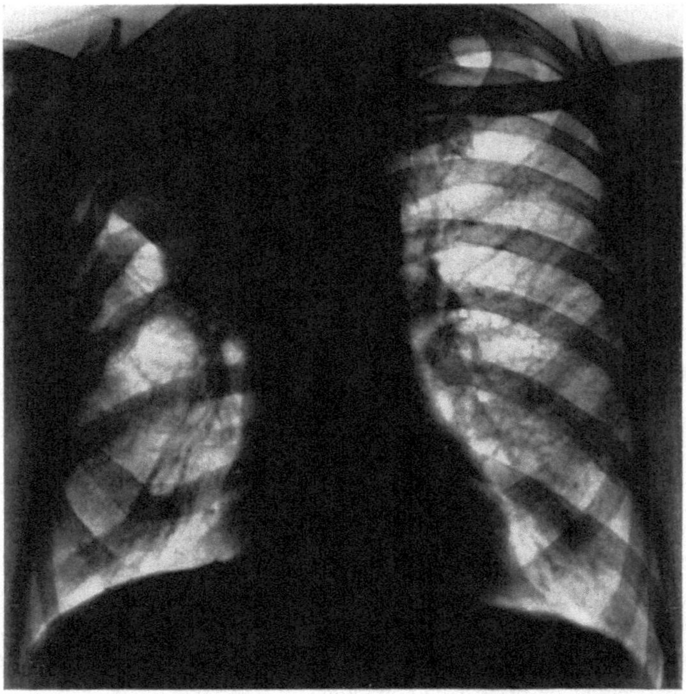

Abb. 49. T. M. Bronchialcarcinom im rechten Oberlappenbronchus

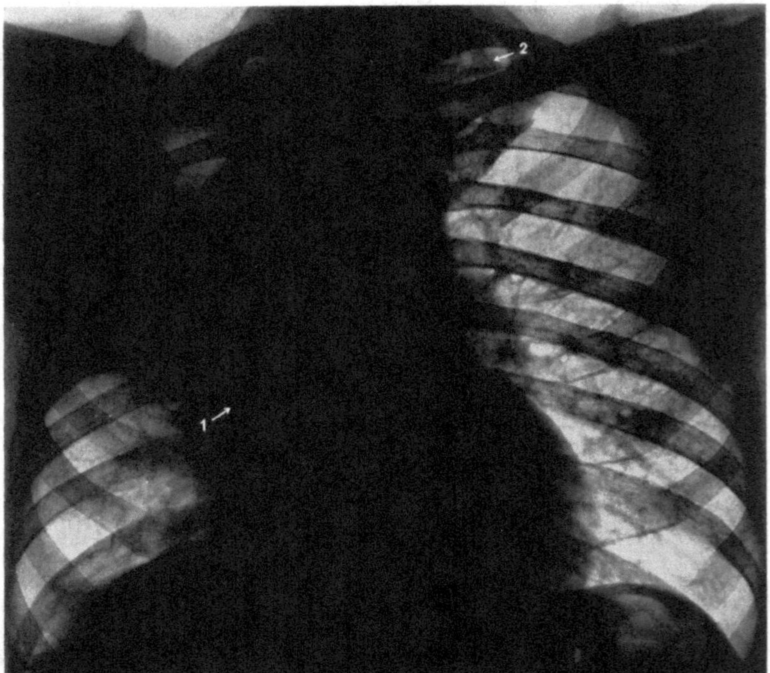

Abb. 50. O. Sch. Käsige (tuberkulöse) Pneumonie des rechten Oberlappens

beschleunigte Senkung. Die Röntgenuntersuchung ergab eine ziemlich homogene und massive Verschattung des ganzen rechten Oberfeldes. Unter der Annahme eines Lungentumors wurden die Bestrahlungen fortgesetzt. Die Kontrollaufnahme nach klinischer Besserung zeigte einige Wochen später das vorliegende Bild. Es ist zu einer Einschmelzung des ursprünglich homogenen Infiltrates gekommen. Nun bestand aber immer noch die Notwendigkeit, zwischen einem zerfallenen Tumor (durch die Röntgenbestrahlungen hervorgerufen) und einem einschmelzenden, entzündlichen Prozeß zu entscheiden. Die klinische Symptomatologie ließ uns bisher im Stich, wie auch die Röntgenuntersuchung.

In solchen Fällen ist es manchmal nicht möglich, über eine Wahrscheinlichkeitsdiagnose hinauszukommen, selbst wenn man den allgemeinen klinischen Befund mit zu Rate zieht. Und erst eine erneute Verschlechterung im Befinden unseres Kranken, mit starker Kachexie nach einiger Zeit, gab uns Gewißheit, daß ein T u m o r des rechten Oberlappens vorlag.

In Abb. *48* handelt es sich um einen 54jährigen Amtsrat. Ärztlich zwecks Aufnahme in eine Lebensversicherung untersucht und für vollkommen gesund erklärt. Juni 1933 Schluckbeschwerden, die auf Gurgeln verschwinden. Ob es sich damals um eine Angina gehandelt hat, ist nicht mehr mit Sicherheit zu sagen, da diese Erscheinungen ärztlich nicht untersucht worden sind. Drei Tage nach Auftreten der Schluckbeschwerden Schüttelfrost und von nun an unter dauerndem, aber nie sehr hohem Fieber Husten mit Auswurf, aber auch Reizhusten in schweren Anfällen, ohne daß erhebliche Auswurfmengen produziert werden. Nach langem Hin und Her wird endlich im August eine Dämpfung über der rechten Lunge festgestellt und der Patient, der zwar elend aussah, aber nur etwa 5 kg in diesen zwei Monaten abgenommen hatte, dem Krankenhaus überwiesen. Hier wurde der beschriebene Film aufgenommen. Im Sputum fanden sich keine Tuberkelbacillen, das Blutbild zeigte eine Hyperleukocytose mittleren Grades mit Linksverschiebung und Lymphopenie. Der Patient verstarb nach 4 Wochen. Die O b d u k t i o n ergab eine faustgroße Zerfallshöhle im unteren Ober- und oberen Mittellappen, eine u n s p e z i f i s c h e G a n g r ä n d e r L u n g e.

Abb. 49 (T. M.) und **Abb. 50 (O. Sch.)** scheinen bei großer Ähnlichkeit des Befundes nur die Wiederholung eines bereits besprochenen Bildes zu sein, nämlich der lobären Pneumonie des rechten Oberlappens. Auf beiden Filmen hat die normale Zeichnung des rechten Lungenoberfeldes einer homogenen Verschattung Platz gemacht. In der Abb. 49 schimmern die Rippen durch die Verschattung noch hindurch, in Abb. 50 ist die Trübung an der Basis des Lappens sehr dicht, dagegen ist die Spitze heller und wir erkennen wieder die Rippen. Gegen die übrigen Lungenpartien ist die Verschattung in beiden Fällen scharf abgesetzt, allerdings in der Abb. 49 ziemlich steil nach seitlich oben verlaufend. Was wir vor uns haben, ist in beiden Fällen zweifellos ein Infiltrat des rechten Oberlappens, die Differentialdiagnose hat zwischen unspezifischer Pneumonie, Tuberkulose und Tumor vornehmlich zu entscheiden.

Bei der Betrachtung der Abb. *49* war uns bereits der steile Verlauf der Lappengrenze nach seitlich oben aufgefallen. Eine solche „Schrumpfung" des Oberlappens haben wir bei den bisher gezeigten Formen der lobären Pneumonie nicht gesehen. Sie stellten eigentlich nur den „Abguß" des normalen Lappens dar, wie wir ihn aus der pathologischen Anatomie im Stadium der Hepatisation kennen. So rückt die unspezifische Pneumonie schon aus dem engeren Kreis der Erwägungen heraus. Tumor und Tuberkulose stehen vor allem zur Entscheidung.

Aus der V o r g e s c h i c h t e hören wir, daß es sich um einen 68jährigen Reisenden handelt, der 4 Wochen vor der Aufnahme ganz plötzlich mit hohem Fieber erkrankte, dazu trat Husten und glasiger, gelbgrauer Auswurf in geringen Mengen (Patient ist Raucher). Durch Bettruhe und andere ärztliche Maßnahmen besserte sich der Husten. Das Fieber blieb (36,5° m. bis 38,5° a.), konstante Gewichtsabnahme und starke Nachtschweiße.

Bei der Aufnahme Dämpfung rechts oben. Klingende Rasselgeräusche. Blutbild: Ery. 3,4, Hb. 66, Lk. 12000, Eo. 1, B. –, M. –, Jgl. –, St. 18, Segt. 66, Ly. 12, Mo. 3. Blutsenkung: stark beschleunigt. Wa.R. negativ.

Im weiteren Verlauf nur geringe (37,4°) und unregelmäßig auftretende Temperaturen. Sputum dauernd frei von Tbc.-Bacillen. Die fehlende Temperatur läßt eine lobäre Pneumonie ausschließen, eine Tuberkulose ist aus demselben Grunde unwahrscheinlich, besonders aber durch den negativen

Bacillenbefund bei reichlichem Auswurf und dem vorliegenden Röntgenbild. Es käme sonst eine käsige Pneumonie in Frage. Es wurde in diesem Falle die Diagnose auf Tumor gestellt. Unter Röntgenstrahlenbehandlung nahm der Patient an Gewicht zu und verlor seinen Husten. Die Verschattung im Röntgenbild hellte sich auf. Er konnte erheblich gebessert nach Hause gehen. Diese Besserung hielt auch an. Erst 9 Monate nach der Entlassung bemerkte er, daß sein Leib anschwoll, er wieder an Gewicht abnahm, nichts mehr essen konnte und verfiel. Bei der Aufnahme wurde jetzt eine Ausdehnung der Dämpfung rechts über die ganze rechte Lunge festgestellt. Dabei bestand ein höckeriger Lebertumor von gewaltigen Ausmaßen. Fieber trat nur in einzelnen Zacken auf, dagegen war der Puls schon zu Beginn dieser zweiten Krankenhausaufnahme auf 110 gestiegen und blieb so hoch.

Durch den jetzt fühlbaren Lebertumor war an der Diagnose: Bronchialcarcinom mit Lebermetastasen kein Zweifel mehr möglich. Der Kranke starb bald. Die Obduktion bestätigte unsere Annahme.

Unsere Diagnose aus dem Röntgenbild allein hätte noch eine Besonderheit im Verlauf der Begrenzung des „Infiltrates" im rechten Oberlappen berücksichtigen müssen, nämlich die Tatsache, daß aus der scharflinigen Lappengrenze nach dem Hilus zu ein bogiger Schatten vorspringt, der offenbar geschwollenen Drüsenpaketen angehört. Da wir wissen, daß das Bronchialcarcinom infiltrierend in die Umgebung und besonders auch in die nahen Drüsen einwächst, werden wir die bogig begrenzte Verschattung hier als den eigentlichen Tumorschatten deuten. Die homogene Verschattung des Oberlappens ist nicht notwendigerweise durch Tumorgewebe allein hervorgerufen, sondern oft, wie auch in unserem Falle, durch Atelektase oder begleitende Entzündung mitbedingt, die sich hinter der Bronchusstenose entwickeln. Und noch einen weiteren Beitrag zur Tumordiagnose kann uns das Bild liefern. Betrachten wir die Rippen der rechten oberen Thoraxseite, so fällt uns der unregelmäßige Verlauf der 5.—8. Rippe hinten auf. Auch die Konturen derselben sind verändert, zum Teil kolbig aufgetrieben, während die Strukturzeichnung unregelmäßig, verwaschen ist. Es könnte ein alter Rippenbruch mit Callusbildung vorliegen. Die Vorgeschichte gibt einen solchen Vorfall nicht an. Rippenmetastasen sehen jedoch häufig so aus, wenn sie nicht zu einer völligen Auflösung des Knochens führen. Eine genaue Inspektion des Thoraxskelettes darf deshalb in keinem Falle unterbleiben, auch wenn klinisch und röntgenologisch die Lungenveränderungen im Vordergrund stehen. Sie wird oft wegweisende Befunde ergeben. Auffallenderweise bevorzugt das Bronchialcarcinom den rechten Oberlappenbronchus. Da hier jedoch die Verschattungen des rechten Oberlappens in ihrer Gesamtheit zur Diskussion stehen, hilft uns die Kenntnis dieser Tatsache nicht viel weiter.

Auf der Abb. *50* fiel uns bereits die Aufhellung der rechten Spitze auf. Analog den Bildern der lobären Pneumonie könnte man an eine beginnende Lösung des Infiltrates denken. Bemerkenswert ist indessen die Strukturlosigkeit des Gewebes im Bereich der vermuteten „Lösung". Auch in diesem Falle sehen wir die Lungenveränderungen nicht ausschließlich auf den Oberlappen beschränkt, sondern eine

1. streifig-fleckige Zeichnung im Bereich des rechten Hilus, in dem Winkel zwischen Oberlappengrenze und rechtem Herzrand links. Im obersten Spitzenbereich ist außerdem ein

2. wolkiger Herdschatten von Kirschgröße zu erkennen. Sonst sind die Lungen allerdings frei.

In diesem Falle ist es aus dem Röntgenbild so gut wie unmöglich, die Differentialdiagnose zwischen einer unspezifischen Pneumonie, einer käsigen (tuberkulösen) Pneumonie und einem Tumor zu stellen. Selbst wenn wir die Aufhellung in der Spitze rechts als Zerfallshöhle deuten, kommen wir nicht weiter, da bei allen drei Krankheitsprozessen Zerfall mit Höhlenbildung eintreten kann.

Aus der Vorgeschichte hören wir, daß der Kranke schon seit Beginn des Jahres 1936 wegen seines Lungenleidens in ärztlicher Behandlung ist. Seit 2—3 Monaten ist eine erneute Verschlimmerung eingetreten. Der Husten hat zugenommen, der Auswurf sich verstärkt und es haben sich erhöhte Temperaturen eingestellt. Die Aufnahme wurde im Dezember 1936 angefertigt. Die Perkussion ergab eine Dämpfung über dem rechten Oberlappen, die Auskultation bronchiales Atemgeräusch mit amphorischem Beiklang.

Im Auswurf fanden sich reichlich Tuberkelbacillen. Damit war die Diagnose einer käsigen Pneumonie gesichert.

Der Patient wurde auf seinen Wunsch nach einigen Wochen entlassen, kam dann aber im Oktober 1937 erneut wegen Verschlechterung des Befindens ins Krankenhaus. Rechts oben war jetzt außer der Dämpfung und amphorischem Atemgeräusch auch deutliches Plätschern zu hören, also das Zeichen eines freien Flüssigkeitsergusses. Über den übrigen Lungenabschnitten fanden sich zahlreiche fein- und mittelblasige Rasselgeräusche.

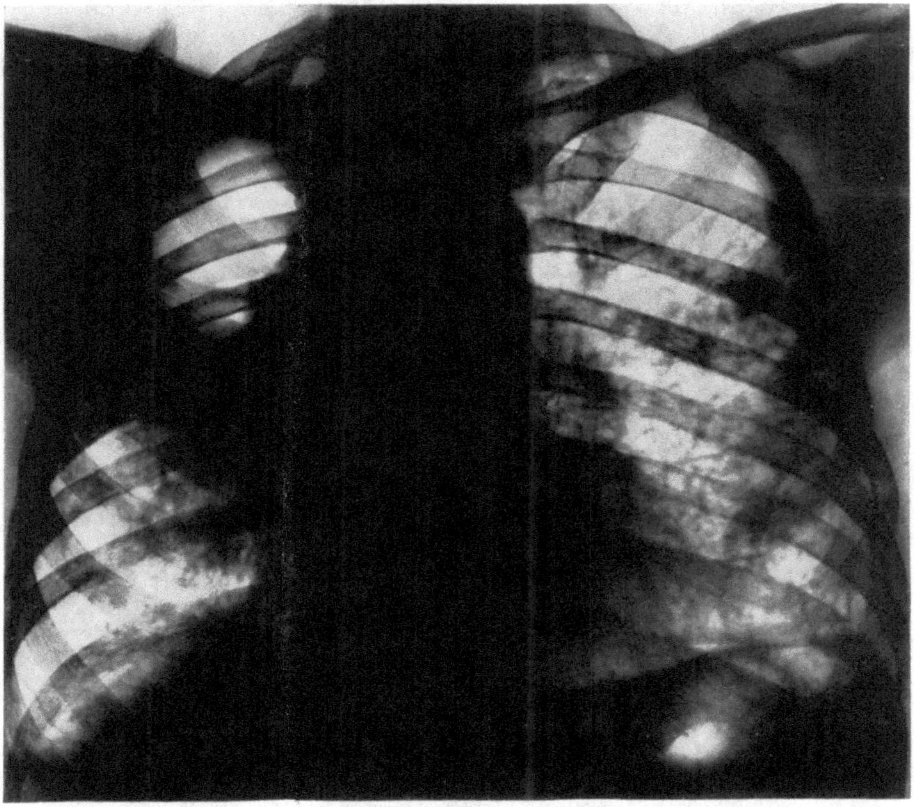

Abb. 51. O. Sch. Zerfallene käsige Pneumonie. Große Kaverne im rechten Oberlappen mit bronchogener Streuung

Abb. 51 (O. Sch.) zeigt den dazugehörigen Röntgenbefund. An Stelle der homogenen Verschattung im rechten Oberlappen ist eine große, derbrandig begrenzte Aufhellung getreten. Es ist zu einer großen Einschmelzung des Infiltrates gekommen mit Bildung einer Riesenkaverne. Der Inhalt der Kaverne ist leider nicht ausschließlich nach außen entleert worden, sondern auch bronchogen in die bisher freien Lungenpartien verstreut worden. Wir sehen eine verbreitete Fleckzeichnung von ziemlich weichem, „exsudativem" Charakter besonders im rechten Unterfeld sowie links im Mittel- und Unterfeld.

Was wir in der Abb. 50 sehen, ist also eine tuberkulöse, käsige Pneumonie, entstanden im Verlauf einer chronischen Lungenphthise. Die Abb. *51* demonstriert das Schicksal einer

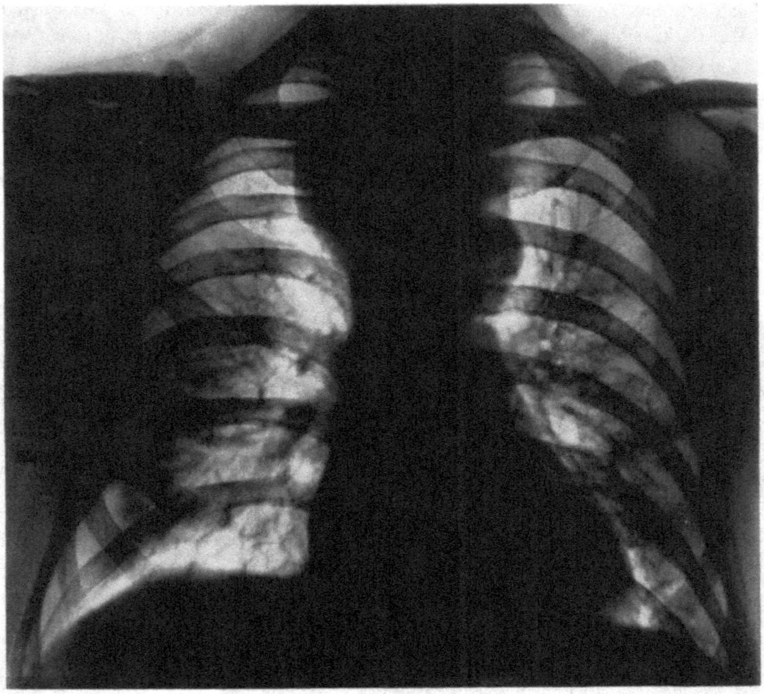

Abb. 52. E. V. Retrosternale Struma

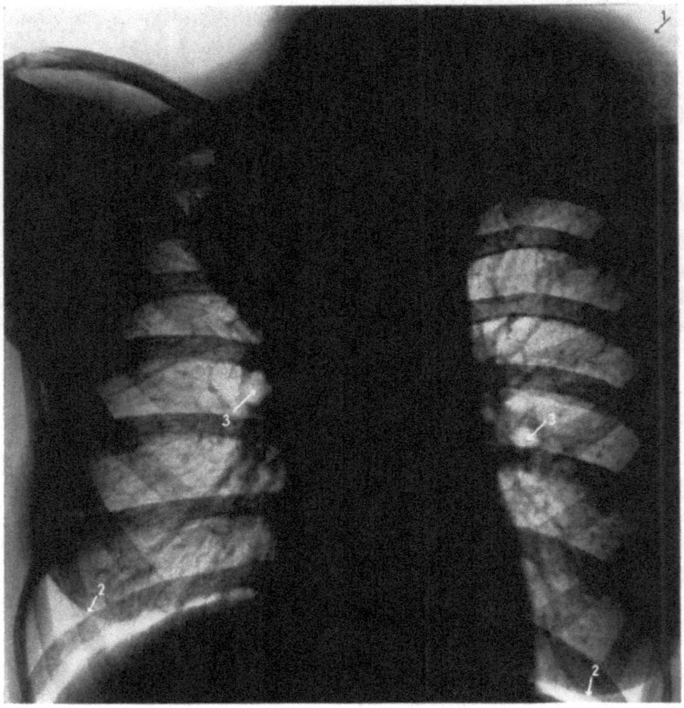

Abb. 53. G. H. Lymphogranulomatose

solchen käsigen Pneumonie mit Zerfall und Streuung. Die Veränderungen besonders in der linken Spitze auf der Abb. 50 konnten rein röntgenologisch ein gewisser Hinweis auf die Ätiologie der Oberlappeninfiltration sein, da es sich um sicher nachweisbare tuberkulöse Herdbildungen neben der fraglichen lobären Infiltration handelte. Weniger eindeutig verwertbar ist der Nachweis der Hilusschwellung rechts, obgleich der vorwiegend streifige Charakter schon für eine entzündliche Infiltration und gegen die Annahme eines metastatischen Drüsenprozesses sprechen konnte.

Abb. 52 (E. V.) und **Abb. 53 (G. H.)** geben besonders klare Beispiele für die unter diesem Kapitel zu besprechenden Verschattungen im Oberfeld. In beiden Fällen sitzt dem Oberteil des Mittelschattens und in diesen beiden Fällen zufälligerweise rechts eine halbmondartige, homogene Verschattung auf. In beiden Fällen ist diese scharf gegen die Peripherie abgesetzt. Sie sitzt, wenn wir sie auf den lebenden Körper projizieren, unter dem Manubrium sterni, ja sogar noch etwas höher als dieses und oberhalb des Herzens. Das entspräche der Trachea bis zur Bifurkation. Was kann hier eine solche Verschattung verursachen? Eine Entzündung der Lunge? Diese Bilder kennen wir aber bereits. Dann geht die Verschattung gewöhnlich bis zur Peripherie. Die scharfe Begrenzung nach unten würde diese Diagnose wohl erlauben. Wir haben sie als typisch kennengelernt für die Oberlappenpneumonie. Aber die scharfe Begrenzung nach der Peripherie spricht gegen eine solche Deutung. Eine Tuberkulose ist bei dieser allseitig scharfen Begrenzung überhaupt ausgeschlossen. Also bleibt als letzte Möglichkeit die einer Geschwulst. Als Ausgangspunkt für eine solche Tumorbildung kommen hier zwei Organe in Frage: die Gl. thyreoidea mit einem substernalen Lappen und die Lymphdrüsen der Trachea, bzw. des Mediastinums.

Abb. 52 liefert ein Beispiel für die substernale Struma, Abb. 53 für eine geschwulstartige Vergrößerung der paratrachealen Drüsen. Sie sind typisch und mit Ausnahme der Differentialdiagnose zwischen den beiden genannten Möglichkeiten auch eindeutig. Abb. 53 erlaubt es sogar, die Differentialdiagnose zwischen retrosternaler Struma und Drüsengeschwulst zu treffen. Wir sehen

1. eine gewaltige Verdickung der Weichteile am Halse links. Eine solche Verdickung wird nicht durch eine irgendwie geartete übermäßige Entwicklung der Muskulatur entstehen, auch nicht etwa durch falsche, schiefe Haltung des Kopfes bei der Aufnahme. Hier muß ein krankhafter Prozeß sich abspielen, und zwar geschwulstartiger Natur. Der Knochen kommt als Ausgangspunkt der Geschwulst nicht in Frage. Rippen, Clavikel und Scapula sind vollkommen intakt. Auch ein Fasciensarkom ist sehr unwahrscheinlich. Wir werden später lernen, daß Sarkommetastasen in den Lungen selten die Lymphdrüsen befallen, vielmehr sich in dem Lungengewebe selbst in Form typischer kreisrunder Schatten ansiedeln. Eine Ausnahme macht das primäre Lymphosarkom des Mediastinums. Es bleiben also die oberflächlich gelegenen cervicalen Lymphdrüsen als Ausgangspunkt der Geschwulst.

Der Röntgenbefund würde lauten: Knöcherner Thorax o. B. Zwerchfelle beiderseits nicht vollständig dargestellt. Am rechten Zwerchfell Andeutung von „Leberfurchen". Herzschatten klein und schmal. Seinem Oberteil bzw. dem oberen Abschnitt des Mittelschattens sitzt nach rechts eine handflächengroße, nach unten und peripheriewärts zu scharf abgesetzte, nach oben wegen der hier störenden Knochen (Rippen und Clavikel) nicht so deutlich begrenzbare, homogene Verschattung auf. Sie ist bogenförmig mit steilem Anstieg nach oben begrenzt. Die Lungenfelder zeigen keine bemerkenswerten Abweichungen von der Norm. Im Unterfeld

2. die Schatten der Mammae. Im Hilus

3. zahlreiche „Ringschatten", hervorgerufen durch die kreisförmige Projektion und Summation von Hilusstreifenzeichnung.

Der Weichteilschatten der linken Schulter weist im Vergleich zur rechten eine sehr starke Verbreiterung auf.

Diagnose: Retrosternale Geschwulst, und zwar ausgehend von den Lymphdrüsen der Trachea, da die Verdickung im Weichteilschatten der linken Lunge als Tumorzeichen gedeutet wird. Lymphogranulomatose? Lymphatische Leukämie?

Anamnese: 32jähriges Mädchen. Vor 5 Jahren schmerzlose, haselnußgroße Knoten unter dem rechten Schlüsselbein. Langsames Wachstum bis zum Auftreten von Dyspnoe. Vor $3^1/_2$ Jahren erste Krankenhausbehandlung. Röntgenbestrahlung. Guter Erfolg. 2 Jahre Ruhe. Dann wieder kleiner Knoten, dieses Mal links. Rapide Vergrößerung unter gleichzeitiger Schwellung aller Halslymphknoten. Zunehmende Atemnot. Reizhusten. Erneute Krankenhausaufnahme. Bestrahlung mit anfangs gutem Erfolg. Dann Verfall und Exitus.

Obduktion: Lymphogranulomatose mit Schwellung besonders der paratrachealen Lymphdrüsen und linksseitigen supraclavicularen Lymphdrüsen. Einwachsen einer rechtsseitigen paratrachealen Lymphdrüse in die stark komprimierte Trachea. Einwachsen eines Knotens in die Speiseröhre sowie in die rechtsseitige Lungenspitze mit Verschwielung und chronischem Ödem derselben. Rechter Oberlappen unter der Spitze mit einem weichen, beim Anschneiden ausfließenden Knoten verwachsen. Von hier strahlen in das Lungengewebe derbe, weiße Stränge. Ein weiterer, etwa hühnereigroßer Knoten rechts neben der Trachea.

Der Tod fand 3 Monate nach Aufnahme des beschriebenen Filmes statt. Auf dem Film sind also noch nicht alle Einzelheiten erkennbar, die das Obduktionsprotokoll erwähnt, insbesondere nicht die Verschwielung der linken Spitze und die Folgen des Einbruchs in Trachea und Oesophagus.

Auch in der **Abb. 54 (W. H.)** erkennen wir eine Verschattung des rechten medialen Oberfeldes, die sich scharf begrenzt gegen das normale Lungengewebe abhebt. Lediglich im obersten Spitzenbereich finden sich auch einige wolkige Schattenflecke.

Diese homogene Verschattung des rechten Oberfeldes geht rechts (↑) allmählich mit einer bogigen Linie, links (↑) jedoch ziemlich scharf und rechtwinklig in

1. den Mittelschatten über. Schon ein flüchtiger Vergleich mit den bisher gebrachten Abbildungen läßt uns die Feststellungen treffen, daß dieser Oberteil des Mittelschattens breiter ist, als wir ihn zu sehen gewohnt sind. Wir wollen hier vorwegnehmen, daß es sich um

2. die Aorta handelt, die den „verbreiterten" Mittelschatten darstellt. Die Randkonturen des Aortenbandes sind auffallend scharf, ein Eindruck, der dadurch noch verstärkt wird, daß wir eine schattenintensive Linie parallel zur Kontur des Gefäßbandes sehen, bei der es sich um die Darstellung tangential getroffener

3. Verkalkungen der Aortenwand handelt. Der untere Teil des Mittelschattens, das Herz selbst, ist nicht sehr auffallend verändert. Bei der Durchleuchtung war eine leichte Pulsation des Aortenbandes zu erkennen, während die Verschattung im rechten Oberfeld nicht pulsierte. Die Deutung des Bildes ist für den Kundigen nicht so schwer, obgleich sich alle differentialdiagnostischen Zweifel auf Grund der Sagittalaufnahme auch nicht beheben lassen.

Aus der Vorgeschichte hören wir, daß der Patient seit einigen Monaten sich recht krank fühlt und über zunehmende Luftknappheit mit Erstickungsgefühl klagt. Er hustet und expektoriert ziemlich reichliche Mengen gelblichen Eiters. Starke Gewichtsabnahme. Über der Aorta ist ein leises diastolisches Geräusch zu hören. Die Wa.R. ist stark positiv. Sputum frei von Tuberkelbacillen.

Klinisch und röntgenologisch kommt nur ein Tumor oder ein Aneurysma in Frage. Eine diffuse aneurysmatische Erweiterung der Aorta im Anfangsteil ist nach dem Röntgen-

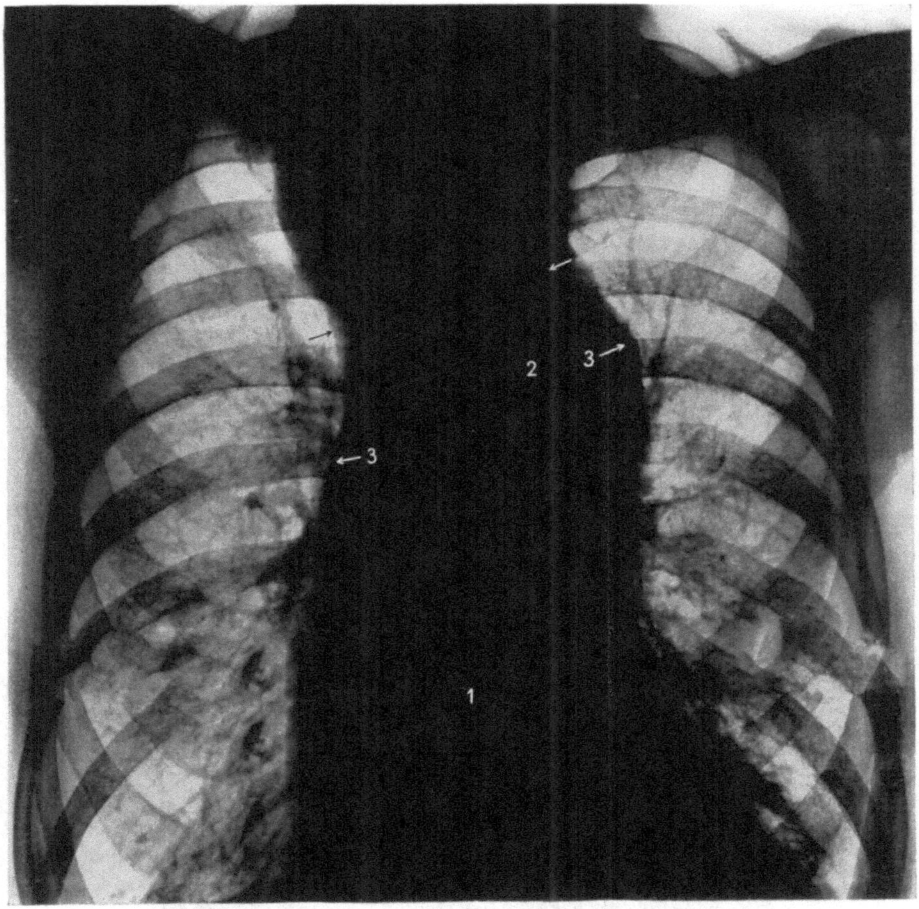

Abb. 54. W. H. Aneurysma der Arteria anonyma und der Aorta

bild sicher anzunehmen. Uns interessiert im Augenblick aber viel mehr die Verschattung im rechten Oberfeld. Beziehen wir sie auf das Gefäßsystem, das ja zweifellos luetisch erkrankt ist (Aortitis luica), so kommt in erster Linie eine Erkrankung und Veränderung der Art. anonyma in Frage, die hier rechts oben verläuft (s. Abb. 1, Tafel II). Der allmähliche Übergang der Verschattung auf der rechten Seite in das Aortenband kann diese Annahme nur unterstützen. Wahrscheinlich ist also auch die Art. anonyma aneurysmatisch erweitert und engt die rechte Spitze ein. Durch Druck auf die Trachea bewirkt sie wahrscheinlich das Erstickungsgefühl. Es wurde sofort eine antiluetische Behandlung eingeleitet, die den weiteren Verfall mit Auftreten einer terminalen Bronchopneumonie nicht aufhalten konnte.

Bei der Obduktion fand sich eine Aortitis luica mit diffuser Erweiterung der Aorta und Thrombenbildung in derselben. Ein gänseeigroßes Aneurysma am Abgang der Art. anonyma, das vollkommen thrombosiert war, fand sich als Ursache der Verschattung im rechten Oberfeld. Das Fehlen einer stärkeren Klappeninsuffizienz und die starke Thrombenbildung erklären uns, warum keine Pulsation des Aneurysmas vorlag. Die Schattenflecke in der rechten Spitze erwiesen sich als kleine bronchopneumonische Herde im atelektatischen Gewebe. Die starke eitrige Expektoration stammte aus Bronchiektasen.

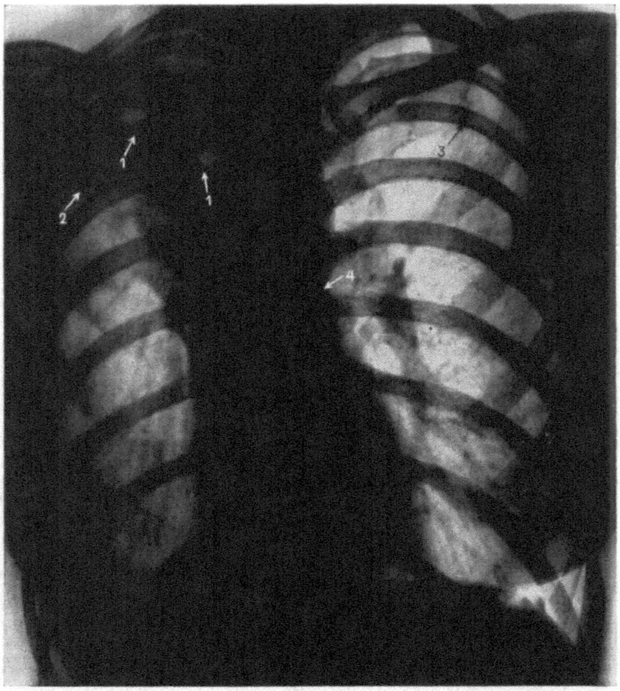

Abb. 55. H. A. Kavernös-cirrhotische Oberlappentuberkulose rechts. Infraclaviculäres Infiltrat links

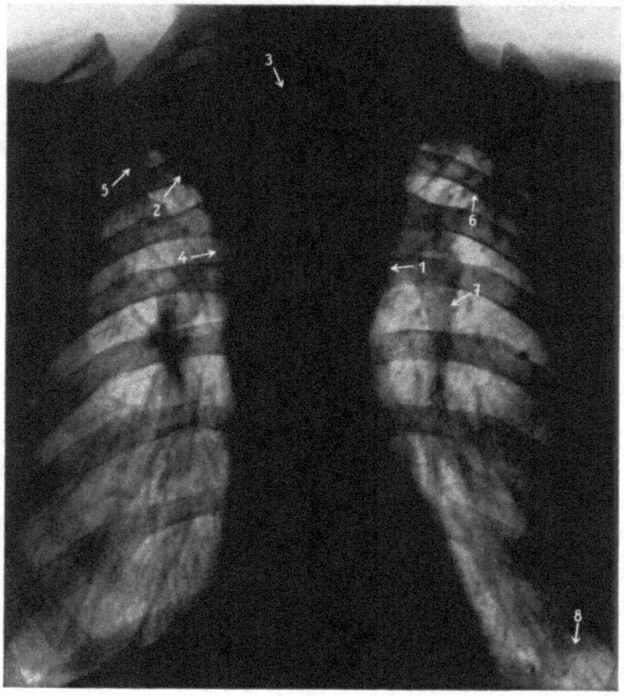

Abb. 56. A. K. Doppelseitige, produktiv-cirrhotische Oberlappentuberkulose

Abb. 55 (H. A.) und **Abb. 56 (A. K.)** setzten die Reihe der Oberlappenverschattungen fort. Auch hier eine homogene Verschattung, die aber in beiden Fällen, in gewissem Gegensatz zu den bisher besprochenen Bildern, mehr das Spitzenfeld in die Verschattung einbezieht. Die Verschattung geht bis medial. Sie scheint nach unten scharf abgegrenzt zu sein. Auch hier erweist sich wieder die unvoreingenommene, registrierende Beschreibung des Röntgenbildes als der beste Weg zur Diagnose.

In Abb. *55* lautet das Röntgenprotokoll:

Knöcherner Thorax o. B. Glattes linkes Zwerchfell. Rechts Zwerchfell vom Mammaschatten gerade so gedeckt, daß eine eindeutige Beurteilung nicht möglich ist. Allerdings fällt es auf, daß unterhalb des Mammaschattens lateral der Komplementärraum nicht sichtbar ist. Herzschatten relativ klein, normal konfiguriert. Das obere Drittel des Mittelschattens ist jedoch nicht von einer mehr oder minder homogenen Verschattung zu trennen, die dem rechten Hilus aufsitzt und von hier aus bis zur Spitze reicht. Diese füllt sie vollkommen aus. Dazu kommt noch ein etwa 3 Querfinger breiter Streifenschatten des Oberfeldes bis zur Peripherie. Die Verschattung ist homogen. Allerdings läßt sie

1. zwei Aufhellungen zentral erkennen.

Nach unten ist die Verschattung nicht scharf abgesetzt. Eine solche scharfe Begrenzung täuscht vielmehr nur der Schatten der vorderen Hälfte der

2. rechten 3. Rippe vor.

Unterhalb dieser Rippe sind noch einige weiche Schatten auszumachen. Die linke Lunge ist frei von umschriebenen Verdichtungen mit Ausnahme einer länglichen, ziemlich scharf begrenzten Verschattung im Grenzbereiche der

3. allgemein vermehrten Ausstrahlung des Hilus in das linke Oberfeld. Der linke Hilus tritt besonders deutlich hervor. Dagegen fehlt der linke Anteil am Oberteil des Herzschattens. Dieser ist offenbar nach rechts verzogen, so daß die

4. linke Kontur der Wirbelsäule links oberhalb des linken Herzschattens randständig wird.

Diagnose: Infiltration der rechten oberen Lunge mit Verschwielung. Herzschatten und Trachea nach der Seite des Infiltrates hin verzogen. Im Infiltrat Kavernen. Wahrscheinlich Tuberkulose. Carcinom nicht auszuschließen. Pneumonie sehr unwahrscheinlich.

Anamnese: 48jährige Frau, vor 8 Jahren Pleuritis und Punktion. Danach hat sich die Patientin „nie recht erholt". In den letzten drei Jahren regelmäßig im Herbst „Erkältungen" mit Husten und Auswurf. Jetzt wieder „Katarrh". Befund: Kleine, blasse, magere Frau. Dämpfung mit Knisterrasseln rechts oben. Blutbild: Ery. 4,3, Hb. 87, Lk. 12000, Eo. 3, St. 12, Segt. 51, Ly. 28, Mo. 6. Temperaturen unregelmäßig bis 38,0°. Sputum: Tbc. +++.

Was also die Betrachtung des Röntgenbildes allein nicht absolut sicher zu klären vermochte, gelingt der Vereinigung aller Befunde sofort. Es handelt sich im vorliegenden Falle mit Sicherheit um eine Tuberkulose der rechten oberen Lunge.

Abb. *56*. Knöcherner Thorax von angedeuteter Caninusform. Besonders die Rippen im Oberteil haben einen sehr steilen Verlauf und geben dem Thorax so eine sehr spitze Kuppel. Zwerchfelle nicht dargestellt. Herzschatten klein, normale Konfiguration mit Ausnahme des ersten Drittels. Hier ist eine keulenartige Auftreibung sichtbar. Diese Auftreibung scheint in eine homogene Verschattung beider Spitzen überzugehen, wobei der Eindruck entsteht, als ob in der rechten Spitze ein rundlicher, auch nach unten scharf abgesetzter Tumor liegt. Verfolgen wir aber die seitlichen Begrenzungen der „Keule", so ist die Grenze links unschwer als die

1. absteigende Aorta auszumachen.

Die rechte Begrenzung dagegen gehört dem Herzschatten offenbar nicht an. Verfolgen wir sie weiter nach oben, so geht sie in die

2. untere Begrenzung der rechten 1. Rippe über. Diese also täuscht eine scharfe Begrenzung der Verschattung vor und einen Zusammenhang mit dem Oberteil des Herzschattens. In der Tat handelt es sich um eine isolierte Verschwartung beider Lungenspitzen. Dabei ist die Verschwartung rechts älter und stärker als links, was daraus zu entnehmen ist, daß der

3. helle Streifen der Trachea nicht medial steht, sondern nach rechts verzogen ist. In derselben Weise ist auch das

4. Mediastinum nach rechts verzogen. Im rechten Infraclavicularwinkel ein

5. aus einzelnen Herden bestehendes Infiltrat, das allerdings durch die nicht korrekt herausgewinkelte Clavikel teilweise gedeckt ist. Auch erkennen wir zahlreiche erbsengroße rundliche Aufhellungen in diesem Bezirk. Links oben außen sind solche Herde nicht sicher zu erkennen, sondern nur

6. einige Streifenschatten.

Im übrigen zeigt der Film einen abnorm

7. hohen Abgang des Hilus

auf beiden Seiten und die

8. Schatten der Mammae, die allerdings nur links unten deutlich erkennbar sind.

Diagnose: Schwielige Verdickung der Pleura in den beiden Spitzen. Verziehung der Trachea durch alten tuberkulösen, cirrhotischen Prozeß in der rechten Lungenspitze. Relativ frisches Infiltrat rechts, sehr wahrscheinlich auch links oben außen infraclaviculär.

Anamnese: 54jähriger Hauswart. Mit 36 Jahren „Brust- und Rippenfellentzündung“ 4 Wochen Krankenhaus. Ein Jahr später allgemeine Schwäche, Nachtschweiße, Husten, Auswurf. Lungentuberkulose festgestellt. Mehrere Monate Heilstätte. Invalidisiert. Später häufig Lungenbluten. Jetzt Krankenhausaufnahme wegen interkurriender „Nierenkolik“. Sputum: Tbc. +++.

Einseitige nicht homogene Verschattung im Oberlappen

Abb. 57 (E. K.) begegnen wir sehr häufig unter unseren Lungenbildern. Ebenso häufig ist die daraus sich ergebende Frage: Handelt es sich bei dieser einseitigen, nicht homogenen Verschattung im Oberfeld um eine einfache Lungenentzündung oder um eine Tuberkulose? Wir folgen bei der Betrachtung des vorliegenden Bildes wieder unserem Röntgenprotokoll:

Weite Intercostalräume und hohe schlanke Form charakterisieren den knöchernen Thorax als asthenische Form. Das linke Zwerchfell ist auf dem Bild nicht dargestellt, auch am rechten fehlt der so wichtige Komplementärraum. Also können wir über den Zustand der Zwerchfellkuppeln nichts aussagen. Der Herzschatten ist klein, schmal, dem Thorax entsprechend. In der linken Spitze sehen wir nur die Zacken und Bögen einer

1. Pleuraspitzenadhäsion,

in der rechten Spitze dagegen außer diesen einige fleckige Schatten. Es folgt ein querfingerbreiter Abschnitt „normaler“ Lungenzeichnung, etwa in Höhe der Clavikel. Dann beginnt eine Verschattung, die das rechte Oberfeld vollständig einnimmt. Diese Verschattung ist inhomogen. Sie besteht aus Streifen, auch einigen Flecken, die teilweise zusammengeflossen sind. In der Mitte der Verschattung glaubt man eine

2. Aufhellung zu sehen.

Nach oben ist die Verschattung nicht abzugrenzen. Unten scheint diese Abgrenzung zu bestehen. Wir sehen eine Linie, die aber medial durch den

3. Unterrand der hinteren 8. Rippe gebildet wird. Lateral dagegen scheint diese Linie der

4. Lappengrenze zu entsprechen.

Im rechten Unterfeld sehen wir dickere, sich in feinere Äste auflösende Streifenschatten von derselben Intensität wie die Verschattung des Oberlappens. Sie gehören offenbar zur

5. Ausstrahlung des Hilus in das Unterfeld.

Die linke Lunge ist frei von bemerkenswerten Veränderungen. Wir sehen eine leichte Trübung im Unterfeld gegenüber dem Oberfeld, hervorgerufen durch die

6. Mamma und die so häufigen Kalkflecke im Hilus.

Diagnose: Infiltrat des rechten Lungenoberlappens, wahrscheinlich mit zentralem Zerfall.

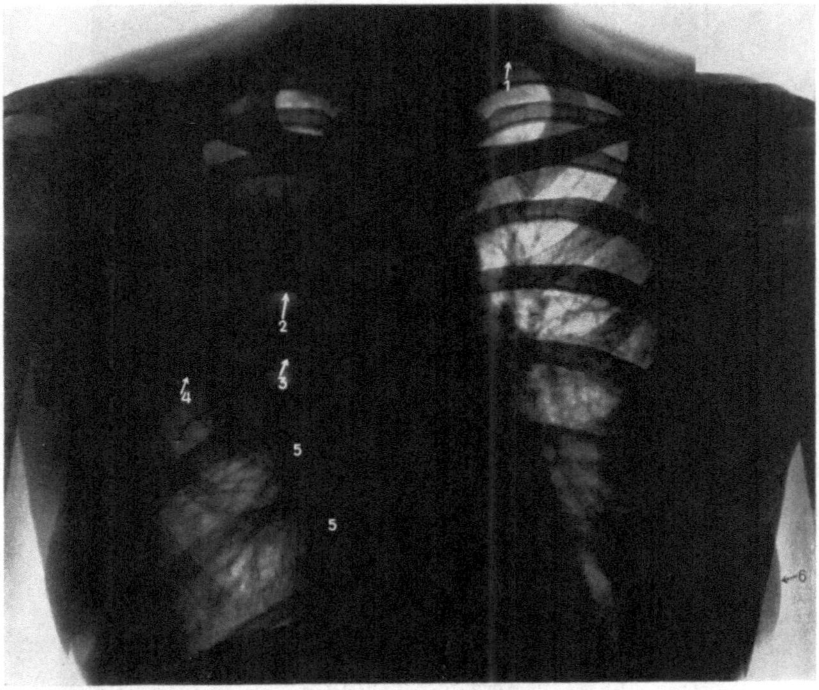

Abb. 57. E. K. Lungenabszeß im rechten Oberlappen

Da es anscheinend auf den Oberlappen beschränkt ist, ist eine unspezifische Pneumonie mit Einschmelzung (Lungenabszeß) am wahrscheinlichsten. Tuberkulose aber nicht mit der erforderlichen Sicherheit auszuschließen, zumal die rechte Spitze tuberkuloseverdächtige Flecke aufweist. Für Carcinom kein beweisender Anhaltspunkt. Die Entwicklung entscheidet.

Auf diese kommt es tatsächlich an, nicht so sehr auf die Vorgeschichte, weniger auch auf das Ergebnis der sonstigen klinischen Untersuchungen. Doch wird auch hier wie schon mehrfach betont, das Mißverhältnis zwischen Röntgenbefund und erheblicher Sputummenge einerseits und dem dann negativen Bacillenbefund gegen Tuberkulose und für Unspezifität der Verschattung sprechen.

33jährige, unverheiratete Frau. Krankheitsfälle an Tuberkulose nicht in der Familie. Mit 17 Jahren hatte die Patientin einen „Lungenkatarrh“ und war ein Vierteljahr an der Nordsee zu dessen Ausheilung. Zwei Jahre später „Lungenspitzenkatarrh“ auf der rechten Seite und ein Vierteljahr in einer Heilstätte. Dann aber bis jetzt gesund. 10 Tage vor der Krankenhausaufnahme erkrankte die Patientin mit Kreuzschmerzen, allgemeiner schwerer Mattigkeit, Unruhe. Appetit- und Schlaflosigkeit. Starke Nachtschweiße. Temperaturen bis 40,0°. Dabei Stiche in der Brust. Erst starker Reizhusten, dann auch geballter, gelbweißer Auswurf.

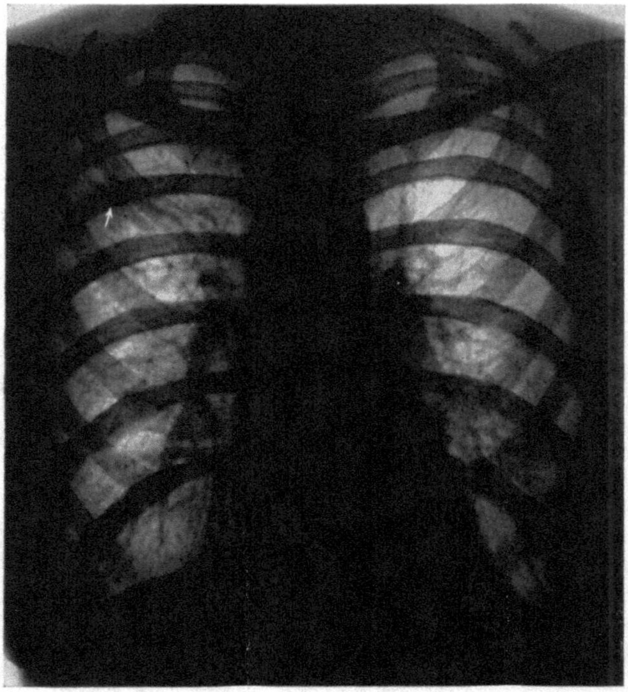

Abb. 58. E. K. Lungenabszeß im rechten Oberlappen, Heilungsstadium

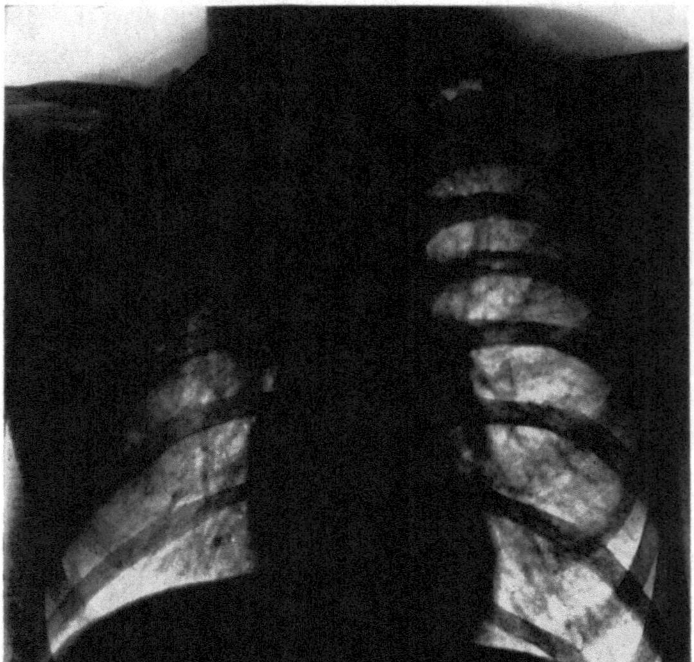

Abb. 59. F. K. Exsudative Tuberkulose des rechten Oberlappens

Nach dieser Vorgeschichte müßten wir das Röntgenbild als eine Tuberkulose deuten, wenn auch die darin angeführten tuberkulösen Vorerkrankungen nicht sicher als solche angesprochen werden dürfen. Bei der körperlich konstitutionell minderwertigen Patientin war man wahrscheinlich ärztlicherseits leicht geneigt, eine irgendwie geartete schwerere Beeinträchtigung des Allgemeinbefindens als durch Tuberkulose verursacht anzusehen. Die stürmischen Erscheinungen, mit denen die jetzige Erkrankung begann, würden allerdings wieder mehr in das Krankheitsbild der Pneumonie fallen, ohne daß aber deshalb eine Tuberkulose auszuschließen wäre. Die Ergebnisse der Aufnahmeuntersuchung, Schallverkürzung, Knisterrasseln, Hyperleukocytose mit starker Linksverschiebung, führte uns differentialdiagnostisch nicht weiter. Es blieb nichts anderes übrig, als symptomatisch zu behandeln und den weiteren Verlauf abzuwarten.

Die **Abb. 58 (E. K.)** ist 3 Wochen nach der Abb. 57 aufgenommen worden. Der Vergleich beider Filme ermöglicht es jetzt, eine einwandfreie Diagnose zu stellen. Die in Abb. 57 sichtbar gewesene Verschattung kann nur einer unspezifischen Pneumonie entsprochen haben. Denn sie ist einige Wochen später vollkommen verschwunden. Nur einige Streifenschatten künden noch von dem überstandenen Infiltrat.

Vergleichen wir die Abb. 57 mit der nun folgenden **Abb. 59 (F. K.)** einer Tuberkulose, so sehen wir erst, wie gering der grundsätzliche Unterschied beider Schattenarten in dieser Gegend der Lunge ist. Zwar herrschen hier die Flecke vor, die, vereinzelt stehend oder zu Gruppen zusammengeflossen, die Verschattung hervorrufen. Die Abgrenzung gegen das Unterfeld ist noch unbestimmter, die Lappengrenze ist nirgends markiert. Hier würde unter den drei genannten Möglichkeiten für die Entstehungsursache des Infiltrates die Tuberkulose allerdings zuerst genannt werden müssen. Das Röntgenbild eines z. T. aus Fleckschatten bestehenden Carcinoms gibt Abb. *69* wieder.

Sehr lehrreich ist die Vorgeschichte dieses Krankheitsfalles insofern, als sie zur richtigen Deutung nur sehr wenig beiträgt.

Der 30jährige Patient stammt aus einer lungengesunden Familie. Er ist bis 8 Tage vor Einlieferung in das Krankenhaus nie krank gewesen. Mehr oder minder plötzlich bekam er Schmerzen beim Schlucken, so daß er drücken mußte wie bei einer Halsentzündung, ehe der Bissen herunterging. Da er aber sich sonst nicht krank fühlte, insbesondere nicht fiebrig fühlte, blieb er bei seiner Arbeit. Erst als er heiser wurde, ging er zum Arzt, der die sofortige Krankenhausaufnahme veranlaßte.

Hier ermöglichte allerdings schon die erste Sputumuntersuchung, die positiv ausfiel, die richtige Deutung des Krankheitszustandes und des Röntgenbildes und machte weitere Beobachtung nur zur Diagnosenstellung überflüssig. Das Röntgenbild 4 Wochen später zeigte die Verschattung unverändert, eher verstärkt.

Sehr viel sicherer wäre die Differentialdiagnose einer Lungentuberkulose aus dem Röntgenbild allein, wenn auch die linke Seite eindeutige tuberkulöse Veränderungen aufzuweisen hätte. Das ist nicht der Fall. Wir sehen nur eine allerdings sehr ausgeprägte Vermehrung der Lungenzeichnung. Eigentliche Fleckschatten fehlen aber.

Besondere Schwierigkeiten bietet die Abgrenzung zwischen unspezifischem Infiltrat und der Lungentuberkulose in der nun folgenden **Abb. 60 (G. L.)**. Die Aufnahme muß von einem Jugendlichen stammen, da der

1. Knorpel der 1. Rippe noch unverkalkt ist.

Der knöcherne Thorax ist konstitutionell unauffällig. Glatte Zwerchfelle, Herzschatten im Bereich des Normalen, relativ klein, sonst o. B. Beide Hili stark ausgeprägt. Im linken einige Kalkflecke. Vom linken Hilus geht die normale Ausstrahlung in Ober- und Unterfeld. Sonst ist die linke Lunge frei von umschriebenen Veränderungen. In der rechten Lunge ist das Ober-

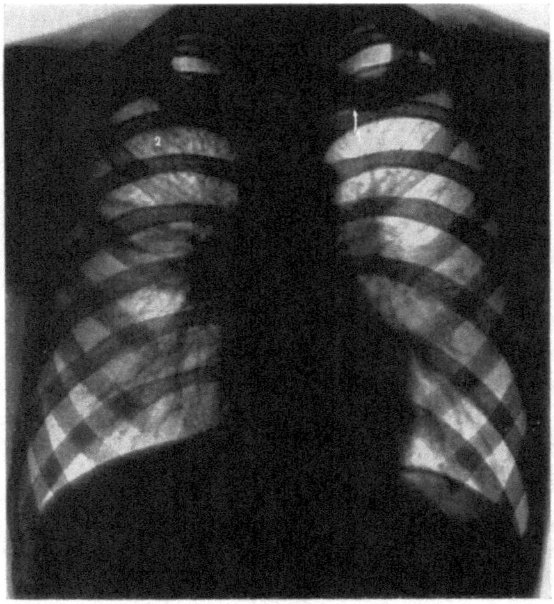

Abb. 60. G. L. Unspezifische Pneumonie des rechten Oberlappens

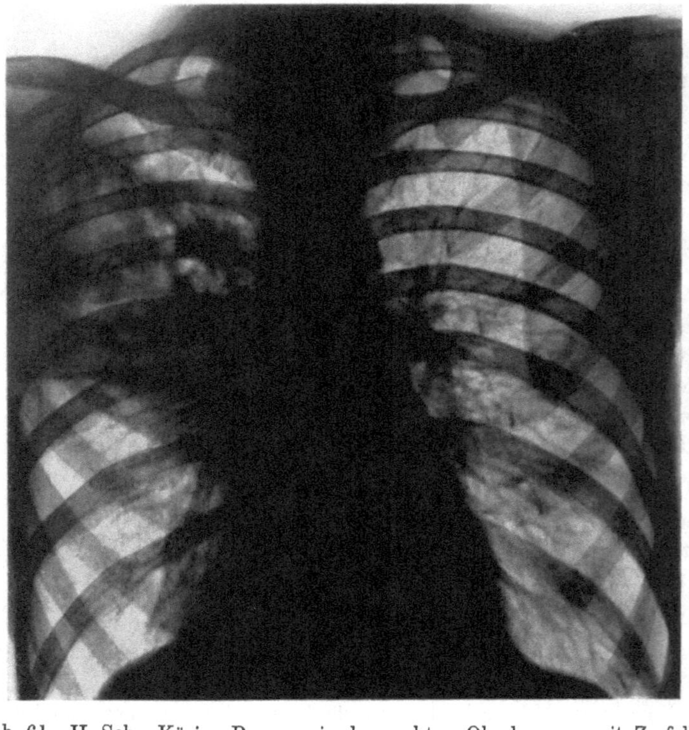

Abb. 61. H. Sch. Käsige Pneumonie des rechten Oberlappens mit Zerfall

feld von einem dichten „Strahlenkegel" eingenommen, dessen einzelne Streifenschatten bis zur Peripherie zu verfolgen sind. Hier sind auch einzelne

2. Fleckschatten

erkennbar. Die Ausstrahlung des Hilus in das Unterfeld ist als normal zu bezeichnen.

Eine Schattenanordnung dieser Art, Flecke in der Peripherie, die durch Streifenschatten mit dem Hilus verbunden sind, gilt als einigermaßen typisch für die Lungentuberkulose, so daß eine weitere Aufnahme von demselben Patienten nur 6 Tage später gewonnen, eine Überraschung darstellte. Die Fleckschatten waren verschwunden. Auch von den Streifen war nur wenig übrig geblieben. Nur der rechte Hilus war noch „verbreitert". Er zeigte an, daß sich hier einmal eine Entzündung abgespielt hatte.

Der Film stammt von einem 14jährigen, körperlich allerdings wenig entwickelten Knaben, der aus einer lungengesunden Familie stammt und seit 3 Wochen vor der Aufnahme hustete, fieberte, schwitzte und an Gewicht verlor. Auskultation und Perkussion ergaben keine sichere Abweichung von der Norm.

Blutbild: Ery. 3,9, Hb. 75, Lk. 8800, B. 1, Eo. 5, Jgl. 1, St. 6, Segt. 34, Ly. 46, Mo. 7. Sputum spärlich grauweiß, frei von Tbc.-Bacillen. Temperaturkurve zwischen 36,2 und 38,6°. Brustwickel, Prontosil in Tabletten und täglichen Injektionen. Nach 5 Tagen entfiebert, völlig beschwerdefrei.

Also auch hier ergab erst der Verlauf, erst der Vergleich eines später aufgenommenen Films mit dem zu deutenden Befund die richtige Diagnose einer unspezifischen Bronchopneumonie mit Peribronchitis.

Wir sehen Bilder dieser Art sowohl bei der Rückbildung lobärer Pneumonien, wie vor allem auch bei der Grippepneumonie. Die Vieldeutigkeit der Veränderungen macht es hier notwendig, die Vorgeschichte und den klinischen Befund zu kennen.

Abb. 61 (H. Sch.) Erinnern wir uns daran, daß wir wegen der doch noch gerade erkennbaren scharfen Abgrenzung der Verschattung in Abb. 57 eine unspezifische Pneumonie für das Wahrscheinlichste gehalten haben und schlagen wir weiter nach zur Abb. 43, in der wir eine typische Oberlappenpneumonie darstellten, so wirkt dieses Bild hier in Abb. 61 wie eine Wiederholung. Eine ganz besonders deutliche Grenze scheidet hier die Verschattung im Oberlappen rechts vom Unterfeld. Die Verschattung hellt sich, wie wir das auch von dem erwähnten Röntgenbild der sich lösenden Pneumonie kennen, gegen die Spitze auf, so als ob die der Verschattung zugrunde liegenden Entzündungsmassen nach unten abgesackt wären. Die linke Lunge ist frei von bemerkenswerten Veränderungen. In der linken Spitze sind nur die Schatten des Kopfnickers erkennbar. Anzeichen einer Tuberkulose, also Herdschatten, fehlen. Sie sind auch in der Verschattung rechts oben nicht zu sehen. Diese macht vielmehr den Eindruck, als ob eine ursprünglich homogene Verschattung an einzelnen Stellen unregelmäßig aufgelöst worden wäre. Einen ähnlichen Schatten haben wir „gemausert" genannt. Auch er gehörte zu einer sich lösenden unspezifischen Pneumonie.

Einer solchen Auffassung würde auch die Vorgeschichte entsprechen. Der 30jährige Patient stammt aus einer lungengesunden Familie, hatte als Kind Masern und Scharlach, ist später aber „mit Ausnahme kleiner Erkältungen" immer gesund gewesen. 3 Tage vor der Aufnahme legte sich der Patient nieder, „weil er sich allgemein schwach fühlte". Er hustete und ließ den Arzt kommen, der sofortige Krankenhausaufnahme wegen „Lungenentzündung" veranlaßte. Hier kam er in einem äußersten Schwächezustand an und konnte kaum vernommen werden. Im Sputum: Tbc. +++.

Damit war die Diagnose einer Tuberkulose gesichert.

Rückschauend erkennen wir freilich doch einen gewissen Unterschied gegenüber den Bildern der sich lösenden Pneumonie. In Abb. 61 fällt einmal das Vorliegen einer weichfleckigen Lungenzeichnung auf und dann das Vorhandensein zahlreicher Aufhellungen, die Einschmelzungen entsprechen. Selbst wenn wir berücksichtigen, daß Einschmelzungen im Verlaufe jeder Pneumonie vorkommen können, ohne daß jedesmal ein Abszeß klinisch in Erscheinung tritt, finden sich so zahlreiche Einschmelzungen doch eigentlich nur bei der Tuberkulose. So lange eine Höhlenbildung in der Lunge nicht sicher als unspezifische Zerfallshöhle bestimmt ist durch klinische (Sputumuntersuchungen) und röntgenologische Kontrollen, ist sie als tuberkulöse Kaverne aufzufassen. Dieser Grundsatz ist gerade von dem weniger Geübten unbedingt zu beachten, wenn keine Fehldiagnosen und Enttäuschungen auftreten sollen.

D. Das Mittelfeld

Die einseitige Verschattung des Mittelfeldes

Sie besteht in einem meistens keilförmig, aber auch bandartig vom Hilus ausgehenden, beim Keil diesem mit der Spitze aufsitzenden Schatten von wechselnder Intensität, wobei der Unterschied in der Schattendichte abhängig ist sowohl von dem Charakter des Prozesses als auch von dessen verschiedenen Stadien. Zur Differentialdiagnose steht hier vorwiegend die Tuberkulose und die unspezifische Entzündung, wobei die Tuberkulose mit Absicht an erster Stelle genannt ist. Die Ausdehnung der Verschattung entspricht dem Versorgungsbereich eines Bronchus, wobei die Bandform allerdings diese Entstehung kaum mehr vermuten läßt. In der Keilform tritt sie deutlicher hervor. Nicht der gesamte Umfang der Verschattung wird durch ein entzündliches Infiltrat bedingt. Auch die infolge der mangelnden Luftzufuhr durch den verstopften Bronchus (Bronchusstenose) zusammengefallenen und dadurch dichter gewordenen Lungenteile der Peripherie (Atelektase) nehmen an der Verschattung teil.

Diese keilförmige Verschattung darf als das Röntgenbild der Bronchopneumonie angesehen werden, falls wir den Begriff dieser Bezeichnung dem Namen genau angleichen: eine im Versorgungsgebiet eines größeren Bronchialastes auftretende Entzündung. Diese kann nun einmal aus sich selbst entstanden sein, oder ein Hindernis im Bronchus selbst führt sekundär erst zur Luftverarmung, Sekretstauung und damit zur Entzündung des versorgten Abschnittes. Solche Hindernisse sind gegeben in einem in die Luftröhre eingedrungenen Fremdkörper oder einem Bronchialcarcinom oder in einer Kompression des Bronchus von außen durch Drüsenschwellung im Hilus, Tumor, Aneurysma usw.

Auch Bilder dieser Art erlauben eine Deutung nur im Zusammenhang mit den übrigen Untersuchungsergebnissen, der Vorgeschichte und oft nur durch den Verlauf. Für Pneumonie und gegen Tuberkulose spricht der plötzliche Beginn aus voller Gesundheit mit hohem Fieber, der meistens sehr dickliche, aber bacillenfreie Auswurf, die dem akuten hochfieberhaften Krankheitsbild entsprechende starke Hyperleukocytose und Linksverschiebung im Blutbild. Doch können diese Zeichen täuschen. Auch das tuberkulöse (Früh-) Infiltrat dieser Röntgenform kann hoch fieberhaft beginnen, sich auch sonst nicht sehr von der unspezifischen Bronchopneumonie unterscheiden. Ist reichliches Sputum vorhanden, so sollte dieses bei sorgfältiger Untersuchung Tuberkelbacillen entdecken lassen, falls die Verschattung im Röntgenbild spezifischer Natur ist, während andererseits dauernde Bacillenfreiheit bei reichlichem Sputum die harmlosere Bronchopneumonie anzunehmen erlaubt. Für die Bronchusstenose durch Tumor ist der ganz auffällige, quälende Hustenreiz ohne oder mit nur geringem Auswurf bezeichnend, wobei das Sputum eine eigentümliche „himbeergeleeartige" Farbe und Konsistenz zeigen kann. Blutauswurf darf aber nicht ohne weiteres für die Diagnose eines Bronchialcarcinoms verwandt werden. Jedes forcierte Husten kann Blutauswurf erzeugen und auch rein entzündliche Infiltrate mit reichlich eitrigem Auswurf gehen mit Blutauswurf einher, z. B. der Lungenabszeß, der Infarkt und beim Vorliegen von Bronchiektasen. In der Tat werden wir gerade bei Röntgenbildern dieser Art nicht selten den klinischen Zeichen einer abszedierenden Entzündung mit Schüttelfrösten im Beginn, reichlichem geballten, eitrigem groben Sputum ad fundum petens und dem entsprechenden Blutbild begegnen.

Eine Röntgenverschattung mit diesem klinischen Bild kann nur völlig verschwinden im Einvernehmen mit der Besserung auch der übrigen Krankheitszeichen. Dann wird es sich wohl meistens um einen unspezifischen Prozeß gehandelt haben. Nicht immer. Auch das tuberkulöse Frühinfiltrat kann völlig ausheilen, und zwar auch in der Zeit, in der wir die Heilung einer unspezifischen Bronchopneumonie erwarten. Wir behandeln Patienten mit diesen Röntgenbildern zunächst als Lungenentzündung ohne Rücksicht auf die Ätiologie, als Abszeß, wenn entsprechende Eiterungen auftreten und werden die Notwendigkeit zu besonderen Maßnahmen, wie Pneumothorax, Heilstättenkur oder Röntgenbehandlung wegen Bronchialcarcinom erst aus dem Verlauf entnehmen, die Diagnose also in der Schwebe lassen. Natürlich fällt diese Hemmung fort, falls der tuberkulöse Charakter der Verschattung sich aus entsprechenden Veränderungen der Gegenseite erkennen läßt oder höheres Lebensalter (das Bronchialcarcinom ist ein Carcinom höherer Lebensalter) mit schleichendem, sich über Monate hinziehendem Verlauf bei Abwesenheit stürmischer Entzündungssymptome das Bronchialcarcinom auch ohne Beachtung der Entwicklung anzunehmen erlaubt.

Diese Erörterung war notwendig, da es absolut verläßliche Röntgenzeichen zur Unterscheidung der besprochenen anatomischen Grundlagen für die Entstehung der isolierten band- oder keilförmigen Verschattung des Mittelfeldes nicht gibt.

Randständige homogene Verschattung im Mittelfeld

Abb. 62 (G. R.) gibt ein eindeutig zu bestimmendes Röntgenbild wieder. Eine eirunde, homogene Verschattung liegt nach allen Seiten, auch nach medial, scharf abgesetzt in der linken Lunge. Und zwar erscheint sie hier wie von außen eingedrückt. Die noch nicht von ihr eingenommenen Teile der linken Lunge zeigen keinerlei Reaktion. Die linke Spitze und die Hälfte des linken Unterfeldes, die noch sichtbar ist, enthalten normales Lungengewebe. In der rechten Lunge ist überhaupt keinerlei Abweichung von der Norm zu erkennen. Auch fehlt jedes Zeichen einer Pleurareizung: Beide Komplementräume sind klar erkennbar. Die Verschattung selbst ist homogen. Einzelheiten sind in ihr nicht erkennbar. Ihre Konfiguration vermittelt den Eindruck, als ob ihr eine weiche, formbare Masse zugrunde liege, die sich beim Wachstum den Thoraxgrenzen anpassen mußte.

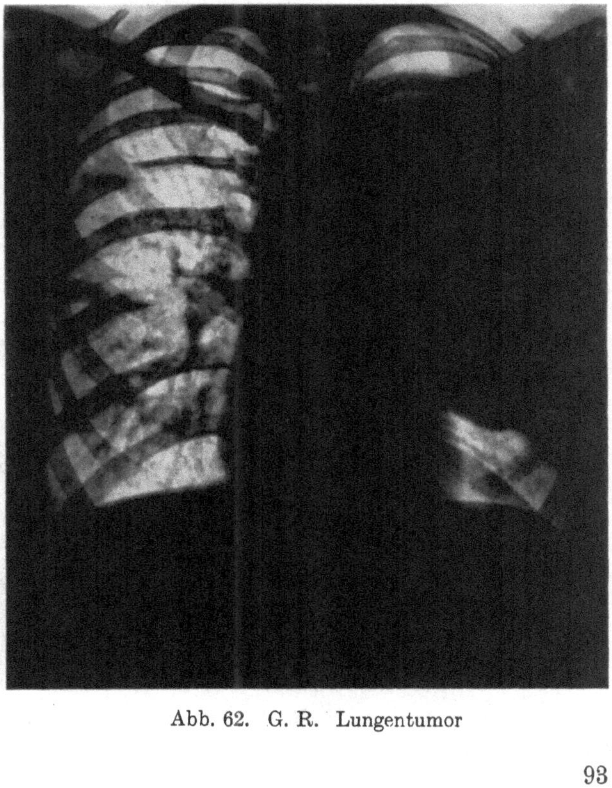

Abb. 62. G. R. Lungentumor

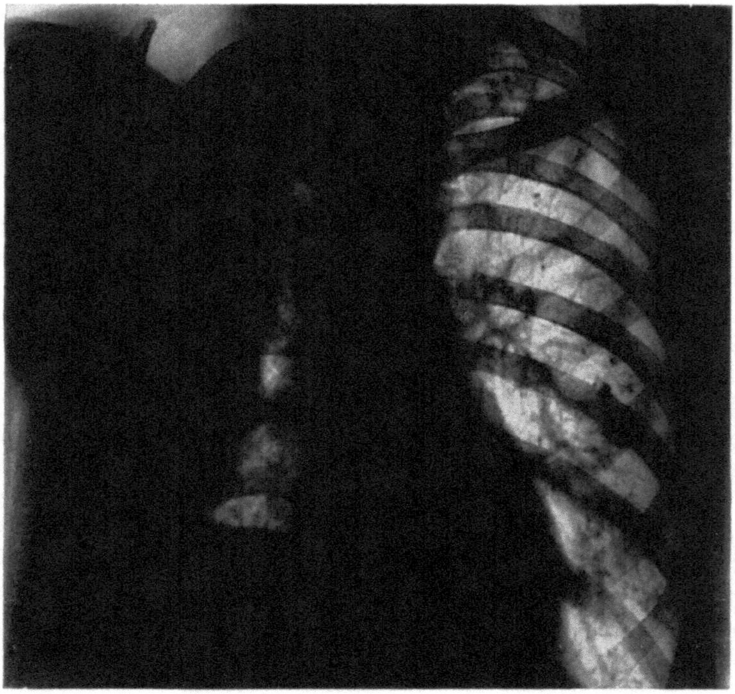

Abb. 63. K. Sch. Rechtsseitiger Oleothorax bei produktiver (verkalkter) Lungentuberkulose

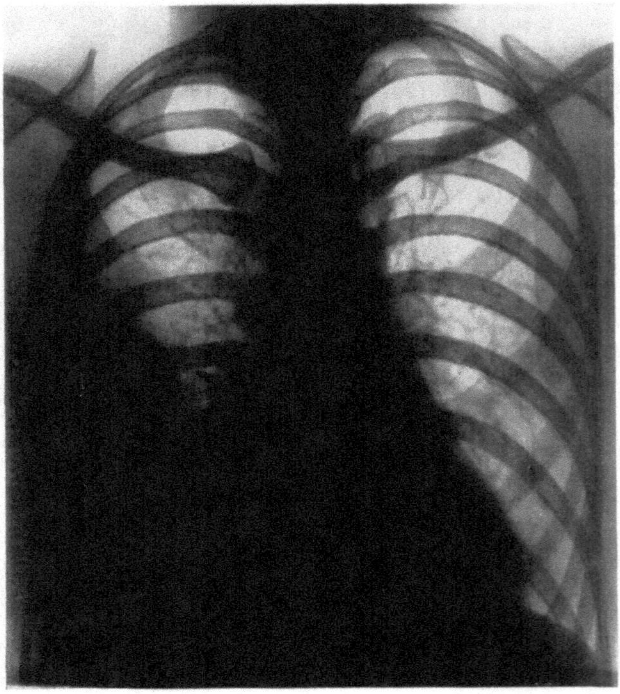

Abb. 64. H. H. Randständiges, abgesacktes Exsudat rechts

Ein solches Bild kann nur durch einen Lungentumor, d. h. durch eine sich im Lungengewebe entwickelnde Geschwulst gebildet werden, wobei allerdings zur Geschwulst auch die Cyste gerechnet werden soll. Ihr Charakter ist gegeben durch die allseitige scharfe Begrenzung und die Fremdkörpereigenschaft, die durch die mangelnde Reaktion des umgebenden Lungengewebes gekennzeichnet wird. Die Abbildung gehört zu einer Reihe von Beobachtungen desselben Krankheitsfalles, dem auch die Abb. 37 angehört, ein späteres Stadium, in dem bereits die gesamte linke Lunge vom Tumor eingenommen ist. Das Bild eines kleineren Tumors, der allerdings nicht zu dieser Reihe gehört und der infolge seiner Kleinheit durch den Thorax nicht deformiert wurde, sondern die charakteristische kreisrunde Gestalt bewahrt hat, gibt auch die Abb. 80.

Abb. 63 (K. Sch.) ähnelt der oben besprochenen auf den ersten Blick sehr. Auch hier eine homogene Verschattung, die allseitig scharf, wenn auch nicht so scharf wie in Abb. 62 abgesetzt ist. Es unterscheidet dieses Bild sich aber von dem vorhergehenden durch den Zustand des von dieser Verschattung noch nicht eingenommenen Lungengewebes. Es ist in einem nur kleinen Spalt entlang dem Mittelschatten erkennbar und wabig gezeichnet mit kleinen, teils kalkdichten Flecken. Die rechte Spitze ist ebenfalls homogen verschattet. Dann ist auch das linke Lungenfeld keineswegs „normal". In der linken Spitze sitzt eine Anzahl von Kalkflecken. Zahlreiche Kalkfleckchen finden sich auch im linken Mittel- und Unterfeld. Das Bild erinnert an die Abb. 117, das Beispiel für eine produktive Tuberkulose, bei dem aber gleich darauf hingewiesen wurde, daß Bilder dieser Art kaum zur Erklärung irgendwelcher Krankheitszeichen herangezogen werden dürfen. Was wir hier sehen, sind Endzustände einer Tuberkulose, die sich klinisch kaum mehr ausdrücken. Hier genügt dieser Befund aber, um die Diagnose zu klären. Was wir auf der rechten Seite dieses Bildes vor uns haben, ist kein Tumor, sondern die Folgeerscheinung eines Eingriffes zur Behandlung einer Lungentuberkulose: ein Oleothorax. Dasselbe Bild macht die Plombe. Röntgenologisch sind beide Behandlungsfolgen nur schwer vom Tumor zu trennen, wenn man eben nur die Verschattung betrachtet. Allerdings könnte die fehlende gleichmäßig scharfe Begrenzung als Unterscheidungsmerkmal dienen. Gerade bei der Plombe ist diese Begrenzung aber ungewöhnlich scharf. Was uns aber in Abb. 62 ausschließlich für die Diagnose Tumor bestimmte, war die Abwesenheit jeglicher tuberkulöser Veränderungen in der Lunge, und was uns veranlaßt, in Abb. 63 einen Oleothorax anzunehmen, ist eben die Gegenwart dieser tuberkulösen Veränderungen. Allerdings wäre die Diagnose sofort unsicher, wenn der Tumor in Abb. 62 die Spitze mitergriffen hätte. Dann könnte man denken, daß der Schatten der Plombe die tuberkulösen Veränderungen deckte. Merkwürdig wäre dann aber die Abwesenheit pleuritischer Veränderungen an der Basis, und schließlich ist es nicht ausgeschlossen, daß in Abb. 63 ein Tumor neben der Tuberkulose besteht, gerade auch weil die sicher erkennbaren tuberkulösen Veränderungen den Eindruck längst überstandener, ruhender Prozesse machen. Aber diese Schwierigkeiten entfallen sofort bei einer kurzen Befragung des Patienten. Er weiß natürlich, ob er einen Oleothorax oder eine Paraffinplombe trägt, zumindesten weiß er, daß er seiner Lungentuberkulose wegen behandelt worden ist. Verneint er diese Frage, so kann es sich bei Verschattungen dieser Art nur um einen Tumor handeln.

Dieselbe Überlegung gilt für die Deutung der **Abb. 64 (H. H.)**. Sie hat allerdings mit den beiden besprochenen Abbildungen nur einen losen Zusammenhang. Die Verschattung ist bedeutend kleiner. Dieser geringe Umfang allein erlaubt es nun, noch ein weiteres Medium neben der Tumormasse, dem Paraffin, dem Öl, als Verschattungsursache heranzuziehen, nämlich das Exsudat, die Ausschwitzung der entzündeten Pleura. Folgen wir in diesem Falle wieder einmal unserer Methode der Bildanalyse durch ein sorgfältig abmalendes Röntgenprotokoll:

Knöcherner Thorax ohne Befund. Glattes linkes Zwerchfell. Rechtes Zwerchfell nicht abgrenzbar. Ihm sitzt lateral eine homogene Verschattung auf, die in Faustgröße sich nach der Mitte zu vorwölbt. Lateral sitzt diese Verschattung direkt der seitlichen Thoraxbegrenzung auf. Nach medial ist sie scharf abgegrenzt durch eine halbkreisartige, konvexe Linie. Sonst ist die Lungenzeichnung sowohl rechts wie auch links unauffällig.

Der Herzschatten ist anscheinend normal, wenn auch sein rechter unterer Anteil durch die mangelnde Sichtbarkeit des rechten Zwerchfelles infolge der Verschattung der Beurteilung nicht zugänglich ist.

Diagnose: Die rechts unten befindliche Verschattung gleicht zwar einem Tumor, doch ist nicht ersichtlich, warum dieser dann bei seiner geringen Größe nicht mehr die typische vollkommen runde Gestalt hat. Die Verschattung sitzt vielmehr nur halbkreisartig der Pleura auf. Es ist zu vermuten, daß sie von dieser auch ausgeht. In Frage käme ein costales Sarkom (die pleurogenen Tumoren wachsen meist infiltrierend, nicht aber proliferierend, wie es diesem Schatten entsprechen würde). Dann aber auch wegen der Kleinheit der Verschattung ein abgekapselter Pleuraerguß. (Größere Pleuraergüsse bleiben nicht randständig kleben, sondern sacken nach unten ab.) Eine Paraffinplombe ist sehr unwahrscheinlich, da tuberkulöse Veränderungen, bei deren Therapie sie angelegt sein könnte, fehlen.

Die Differentialdiagnose hat also zu entscheiden zwischen einem von den Rippen ausgehenden Tumor und einem wandständigen abgesackten Pleuraexsudat. Anamnese und Punktion entscheiden.

Erstere lautet: 33jähriger Dr. rer. pol. Im Juli Schmerzen unter dem rechten Rippenbogen. Ausstrahlung nach hinten. Hohes Fieber. Erster Arzt behandelt mit Diathermie wegen Neuralgien, der zweite wegen verdorbenen Magens mit Pulvern, der dritte weist den Patienten im August dem Krankenhause ein. Punktion: geringe Mengen klaren Exsudates. Damit ist die Diagnose geklärt. Ein weiterer Röntgenfilm im Oktober zeigt nur noch einen verklebten, rechten Komplementärraum und einen streifig gezeichneten Interlobärspalt.

Aus dem Röntgenbild allein wäre die Differentialdiagnose nicht zu stellen gewesen. Allerdings ist an eine Pleuritis als Ursache dieser Verschattung nur darum zu denken, weil die randständige Verschattung relativ klein ist.

Abb. 65 (W. K.). 4 Jahre alt.

Familiengeschichte: ohne Befund. Keine Tuberkulose.

Selbst: 1936 Masern, gelegentlich leichte Erkältungen. Jetzt seit 3 Wochen krank. Beginn mit 39° Fieber. Vom Arzt wird eine „Lungenentzündung" festgestellt.

Bei der Aufnahme am 9. 2. 1937 machte das Kind keinen schwerkranken Eindruck. Es hustete etwas, keine Drüsenschwellungen, kein Exanthem. Über beiden Lungen rauhes Atemgeräusch mit trockenen bronchitischen Geräuschen. Perkussorisch keine Schallverkürzungen, keine Milzschwellung, keine meningitischen Symptome. Die Temperatur war subfebril zwischen 37,8—38,3°, nur am Aufnahmetag betrug sie 39,5°. Die Tuberkulinhautprobe war 1 : 10000 positiv. Die Senkung war stark beschleunigt. Klinisch bestand also der Eindruck einer Tuberkuloseinfektion, ohne greifbare Lokalisation.

Die Röntgenaufnahme vom 10. 2. 1937 zeigt einen auffallenden und gleichzeitig typischen Befund. Rechts im Mittelgeschoß, etwa dem Mittellappen entsprechend, erkennt man lateral an der Thoraxwand ein wolkiges Infiltrat von etwa Pflaumengröße mit unscharfer Begrenzung. Es steht durch Streifenschatten mit dem breit geschwollenen rechten Hilus in Verbindung. Die Hilusverschattung ist bogig begrenzt und gegen den Hilusschatten abgesetzt. Der Mittelschatten hinter dem Sternum ist nur gering verbreitert, eine stärkere Schwellung der paratrachealen Drüsen nicht erkennbar. Die übrige Lungenzeichnung ist etwas streifig, sonst nicht stärker verändert.

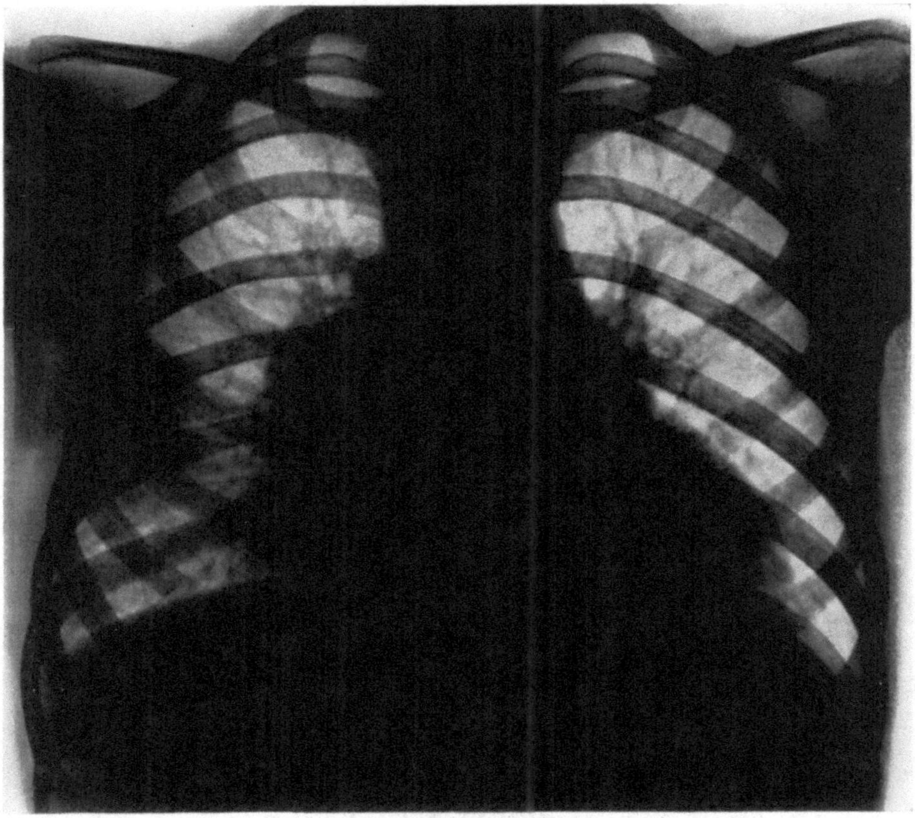

Abb. 65. W. K. Frischer Primärkomplex beim Kind

Was wir sehen, entspricht dem frischen Primärkomplex einer Tuberkuloseinfektion, dem Stadium I von Ranke. Die Anamnese spricht dafür, daß die Infektion schon mehrere Wochen zurückliegt. Die reaktive Schwellung der regionären Hilusdrüsen rechts ist voll entwickelt. Die Lokalisation subpleural in der Nähe des Lappenspaltes ist recht typisch. Nach einigen Tagen war es möglich, aus dem Magensaft kulturell Tuberkelbacillen nachzuweisen. Damit war die Diagnose, die auch nach dem Röntgenbild keine Schwierigkeiten mehr bot, gesichert.

Der weitere Verlauf mit wiederholten Röntgenkontrollen bis zum 27. 4. 1937 zeigte bei klinischer Besserung, normal werdenden Temperaturen und Rückgang der Senkung, auch einen leichten Rückgang der röntgenologischen Erscheinungen. Das Bild war aber fast 4 Monate nach dem Beginn der Erkrankung immer noch sehr deutlich. Eine Varicelleninfektion änderte den Befund nicht. Das Kind wurde im Anschluß an die Entlassung von der Lungenfürsorge verschickt.

Die indurative und später kreidige Umwandlung wird in den nächsten Monaten und Jahren vor sich gehen. Nach etwa 1—3 Jahren sehen wir dann den verkalkten Primärkomplex vorliegen, den unser Patient noch im Greisenalter aufweisen kann. Natürlich ist eine abschließende Prognose in diesem Stadium noch nicht möglich. Wir haben bereits früher darauf hingewiesen, welche Komplikationen sich noch nach dem primären Infekt einstellen können im weiteren Verlaufe und auch bei der Rückbildung des Infiltrates und der Drüseninfektion.

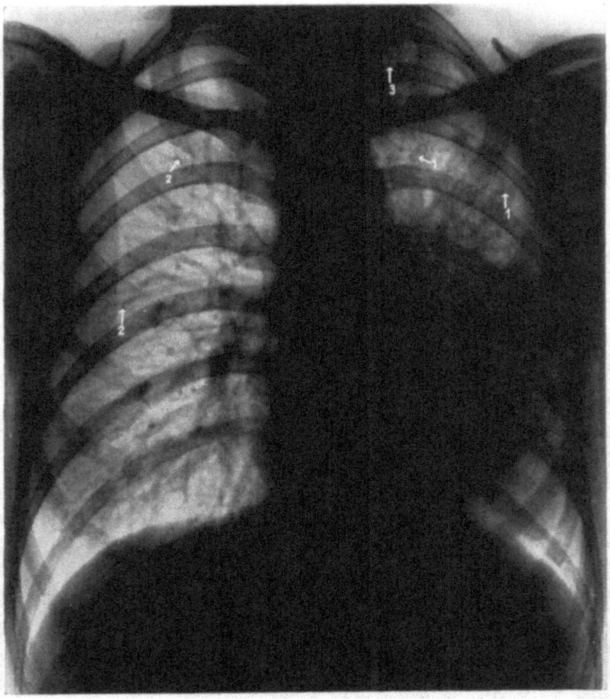

Abb. 66. M. S. Tuberkulose der linken Lunge vorwiegend exsudativ

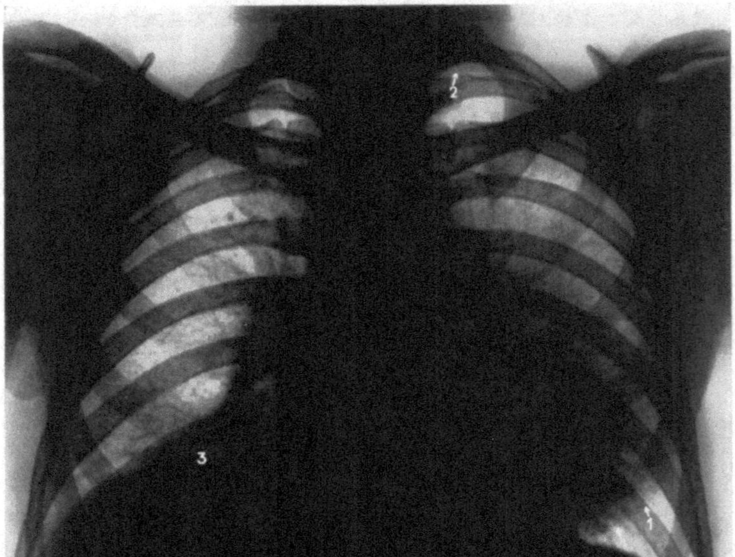

Abb. 67. W. M. Unspezifische Bronchopneumonie der linken Lunge, perihilär und im rechten Unterlappen

Keilförmige vom Hilus ausgehende Verschattung im Mittelfeld

Abb. 66 (M. S.) und **Abb. 67 (W. M.)** zeigen eine keilförmige, vom linken Hilus ausgehende Verschattung, die unscharf begrenzt ist und eine eigentümliche, wenig intensive, eher schleierartige Intensität aufweist. In Abb. *67* könnte man versucht sein, eine scharfe Begrenzung im Unterteil anzunehmen. Bei genauerer Betrachtung erweist sich aber diese scheinbare Grenze als der

1. Unterrand der linken 5. Rippe.

In der Verschattung selbst sind, wie bereits erwähnt, Einzelheiten kaum wahrnehmbar. Ganz besonders wenig differenziert ist die keilförmige Verschattung in Abb. 67. Sie besteht eigentlich nur aus einem Schleier, durch den wir die normale, vielleicht etwas verstärkte Ausstrahlung des Hilus in Ober- und Unterfeld wahrnehmen. An der übrigen Lunge ist links nichts mehr zu bemerken, insbesondere fehlen Zeichen einer Brustfellreizung. Der linke Komplementärraum ist spitz und deutlich übersehbar. Die linke Spitze ist frei von Verschattungen. Eine Schattenlinie in der Kuppel dürfen wir als

2. Begleitschatten der zweiten Rippe ansprechen. Die rechte Lunge ist frei von umschriebenen Verdichtungen. Es fällt nur auf, daß das rechte Zwerchfell nicht deutlich abgegrenzt ist — es liegt allerdings in optischer Deckung mit dem Schatten der 9. Rippe — und daß die

3. Ausstrahlung des Hilus in das rechte Unterfeld doch stark vermehrt ist.

Ein Urteil über die Natur der keilförmigen Verschattung erlauben aber diese Veränderungen nicht. Wir wissen nur und haben in der Abb. 46 ein Beispiel dafür gehabt, daß diese keilförmigen Verschattungen dem Versorgungsgebiet eines der Hilusbestandteile entsprechen, also in der Regel einem Bronchus. Es sind meist bronchogene Infiltrate. — Dasselbe können wir über die Verschattung in Abb. *66* aussagen. Gewisse Unterschiede bestehen zur Abb. 67. So ist die linke Spitze deutlich verschattet. Die keilförmige Verschattung im Mittelfeld selbst ist nicht ganz homogen. Wir können

1. einzelne Flecke unterscheiden, die zentral zusammengeflossen sind, im Oberfeld aber doch noch als solche erkennbar bleiben. Ein prinzipieller Unterschied zur Abb. 67 besteht aber nicht. Auch hier ist die rechte Lunge frei von krankhaften Veränderungen. Wir sehen nur zahlreiche

2. Gefäßpunkte.

Wenden wir unsere Aufmerksamkeit noch einmal zur linken Spitze, so sehen wir, daß die Trübung derselben eine etwa bohnengroße

3. Aufhellung enthält. Eine weitere Aufhellung findet sich infraclavikulär seitlich in Höhe der 2. Rippe vorn.

Auch hier erlaubt das Röntgenbild für sich nur die Feststellung einer bronchogenen Verschattung. Zur Differentialdiagnose stehen: Tuberkulose (Kavernenerscheinungen!), unspezifische Bronchopneumonie, aber auch, wie wir noch sehen werden, der Tumor. Es entscheidet zwischen diesen Möglichkeiten die Anamnese und der weitere Verlauf.

Diese lauten:

Zu Abb. *66*: 28jährige Frau, die wiederholt „Katarrhe" hatte. Vor 4 Jahren deshalb auch Röntgenuntersuchung der Lungen. Damals soll das Röntgenbild nichts von einer Lungentuberkulose gezeigt haben. In den letzten Monaten wieder dauernd Husten, Fieber, Gewichtsverlust. Deshalb Krankenhausaufnahme. Sputum: Tbc. positiv.

Zu Abb. *67*: 23jähriger Mann. Früher nie krank gewesen. Aus voller Gesundheit plötzlich Fieber, auch „Schüttelfrost", erst nur Reizhusten, dann starker Auswurf. Trotz eingehender wiederholter Untersuchungen wurden Tbc.-Bacillen nie nachgewisen.

Es liegt also in Abb. 66 eine Tuberkulose, in Abb. 67 eine Bronchopneumonie vor.

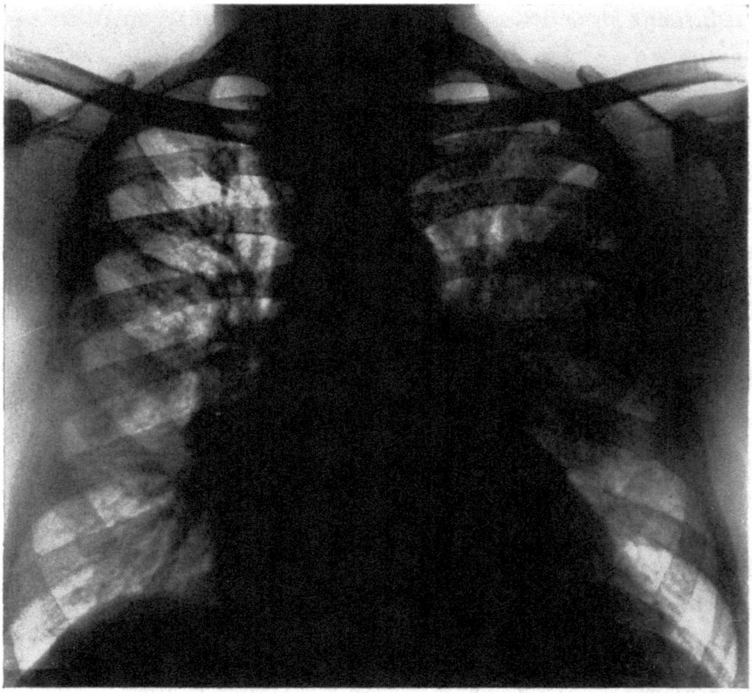

Abb. 68. I. F. Stauungslunge bei Herzinsuffizienz. Infarktpneumonie im linken Mittelgeschoß. Stauungshilus beiderseits

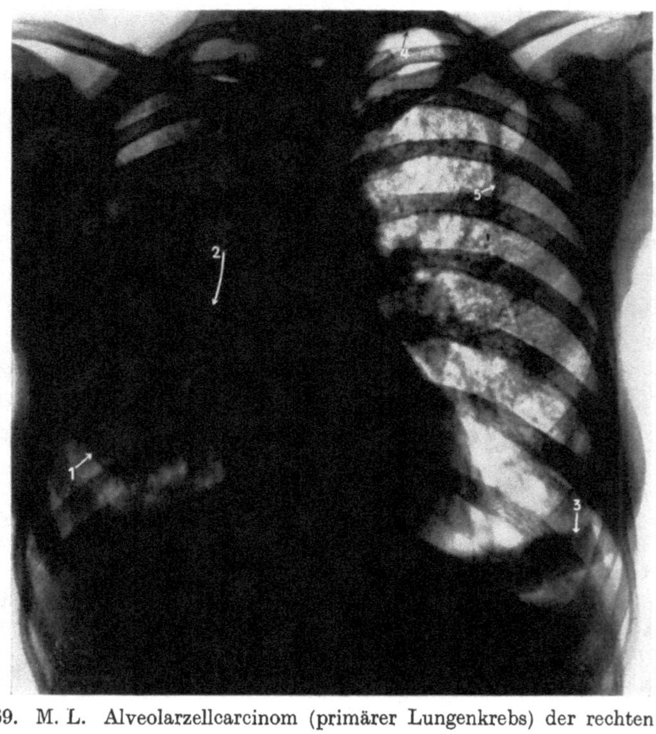

Abb. 69. M. L. Alveolarzellcarcinom (primärer Lungenkrebs) der rechten Lunge

Nicht so sehr die Vorgeschichte als das Mißverhältnis zwischen dem auffälligen Röntgenbild mit reichlicher Sputummenge und dem tuberkulosenegativen Resultat der bakteriologischen Auswurfuntersuchung sind es, die die Diagnose bestimmen. Diese Formen der Bronchopneumonie stellen in der Morphologie der Lungentuberkulose akut entzündliche Prozesse dar, die zu einer Bacillenauscheidung führen müssen. Die Abwesenheit von Bacillen also würde — vorausgesetzt, daß sorgfältig untersucht wird — dem Ausschluß einer Tuberkulose gleichkommen und es erlauben, eine unspezifische Lungenentzündung anzunehmen. Ein weiteres Hilfsmittel zur Klärung dieser Fälle ist die Beobachtung. Unspezifische Bronchopneumonien heilen in der Regel — es gibt allerdings hartnäckig rezidivierende Formen — auffällig schnell ab. So war auch in unserem Falle der Abb. 67 nach 10 Tagen von der Verschattung kaum mehr etwas nachzuweisen.

Um noch einmal auf die Vorgeschichte zurückzukommen, so kann gewiß auch eine Lungentuberkulose ohne Vorboten, ohne daß früher „mit der Lunge etwas war", in dieser Form röntgenologisch und klinisch auftreten, ebenso können auch die Angaben in der Vorgeschichte der Abb. 66 dahin gedeutet werden, daß es sich hier um einen lymphatischen Typ mit Neigung zu Katarrhen handelt, der wohl einmal auch eine unspezifische Pneumonie dieser Art durchmachen kann. Was entscheidet, ist der Sputumbefund bei reichlichem Auswurf und akuten klinischen Erscheinungen. Die letzte Sicherheit gibt dann die weitere Beobachtung und ein weiteres Röntgenbild 14 Tage später.

Abb. 68 (I. F.) zeigt die Dreieckform der Verschattung besonders schön. Wie ein Fächer breitet sich im linken Mittelfeld eine Verschattung aus, die wie aus einzelnen Streifen zusammengesetzt erscheint. Es besteht eine gewisse Ähnlichkeit mit der Abb. 66, einer bronchopneumonischen Tuberkulose. Der wesentliche Unterschied zwischen beiden Filmen liegt in der Konfiguration des Mittelschattens. Dieser ist hier gewaltig groß, breit nach links, aber auch nach rechts ausladend. Auch unterscheidet sich in beiden Aufnahmen die rechte, also gesunde Seite, nicht unerheblich dadurch, daß wir zwar auch in dem Falle der Lungentuberkulose eine gewisse Vermehrung der Lungenzeichnung feststellen konnten, hier aber ohne Zweifel eine ganz besonders ausgeprägte Vermehrung und Verdichtung der Lungenzeichnung sehen. Die Streifenschatten der Lungenzeichnung überwiegen derart, daß die Rippenschatten kaum zu erkennen sind. Was wir hier vor uns haben, ist eine Stauungslunge auf Grund einer Herzinsuffizienz mit dilatiertem und hypertrophiertem Herzen. Wir werden noch Gelegenheit haben, solche Bilder im einzelnen zu besprechen. Eine Stauungslunge nun schließt eine progrediente Lungentuberkulose mit großer Wahrscheinlichkeit aus. Es scheint, als ob die Blutüberfüllung der Lunge der Ansiedlung des Tuberkelbacillus hinderlich ist. Also dürfen wir die Ähnlichkeit dieses Bildes mit dem der bronchopneumonischen Lungentuberkulose als nur oberflächlich ablehnen. Wohl aber bringt uns der Herzbefund auf eine besondere Ursache der Bronchopneumonie, nämlich die Infarktpneumonie. Um eine solche könnte es ich in diesem Falle handeln, wenn auch die Vorgeschichte nur anzugeben weiß, daß der Patient seit Jahren wegen Hypertonie und Niereninsuffizienz in Behandlung steht. Die Beobachtung ergab eine Isosthenurie, einen stark erhöhten Rest-N, einen riesigen Wasserumsatz, schwere Atemnot, die sich erst auf Strophantin-Caloroseinjektionen besserte. Einen typischen Infarkt haben wir zwar klinisch nicht beobachtet. Doch würde das Röntgenbild auch dem anatomischen Bild des Lungeninfarktes, der gewöhnlich Keilform zeigt, entsprechen. Es fehlt noch die begleitende Pleuritis, die selten bei der Infarktpneumonie vermißt wird.

Abb. 69 (M. L.) gibt einen Sonderfall der keilförmigen Verschattung im Mittelfeld wieder und einen Sonderfall der Bronchopneumonie überhaupt. Diesmal ist es die rechte Seite, die von der Verschattung befallen ist. Die Verschattung ist mehr oder minder homogen, allerdings mit der Einschränkung, daß das Zentrum schattendichter ist als die Peripherie. Dasselbe haben wir ja auch bei den anderen Beispielen keilförmiger Verschattungen erlebt. Im Unterfeld scheint die Verschattung scharf abgesetzt zu sein. Bei näherer Betrachtung erweist sich diese scheinbare Begrenzungslinie als der Unterrand der

1. 6. vorderen Rippe.

Was nun dieses Bild von den anderen unterscheidet, ist ein geringfügiger, aber doch anmerkungsfähiger Umstand: Das Zentrum der Verschattung liegt außerhalb des Hilus. Zwischen rechter Herzbegrenzung und der Verschattung liegt eine

2. schmale Aufhellungszone. Die Verschattung scheint also nicht, wie alle anderen Röntgenbilder dieser Serie erkennen ließen, durch einen bronchogenen Prozeß verursacht worden zu sein, sondern in der Lunge selbst zu sitzen, von wo aus sie sich nach lateral und medial entwickelt hat. Wir suchen, wie schon so oft, in der freigebliebenen anderen Lunge nach irgendwelchen Zeichen, die uns die Frage nach der Natur der Verschattung auf der anderen Seite zu beantworten erlaubt. Zunächst fällt uns auf, daß

3. das linke Zwerchfell hochgezogen ist. Der linke Komplementärraum ist nicht sichtbar. Also hat sich hier eine Pleuritis abgespielt. Auch in der Kuppel der linken Spitze finden wir ja die charakteristischen

4. zackigen Schatten der Pleuraspitzenschwiele. Der linke Hilus tritt als breites Schattenband stark hervor und von hier aus gehen zahlreiche Streifen, die sich zu einem Netz verbinden, zur Peripherie. Auch links könnte man infolgedessen von einer keilförmigen Verschattung sprechen, neben dieser streifigen Wabenzeichnung. Daneben ist

5. der Schatten der Scapula sichtbar.

Was ist das nun? Sicher keine Tuberkulose! Diese wabenartige Anordnung der Verschattung ist der Tuberkulose fremd. Dagegen erinnern wir uns sehr ähnlicher Bilder bei der Besprechung des Bronchialcarcinoms (Abb. 31). Die Streifen und Waben könnten wohl „Carcinomfüßchen“ sein, zumal die Schwellung im linken Hilus daran denken läßt, daß sich hier ein Bronchialcarcinom entwickelt. Wäre die rechte Seite „normal“, so wäre das die wahrscheinlichste Diagnose. Sie wird aber wieder zweifelhaft, wenn wir die Verschattung der rechten Seite in unsere Betrachtungen einbeziehen. Rechts müßte dann ebenfalls ein Bronchialcarcinom sitzen. Die im Gegensatz zur linken Seite so intensive Verschattung wäre dann durch Atelektase hervorgerufen. Nun sind aber doppelseitige Bronchialcarcinome äußerst selten. Wir haben ja auch feststellen können, daß die Verschattung rechts offenbar nicht vom Hilus ausgeht. Also muß es sich auch links um etwas anderes handeln. Eine Bronchopneumonie glauben wir ausschließen zu können, da ein Zusammenhang mit dem Hilus nach dem Röntgenbild nicht besteht. Eine lobäre Pneumonie ist äußerst unwahrscheinlich, da die Verschattung einem Lungenlappen nicht entspricht. Also bleibt als letzte Möglichkeit der im Lungenparenchym infiltrierend wachsende Tumor, ein Alveolarkrebs.

Die Daten der Vorgeschichte und der übrigen Untersuchungsbefunde müssen diese Annahme stützen.

Anamnese: 49jährige Frau. Mit 22 Jahren „Lungenspitzenkatarrh“, der sich mit 42 Jahren wiederholte. Sie ist aber niemals in einer Heilstätte gewesen und steht auch nicht in Beobachtung durch die Lungenfürsorge. Seit 5 Monaten Husten und Halsschmerzen, Mattigkeit und langsam einsetzende Gewichtsabnahme. Vor 4 Wochen Schmerzen in der linken Seite, unterhalb des Herzens, entlang dem Rippenbogen. Erst mit dem Auftreten dieser Symptome auch Fieber, und zwar bis 38,0°. Reichlicher Auswurf, der in den letzten Tagen blutig verfärbt war. Deshalb Krankenhausaufnahme.

Befund: Dämpfung beiderseits unten hinten. Knisterrasseln besonders links. Kurzer, röchelnder Atem.

Blutbild: Ery. 4,3, Hb. 90, Lk. 15500, Eo. 1, B. –, M. –, Jgl. 1, St. 35, Segt. 44, Ly. 12, Mo. 7.

Im weiteren Verlauf dauernd Fieber, schließlich Thrombose. Auswurf trotz reichlicher Menge stets frei von Tuberkelbacillen. Blutsenkung mäßig beschleunigt.

Epikrise: Gegen die einfache Bronchopneumonie spricht die lange Anamnese bei Ansehung des Röntgenbildes. Gegen die Tuberkulose der mangelnde Nachweis von Tuberkelbacillen trotz reichlichen Sputums. Nach dem weiteren Verlauf muß ein zehrendes Leiden vorliegen, so daß wir also per exclusionem zur Annahme eines Carcinomes gelangen.

Obduktion: Lunge rechts nur in einzelnen kleinen Bezirken lufthaltig, im übrigen derb infiltriert von grauweißen Massen, die stellenweise zerfallen. Lunge links ausgedehnte konfluierende Bronchopneumonien in beiden Lappen. Metastasen in Leber und Nebennieren.

Mikroskopische Untersuchungen: Mäßige diffuse Infiltration mit großzelligen, medullären Carcinommassen. Starke Kernatypien. Zahlreiche typische und atypische Mitosen.

Wir hatten also recht mit unserer aus der Analyse des Röntgenbildes gewonnenen Anschauung, daß die Verschattung einen Zusammenhang mit dem Bronchialbaum nicht hatte. Das Carcinom wuchs mitten in der Lunge und ging von den Alveolen aus. Leider belehrt uns das Obduktionsprotokoll nicht über die Deutung des linksseitigen Röntgenbefundes. Das Bild ist erhebliche Zeit vor dem Tode der Patientin aufgenommen. Die im Protokoll erwähnten Bronchopneumonien sind natürlich noch nicht auf dem Film zu sehen. Wohl aber müssen wir annehmen, daß es sich bei dem Wabennetz um Vorläufer der Bronchopneumonie handelt, um eine Peribronchitis mit einer unspezifischen entzündlichen Schwellung der Lymphdrüsen im linken Hilus. — Solche alveolären Carcinome der Lungen sind sehr selten, bedeutend seltener als Bronchialcarcinome und auch als die bekannten kugelrunden Metastasen von Sarkomen in der Lunge. Wir bringen das Bild mehr der Vollständigkeit halber. In der Praxis wird sich wohl nur selten die Notwendigkeit ergeben, um die Deutung einer keilförmigen Verschattung so langatmige Ausführungen zu machen.

E. Das Unterfeld

Abb. 70 (E. B.) gibt wieder einmal ein typisches Lungenbild wieder, d. h. einen Film, aus dem auch ohne Kenntnis des Patienten und der übrigen bei ihm erhobenen Befunde eine Diagnose möglich ist.

Diese intensive, homogene, dem Zwerchfell aufsitzende und oben schräg nach lateral begrenzte, relativ scharf abgesetzte Verschattung erlaubt nur eine Deutung: Wasser in der Pleura, und zwar als Entzündungsfolge. Die andere Möglichkeit, eine Wasseransammlung auf Grund versagender Herzkraft, ist bereits röntgenologisch auszuschließen, da der Herzschatten in solchen Fällen Zeichen einer Erkrankung (Erweiterung, Änderung der Konfiguration) zeigen müßte, die hier fehlen. Also dürfen wir allein aus dem Röntgenbild die Diagnose stellen: Rechtsseitige Pleuritis.

Für die praktischen Erfordernisse der Klinik begnügen wir uns allerdings mit dieser Feststellung nicht allein. Wir punktieren auch in diesen Fällen scheinbar eindeutiger Röntgenbilder, da die Punktion allein darüber Aufschluß geben kann, ob der Pleuraprozeß das klinische Bild beherrscht oder der pneumonische Herd so weit überwiegt, daß das dann nur flache Exsudat ausschließlich als Begleiterscheinung angesehen werden darf. Die Stellung der Prognose erfordert die Unterscheidung zwischen der begleitenden Pleuritis bei Pneumonie und der begleitenden Pneumonie bei Pleuritis. Ebenso gibt uns die Punktion Auskunft über die wichtige Frage, ob ein seröses Exsudat oder ein stark eitriges, also ein Empyem vorliegt. Ebenso ob der Erguß klar oder blutig ist, Befunde, die differentialdiagnostisch sehr wichtig sind, sich aus dem Röntgenbild jedoch nicht ablesen lassen.

Was aus einer solchen intensiven Verschattung nach Abheilung der Pleuritis oder nach Punktion des Exsudates wird, zeigt die

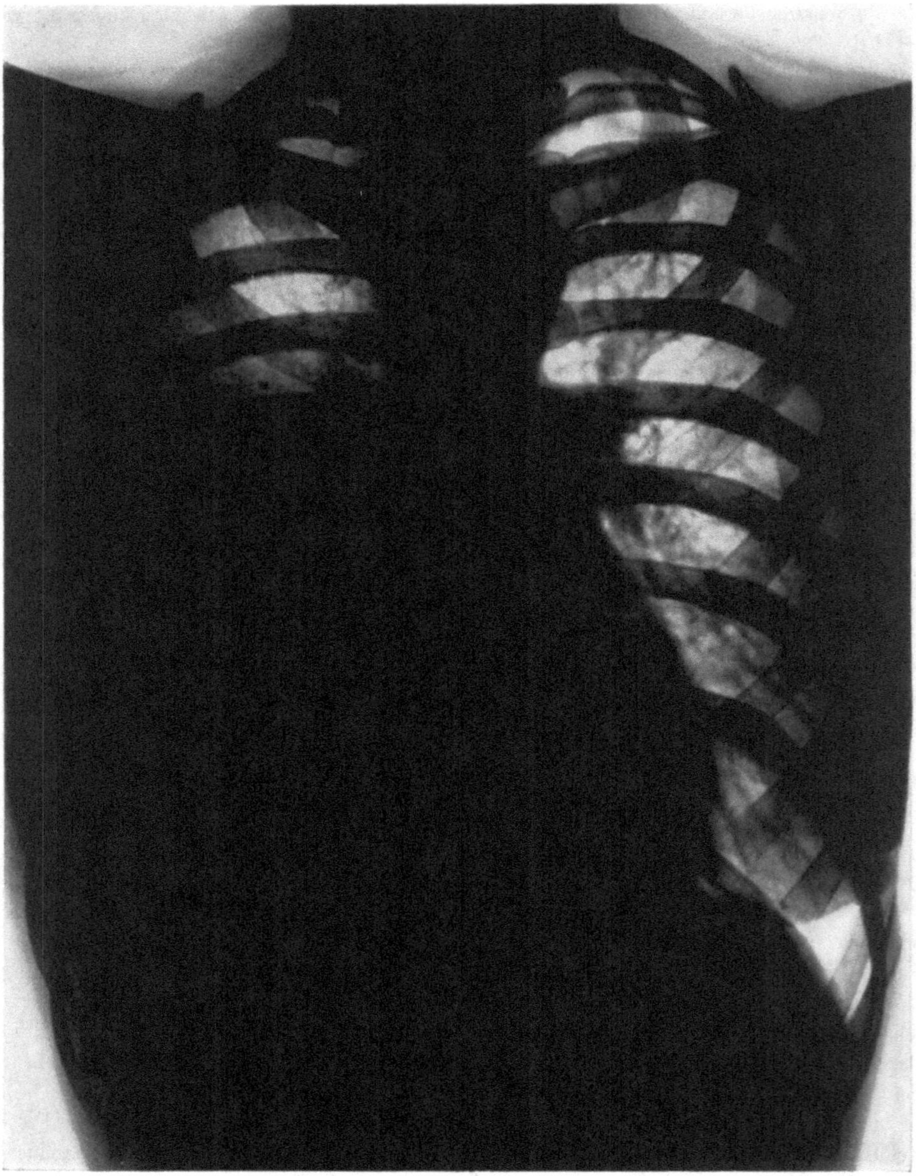

Abb. 70. E. B. Rechtsseitige Pleuritis exsudativa

Abb. 71 (H. G.). Nur eine Trübung ist noch im rechten Unterfeld erkennbar und von so geringer Intensität, daß die Schatten der Rippen, die in Abb. 70 nicht erkennbar sind, deutlich sichtbar werden. Die Trübung geht nach oben allmählich in die normale Lungenzeichnung über. An der Basis ist das Zwerchfell deutlich abgrenzbar. Es steht hoch. Besonders lateral ist es hochgezogen, und der Komplementärraum ist verklebt. Diese Zeichen einer abgelaufenen Pleuritis kennen wir bereits (Abb. 10 und 11). In der Tat dürfen wir dieser Erscheinungen wegen eine abgelaufene Pleuritis annehmen. Fehlen diese Abweichungen in der normalen Konfiguration des Zwerchfelles, so können Bilder dieser Art ebenso eine beginnende Pleuritis anzeigen, denn ein solcher Schleierschatten bedeutet nur eine Trübung der Pleura (Fibrinauflagerung) oder einen zunächst nur flachen Erguß im Pleuraraum. Beides kann natürlich im Beginn und im Abklingen der Pleuritis entstehen. Ganz flache Ergüsse, die aber bereits auskultatorisch und perkutorisch erkennbar sind, können dem röntgenologischen Nachweis vollkommen entgehen.

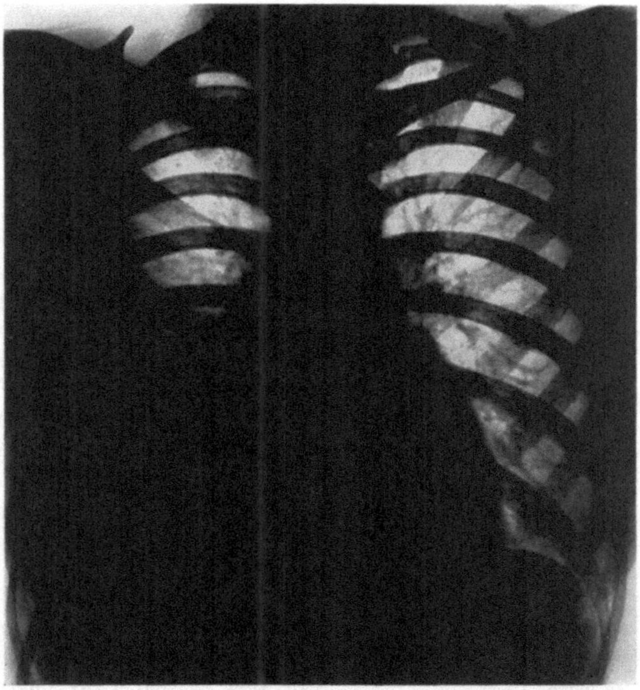

Abb. 71. H. G. Abgelaufene Pleuritis exsudativa rechts mit Schwartenbildung

Abb. 72 (Frl. K.) ist dem oben besprochenen Film sehr ähnlich. Auch hier eine Trübung im Unterfeld. Der Unterschied liegt nur im Charakter der Trübung. Sie ist hier nicht homogen, sondern besteht aus einzelnen Streifen, auch Flecken, die gegen den Hilus hin zu keiner mehr massiven Verschattung zusammenfließen, lateral jedoch starke Aufhellungen erfahren haben. Nach oben hin ist diese Trübung — und das ist charakteristisch — scharf begrenzt. Wir sehen hier eine horizontale, scharfe Linie, die der

1. Lappengrenze entspricht. Sonst ist im rechten Oberfeld etwas besonderes nicht erkennbar, vielleicht abgesehen von dem sehr intensiven

2. Begleitschatten der zweiten

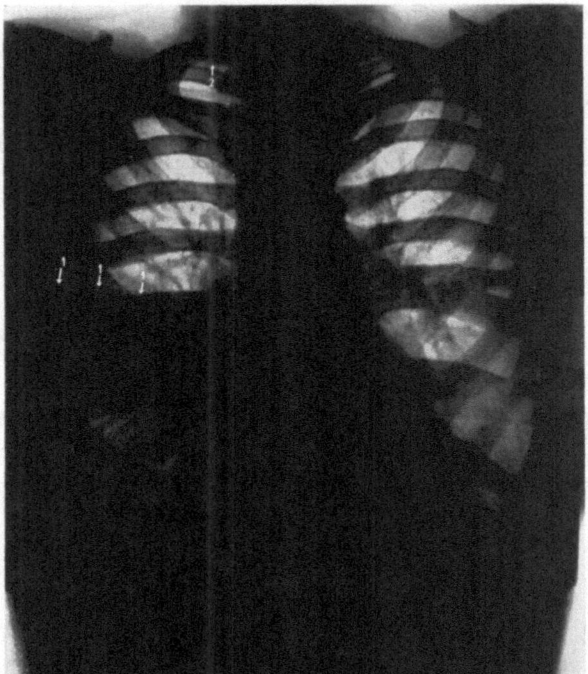

Abb. 72. Frl. K. Unterlappenpneumonie in Abheilung

Rippe, der aber nur rechts sichtbar ist, also ebenso wie ein ähnlicher Schatten der Abb. 70 Ausdruck einer den Unterlappenprozeß begleitenden Pleuraverdichtung in der Spitze ist.

Dieses Bild dürfen wir als charakteristisch für die lobäre Pneumonie des Unterlappens ansehen. Es gibt natürlich nicht die Pneumonie selbst, sondern einen Restzustand wieder. In der Regel wird aber dieses Stadium Gegenstand einer Röntgenuntersuchung sein. Der Film soll die Frage beantworten, wie weit die Lösung fortgeschritten ist und was übriggeblieben ist von dem Prozeß, der im Augenblick der Röntgenaufnahme auch nach den klinischen Erscheinungen in der Ausheilung begriffen war. In den ersten Tagen, in der ersten Woche, im Stadium stürmischer klinischer Erscheinungen ergibt sich wohl nur selten die Indikation zur Röntgenuntersuchung. Die Diagnose ist auch mit anderen Mitteln zuverlässig genug zu stellen. Die Punktion sichert die praktisch so bedeutungsvolle Differentialdiagnose gegen die Pleuritis und das Empyem besser als das Röntgenbild. Die Aufnahme wird in dieser Zeit nur dann benötigt werden, wenn der Verdacht auf eine Abszedierung auftaucht. Manchmal gelingt es dann, diesen Vorgang röntgenologisch festzustellen. Ob es aber für die Therapie nötig ist, den Abszeß ad oculos zu demonstrieren, ob nicht Aussehen und Geruch des Sputums, Blutbildveränderung und andere Zeichen schon genügen, um die entsprechende Therapie einzuleiten, bleibt dahingestellt. Für den Arzt, der die Behandlung leitet, ist die Diagnose meist nicht schwer. Etwas anderes ist es mit der Oberlappenpneumonie. Hier ergibt sich öfter die Notwendigkeit, auch im Beginn der Anschoppung oder ihrer Vollendung ein Röntgenbild anzufertigen, weil einmal die perkutorischen und auskultatorischen Zeichen der Pneumonie im Oberlappen nicht dieselbe Eindeutigkeit haben wie bei der gewöhnlichen Lokalisation im Unterlappen und weil die Oberlappenpneumonie in jedem Falle eine genaue Abgrenzung gegenüber der Lungentuberkulose verlangt, deren Lieblingssitz der Oberlappen ist.

Zusammenfassend dürfen wir sagen: Es charakterisiert den Befund als abgelaufene Pleuritis in Abb. 71

- die Homogenität der Verschattung, auch wenn sie wenig intensiv ist;
- die unscharfe obere Begrenzung;
- die Raffung des lateralen Zwerchfellabschnittes mit Verklebung des Komplementärraumes.

Es kennzeichnet die abgelaufene Pneumonie in Abb. 72

- die scharfe, mit der Lappengrenze zusammenfallende obere Begrenzung;
- die „Mauserung" des Schattens, der medial dichter ist als lateral;
- seine Differenzierung in einzelne Streifen und Flecken.

Wie schon betont, dürfen wir eigentlich nicht von einer Pleuritis sprechen, sondern müßten uns auf die Diagnose eines Pleuraergusses beschränken, ohne die Differentialdiagnose zwischen Exsudat und Transsudat zu treffen. Denn das, was den Schatten liefert, ist nur die Flüssigkeit, unabhängig davon, ob es seine Entstehung einer Ausschwitzung oder einer Auspressung verdankt. Zu dieser Unterscheidung gehört vor allem die Beurteilung des Mittelschattens, enger gefaßt, des Herzens.

In **Abb. 73 (F. P.)** liegt eine solche Veränderung des Herzens vor. Es ist stark vergrößert. Die Herzspitze berührt fast die linke Thoraxwand. Allerdings müssen wir uns fragen, ob an dieser „Vergrößerung" nicht auch eine Verdrängung des Herzens nach links beteiligt ist.

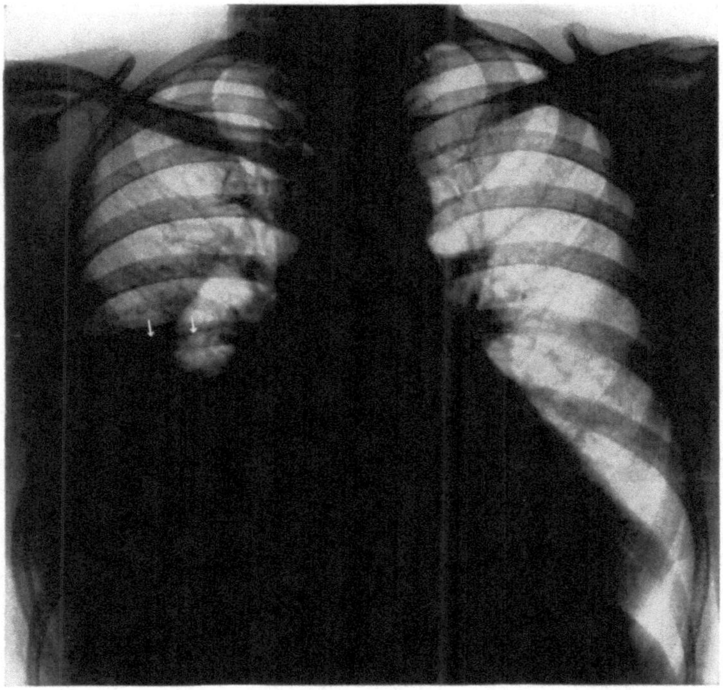

Abb. 73. F. P. Stauungstranssudat rechts, mit Interlobärschwiele und Erguß bei chronischer Herzinsuffizienz

Diese Verdrängung könnte zustande gekommen sein durch den Erguß in die Pleura, der sich im rechten Unterfeld durch eine homogene Verschattung von beträchtlicher Ausdehnung anzeigt. Erheblich kann aber diese Verdrängung nicht sein, da das, was wir vom rechten Herzen noch sehen, eine anscheinend vollkommen normale Lage behalten hat. Also dürfen wir annehmen, daß die Verschattung rechts unten ein Stauungstranssudat ist, hervorgerufen durch ein Versagen der Herzkraft, wobei wir dieses Versagen des Herzens wegen der starken Verbreiterung und abnormen Konfiguration seines Schattens im Röntgenbild annehmen.

Das Bild gehört zu einer 50jährigen Frau, die vor 7 Jahren mit Herzklopfen, Schweißausbrüchen, Haarausfall und rapider Gewichtsabnahme erkrankte. Es wurde ein M. Basedow festgestellt und die Patientin mit Röntgenstrahlen behandelt. Trotzdem trat Verschlechterung ein. Das Herzklopfen nahm zu, die Patientin wurde zusehends kurzluftiger und bemerkte schließlich eine Schwellung der Beine. Auch war der Leib „unförmig geschwollen".

Zur Aufnahme kam die Patientin mit einem schweren M. Basedow und einem der Toxikose entsprechenden Herzen. Die Dämpfung rechts unten und das Korrelat dazu im Röntgenbild wurde folgerichtig als Stauungstranssudat gedeutet. Es verschwand nach der Punktion für die Dauer der Beobachtung und Behandlung. Merkwürdig ist, daß hier die Lappengrenze (↑↑) sichtbar ist, deren Markierung wir eigentlich nur beim entzündlichen Erguß zu sehen gewohnt sind. Der nach oben innen vorspringende „zipfelige" Ausläufer der Verschattung ist durch eine Ausbreitung des Ergusses im hinteren Teil des rechten Hauptspaltes, zwischen Ober- und Unterlappen hervorgerufen.

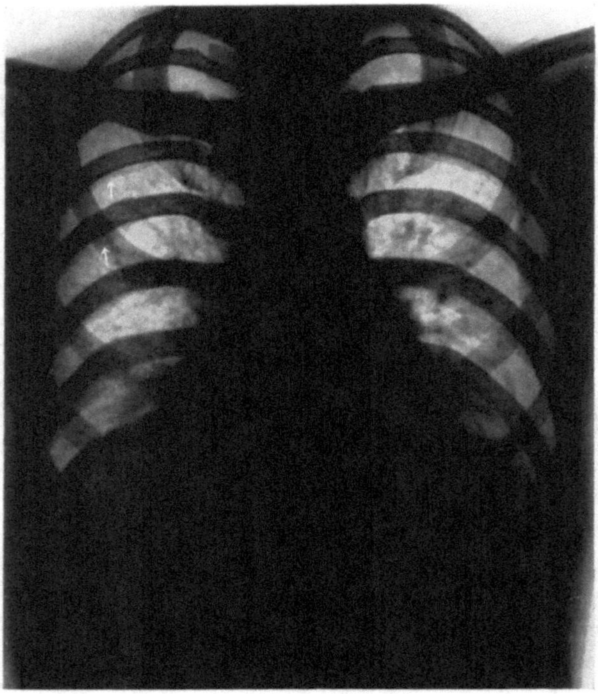

Abb. 74. E. R. Bronchiektasen im rechten Unterlappen mit „chronischer Pneumonie"

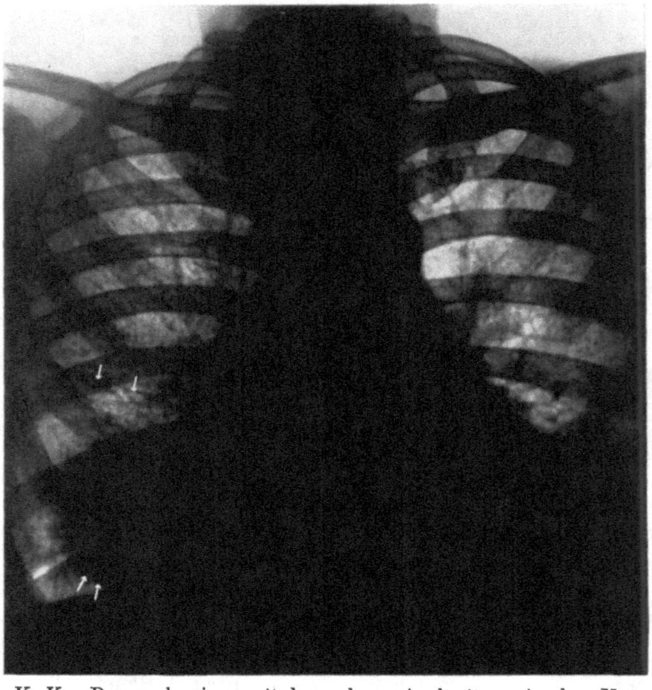

Abb. 75. K. K. Pneumokoniose mit besonderer Ausbreitung in den Unterlappen. Interlobärschwiele rechts

Die hier in der **Abb. 74 (E. R.)** und **Abb. 75 (K. K.)** gegenübergestellten Filme haben als Tertium comparationis eine Verschattung im rechten Unterfeld. Diese Verschattung unterscheidet sich gut von den bisher besprochenen dieser Kategorie. Sie ist weder homogen noch reicht sie bis zur Peripherie. Eigentlich handelt es sich nur um eine — allerdings ganz besonders starke — Vermehrung der Hilusausstrahlung in das rechte Unterfeld. — In Abb. 74 besteht die Verschattung so gut wie ausschließlich aus Streifen. Sie reicht vom Hilus bis fast in die Peripherie. In Abb. 75 dagegen stehen diese Streifen so eng zusammen, daß der Eindruck eines rundlichen Tumors erweckt wird. Auch hier aber täuscht ein Rippenschatten (↑↑) eine in Wahrheit nicht vorhandene scharfe Begrenzung vor.

Was wir in der Abb. *74* sehen, ist eine neue Art der Verschattung im Unterfeld. Sie besteht in Streifen, die teilweise doppellinig angelegt sind, also wie der Längsschnitt einer Röhre wirken. Solche Bilder sind recht vieldeutig. Einmal können sie einen Schritt weiter zur vollkommenen Lösung einer lobären Pneumonie bedeuten, also eine Fortsetzung zur Abb. 72 sein, dann kann die Tuberkulose des Unterlappens sich einmal derart abbilden. Diese isolierte Unterlappentuberkulose ist aber so gut wie immer eine Alterstuberkulose. Schließlich bilden diese Streifenschatten das ab, was wir als Peribronchitis oder „chronische Pneumonie“ auf der Grundlage von Bronchiektasen bezeichnen. Die Differentialdiagnose ergibt sich leicht aus dem sonstigen klinischen Bild. Die akute Pneumonie ist anamnestisch bekannt, daher wäre auch das Röntgenbild im Stadium der endgültigen Ausheilung leicht zu erkennen. Die Alterstuberkulose müßte sich im positiven Sputum äußern. Für Bronchiektasen entscheidet bei gleichbleibendem Röntgenbild das regelmäßig bacillenfreie Sputum.

Die Abb. *75* stellt eine Sonderform der Verschattung im Unterfeld dar. Die Lokalisation ist hier sogar nur zufällig. Sehen wir von der Verdichtung rechts unten ab, so fällt an der Lunge überhaupt eine starke Zunahme der Streifenzeichnung auf. Die Lunge erscheint wie getrübt, weil intensive Streifen vom Hilus in allen Richtungen die Lungenfelder bis zur Peripherie hin durchziehen. Das Ungewöhnliche dieser Art von Lungenzeichnung wird sofort klar, wenn wir diese Abbildung mit der darüberstehenden vergleichen. In Abb. 74 ist die Lungenzeichnung geradezu dürftig im Vergleich zur Abb. 75. Haben wir die vorhergehenden Bilder gut im Gedächtnis, so dürfte die Abb. 68 sich zum Vergleich aufdrängen. Der Vergleich ist um so auffälliger, als wir auch hier eine krankhafte Veränderung in der Größe und in der Form des Herzschattens vor uns haben, so daß die Annahme wohl berechtigt erscheint, es könne sich auch hier um eine Stauungslunge handeln. Nun sind es aber hier nicht die Gefäße selbst, die gestaut und erweitert die „vermehrte Lungenzeichnung“ verursachen, sondern es sind die Bronchien und das Lungenparenchym, die mit indurierenden Prozessen auf Staubreiz reagiert haben und dieses Bild hervorgerufen haben. Hier haben wir ein Beispiel für die Pneumokoniose. Sie neigt zu Verdichtungsherden, die hier in beiden Lungenunterlappen, rechts allerdings deutlicher als links, sichtbar sind. Als Nebenbefund registrieren wir in der Mitte rechts die Lappengrenze als Haarlinie (↑↑). Die Diagnose ist wie bei allen Formen der Pneumokoniose leicht aus dem Beruf des Patienten zu stellen und aus der mangelnden Übereinstimmung zwischen der Schwere der röntgenologisch gefundenen Veränderungen und der Geringfügigkeit der Beschwerden im Beginn der Krankheit.

Als Nebenbefund registrieren wir noch die deutlich sichtbar werdenden Cristae costarum (↑↑) in Abb. 74.

Abb. 76 (E. R.) zeigt ebenfalls eine Verschattung des rechten Unterfeldes, die in einer nicht sehr intensiven, aber im Vergleich mit der anderen Seite doch deutlichen Trübung besteht. Das rechte Zwerchfell steht höher als das linke und zeigt zipfelige Ausziehungen. Bei der Durchleuchtung sah man auch, daß es adhärent war. Was wir erkennen können, sind also die Erscheinungen einer adhäsiven Pleuritis. Den leichten Schleier über dem rechten Unterfeld, der mit der Lappengrenze abschneidet, könnten wir auch als Restzustand einer

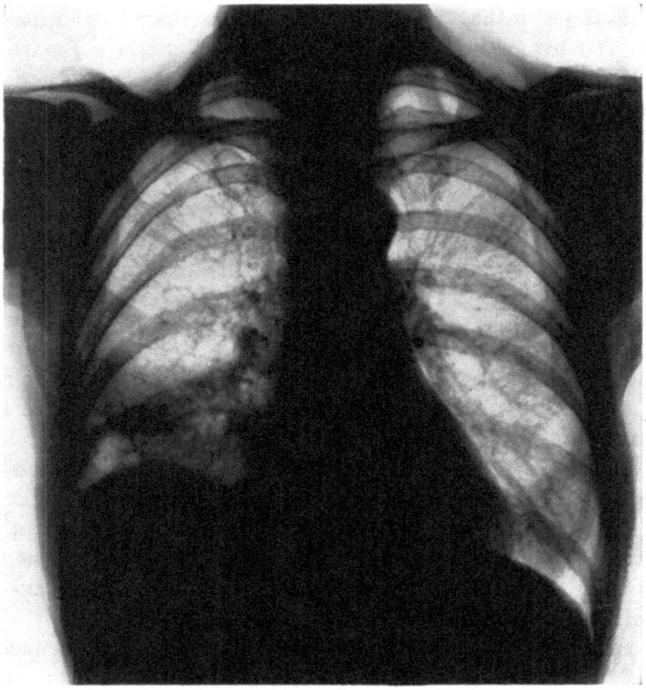

Abb. 76. E. R. Interlobärer Erguß im sagittalen Bild

Pneumonie deuten. Hören wir jedoch die Vorgeschichte, so werden wir uns mit diesen Feststellungen noch nicht zufrieden geben.

Der 77jährige Patient ist schon seit längerer Zeit fieberhaft erkrankt mit Husten, aber geringem Auswurf. Dabei besteht Seitenstechen rechts, besonders beim Durchatmen. Klinisch wurde an eine chronische Pneumonie oder eine Alterstuberkulose gedacht. Den entscheidenden Befund lieferte in diesem Falle die Durchleuchtung mit der Anfertigung einer Aufnahme in frontalem Strahlengang, die hier deshalb auch gezeigt werden soll.

Am zweckmäßigsten dürfte es sein, die **Abb. 77 (E. R.)** mit der schematischen Abb. 4 auf der Tafel II zu vergleichen. Wir sehen den Thoraxinnenraum rechts von dem Sternum, links von der Wirbelsäule begrenzt. Basal erkennen wir die massiven

1. Schatten der Zwerchfelle. Rechts im Thorax der flaschenähnliche Schatten, der vorn auf dem Zwerchfell ruht, ist

2. das Herz. Es findet seine Verlängerung nach oben in den Gefäßen, von denen der obere Bogen

3. die Aorta, bzw. den Bogenteil darstellt, während wir fast parallel hierzu etwas tiefer die

4. Art. pulmonalis erkennen. Eine doppeltkonturierte Aufhellung, die den Aortenschatten überkreuzt, kann nur das Luftband

5. der Trachea sein.

Tatsächlich verläuft dieses Luftband auf die Stelle zu, die wir als Zentrum des Hilus auffassen möchten und daß sich durch die Anwesenheit einiger

6. Kalkschatten in den Hilusdrüsen kennzeichnet, sowie durch mehrere

7. orthograd getroffene, große Bronchien.

Auf der sagittalen Aufnahme sahen wir, daß es vorwiegend die linken Hilusdrüsen sind, die Verkalkungen aufweisen. Der auffälligste und entscheidende Befund ist jedoch die außerordentlich dichte, spindelförmige Verschattung, die sich vom Hilus nach rechts unten, also nach vorn erstreckt. Ein solcher Befund bedarf für den Kundigen nicht langer Erörterungen. So kann sich nur

8. der interlobäre Erguß, bzw. sein Restzustand, die interlobäre Schwarte, darstellen. Durch den Druck des Ergusses werden die Pleurablätter auseinandergedrängt und die Flüssigkeit nimmt, dem Widerstand ihrer Umgebung sich anpassend, die typische Spindelform an.

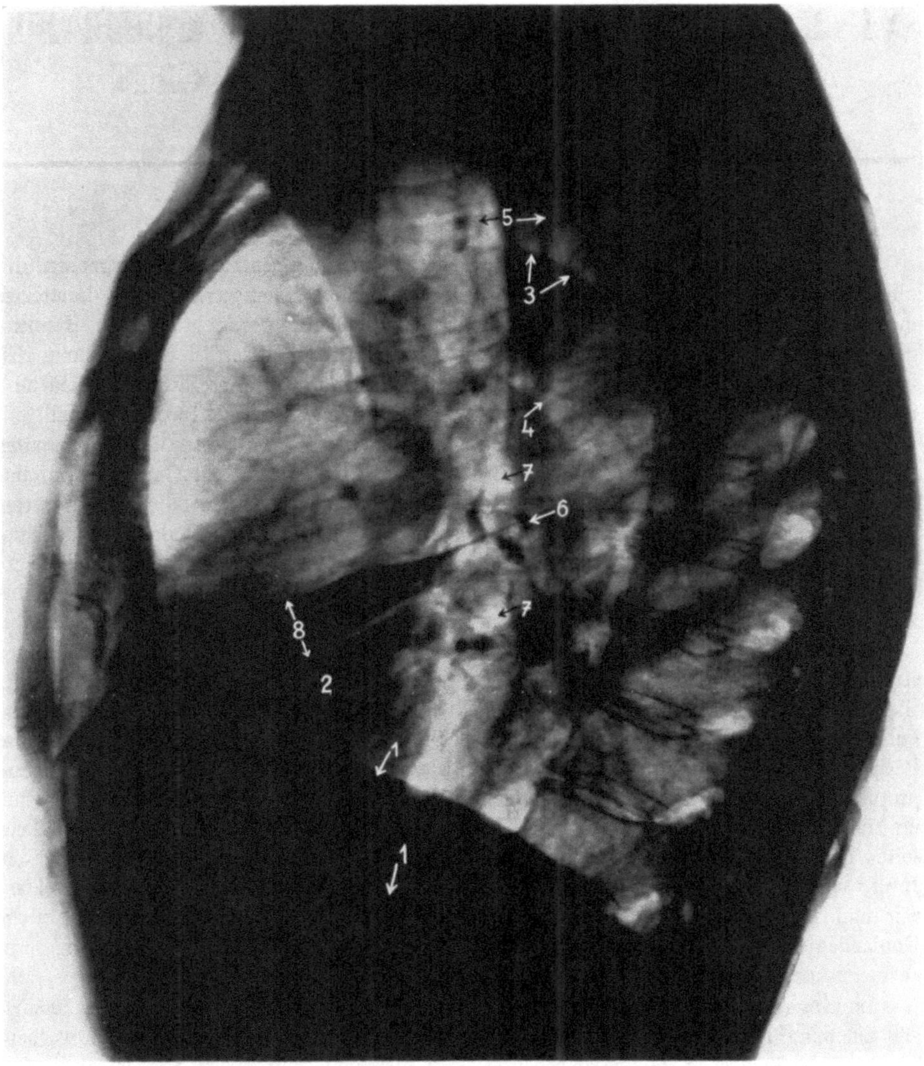

Abb. 77. E. R. Interlobärer Erguß im frontalen Bild

Vergleichen wir dieses Bild mit der schematischen Abb. 4 auf der Tafel I, so stellen wir noch fest, daß der Erguß im rechten Hauptspalt, zwischen Mittel- und Unterlappen, liegt. Die Punktion traf nach einem vergeblichen Versuch dickrahmigen Eiter an. Darauf fiel das Fieber ab und der Patient genas. Die Kontrolluntersuchung nach einigen Wochen zeigte nur noch einen feinen Streifenschatten, wie wir ihn in der „Haarlinie" als Residuum einer Interlobärpleuritis kennengelernt haben.

Der eben besprochene Fall stellt insofern eine Besonderheit im Rahmen des zur Besprechung stehenden Kapitels dar, als er uns wieder einmal zeigt, wie ein flächenhafter Prozeß, wenn er so getroffen wird, daß der Röntgenstrahl senkrecht zu ihm einfällt, als räumlicher Prozeß mißdeutet werden kann. Es ist deshalb notwendig, sich stets durch Vornahme der Durchleuchtung einen Eindruck von den räumlichen Verhältnissen zu verschaffen.

VI. DIE EINZELFORMEN DER KRANKHAFT BEDINGTEN VERÄNDERUNGEN DER LUNGENFELDER

In dem Bestreben, zunächst nur solche pathologische Röntgenbilder zu besprechen, die im Gegensatz zu der ungeheuren Vielgestalt der Tuberkulose einen gewissen Typ darstellen, darf die vom Hilus ausgehende Streifenzeichnung eine Sonderbesprechung erfahren. Kennengelernt haben wir bereits den Interlobärspalt als Sonderform dieser Schattenbildung. Er breitet sich, im sagittalen Strahlengang abgebildet, bogenförmig im rechten Mittelfeld aus, und zwar im Gegensatz zu den jetzt zu besprechenden Veränderungen in der Einzahl.

Bündel solcher Streifen sehen wir einmal als vermehrtes Auftreten der sogenannten Ausstrahlung des Hilus in die Ober- und Unterfelder. Diese bildet in der Norm eine nur in unmittelbarer Nähe des Hilus wahrnehmbare Anordnung von mehr oder minder zarten Streifen, die zu Strängen zusammengefaßt, gegen den Hilus von der Peripherie aus konvergieren. Ist es möglich, diese Streifen weiter vom Hilus entfernt gar bis zur Peripherie zu verfolgen, und bilden sich diese Stränge besonders deutlich und intensiv ab, so sind wir berechtigt, von einer pathologisch vermehrten Hilusausstrahlung zu sprechen.

Im Oberfeld, besonders bei einseitiger Ausbildung, besaß diese vermehrte Hilusausstrahlung früher besondere diagnostische Bedeutung unter dem Namen Stürzsche Streifen. Sie sollten eine beginnende Tuberkulose begleiten und diese zu erkennen erlauben als tuberkulöse Peribronchitis, die zu den in der Entwicklung begriffenen tuberkulösen Herden in der Peripherie der Lunge hinführt. Heute ist diese Bezeichnung nur noch selten in den Röntgenprotokollen anzutreffen. Für pathognomonisch halten wir diese Streifen erst dann, wenn die tuberkulösen Infiltrate, zu denen sie hinführen sollen, auch wirklich sichtbar sind. Nicht selten finden wir einen solchen Befund als Restzustand eines tuberkulösen, nun abgeheilten Infiltrates. Wir sprechen dann bei dem Vorliegen kleiner, derber Fleckschatten mit Streifenzeichnung zum Hilus auch von einem Indurationsfeld. Durch klinische und röntgenologische Kontrollen überzeugen wir uns davon, daß diese von uns als inaktiv und abgeheilt angesprochenen tuberkulösen Prozesse auch wirklich ein ausgeheiltes Stadium darstellen.

Im Unterfeld treffen wir vermehrte Hilusausstrahlung dann mit ziemlicher Regelmäßigkeit an, wenn der Unterlappen einen Entzündungsprozeß überstanden hat, also noch wochenlang nach der klinischen Heilung einer Unterlappenpneumonie, um nur ein Beispiel zu nennen. Sie kann sich auf das normale Maß zurückbilden. Findet sich eine ausgesprochene streifige Zeichnung zu den Unterfeldern hin und lassen diese Streifen zwischen sich teils rundliche, teils längliche (ovale) Aufhellungen erkennen, die auf den Hilus zu ausgerichtet sind, so werden wir den Verdacht auf das Vorliegen von Bronchiektasen aussprechen können. Nicht immer sind Aufhellungen nachweisbar, gelegentlich finden sich nur die derben, doppeltkonturierten Streifen, die ein helleres Band zwischen sich fassen. Was wir sehen, sind die durch eine chronische Entzündung verdickten Bronchialwandungen mit erweitertem Lumen des Bronchus. Die rundlichen oder ovalen Aufhellungen entsprechen axial oder schräg getroffenen Bronchien. Wir werden im allgemeinen mit der Diagnose der Bronchiektasen aus dem Röntgenbild allein, wenn sie sich nicht ganz eindeutig abbilden, zurückhaltend sein und uns sonst darauf beschränken, die Vermutung auf das Vorliegen solcher auszusprechen. Klinische Symptome sichern die Diagnose, wenn der Kranke reichliches Sputum besonders des Morgens und beim Lagewechsel herausbringt, das dauernd frei von Tuberkelbacillen ist.

Wie erwähnt, verläuft die Hilusausstrahlung, ob normal oder vermehrt, schräg von der Peripherie gegen den Hilus. Senkrecht zum Hilus auftreffende Streifen charakterisieren sich durch diese Verlaufsart als Besonderheit. Wir finden sie manchmal als Restzustände einer Pleuritis exsudativa. Wie die Linien eines Schulheftes durchlaufen sie die Unterfelder, zu einem oder zu mehreren übereinandergelagert. Wahrscheinlich haben sich die Flüssigkeitsspiegel des Ergusses bei der Resorption durch Fibrinstreifen dergestalt abgebildet.

Als dritte Form der vom Hilus ausgehenden Streifenschatten sehen wir den Mittelschatten in ganzer Ausdehnung von einem Strahlenkranz umgeben. Der Kommaschatten des Hilus verschwindet. Aus der ursprünglich geradlinigen Begrenzung des Mittelschattens springen überall mehr oder minder feine Streifen und Zacken hervor. Es sieht aus, als ob der Mittelschatten eine glühende Retorte wäre, die Strahlen aussendet.

Zur Differentialdiagnose stehen vor allem: Lymphangitis carcinomatosa, Restzustand nach (doppelseitiger) Unterlappenpneumonie, Stauungslunge bei Versagen des linken Ventrikels und erhaltener Kraft des rechten Herzens. Vorgeschichte, Ergebnis der Allgemeinuntersuchung und der Verlauf führen zur Entscheidung. Wir kennen die Vorgeschichte der Pneumonie und sind dadurch aller differentialdiagnostischen Überlegungen enthoben. Ein solcher Patient kommt am Ende einer mehr oder minder eindeutigen akuten Erkrankung zur Röntgenuntersuchung. Nicht immer ist das aber der Fall bei den beiden anderen genannten Möglichkeiten für die Entstehung des „Strahlenkranzes" um den Mittelschatten im Röntgenbild. So wird der Patient mit einer Lymphangitis carcinomatosa dem Röntgenologen überwiesen, auch ohne daß der behandelnde Arzt diesem Daten aus der Vorgeschichte und sonstige Befunde mitzuteilen vermag, die eine richtige Deutung des Röntgenbildes ermöglichen. Die Annahme liegt nahe, daß das Aussehen des Herzschattens ja schon angibt, ob hier eine Stauungslunge oder eine Lymphangitis carcinomatosa vorliegt. Ein dilatiertes, in der Silhouette pathologisch verändertes Herz sollte doch die Annahme einer Stauungslunge erlauben. Wir nehmen eine zu späteren Kapiteln gehörende Feststellung vorweg, wenn wir hier bereits feststellen, daß das Röntgenbild des Herzens nur die anatomischen Veränderungen wiedergibt, ohne einen stets sicheren Rückschluß auf die Funktion des Herzens zu gestatten.

Nun ist aber die Lymphangitis carcinomatosa ein sehr viel selteneres Ereignis als die Stauungslunge. Diese bleibt auch selten als einziges Zeichen eines Versagens des Kreislaufs allein bestehen. In der Regel zeigen sich vielmehr Stauungen auch an anderen Stellen, Leber, Extremitäten, und der Patient kommt meist dyspnoisch, mit erschwerter Atmung zu uns in den Röntgenraum.

Auch unterscheidet sich wohl das Röntgenbild der Stauungslunge von dem der Lymphangitis carcinomatosa. In Übereinstimmung mit der anatomischen Grundlage der Stauungslunge, der Blutüberfüllung der Gefäße, verschwindet der Hilus nicht in dem Strahlenschatten. Er tritt sogar besonders kräftig als Komma, als prall gefüllte Lungenvene hervor. Auch prägt die Strahlung hier nur wenig Einzelheiten. Sie ist mehr verschwommen und weich. Harte Zacken und deutliche, scharf abgesetzte Streifenschatten als Bestandteile des Strahlenkranzes um den Mittelschatten sprechen eher für das Carcinom. Wir haben sie ja schon als „Carcinomfüßchen", die Begleiter des Bronchialcarcinomes, kennengelernt (Abb. 31). Die letzte Entscheidung trifft jedoch gewöhnlich das Ergebnis der klinischen Untersuchung und Beobachtung.

Ring- und Kreisflächenschatten

Kreisrund, mit homogenem, intensivem Schatten, so liegen in der Lunge ein oder mehrere Gebilde eindeutiger Entstehung: Metastasen von Geschwülsten, überwiegend Sarkomen. Mitten im Lungengewebe liegen sie wie ein Fremdkörper, ohne daß sich dieses um den Eindringling kümmert. Sie wachsen. Schließlich stoßen ihre Ränder an Mittelschatten und Brustkorbrand. Sie werden gezwungen, sich zu deformieren. An Stelle des Kreises tritt ein ovaler Schatten. Auch jetzt noch keine Reaktion von seiten der Lunge, bis schließlich die Pleura mit einem (nicht immer blutigen) Erguß antwortet, und die totale homogene Verschattung des Lungentumors entsteht.

Zur Deutung eines solchen Röntgenbildes kreisrunder homogener Schatten brauchen wir den Kliniker — endlich einmal — nicht. Das Bild spricht für sich — wenn der gefundene Schatten in der Mehrzahl und als einzige Veränderung des Röntgenbildes erkennbar ist.

Die solitäre Kreisfläche als Röntgenschatten in der Lunge macht doch noch weitere Überlegungen notwendig, und zwar vor allem in der Abgrenzung gegenüber der Lungencyste (abgesprengtes Keimepithel) und der Echinococcusblase in der Lunge, beides allerdings sehr seltene Gebilde. Auch an antzündliche Infiltrate müssen wir denken. In Frage kommen besondere Formen der Tuberkulose, Bronchopneumonien, abgesackte Empyeme und Infarkte. — Es gibt ein Befund dieser Art zunächst einmal Anlaß, nach dem Ergebnis der Serumuntersuchung mit Bezug auf die Komplementbildung für Echinococcus zu fragen. Es erfordert weiter die Aufdeckung oder den Ausschluß des Primärtumors. Diesen suchen wir zunächst in der Niere bzw. Nebenniere (Hypernephrom), dann im Skelettsystem oder dem Genitalsystem (Ovar bzw. Testes) als Sarkom. Ferner kommen Carcinome der Prostata und Mamma vorwiegend in Frage. Nicht ganz selten finden sich späte Metastasen nach früheren Operationen wegen eines Carcinomes! Gelingt es nicht, den Primärtumor zu entdecken und macht sonst nichts seine Gegenwart wahrscheinlich, spricht die Komplementreaktion und das Blutbild gegen Echinococcus, so darf dieses Röntgenbild der solitären, homogenen Kreisflächenverschattung als die (sehr seltene!) Lungencyste gedeutet werden. Die Cyste ist mit Wasser gefüllt. Das Wasser wirft denselben homogenen, intensiven Schatten wie das homogene Infiltrat der Sarkommetastase. Der Lungenabszeß, also die mit Eiter, einer Flüssigkeit von derselben Dichte des Wassers, gefüllte Höhle sollte sich doch ebenso abbilden. Nein! Denn die Abszeßhöhle ist selten vollständig mit Flüssigkeit gefüllt, in der Regel nur zur Hälfte. Die Flüssigkeit bildet sich daher nicht als Kreisfläche, sondern nur als Halbmond ab. Über ihr schwebt eine Halbkugel aus Luft, entstanden durch die Tätigkeit der Fäulnisbakterien und auch durch Verbindung mit einem Bronchus, der das Sekret fortlaufend ableitet und Luft an seine Stelle setzt. Die mit Eiter gefüllte Abszeßhöhle unterscheidet sich daher sehr wohl von der wasserhaltigen Cyste und auch von der Zellkugel der Sarkommetastase im Röntgenbild.

Wie unterscheidet sie sich von der spezifischen Höhlenbildung in der Lunge, von der tuberkulösen Kaverne?

Zweifel über die pathologisch-anatomische Grundlage solcher Ring- oder Halbmondschatten werden besonders in solchen gewiß nicht sehr häufigen Fällen auftreten, in denen diese Gebilde ohne deutliche Reaktion der Umgebung in der Lunge auftreten. So kann der metastatische Lungenabszeß im Röntgenbild den Eindruck erwecken, als ob er wie ein Fremdkörper im Gewebe liegt, das auch in seiner nächsten Umgebung eine entzündliche Verschattung oder sonstwie geartete Reaktion vermissen läßt. Der Abszeß entwickelt sich hier gegen die gesunde Nachbarschaft durch eine derbe Membran getrennt, dieses nur verdrängend wie die Sarkommetastase. Die tuberkulöse Höhle dagegen wird bei genauer Betrachtung meist auch röntgenologisch erkennen lassen, wie sie entstanden ist, als zerfallende Mitte eines mehr oder minder ausgedehnten tuberkulösen Bezirks. Die Höhle ist aber umgeben von den noch nicht erweichten bzw. noch nicht in den Zerfall einbezogenen tuberkulösen Herdbildungen oder, röntgenologisch gesprochen, von mehr oder minder deutlich erkennbaren Fleckschatten des tuberkulösen Infiltrates.

Ein weit mehr ins Auge fallendes Merkmal demonstrieren die beiden hierauf bezüglichen Abbildungen. Der Lungenabszeß bildet sich als Halbmond ab, als dunkle Halbkreisfläche mit der ergänzenden hellen Fläche der Luftblase darüber. Beide sind durch den Sekretspiegel voneinander getrennt. Die Abszeßhöhle ist also zur Hälfte mit Sekret gefüllt. Tuberkulöse Kavernen werden dagegen nur selten sekretgefüllt angetroffen. Sie bilden sich daher als Ringschatten ab, eine Feststellung, die für die Beurteilung der betreffenden Kranken von allergrößter Bedeutung ist und den Röntgenologen mit einer erheblichen Verantwortung belastet. Es bedarf also genauester Prüfung, ehe wir einen Ringschatten im Röntgenbild als tuberkulöse Kaverne ansprechen. Fehldiagnosen sind deshalb so häufig, weil die normale und auch pathologisch veränderte Lungenzeichnung eine Unzahl von halbkreisförmigen Schatten zeigt, die nun auf die eine Ebene des Röntgenfilmes projiziert, sich optisch zu einem Ring ergänzen können (s. Abb. 7 und 10). Auch die Rippenschatten können zu einer solchen Ergänzung beitragen. Es gilt daher die Regel, daß nur solche „Ringe" als Kavernen gedeutet werden dürfen, deren Umkreis in ihrem ganzen Umfang vollständig übersehbar zur Darstellung kommt, nirgends durch Rippenschatten oder Gebilde der normalen Lungenzeichnung begrenzt werden und im Zweifelsfalle auch bei Durchleuchtungen oder Aufnahmen im schrägen Durchmesser in annähernd derselben Form bestehen bleiben.

Der echte Ringschatten der Kaverne läßt häufig einen doppelt konturierten, zum Hilus führenden, intensiv hervortretenden Streifenschatten als abführenden „drainierenden" Bronchus erkennen. Gelingt es, den Abszeß vollständig zu entleeren, so bleibt röntgenologisch der Ringschatten übrig, wie umgekehrt die teilweise gefüllte tuberkulöse Kaverne sich als Halbkreisfläche abbilden kann. Der einzelne Film erlaubt also nicht immer eine Entscheidung. Zur Klärung der Diagnose müssen auch hier wieder die Ergebnisse der klinischen Untersuchung und der Vergleich mit weiteren im Verlauf der Erkrankung vorgenommenen Röntgenbildern herangezogen werden.

Wir fragen zunächst nach dem Ergebnis der Sputumuntersuchung und werden einen reichlichen, eitrigen aber tuberkelbacillenfreien Auswurf als mehr oder minder zwingenden Beweis gegen die Annahme einer tuberkulösen Entstehung der röntgenologisch beobachteten Höhlenbildung ansehen. Ferner liefert die Vorgeschichte sehr oft doch ganz eindeutige Belege, besonders in den Fällen, in denen die Höhlenbildung einer Pneumonie folgt. Es liegt dann ein postpneumonischer Abszeß vor. Hochfieberhafter akuter Beginn, typisches Sputum, entsprechendes Blutbild, entsprechende Fieberkurve, dann Wechsel der Erscheinungen zum septischen Krankheitsbild, mehr eitriges, stinkendes, geballtes Sputum usw., eine solche Vorgeschichte erlaubt es schon, das dann aufgenommene Röntgenbild mit großer Wahrscheinlichkeit richtig zu deuten. Die mehr oder minder homogene Verschattung mit dem Sekretspiegel oder dem Ring in der Mitte wird dann wohl ein postpneumonischer Abszeß sein. Sichergestellt ist die Diagnose aber erst dann, wenn weitere Aufnahmen eine der Besserung im klinischen Krankheitsbild entsprechende Abnahme der Verschattung und des Ring- oder Kreisschattens zeigen, wenn diese Röntgenzeichen bis zur restitutio ad integrum — abgesehen von einigen Streifchen und Flecken — an Stelle der Verschattung und der Höhle verschwinden. Zwar gelingt eine solche Heilung auch bei der kavernösen Phthise unter besonders günstigen Umständen, jedoch dann erst nach erheblich längerer Zeit und unter Anwendung besonderer Heilmaßnahmen (Pneumothorax, Plombe usw.). „Heilt" das Röntgenbild nicht in derselben Zeit aus wie der Patient auch klinisch gesundet, so bleibt der Verdacht auf eine tuberkulöse Erkrankung bestehen und damit die Notwendigkeit regelmäßiger Röntgen- und Sputumkontrolle.

Da die Darstellbarkeit des Abszesses davon abhängt, ob die Schattendichte seines Inhaltes sich wesentlich von der der Umgebung unterscheidet, so ergibt sich daraus, daß prallgefüllte Abszesse mit kleiner oder fehlender Luftblase in der pneumonischen Verschattung untergehen können. Sie sind dann röntgenologisch nicht darstellbar. Ebenso können tuberkulöse Kavernen dem Nachweis entgehen, wenn sie so flach sind, daß sie von den Schatten des davor oder dahinter gelegenen Gewebes optisch überlagert werden. Sehr ausgedehnte Abszesse, die mit ihrer lateralen Begrenzung die Brustkorbwand erreichen, ergeben ein Röntgenbild, das noch in anderer Hinsicht zur Differentialdiagnose anregt, und zwar zum Seropneumothorax.

Wir haben gesehen, daß der Halbmondschatten der Abszeßhöhle dadurch zustande kommt, daß ihr Inhalt zum Teil ausgelaufen und durch Luft ersetzt ist. In der Höhle herrscht jetzt derselbe atmosphärische Druck wie in der Außenwelt, d. h. der Flüssigkeitsschatten setzt sich gegenüber der Luftaufhellung im Oberteil der Höhle mit einer scharfen, der Erdoberfläche immer parallelen Linie, dem Sekretspiegel ab, der sich zu Lageveränderungen der Patienten ebenso verhält wie der Wasserspiegel in einem Glase bei Bewegung dieses Glases. Im Gegensatz hierzu fehlt dieser Flüssigkeitsspiegel beim bloßen Erguß in die Pleura ohne Luftbeimischung. Der negative Druck im Pleuraraum saugt das Wasser in der beschriebenen, schräg nach lateral ansteigenden Linie nach oben oder verursacht durch spitzenwärts immer dünner werdende Wasserschicht den ebenfalls bereits erwähnten allmählichen Übergang des tiefschwarzen Ergußschattens in die graue Verschleierung des Oberfeldes. Im Augenblick der Punktion gleicht sich der Druck im Pleuraraum mit dem der Außenwelt aus, falls Luft durch die Punktionskanüle eintritt. Das Exsudat sackt der Schwere nach abwärts. Die Luft sammelt sich an der Wasseroberfläche, dessen dunkler Schatten nun denselben Sekretspiegel zeigt wie die Abszeßhöhle. Genau dasselbe Bild entsteht, wenn sich — ein recht häufiges Vorkommnis — im künstlich angelegten Pneumothorax ein Exsudat sammelt. Bestehen bereits Verwachsungen der beiden Pleurablätter, so kann sich Exsudat und Luft in verschiedener Höhe zu mehreren Spiegeln treppenartig angeordnet übereinanderschichten. Diese Bilder unterscheiden sich grundsätzlich nicht im geringsten von dem Röntgenbild des Abszesses im Lungenparenchym. Vorgeschichte und Punktion klären die Diagnose, falls das Exsudat wässerig ist. Eitriges Punktat jedoch beantwortet unsere Zweifel nicht, falls wandständiger Lungenabszeß und Empyem zur Debatte stehen. Auch der Operateur wird übrigens die Entscheidung zwischen großem wandständigen Lungenabszeß und eitrigem Pleuraerguß für gewöhnlich nicht treffen können. In der Abb. 87 z. B. ist der Sekretspiegel deutlich als wandständiger Lungenabszeß kenntlich, da zwischen der unteren Begrenzung der halbmondartigen Flüssigkeitsverschattung und dem Zwerchfell ein heller Raum vom Lungengewebe sichtbar ist. Das Empyem beginnt aber wie jeder Pleuraerguß meist mit einer der Zwerchfellkuppel unmittelbar aufsitzenden, von dieser nach oben steigenden Verschattung. Eine Ausnahme machen die interlobären Empyeme und die abgesackten Empyeme, die wir besonders bei alten Leuten nicht selten auch im Pleuraspalt zwischen Lunge und Thoraxwand ohne Zusammenhang mit der Lungenbasis antreffen.

A. Rundschatten

Auch diesem Kapitel können wir eine Abbildung voranstellen, bei deren Deutung der Röntgenbefund souverän ist, unabhängig von den Hilfen durch Vorgeschichte und durch Ergebnisse anderer Untersuchungsmethoden.

Abb. 78 (E. A.). Wir folgen dem Röntgenprotokoll: Zwerchfelle, soweit übersehbar, glatt. Es sind aber gerade die Komplementärräume nicht dargestellt. In den Spitzen ist

1. der Kopfnicker in ganzer Ausdehnung beiderseits sichtbar. Er verschattet das Spitzenfeld medial. Ebenso ist der

2. Begleitschatten der Clavikel deutlich ausgeprägt. Herzschatten im Bereich des Normalen. Im Hilus beiderseits

3. einige Kalkflecke.

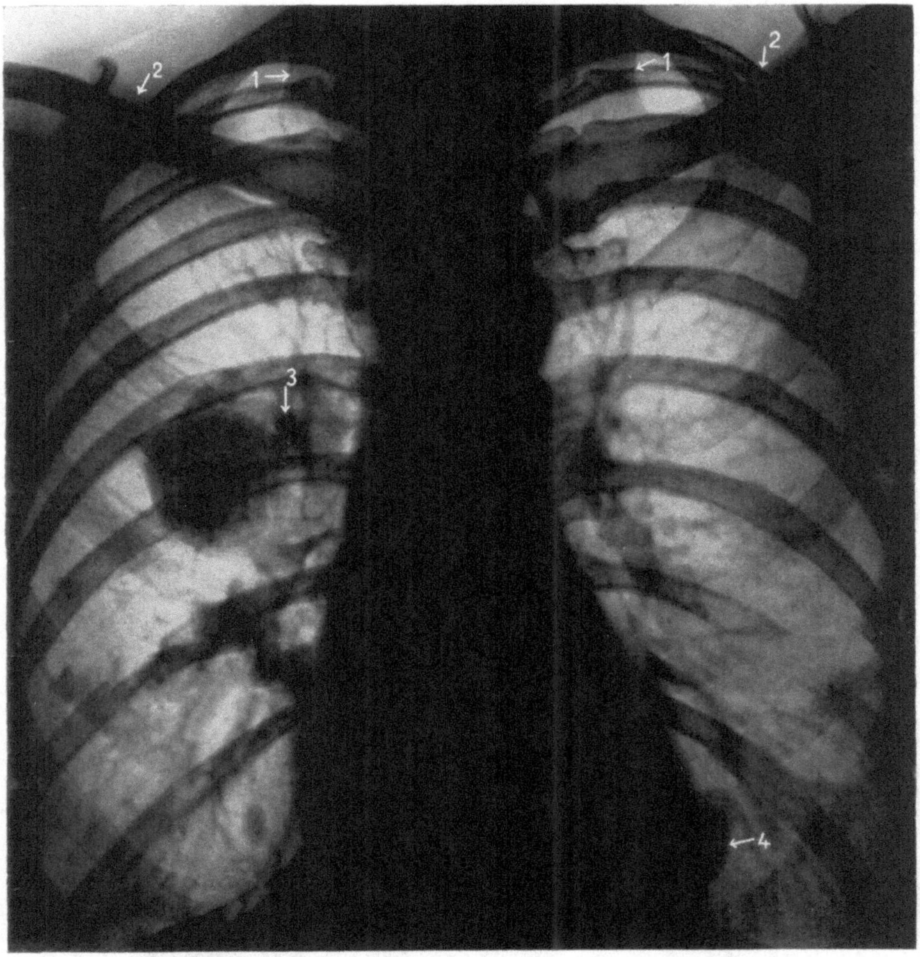

Abb. 78. E. A. Tumormetastasen in der Lunge

In der rechten Lunge zwei Verdichtungen medial in Hilusnähe. Die Verdichtungen sind kreisrund, allseitig gegen die Umgebung scharf abgesetzt und liegen in der Lunge, ohne daß sich in der Umgebung eine Reaktion auf die Entwicklung dieser Verschattungen nachweisen läßt. Eine bohnengroße, länglich geformte, ähnliche Verdichtung liegt in der Ausstrahlung des Hilus rechts unten. Mit Ausnahme dieser Verschattungen ist die Lungenzeichnung rechts frei von bemerkenswerten Befunden. Dagegen sehen wir links vom Herzrand eine weitere

4. rundliche Verschattung hervorlugen.

Diese Verschattungen können nichts anderes sein als Tumormetastasen. Die Mehrzahl macht den Befund eindeutig, so wie er in der Überzahl, als Tumoraussaat, in Abb. 102 zum Ausdruck kommt. Ein einziger von diesen runden Schatten allerdings erfordert Überlegungen und ergänzende Befunde, um die Entscheidung zu treffen zwischen Lungencyste, Echinococcus und solitärer Tumormetastase oder tuberkulösem Rundherd. Die nachfolgende Abbildung bringt ein Beispiel dafür.

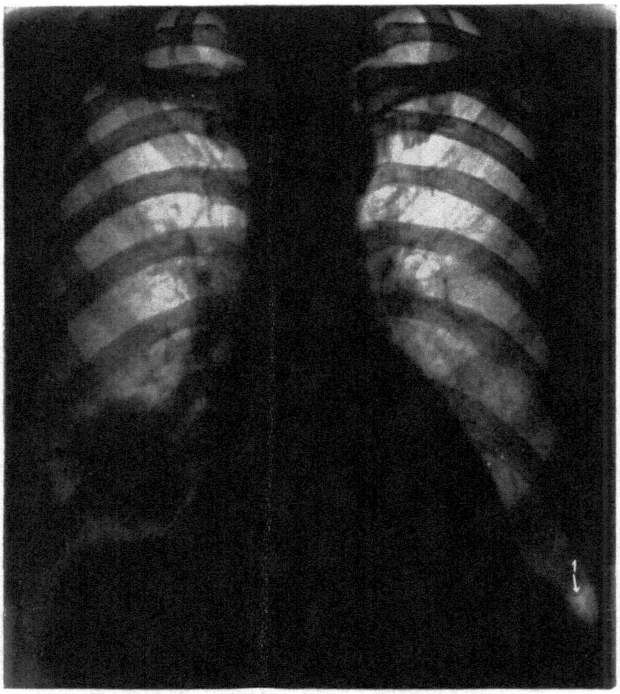

Abb. 79. Fr. H. Lungencyste im rechten Unterlappen

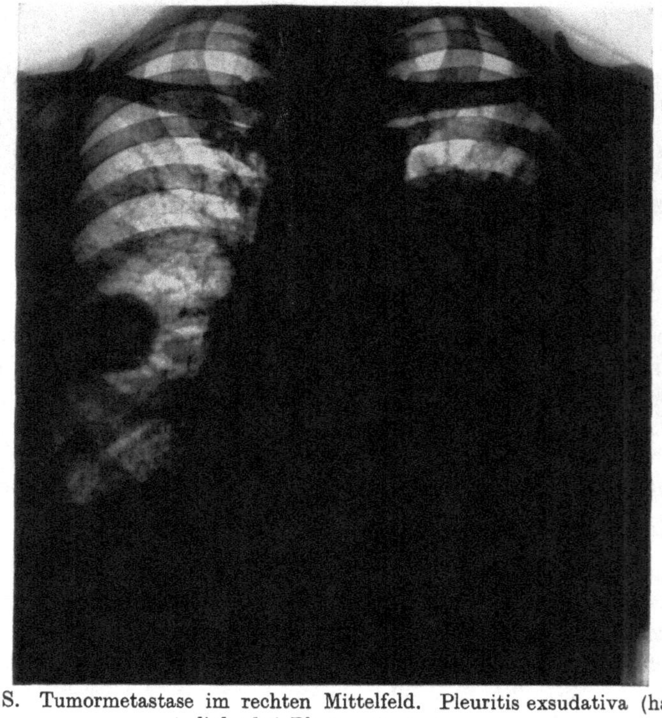

Abb. 80. W. S. Tumormetastase im rechten Mittelfeld. Pleuritis exsudativa (haemorrhagica) links bei Pleurametastasen

Abb. 79 (Fr. H.). 64jährig. Wir erkennen im rechten Unterfeld eine rundliche, apfelgroße, scharf begrenzte Verschattung von der Dichte fast des Herzschattens. Die Verschattung ist aber auch der einzige pathologische Befund von seiten der Lungen und des Herzens, denn die Trübung des linken Unterfeldes ist durch die Überlagerung

1. des Weichteilschattens der linken Mamma bedingt, deren scharfer, bogiger Rand vom linken Lungenfeld sich nach außen über den knöchernen Thorax verfolgen läßt. Ohne jede Beschwerde ist diese Verschattung in der Lunge entstanden. Weder Husten noch Schmerzen, Druck oder irgendetwas ähnliches deutete auf ihr Entstehen hin. Wenn wir an den Reizhusten und die Schmerzen denken, die die Pleuritis schon im Beginn der Erkrankung, oft im Stadium des negativen Röntgenbefundes auslöst, wenn wir an die eindrucksvollen Symptome schon der einfachen Bronchitis denken, so ist dieses Mißverhältnis zwischen Röntgenbild und klinischen Erscheinungen gewiß besonders auffällig. Es entspricht aber auch der mangelnden Reaktion der Lungen auf das Wachstum dieser Verschattungen, wie sie im Röntgenbild zum Ausdruck kommt. Solch ein Verhalten kennen wir weder von der Tuberkulose noch von sonst einem entzündlichen Prozeß in der Lunge. Nur gewisse metastatische Prozesse in der Lunge machen hiervon eine Ausnahme. Deren Röntgenbilder sind aber auch von dem hier gezeigten grundverschieden. Was hier vielmehr ausschließlich zur Differentialdiagnose steht, ist

1. die Lungencyste,
2. die Echinococcusblase,
3. die solitäre Tumormetastase.

Die zweite Möglichkeit erfordert zu ihrer Bestimmung oder zu ihrem Ausschluß nur die Anstellung der Komplementreaktion im Blute.

Die Lungencyste ist ein sehr seltenes Vorkommnis. Sie wächst sehr langsam. Die Sarkommetastase dagegen wächst schnell. Es genügt schon eine Kontrollaufnahme nach 4 Wochen, um diese Diagnose zu sichern. Die Sarkommetastase hat dann bereits einen bedeutend größeren Schatten verursacht. Weniger verlassen dürfen wir uns auf das Ergebnis der Durchuntersuchung des Körpers auf einen Primärtumor. Wir sahen bereits im Beispiel der Abb. 62, wie unscheinbar der Primärtumor sein kann. Selbstverständlich ist die Suche nach einem solchen aber die erste Aufgabe, nachdem wir einen Röntgenbefund wie den obigen erhoben haben.

In diesem Falle war die Komplementbindung auf Echinococcus negativ. Die Kontrollaufnahme nach 4 Wochen ergab keine Zunahme im Wachstum der Verschattung. Die sorgfältige Untersuchung des gesamten Organismus, eine besonders eingehende Untersuchung des Skelettsystems ergab nicht den geringsten Anhalt für das Bestehen eines Tumors. Die Patientin machte auch nicht den Eindruck einer Tumorkranken, was allerdings nicht viel besagen will. So kommen wir per exclusionem auf die Diagnose einer benignen Cyste.

Natürlich bleibt die Patientin weiter unter Beobachtung. Wir müssen uns vorbehalten, daß die weitere Beobachtung zu einer Korrektur unserer Deutung führt. Bemerkenswert wäre noch an diesem Bild die Art der Schattenbegrenzung. Sie ist nicht kreisrund, eher zahnradartig begrenzt oder wie eine Maulbeere gestaltet. Diese Art der Begrenzung hat aber keine differentialdiagnostische Bedeutung.

Vollkommen eindeutig ist wieder der Befund in **Abb. 80 (W. S.).** Wir sehen hier in der rechten Lunge mehr peripheriewärts die jetzt schon bekannte kreisrunde Verschattung, aber in der Einzahl, wenn wir von einer kleinen, aber undeutlichen daneben absehen. Es wären also, hätten wir nur das Bild der rechten Lunge vor uns, dieselben Überlegungen und Untersuchungen anzustellen wie im Falle der Abb. 79. Es hilft uns aber der Befund in der linken Seite differentialdiagnostisch zum Ziel. Diese ist bis zum Oberfeld hin homogen verschattet. Die Verschattung ist so intensiv, daß die Rippenschatten darin verschwinden. Nach oben hin ist die Verschattung relativ scharf abgesetzt. Ihre Grenze fällt allerdings mit dem Schatten der sechsten hinteren Rippe zusammen. Gleichmäßigkeit, Dichte des Schattens und auch sein Aufbau auf dem Zwerchfell, das er selbst nicht zu erkennen erlaubt, ergeben die eindeutige Diagnose: Erguß in der linken Pleurahöhle. Nichts spricht dafür, daß es sich um einen durch Nachlassen der Herzkraft bedingten Erguß handelt. Dieser Annahme steht auch die alte ärztliche Regel entgegen, daß differente Krankheitserscheinungen bei einem Patienten möglichst auf eine Grundkrankheit zurückzuführen sind. Gegen diese erprobte Gepflogenheit würde auch verstoßen, wenn wir eine einfache entzündliche Pleuritis annehmen wollten. Dagegen ist das Röntgenbild sofort befriedigend geklärt, wenn wir links eine Tumormetastase feststellen, die zu dem sehr häufigen (oft blutigen) Erguß in die Pleurahöhle geführt hat. Der Schatten dieses Ergusses verdeckt das Bild der Metastasen links.

Auch in diesem Fall ergab die Punktion links einen hämorrhagischen Erguß, eine weitere Stütze der aus dem Röntgenbild schon recht eindeutigen Diagnose.

Die **Abb. 81 (J. G.)** zeigt auf der rechten Seite im Bereich des Oberlappens ebenfalls zwei große, runde Verschattungen, die scharf begrenzt und isoliert im Gewebe liegend an die in den Abb. 78 und 80 gezeigten Bilder der Tumormetastasen erinnern. Der untere und kleinere der beiden Rundschatten liegt eben oberhalb des als haarförmige Linie zu erkennenden 1. Lappenspaltes. Aber auch in den angrenzenden Partien des benachbarten Mittellappens erkennen wir einige, wenn auch kleinere und nicht ganz rundliche Infiltratschatten. Links ist die ganze Spitze oben etwas verschleiert, und wir erkennen außer einer wolkigen Trübung auch zahlreiche derbe, kalkdichte Fleckschatten supra- und infraclavikulär. Ein vom linken oberen Hilusbereich ausgehender Verschattungsbezirk erstreckt sich bis zur Peripherie. Er ist nicht ganz homogen, sondern wabig aufgehellt und auch die darunterliegenden Lungenpartien zeigen eine etwas wabige Struktur. Ein Vergleich der Rundschatten rechts mit den früher beschriebenen Tumorschatten zeigt insofern eine Abweichung, als in der vorliegenden Abbildung sich Kalkschatten in und neben den Rundherden finden. Die Anwesenheit von Kalk im Gewebe deutet immer auf einen länger bestehenden Prozeß hin, da die Kalkablagerung eine geraume Zeit braucht. Wenn wir nicht zwei verschiedene Krankheiten nebeneinander, etwa eine Tuberkulose und einen Tumor, annehmen wollen, so müßten wir einen langsam wachsenden Tumor mit Kalkablagerung, vielleicht auch einen Echinococcus, in Erwägung ziehen. Auf Grund des Röntgenbildes allein werden wir über Vermutungen nicht hinauskommen. Möglicherweise gibt die Vorgeschichte und der klinische Befund einen Anhalt.

Die jetzt 48jährige Patientin ist seit 1925 wegen ihres Lungenleidens in ärztlicher Behandlung und Beobachtung. Seit einigen Monaten ist eine Verschlechterung eingetreten. Der Husten hat zugenommen, sie expektoriert schleimigen, gelegentlich auch mit Eiterpartikeln untermischten Auswurf. Die Stimme ist etwas heiser geworden. Auch hat sie an Gewicht verloren. Bei der Untersuchung fanden sich über der rechten Lunge oben diffuse bronchitische Geräusche, links war unbestimmtes, zum Teil bronchiales Atemgeräusch zu hören, mit zahlreichen klingenden Rasselgeräuschen, also den Zeichen eines Lungeninfiltrates. Im Auswurf fanden sich mehrmals, nicht ständig, Tuberkelbacillen.

Damit ist die Diagnose in einer Hinsicht geklärt. Es liegt eine Tuberkulose vor, und das Infiltrat links infraclavikulär mit den wabigen Aufhellungen ist ein zum Teil im Zerfall begriffenes spezifisches Infiltrat. Aber auch die Rundherde rechts sind spezifischer Ätiologie. Eine Kontrollaufnahme nach einem halben Jahr zeigt sie unverändert und auch auf älteren Aufnahmen waren sie bereits vorhanden. — Diese tuberkulösen Rundherde sind hier recht groß. Im allgemeinen sehen wir sie von Bohnen- bis Kirschgröße, vereinzelt oder zu mehreren bei Patienten, die von ihrer Tuberkuloseinfektion wissen, aber auch bei solchen, die keine Ahnung von diesem Lungenherd haben. Die Rundherde können lange inaktiv bleiben. Wir erleben aber immer wieder plötzliches Aufflackern der Herde mit Einschmelzungen, Auftreten einer Blutung oder Streuung, Bildung von Tochterherden usw. Man wird die Träger solcher Rundherde (sie können außer der Kreisform auch ovale Begrenzung zeigen) also immer im Auge behalten müssen, um eine Reaktivierung und Progression rechtzeitig zu erkennen. Kalkablagerungen wie in unserem Falle sind nicht die Regel, aber unter Umständen wegweisend bei der Diagnose. Die Schattendichte, Struktur und Begrenzung entspricht im allgemeinen der der Herde auf unserer Aufnahme.

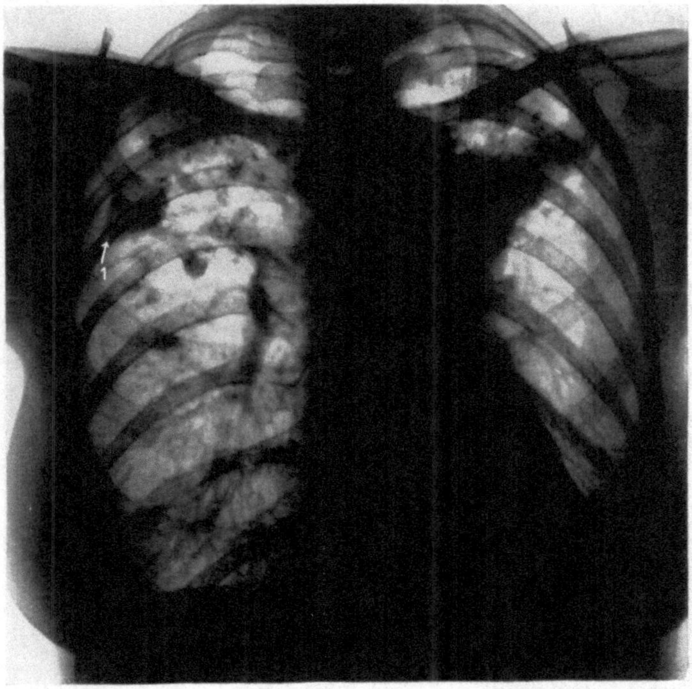

Abb. 81. J. G. Tuberkulöse Rundherde im rechten Obergeschoß. Zerfallendes (käsiges) Infiltrat links infraclavikulär

Auch auf der nun folgenden **Abb. 82 (R. B.)** sehen wir eine Reihe rundlicher, ziemlich scharf begrenzter Verschattungen. Sie finden sich besonders rechts im Mittelfeld sowie im Unterfeld dieser Seite. Der Hilusschatten tritt besonders rechts kräftig hervor, die Lungenzeichnung ist ausgesprochen streifig vermehrt, der linke Pleurasinus ist im ganzen getrübt. Das Herz ist sowohl nach rechts wie auch nach links verbreitert. Bei der Durchleuchtung zeigte es eine oberflächliche Pulsation und eine unregelmäßige Aktion. Auch in diesem Falle müssen wir die gleichen Überlegungen anstellen wie bei der Betrachtung der vorhergehenden Bilder mit Rundschatten. Am meisten Ähnlichkeit besteht wohl mit der Abb. 78, die uns Tumormetastasen in der Lunge zeigte. Wir ziehen auch in diesem Falle die Vorgeschichte und den allgemeinen klinischen Befund zu Rate.

Der 61 jährige Patient leidet schon seit vielen Jahren an einer zunehmenden Kreislaufinsuffizienz bei hohem Blutdruck. Im Laufe der letzten Monate und Wochen haben sich die Beschwerden verstärkt, es sind Ödeme aufgetreten, und der Arzt hat auch eine Leberschwellung festgestellt. Der Kranke war bei der Aufnahme sehr cyanotisch und dyspnoisch, mit allen Symptomen der Herzinsuffizienz. Die Senkung war etwas beschleunigt, ein Befund, der aber durch das Vorliegen eines elektrokardiographisch nachgewiesenen Herzmuskelinfarktes seine Erklärung finden konnte. Auffallenderweise hatte der Kranke keine alarmierenden Lungenerscheinungen gehabt. Auch die nach der Röntgenaufnahme in dieser Hinsicht vervollständigte Anamnese ergab keinen Anhalt. So verneinte der Patient besonders alle Fragen hinsichtlich des Vorganges einer kleineren oder größeren Lungenblutung.

Die Diagnose war aus diesem Grunde nicht leicht.

Es wurde in erster Linie an das Vorliegen von Bronchopneumonien gedacht und die Möglichkeit von Metastasen offengelassen. Die Obduktion ergab nun, daß es sich weder um das eine noch um das andere handelte, sondern daß multiple Lungeninfarkte vorlagen, die klinisch „stumm" entstanden und verlaufen waren. Außerdem lag der erkannte Herzmuskelinfarkt vor, mit Dilatation des Herzens. Die den Infarkten zugrunde liegenden Embolien stammten von einer Thrombose der Vena femoralis.

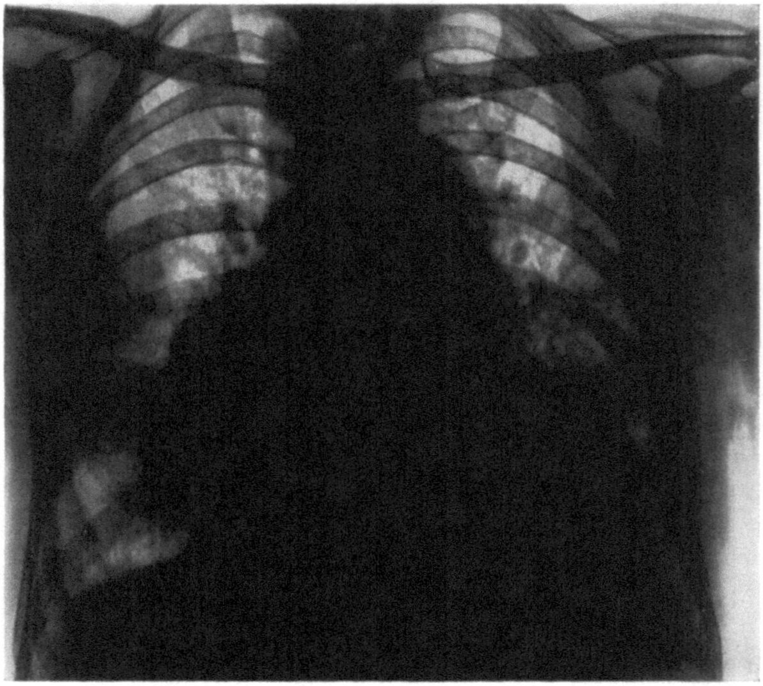

Abb. 82. R. B. Multiple Lungeninfarkte bei Herzinsuffizienz

Wir haben in der Einleitung dieses Kapitels bereits darauf hingewiesen, wie sich die Abbildung des an sich keilförmigen Infarktes als Kreisschatten erklärt. Auch bei diesen Lungeninfarkten konnten wir feststellen, daß sie zum Teil nach vorn oder hinten zu lagen, der Röntgenstrahl sie also senkrecht zur Basis des „Infarktkegels" durchdringen mußte und so als Kreisschatten abbildete. Die klinischen Angaben hatten in diesem Falle nicht zur Klärung beigetragen, vielleicht sogar etwas verwirrt, da man bei den zahlreichen Infarkten blutigen Auswurf zu irgendeinem Zeitpunkt erwartet haben würde. Allerdings hätte es nahe gelegen, die Herzinsuffizienz mit den Lungenveränderungen in Verbindung zu bringen und so die Diagnose der Lungeninfarkte zu stellen.

Wir wissen ja, daß in den Vorhöfen oder Herzohren dilatierter und myokardgeschädigter Herzen, ebenso im Trabekelsystem der Ventrikel sich Thromben bilden, die, wenn sie im rechten Herzen sitzen, zu Lungeninfarkten, wenn sie im linken Herzen entstehen oder bei offenem Foramen ovale auch aus dem rechten Herzen kommend, zu arteriellen Embolien führen.

Die massiven, meist tödlichen Embolien der Lunge stammen gewöhnlich aus Thromben der großen Venen, jedoch kommen nicht selten auch Thrombosen in kleineren Venengebieten vor, dem Hämorrhoidal- oder Prostataplexus, den parauterinen Venengeflechten usw. Sie treten klinisch oft erst durch die von ihnen ausgehenden Embolien in Erscheinung.

B. Halbmondschatten mit Spiegelbildung

Abb. 83 (O. W.) leitet die hier zusammengefaßte Reihe ein. Nicht so sehr, weil der Befund hier typisch ist, wir werden sehen, daß es sehr verschiedene Typen dieser Reihe gibt, als vielmehr, weil er auf dieser Abbildung mit besonderer Deutlichkeit hervortritt.

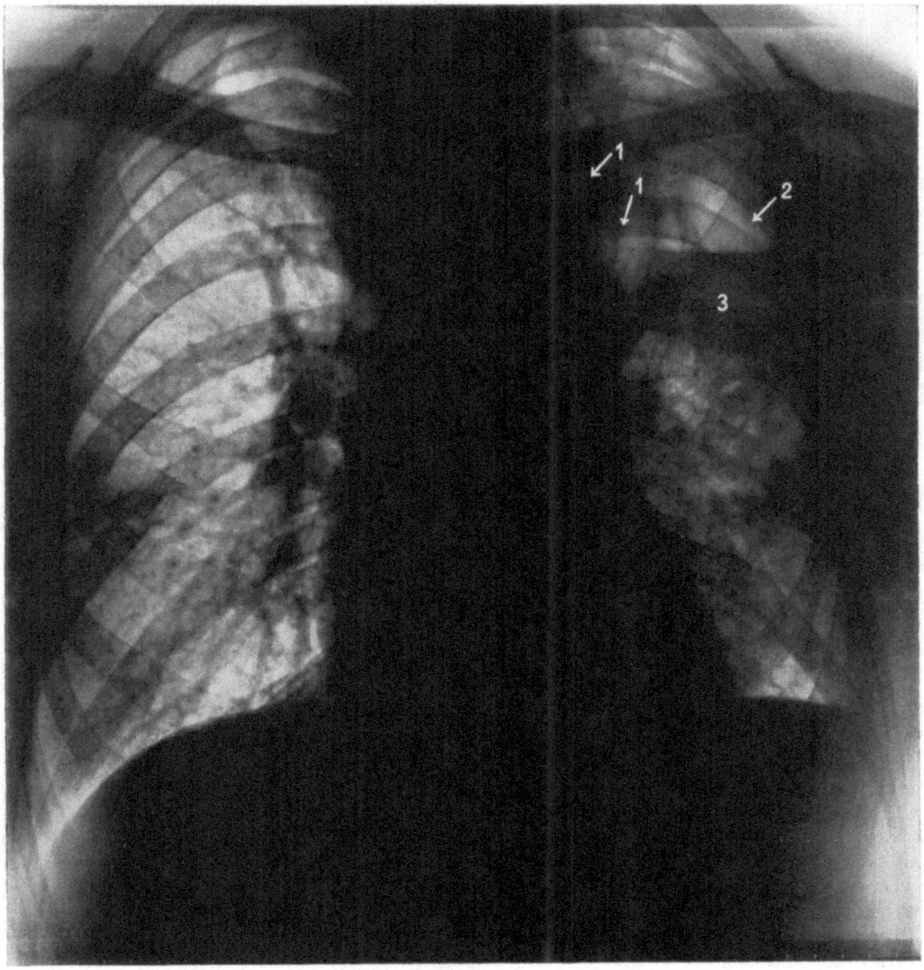

Abb. 83. O. W. Lungenabszeß im linken Oberlappen

Das Röntgenprotokoll lautet:

Knöcherner Thorax ohne Befund, bis auf verkalkte Rippenknorpel. Zwerchfell glatt, links abnorm hoch stehend. Ein Komplementärraum ist hier nicht sichtbar. Anscheinend ist dieser verklebt, das linke Zwerchfell in dieser abnormen Schrägstellung fixiert. Herzschatten noch im Bereich des Normalen. Die linke Spitze ist im ganzen getrübt und medial verschattet. Die Verschattung ist hier homogen. Die rechte Spitze ist frei von krankhaften Veränderungen. — Überhaupt sind in der rechten Lunge keine wesentlichen Abweichungen von der Norm vorhanden, wenn sie auch im ganzen „stark vermehrt" gezeichnet ist. Im Hilus sehen wir einige Kalkflecke.

Die linke Lunge ist im ganzen trüber als die rechte. Zu dieser allgemeinen, schleierartigen Trübung kommt eine Verschattung im Oberfeld. Diese ist im ganzen gesehen homogen, enthält aber mehrere

1. Aufhellungen,

von denen es aber zweifelhaft bleibt, ob sie Inseln normalen Lungengewebes inmitten der Verschattung darstellen oder wirkliche Höhlenbildungen. Nicht zweifelhaft ist dies nur von einer besonders großen

2. Aufhellung an der Peripherie. Diese wird nach unten begrenzt von einer scharfen, horizontalen Linie, die ihrerseits eine ziemlich scharf umrandete

3. halbmondartige Verschattung nach oben abgrenzt.

Die abnorme Lage des linken Zwerchfells und der nicht sichtbare linke Komplementärraum (aber Durchleuchtungskontrolle!!) läßt eine Pleuraverwachsung an der Basis annehmen. Die allgemeine Trübung der linken Lunge spricht für eine allgemeine Verdickung der Pleura links. Die Verschattung im linken Oberfeld weist auf ein Lungeninfiltrat hin. Aus der Lage, der Schattenanordnung und der Intensität der Verschattung ist die Differentialdiagnose zwischen tuberkulöser und unspezifischer Entzündung nicht zu stellen. Wohl aber erlaubt der Befund eines Halbmondschattens mit Spiegelbildung die Diagnose einer Zerfallshöhle in diesem Entzündungsgewebe mit flüssigem Inhalt. Diese Art von nicht gereinigten, noch halb gefüllten Zerfallshöhlen ist so gut wie immer pneumonischen Ursprunges. Tuberkulöse Kavernen bilden sich in diesem Stadium der halben Füllung äußerst selten ab. Das Gleiche gilt für den Tumor. Auch die beim Zerfall eines Krebses gebildeten Höhlen sind selten mit Füllung anzutreffen. Die Diagnose wird also lauten:

Abszedierende Pneumonie der linken oberen Lunge. Begleitende Pleuritis. Da aber diese Annahme nur durch eine Kombination entstanden ist und deshalb nur einen bedingten Wert besitzt, lassen wir die Krankheitsgeschichte folgen:

44jähriger Kunstmaler aus lungengesunder Familie.

1917 in Galizien Schulter-Lungen-Halsschuß mit anschließender Lähmung des linken Armes. Er hat damals im ganzen etwa 2 Jahre mit der Behandlung zugebracht, ehe ein einigermaßen erträglicher Zustand erreicht wurde. Den Abschluß der Behandlung sollte ein Heilverfahren im Schwarzwald bringen. Der Patient war dort aber nicht etwa in einer Lungenheilstätte, sondern in einem Luftkurort zur Erholung. Den Aufenthalt im Gebirge mußte er aber vorzeitig abbrechen, da Fieber auftrat. Als Quelle dieses Fiebers wurde eine Verhaltung in der Schußwunde festgestellt. Erst nach der operativen Behandlung dieser Verhaltung trat endgültige Heilung ein. Es stellte sich aber eine Neigung zu Katarrhen ein, die besonders in den Übergangszeiten auftraten, mit starkem Husten verbunden waren und auch zeitweise zu erheblichen Fiebersteigerungen mit braunrotem Auswurf führten. Wenn dieser auftrat, mußte der Patient seine Arbeit aufgeben und sich hinlegen. Einen solchen „Katarrh" hatte der Patient jetzt durchgemacht, nur war er dieses Mal mit einem initialen Schüttelfrost verbunden. Der Schüttelfrost wiederholte sich. Es kam aber bald zu ganz besonders starkem Krankheitsgefühl, großer Hinfälligkeit und toxischem Verfall des Patienten.

Die Krankenhausaufnahme erfolgte am 7. Krankheitstage. Temperatur 39,8°. Das Blutbild ergab:

Ery. 3,9, Hb. 79, Eo. –, B. –, M. –, Jgl. –, St. 21, Segt. 55, Ly. 20, Mo. 4.
In dem sehr reichlich entleerten, eitrigen, geballten Sputum fanden sich Tuberkelbacillen nicht.

Am zweiten Tage der stationären Behandlung wurde der oben beschriebene Film angefertigt. Den Tumor können wir nach der Vorgeschichte wohl als äußerst unwahrscheinlich außer Betracht lassen. Zur Differentialdiagnose steht ausschließlich die Pneumonie und die Tuberkulose. Letztere ist auch nach der Vorgeschichte sehr wenig wahrscheinlich, wie sie auch nach dem Röntgenbild erst in zweiter Stelle zur Erwägung stand. Lungenverletzungen durch Kriegseinflüsse, insbesondere Lungendurchschüsse, führen, wenn sie Folgen hinterlassen, meist zu einer „chronischen" Entzündung der Lunge, mit Bronchiektasenbildung, also zu

Veränderungen, die einen Locus minoris resistentiae bedingen können und die immer wieder aufflackern können, wenn irgendwelche neue Reize den Betroffenen befallen. Im vorliegenden Falle gibt die Vorgeschichte einen geradezu typischen Krankheitsverlauf der Folge der Lungenschußverletzung wieder. In jedem Jahr ist der Patient „erkältet". Diese Erkältung führt häufig zu Lungenentzündungen (braunrotes Sputum, Fieber). Jetzt ist einer dieser Entzündungsherde abszediert.

Der weitere Verlauf stützt diese Annahme. Der Patient erhält Neosalvarsan (0,15), abwechselnd mit 10 ccm 15%igem Alkohol jeden zweiten Tag. Nach zwei Neosalvarsaninjektionen und vier Alkoholspritzen ist er entfiebert und bleibt fieber- und beschwerdefrei bis zum Entlassungstage.

Dieser Verlauf bestätigte unsere Diagnose einer unspezifischen Pneumonie mit Abszedierung. Er ist jedenfalls sehr ungewöhnlich für eine Lungentuberkulose oder ein Carcinom. Den dokumentarischen Beleg für diese Diagnose gibt die Abb. 84, gewonnen von demselben Patienten, aber 25 Tage später.

Es ist nun merkwürdig, daß dieses Bild sehr viel mehr wie das der Abb. 83 die Differentialdiagnose zur Tuberkulose offen läßt, wenn man eben nur diese einzige Abbildung beurteilt und die Entwicklung nicht kennt.

Die **Abb. 84 (O. W.)** zeigt

1. denselben Hochstand des linken Zwerchfelles mit Verklebung des Komplementärraumes. Dieselbe, besonders dichte Verschattung der linken Spitze, während rechts nur

2. der Kopfnicker erkennbar ist. Sie zeigt auch eine Verschattung der linken oberen Lunge. Doch ist diese bedeutend weniger intensiv, und auch die generelle Trübung der linken Lunge ist verschwunden.

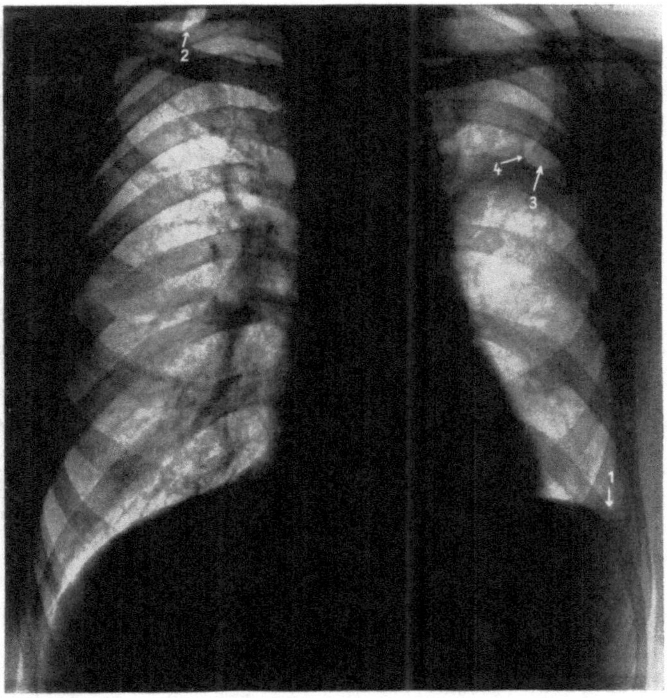

Abb. 84. O. W. Abheilender postpneumonischer Lungenabszeß im linken Oberlappen

Dagegen ist die Zerfallshöhle links infraclavikulär noch nicht vollständig verschwunden, trotzdem der Patient bereits 14 Tage fieberfrei ist. An einer Stelle sehen wir eine

3. kreisrunde, wie ausgestanzt wirkende Aufhellung, die von einem

4. breiten Schattenwall umgeben ist, dessen Existenz wir allerdings nur in dem sehr schmalen Intercostalraum feststellen können. So gestaltet, als kreisrunde Aufhellung ohne Halbmondschatten und mit diesem Wall, ist dieser Restzustand eines pneumonischen Abszesses von der tuberkulösen Kaverne nicht zu unterscheiden. Für uns, die wir die vorhergehende Aufnahme, auch die Anamnese, kennen, fehlen dem Bilde allerdings differentialdiagnostische Schwierigkeiten.

Eine Aufnahme nach weiteren 4 Wochen hätte wahrscheinlich dieselben Streifen als Zeichen der endgültigen Heilung des Lungenabszesses gezeigt, die wir aus der Abb. 30 und Abb. 11 bereits kennen.

Abb. 85 (Ch. Sch.) ist der vorhergehenden Abbildung im Prinzip gleichgeartet. Auch hier sehen wir einen Halbmondschatten mit einer Aufhellung darüber. Dieser Schatten unterscheidet sich aber von der eingangs als Typ hingestellten halbmondartigen Verschattung insofern, als er wie ein Fremdkörper, ähnlich etwa den Rundschatten der Tumormetastasen, in einem Lungengewebe liegt, das auf die Entwicklung dieses halbmondartigen Schattens überhaupt nicht reagiert. Der Schatten liegt mit scharfer Begrenzung in einem völlig normalen Lungengewebe auch der nächsten Umgebung. Dies unterscheidet das vorliegende Bild vom Röntgenbild der abszedierenden Pneumonie. Auch hier handelt es sich um eine Höhlenbildung in der Lunge mit teilweiser Füllung durch Flüssigkeit, um einen Lungenabszeß, aber als Metastase eines ursprünglich außerhalb der Lunge liegenden Eiterherdes. Ist das vorliegende Röntgenbild völlig eindeutig für diese Annahme? Nicht ganz! Unter Um-

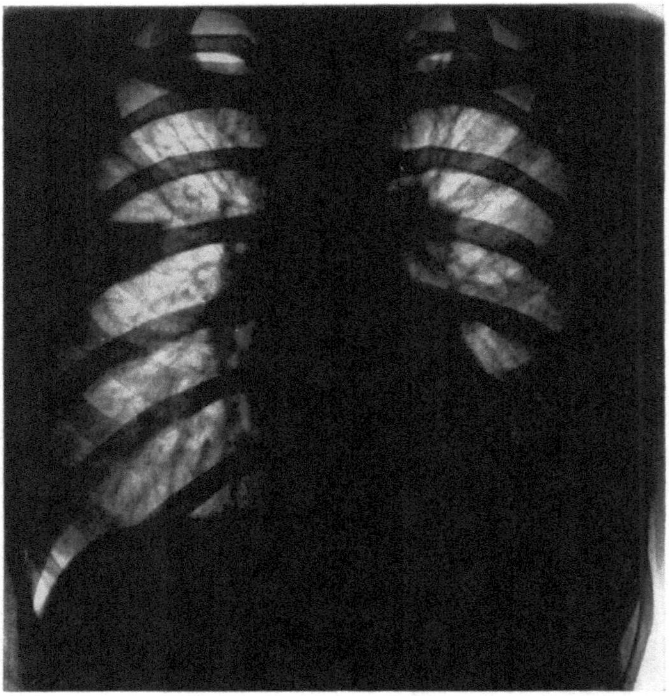

Abb. 85. Ch. Sch. Metastatischer Lungenabszeß im rechten Oberlappen

ständen kann sich auch ein im Interlobärspalt abgekammerter pleuritischer Erguß in dieser Form abbilden. Wir brauchen also die Anamnese und das Ergebnis der übrigen Befunde zu ihrer Deutung.

Diese lauten: 19jährige Näherin aus lungengesunder Familie. Immer gesund gewesen bis auf Keuchhusten und Windpocken. Mit 16 Jahren Angina, im Anschluß daran „Bronchialkatarrh". Die Röntgenaufnahme soll einen Lungenabszeß in der linken unteren Lunge ergeben haben. Die Patientin wurde damals chirurgisch behandelt und trägt als Folge dieser Behandlung eine breite Rippenresektionsnarbe. Die Behandlung soll damals 3 Monate gedauert haben. Kaum entlassen, bekam sie Schmerzen in der linken Hüfte. Die Gegend dort war angeschwollen und schließlich wurde ein großer Abszeß in der linken Leistenbeuge entleert. Die Wunde fistelte lange und heilte erst spät. Jetzt hat die Patientin wieder eine Angina gehabt, die aber gerade abgeheilt war. Der Arzt schickt sie in das Krankenhaus, weil sie immer noch hoch fiebert und in der letzten Zeit Husten bekommen hat. Fieber, Blutbild und Sputum wie im vorher beschriebenen Krankheitsfalle. Auch die Behandlung ist dieselbe. Auch diese Patientin verließ das Krankenhaus nach mehreren Neosalvarsan- und Alkoholinjektionen beschwerdefrei. Die Abszeßhöhle verschwand vollkommen. Was von ihr übriggeblieben ist, zeigt die Abb. 11 zwei unscheinbare Streifenschatten.

In beiden Abbildungen zeigt das linke Zwerchfell noch die Folgen der vorangegangenen Operation, die Hochschrägstellung des linken Zwerchfelles mit Verklebung des linken Komplementärraumes.

Abb. 86 (v. L.) und **Abb. 87 (H. H.)** bilden eine röntgenologische Einheit bei völliger Verschiedenheit der anatomischen Grundlagen. — Beide Filme sind beherrscht von dem in diesem Kapitel beschriebenen Halbmondschatten, der Spiegelbildung und der dazugehörigen Aufhellung darüber. In Abb. 86 ist die Aufhellung deutlicher, in Abb. 87 tritt die halbmondartige Verschattung mehr hervor. Diese Unterschiede in der Betonung der einen oder der anderen Schattenqualität bieten unter anderem auch die Möglichkeit der Unterscheidung.

Betrachten wir zunächst die Abb. *86*. Die eine Lungenseite ist vollkommen verschattet. Das Zwerchfell ist nicht erkennbar. Wir wissen deshalb nicht, ob es die rechte oder die linke Seite ist, die hier verschattet ist. Denn die andere, frei gebliebene Seite zeigt eine Vortreibung des Mittelschattens, die wohl daran denken läßt, daß es sich hier um das allerdings kleine und schlanke linke Herz handeln könnte. Erst die Untersuchung des Bauchraumes läßt eine Luftblase links oben erkennen, die entweder dem Magen oder der Flex. lienalis angehört, zum mindesten niemals in dieser Höhe auf der rechten Seite zu finden wäre. Also ist es die linke Seite, die nach dem Röntgenbild erkrankt ist. Die Erkrankung äußert sich in der erwähnten Verschattung. Diese Verschattung ist in der Spitze und im medialen Abschnitt des Oberfeldes intensiv, läßt aber die Schatten der Rippen durchschimmern. Gegen das Mittelfeld ist sie mit einer scharfen Linie abgesetzt,

1. der Lappengrenze.

Im Mittelfeld ist die Verschattung dann eher schleierartig. Hier liegen auch die beiden halbmondartigen Aufhellungen mit der Spiegelbildung als unterer Begrenzung. Wir sehen aber, daß der

2. Spiegel der unteren Aufhellung über diese hinaus zur Peripherie zieht. Unterhalb dieses Spiegels ist die Verschattung so intensiv wie nur denkbar. Sie verdeckt die Rippenschatten. Sie verdeckt auch das Zwerchfell, dem sie direkt aufzusitzen scheint. Sehen wir von den Aufhellungen ab, so entspricht die vorliegende Abbildung genau den bereits besprochenen totalen Verschattungen einer Lunge, und zwar wegen der Intensität der Verschattung, dem Erguß. Dafür spricht auch, daß der Mittelschatten, das Herz, so weit nach rechts hineinragt, daß man diesen Herzabschnitt mit dem ausladenden Bogen des linken Ventrikels verwechseln könnte, wie wir das beim Versuch, rechts und links auf dem vorliegenden Film zu bestimmen, ja auch getan haben. Das Herz ist durch eine Flüssigkeitsansammlung in der linken Pleurahöhle nach rechts verdrängt. In diese Flüssigkeitsansammlung ist Luft gekommen, und da diese Flüssigkeit eine horizontale obere Begrenzung, einen Spiegel, zeigt, so muß sie

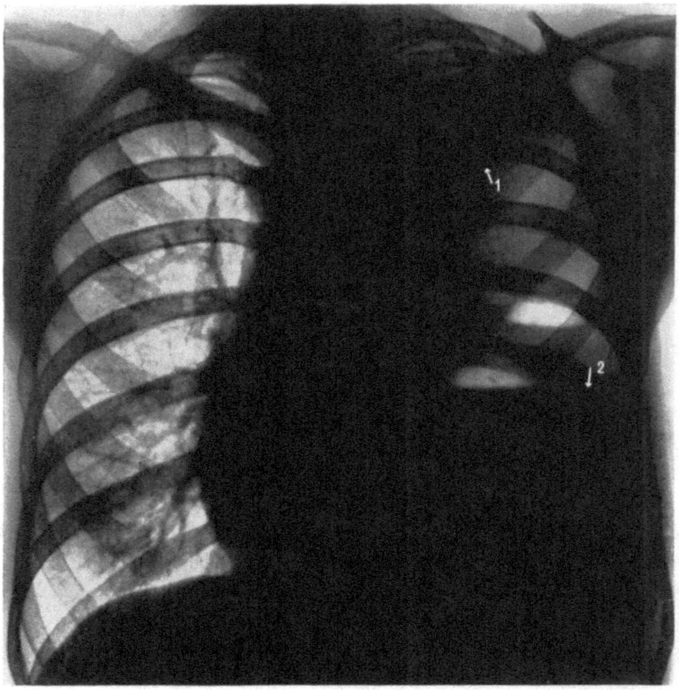

Abb. 86. v. L. Seropneumothorax mit gekammerten Ergußhöhlen

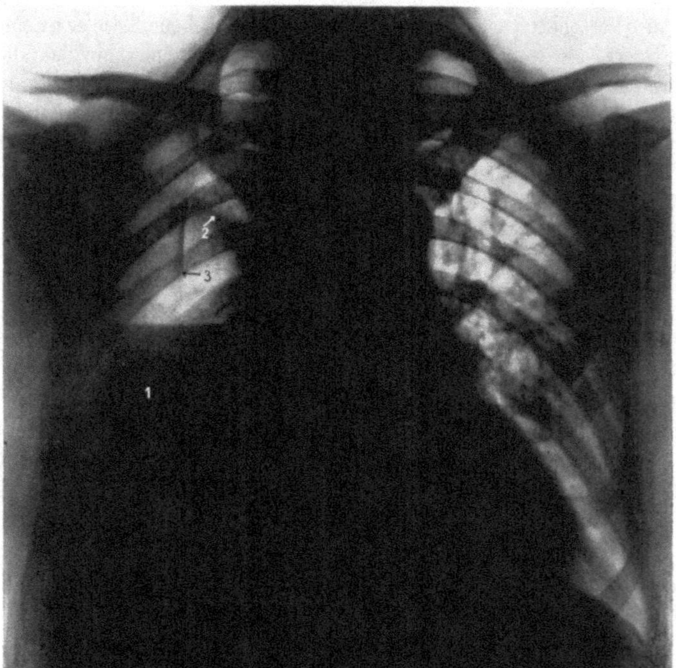

Abb. 87. H. H. Wandständiger Lungenabszeß im rechten Mittelgeschoß

einmal punktiert worden sein. Anderenfalls würde diese horizontale Linie fehlen und der Erguß ebenso begrenzt sein wie die Dämpfung bei der Perkussion, nämlich schräg nach oben ansteigend (Abb. 70). Also ist die Luft Folge der Punktion. Was wir vor uns haben ist ein Seropneumothorax. Die Vielheit der halbmondartigen Aufhellungen beweist nun weiter, daß die Wasseransammlung schon längere Zeit in der Pleurahöhle bestanden haben muß und daß dieses Wasser sehr viel Fibrin enthalten haben muß, denn es haben sich einzelne Kammern durch teilweise Verklebung der Pleurablätter gebildet. Das Wasser sitzt nun in verschiedenen Höhen in dieser kammerartig unterteilten Pleurahöhle. Die größte Kammer gehört zu dem untersten Spiegel. Sie nimmt fast die gesamte Pleurahöhle ein. Ihre obere Begrenzung ist die schon erwähnte scharfe Linie, die bogenförmig von medial zur Peripherie des Thorax ansteigt. Der Oberteil der Lungen ist dadurch vollständig zum Kollaps gekommen und erscheint deshalb intensiv verschattet, der Abschnitt darunter ist durch die Luft in der Kammer aufgehellt. Unter dieser geringeren Verschattung sehen wir denn das in der Pleurahöhle liegende Wasser.

Wir schließen auf die Lage der die Verschattung gebenden Materie aus dem Sitz der Verschattung unmittelbar über dem Zwerchfell. Umgekehrt entnehmen wir aus der Abwesenheit dieses Zeichens in der Abb. 87, daß die Verschattung hier nicht in der Pleura sitzt sondern in der Lunge.

Auf Abb. *87* sehen wir: Spitzkuppeliger Thorax, der schon als Thorax caninus zu bezeichnen ist. Glattes linkes Zwerchfell. Das rechte Zwerchfell ist gerade noch abzugrenzen. Es steht auffällig hoch. Ein Komplementärraum ist hier nicht zu sehen. Er ist anscheinend von derselben streifig-fleckigen Trübung eingenommen, die auch die Lungenzeichnung direkt oberhalb des rechten Zwerchfelles verwandelt hat. Im rechten Mittelfeld liegt eine

1. halbmondartige Verschattung von der Größe einer Kinderfaust. Sie ist nach oben horizontal begrenzt. Oberhalb dieser Begrenzung liegt eine Aufhellung, die gegen das übrige Lungengewebe ebenfalls durch eine mehr oder minder

2. scharfe Begrenzungslinie abgesetzt ist.

Eine horizontale Linie entspricht dem Innenrand

3. der Scapula. Außerhalb der Begrenzung der Aufhellung ist eine wesentliche Veränderung der Lungenzeichnung nicht zu sehen, mit Ausnahme einer allgemeinen schleierartigen Trübung und einem breiten Begleitschatten der zweiten Rippe in der Kuppel der rechten Spitze. Ein ebensolcher Begleitschatten findet sich in der Kuppel der linken Spitze. Sonst ist die Lungenzeichnung links nur „allgemein vermehrt". Der Herzschatten ist nach links verbreitert.

Befund: Pleuritis an der rechten Basis und der rechten Spitze. Pleuritische Verdichtung auch der gesamten rechten Lunge. Zu einem Erguß hat diese Pleuritis aber nicht geführt. Vielmehr ist sie nur Folge einer Entzündung in der rechten Lunge, die zu einer Höhlenbildung geführt hat. Die Höhle liegt direkt unterhalb der Pleura und der Thoraxwand an. Sie ist nur zur Hälfte mit Flüssigkeit gefüllt. Diese Flüssigkeit ist offenbar entzündlicher Natur, da die Streifen und Flecke unterhalb der Flüssigkeitsschatten wirken, als ob hier der Flüssigkeitsbehälter undicht geworden wäre. Die Streifen und Flecke sind Ausdruck kleinerer Entzündungen im Lungenunterlappen, zum Teil handelt es sich auch um Atelektasen des Lungengewebes. Der Pleuraraum ist hier aber frei, da das Zwerchfell gut abgrenzbar ist.

Diagnose: Wandständiger Lungenabszeß.

Dieser Abszeß wäre leicht zu punktieren, so daß der Eindruck entstehen könnte, es handelte sich um eine vereiternde Pleuritis, um ein Empyem. Auch der Operateur wird die Differentialdiagnose zwischen diesen beiden Möglichkeiten, randständiger Abszeß im Lungengewebe und Empyem, nicht immer stellen können. Das Röntgenbild ist recht eindeutig. Patient wurde nach erfolgloser interner Behandlung operiert, die Diagnose bestätigte sich.

C. Ringschatten

Die **Abb. 88 (R. L.)** ist gekennzeichnet durch eine etwa pflaumengroße, wie ausgestanzt wirkende, scharf gegen die Umgebung abgesetzte Aufhellung, die in angenäherter Kreisform rechts oben infraclavikulär sitzt. Die Umgebung ist recht wenig verändert, wenn wir von einigen Fleckschatten in der rechten Spitze und in einem kleinen Trübungsbezirk (↑) absehen,

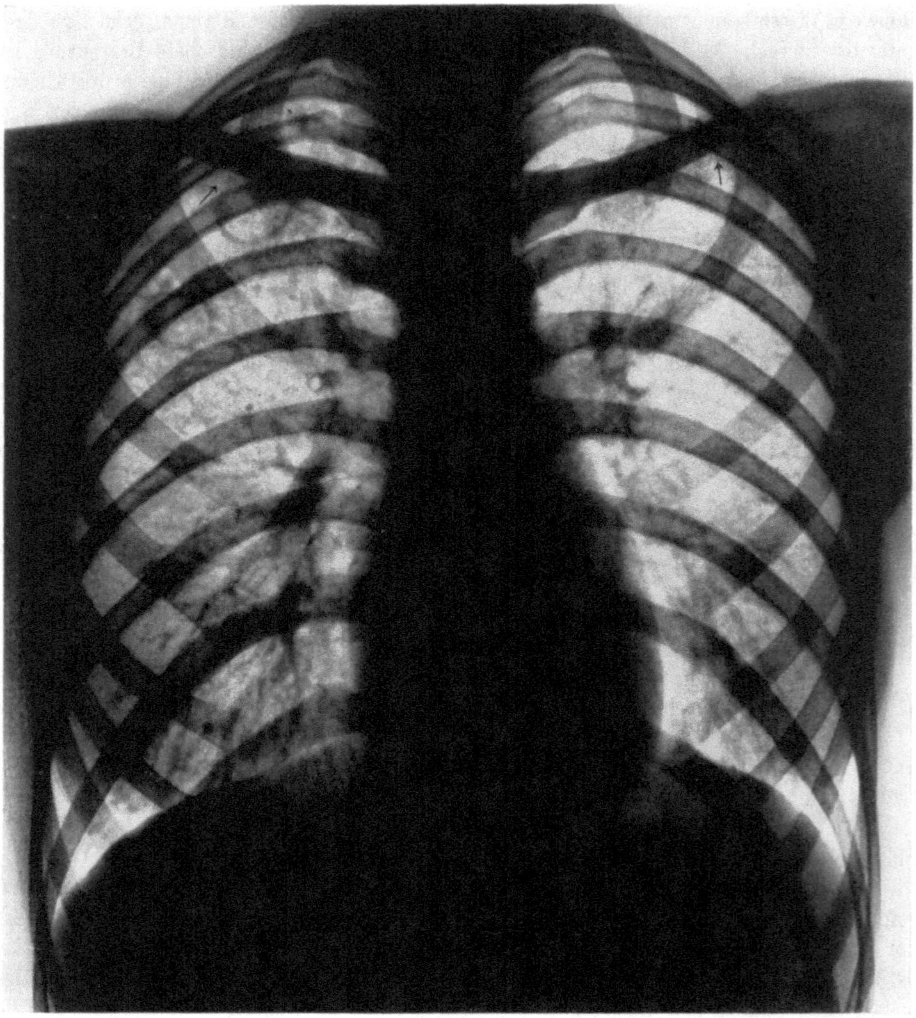

Abb. 88. R. L. Tuberkulöse Kavernen im rechten Oberlappen

der sich lateral zum Teil unter der rechten Clavikel versteckt. Allerdings bemerken wir im zweiten Intercostalraum rechts seitlich noch zwei weitere gleichgestaltete Aufhellungen in ebenfalls wenig verändertem Lungengewebe. Die linke Spitze ist nur leicht vermehrt streifig gezeichnet, auffallend ist lediglich ein kleiner Trübungsbezirk (↑) auch hier seitlich unter der linken Clavikel. Die Hiluszeichnung zu beiden Oberfeldern, besonders rechts, ist gering vermehrt, sonst aber ein besonderer Lungenbefund nicht zu erheben. Die Zwerchfelle sind glatt begrenzt, der Mittelschatten, das Herz, ist in keiner Weise auffällig.

An dem Charakter dieser ringförmigen Schatten ist kein Zweifel möglich. Es kann sich nur um Höhlenbildung in der Lunge handeln, die sich hier in der Mehrzahl auf der rechten Seite und zwar infraclavikulär findet. Unsere Aufgabe ist es nun, die Ätiologie dieser Höhlenbildungen zu klären. Wir wissen, daß bei der Tuberkulose, aber auch bei der abszedierenden Pneumonie und beim Tumor Zerfallshöhlen auftreten können.

Die Aufhellungen selbst sind dadurch gekennzeichnet, daß sie gegen die Umgebung allseitig mit einer ihnen allein zugehörigen Grenzlinie abgesetzt sind. Für jede Kaverne muß dieser Nachweis geführt werden. Wir umfahren die Begrenzung mit einem Bleistift und würden diese so schwerwiegende Diagnose dann nicht mit der erforderlichen Sorgfalt stellen dürfen, wenn an irgendeiner Stelle eine Rippenkante, ein Streifenschatten der normalen Lungenzeichnung oder irgendein anderes Gebilde des Röntgenlungenbildes an der Begrenzung dieser Aufhellung teilhätte. Dann würden wir versuchen, durch Drehung des Patienten vor dem Schirm, durch Wahl einer anderen Projektion für den abbildenden Röntgenstrahl diese Kaverne so auf den Film zu bringen, daß sie allseitig ihre eigenen Grenzen frei von jeder Überlagerung zeigt. Eine solche besondere Kritik in der Röntgendiagnose der Kavernen hat seine Berechtigung besonders darin, daß z. B. die Beurteilung, unter Umständen auch die Behandlungsmethode einer Lungentuberkulose sich grundlegend ändert, wenn der Lungenprozeß nach dem Röntgenbild jetzt als kavernös bezeichnet werden muß. Wir prüfen also genau die Grenzen, um Pseudokavernen (Beispiele in Abb. 7 und Abb. 10) ausschließen zu können.

In diesem Falle sind die Grenzen in vollem Umfange der Aufhellungen zu sehen, und zwar bilden sie eine scharfe Schattenlinie nach Art eines Ringschattens. In den Aufhellungen ist keine oder nur eine geringe Lungenzeichnung zu sehen, während die Umgebung fast normales Lungengewebe ohne stärkere Reaktionen zeigt.

Wir werden nun versuchen, mit Hilfe der Vorgeschichte und der übrigen Untersuchungsergebnisse die Differentialdiagnose zwischen den genannten drei Möglichkeiten zu klären.

Es handelt sich um ein 16 Jahre altes Mädchen, das früher nie ernstlich krank gewesen ist. Ein Bruder ist vor 2 Jahren an einer Lungentuberkulose gestorben. Sie selbst hatte zur selben Zeit etwa in der Schule beim Turnen einen Blutsturz. Es wurde eine Tuberkulose der linken Spitze festgestellt. Sie kam in eine Lungenheilstätte und wurde nach mehrmonatiger Kur als ausgeheilt entlassen. Erst im Februar 1937 stellte sich wieder etwas Reizhusten ein, und im Sommer dieses Jahres traten erneut Gewichtsabnahme, Mattigkeitsgefühl und Fieber ein. Ein besonderer Befund war über den Lungen nicht zu erheben. Wir wissen ja, daß ein großer Teil der in der Tiefe des Lungengewebes gelegenen Kavernen auskultatorisch „stumm" sein können und legen dem negativen Horchbefund in ausgesprochenen Verdachtsfällen deshalb auch keine große Bedeutung bei.

Die Vorgeschichte hat uns nun tatsächlich einen wichtigen Hinweis gegeben. Wir hören von einer „ausgeheilten" linksseitigen Spitzentuberkulose, die vor zwei Jahren erkannt war. Das alarmierende Symptom eines Blutsturzes „aus heiterem Himmel" hatte seinerzeit eine rechtzeitige Diagnose mit erfolgreicher Heilstättenkur ermöglicht. Der Beginn der Erkrankung ist diesmal etwas schleichender gewesen. Trotzdem scheidet der Tumor ohne Zweifel aus. Das Auftreten der Höhlen in der Mehrzahl und auch das Alter der Patienten sprechen dagegen, ebenso wie die Abwesenheit wesentlicher infiltrativer Gewebsveränderungen. Die Reaktionslosigkeit der Umgebung der Höhlen, das Fehlen einer Spiegelbildung in denselben spricht schon rein bildmäßig auch gegen die Annahme von Lungenabszessen, die nicht selten multipel vorkommen. So ergibt sich als einzige Möglichkeit die des Vorliegens tuberkulöser Kavernen und um solche handelt es sich bei diesen Ringschatten auch.

Als Schlußstein der Diagnose gelang es in diesem Falle, nach mehrmaligen negativen Untersuchungen Tuberkelbacillen im Auswurf nachzuweisen.

Nicht immer erlaubt die Vorgeschichte ausgesprochene Verdachtsgründe für das Vorliegen einer Tuberkulose ins Treffen zu führen, wenn wir einer isolierten Kaverne in den infraclavikulären Bezirken begegnen. Oft verläuft das tuberkulöse Frühinfiltrat mit den akuten Symptomen einer „Grippe" oder eines „Paratyphus" und eine Röntgenaufnahme der subjektiv und auch klinisch fast symptomlosen Lunge zeigt uns einen Ringschatten wie in der vorliegenden Abbildung als Ausdruck einer Frühkaverne nach einem Frühinfiltrat. Ist das spezifische Gewebe ausgehustet und hat sich die Kaverne „gereinigt", so können die toxischen Krankheitserscheinungen sich zurückbilden, und der Patient fühlt sich nicht selten so wohl, daß er eine weitere ärztliche Behandlung nicht in Anspruch nimmt. Eine jetzt vorgenommene Sputumuntersuchung ist, da infolge Abhustung des Infiltrates kein Auswurf aus spezifischem Gewebe zur Verfügung steht, nicht selten negativ. Die Röntgenuntersuchung mit Anfertigung einer Aufnahme erlaubt indessen die wichtige Diagnose des tuberkulösen Infektes.

Unser Fall gibt Gelegenheit, die Frage des endogenen oder exogenen Reinfektes noch einmal an einem konkreten Beispiel zu besprechen. Hier, wo links ein älterer spezifischer Prozeß vorhergegangen ist, würde man die Veränderungen rechts ohne Zwang als einen endogenen, aus der linken Spitze stammenden Reinfekt deuten können. Für die Praxis ist diese Frage im Augenblick weniger wichtig, da infolge des Fehlens einer gesetzlichen Asylierungspflicht für offen Tuberkulöse noch zahllose Bacillenstreuer sich unter Gesunden und Geheilten bewegen, so daß die Quelle eines exogenen Reinfektes sich selten mit Sicherheit feststellen lassen wird.

Auch unsere Patientin hat bis zum Tode ihres offentuberkulösen Bruders im Jahre 1935 (also kurz vor der Erstinfektion) in enger Hausgemeinschaft mit dem Kranken gelebt.

Erheblich vereinfacht ist die Diagnose in dem Krankheitsfall der **Abb. 89 (A. D.)** und zwar deshalb, weil die andere Lungenseite Veränderungen zeigt, die wir als durch eine Tuberkulose bedingt ansprechen dürfen. Der hier zur Differentialdiagnose stehende Ringschatten liegt ebenfalls im linken Oberfeld infraclavikulär (↓). Er trägt allseitig eine verdichtete Begrenzung. Allerdings würde dieser Ringschatten hier den strengen Anforderungen, die wir an die Diagnose dieser Krankheitserscheinung im Röntgenbild stellen, nicht entsprechen. Ein Drittel seiner Begrenzung fällt mit Knochenschatten zusammen und befindet sich in optischer Deckung mit der Clavikel und der ersten Rippe. Hier taucht der „Ring" im Schatten der Knochen unter. Wir sehen aber ganz deutlich die Aufhellung als solche durch die Schatten hindurchleuchten. Aus Ersparnisgründen hat man zur Sicherung der Diagnose nur eine Durchleuchtung vorgenommen, die dann ergab, daß dieser Ringschatten in der Tat in allen Abschnitten die eigene Grenze besaß und frei von jeder optischen Deckung in ganzem Umfang darzustellen war. Auch dieser Ringschatten liegt in einem Lungengewebe, daß anscheinend von seiner Existenz wenig Notiz nimmt. Die linke Lungenspitze ist frei von erkennbaren Herdschatten. Allerdings ist der

1. Raum zwischen 3. Rippe und Clavikel verschattet und auch die Ausstrahlung des Hilus in das linke Oberfeld ist stärker ausgeprägt, als wir das gemeinhin zu sehen gewohnt sind. Wir bemerken dann noch

2. einen Kalkfleck direkt unterhalb des linken Sternoclavikulargelenkes, der wahrscheinlich einer den Bronchialbaum begleitenden Lymphdrüse angehört. Sonst ist aber die linke Lunge frei von erwähnenswerten Veränderungen der „normalen Lungenzeichnung". In der rechten Lunge dagegen sehen wir an typischer Stelle „Herdschatten". Typisch ist die Lage insofern, als sie infraclavikulär angetroffen werden. Diese Schatten sind sehr zart. Ähnliche Gebilde

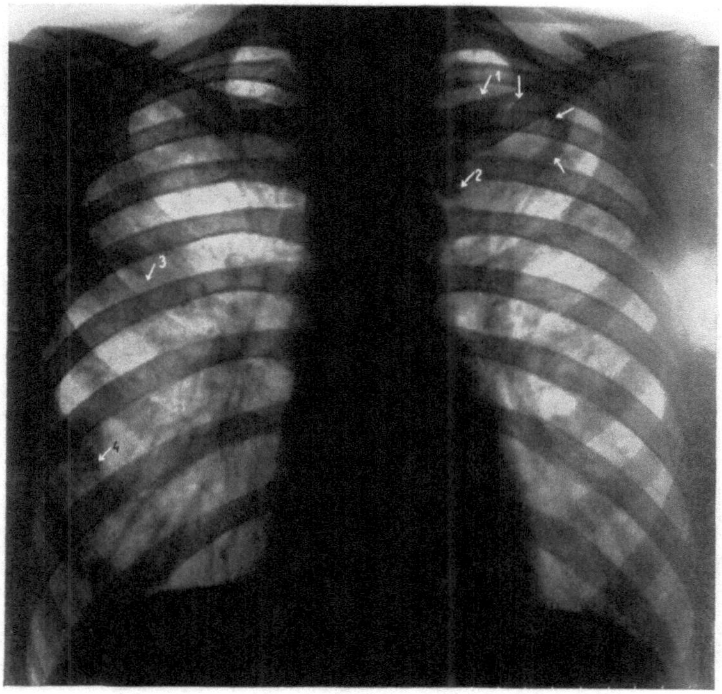

Abb. 89. A. D. Doppelseitige, infraclavikuläre, tuberkulöse Infiltrate mit Kaverne links

haben wir bisher noch nicht kennengelernt. Sie sind Gegenstand einer besonderen Besprechung, da die sichere Erkennung dieser beginnenden Abweichung von der „normalen Lungenzeichnung" zu den schwierigsten Aufgaben der Röntgendiagnostik gehört. In diesem Fall ist die Deutung leichter, da ja links ein ausgesprochener Röntgenbefund vorliegt, dessen Differenzierung allerdings wieder von dem Befund rechts abhängig ist. Die beiderseitigen Befunde fördern sich also diagnostisch gegenseitig.

Außer den Herdschatten rechts oben bemerken wir noch

3. die Haarlinie und ein schleierartiges Infiltrat oberhalb derselben. Ferner eine weitere Gruppe von

4. Herdschatten außen unten.

Dieses Röntgenbild bedarf keiner schwierigen differentialdiagnostischen Überlegungen. Die Zusammenfassung des linksseitigen Befundes mit dem auf der rechten Seite ergibt die eindeutige Diagnose einer doppelseitigen kavernösen Phthise.

Anamnese: 21jährige Verkäuferin. Lungengesunde Familie. Vom 4.—7. Lebensjahr Husten und Neigung zu „Erkältungen". War damals laufend in ärztlicher Behandlung. Mit 13 Jahren wegen Husten und Auswurf ebenfalls ärztlichen Rat eingeholt. Ein besonderer krankhafter Befund wurde damals nicht festgestellt. Der Husten verlor sich. Patientin machte die Lehrjahre ohne besondere körperliche Beeinträchtigung durch.

Juni 1933 Husten.

September 1933 verstärkter Husten, Fieber. „Krankgeschrieben".

19. Oktober Krankenhausaufnahme. Sputum: Tbc. +++.

20. Oktober Film unserer Abbildung angefertigt.

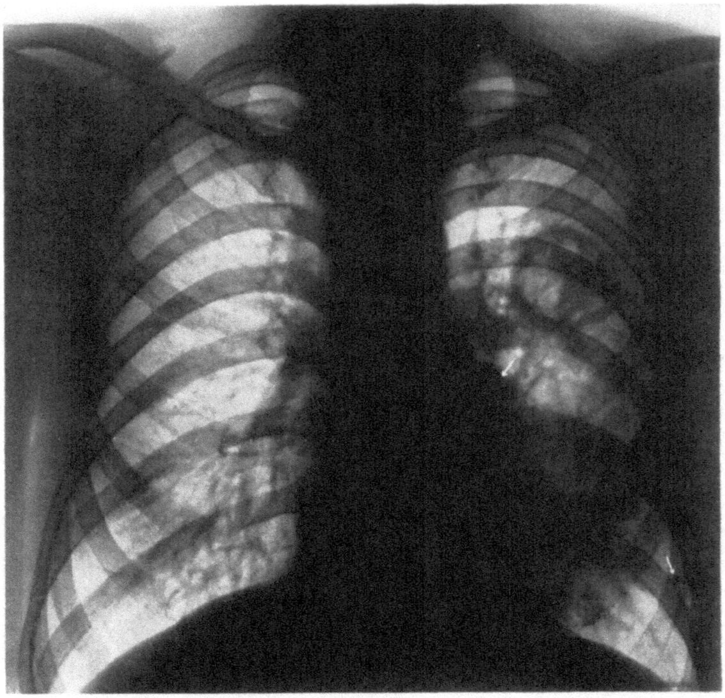

Abb. 90. M. H. Zerfallenes tuberkulöses Infiltrat mit Bildung einer Frühkaverne. Verkalkter Primärkomplex im linken Unterlappen

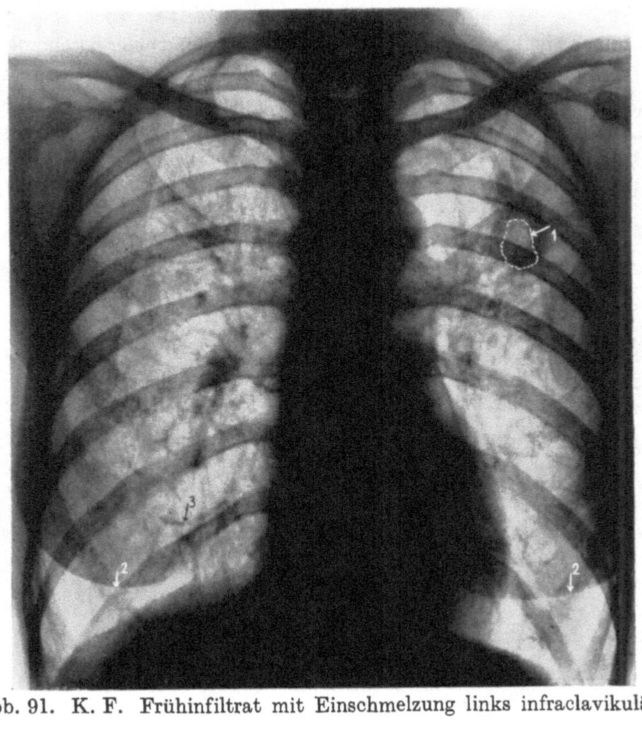

Abb. 91. K. F. Frühinfiltrat mit Einschmelzung links infraclavikulär

Als recht eindeutig dürfen wir auch den Ringschatten in der **Abb. 90 (M. H.)** bezeichnen. Er ist es wegen der gleichzeitig, hier aber auf derselben Lungenseite sichtbaren Verschattung außer dem Ringschatten. Diese Verschattung fehlt auf der anderen Seite, ist also nicht etwa durch den Pectoralisschatten oder sonstige Weichteilabbildung verursacht. Er liegt aber im Unterfeld, in dem wir sonst tuberkulöse Veränderungen selten sehen. Das Unterfeld ist vielmehr der Lieblingssitz der Pneumonien und zwar besonders der Bronchopneumonien. Nun ist es aber etwas ungewöhnlich, daß die Lungenentzündung sich auf derselben Seite in zwei voneinander getrennten, verschiedenen Formen ausbildet, einmal als Abszeß, das andere Mal als Infiltrat. Das gleiche gilt für das Carcinom. Geläufig ist dieses Verhalten aber bei der Tuberkulose, bei der die Kaverne neben jeder anderen Erscheinungsform der Tuberkulose sich ausbilden kann. Dieses Bild zeigt sogar noch eine dritte Erscheinungsform der Tuberkulose, einen Primärkomplex (↑↑). Es unterscheidet sich der hier abgebildete Ringschatten von den eben besprochenen Bildern durch die erhaltene Lungenzeichnung innerhalb des Ringes. Besonders in der Abb. 88 hatten wir den Eindruck, daß die Lungenzeichnung zum Teil völlig fehlte. Das Loch in der Lunge muß also dort ziemlich von vorderer bis hinterer Pleura reichen. Diese Annahme ist dort schon deshalb sehr wahrscheinlich, weil das Lungengewebe in der Spitze oder darunter verhältnismäßig flach ist. Hier aber liegt die Höhle in einem erheblich dickeren Lungenabschnitt, so daß die Lungenschichten vor und hinter der Höhle ihre Struktur in die Aufhellung der Kaverne projizieren. Neben dieser Erklärung dürfte es allerdings auch zutreffen, daß die Höhle hier nicht im entferntesten so tief ist, wie sie hoch erscheint.

Die rechte Lunge selbst zeigt nichts Bemerkenswertes. Dagegen ist die Hilusausstrahlung in das rechte Unterfeld merkwürdig dicht. Es sind hier teilweise doppelkonturierte Stränge, die auch Aufhellungen zwischen sich fassen. Wir erinnern uns solcher Bilder aus den Besprechungen der Röntgenbilder im Lungenunterfeld. In dieser Art können sich Bronchiektasen abbilden. Die derben Halbringschatten stellen dagegen Verkalkungen im Rippenknorpelansatz dar.

Die Vorgeschichte dieses Krankheitsfalles gibt allerdings nur dürftige Erklärungen für die obengenannte Annahme.

Der Patient ist 32 Jahre alt und Verkäufer. Eine Schwester trägt einen Pneumothorax. Weitere Erkrankungen an Lungentuberkulose in der Familie sind ihm aber nicht bekannt. Der Patient litt bereits als Kind und leidet heute noch an häufigen „Erkältungen". Dabei hustete er und hatte auch erheblich Auswurf. Doch gingen diese Erscheinungen immer verhältnismäßig schnell vorüber, so daß der Patient kaum Veranlassung hatte, zum Arzt zu gehen. Drei Wochen vor der Krankenhausaufnahme war er wieder „erkältet", mit hohem Fieber, Husten, Auswurf und profusen Schweißen. Er nahm trotz der relativ kurzen Zeit der Beschwerden schnell an Gewicht ab. Sputum: Tbc. +++.

In den beiden eben besprochenen Krankheitsfällen hat uns ein außer dem Ringschatten noch vorhandener Schatten zur Diagnose einer tuberkulösen Kaverne geführt. In den nun folgenden Bildern fehlt dieses Kriterium wieder wie bei den ersten Abbildungen.

Abb. 91 (K. F.) zeigt:

Knöcherner Thorax o. B. bis auf auffällig zarte und durchscheinende Knochen. Am linken Zwerchfell ist der Komplementärraum nicht dargestellt, am rechten sind „Leberfurchen" sichtbar. Spitzen o. B. Herzschatten im Bereich des Normalen. Vom linken Hilus zieht eine bandartige Verschattung zu einem

1. Ringschatten. Der Schatten dieses Ringes ist sehr intensiv und breit. Außer der erwähnten Verbindung mit dem Hilus fehlt aber eine weitere Verschattung in der linken Lunge. In der rechten Lunge sind einige Kalkflecke im Hilus erkennbar. Die Lungenzeichnung ist allgemein vermehrt, aber nirgends umschrieben verdichtet.

Wir erwähnen noch die

2. Schatten der Mammae in den Unterfeldern und

3. eine charakteristische Kalkspange in einem Rippenknorpel.

Aus diesem Röntgenbefund ergibt sich wie aus dem ersten auch nur die Diagnose einer Höhlenbildung in der Lunge. Für die weitere Entscheidung: Tumor, Abszeß oder tuberkulöse Kaverne muß die Vorgeschichte und das Ergebnis der übrigen Befunde mit herangezogen werden.

Diese lautet: Die 52jährige Witwe stammt aus einer mit Tuberkulose belasteten Familie. Beide Eltern sind der Krankheit erlegen. Sie selber hatte mit 10 Jahren eine „Lungenentzündung", hatte aber später auch in den beiden Wochenbetten keine Erscheinungen von seiten der Lunge. Mit 35 Jahren Beginn von Magenbeschwerden, die mit 37 Jahren zu einer Operation führten, dabei „wurde ein neuer Magenausgang gemacht". Mit 51 Jahren Schmerzen im Rücken, Fieber, Husten und Auswurf. Die auf Grund dieser Erscheinungen angefertigte Röntgenaufnahme ergab „einen verdächtigen Befund". Doch wurde damals weder ein Heilverfahren eingeleitet noch sonst eine besondere Maßnahme ergriffen. Ein Jahr später plötzliche Erkrankung mit starken Kopfschmerzen, dann Frösteln, Husten und Temperatursteigerung bis 39,0°. Nach 10 Tagen Aufnahme ins Krankenhaus. Sputum: Tbc. negativ.

Die differentialdiagnostischen Überlegungen bewegen sich hier in denselben Bahnen wie bei der Abb. 88. Gegen den Tumor spricht der Beginn der Erkrankung als akute Entzündung. Gegen den Abszeß nach Pneumonie die geringe Zeit seit Beginn der Erkrankung. Solche gereinigten Kavernen als Abszeßhöhlen sehen wir im allgemeinen erst nach einiger Zeit, meist im Stadium der vorgeschrittenen Erholung des Kranken, nicht wie hier im Beginn der Erkrankung und als erstes Röntgenbild im Krankheitsverlauf überhaupt. Also bleibt als letzte Möglichkeit die tuberkulöse Kaverne des sofort eingeschmolzenen Frühinfiltrates. Als letzte Bestätigung fehlt der Diagnose noch der Nachweis von Tuberkelbacillen. Indessen werden wir unseren Heilplan hiervon unabhängig machen.

In derselben Weise abhängig von der Vorgeschichte ist die ätiologisch richtige Eingruppierung des Ringschattens in **Abb. 92 (H. K.)**. Auch hier wollen wir dem Röntgenprotokoll bei der Beschreibung folgen:

Knöcherner Thorax o. B. Hochstehendes linkes Zwerchfell. Unterhalb desselben ist eine große Luftblase sichtbar, die wohl die Magenblase darstellen könnte. Vielleicht gehört sie auch der Flex. lienalis coli an. Das rechte Zwerchfell ist im medialen Abschnitt ohne Besonderheiten. An der Peripherie dagegen liegt ebenfalls

1. eine Luftblase und darüber

2. zwei wie Lamellen wirkende Schattenstreifen.

Die Lungenspitzen sind beiderseits von Weichteil- und Skelettschatten gleichmäßig getrübt. Der Herzschatten sitzt breitbasig auf und ist aortenkonfiguriert. Vom linken Hilus zieht ein zwei Querfinger breiter Bandschatten steil nach oben. Er endet etwa in Höhe der Clavikel. In seiner distalen Begrenzung trägt er eine

3. eirunde Aufhellung als Zentrum eines Ringschattens. Dieser ist allerdings nur lateral in kleinem Umfang deutlich abgesetzt, doch zeigt die Durchleuchtung, daß der Ring allseitig sichtbar zu machen ist. Auch grenzt sich hier auf dem Film die Aufhellung selbst mit aller wünschenswerter Deutlichkeit ab. In der rechten Lunge bemerken wir nur Kalkflecke im Hilus und eine vermehrte Ausstrahlung des Hilus in das rechte Unterfeld.

Diagnose: Höhlenbildung in der linken oberen Lunge, mit dicker Wand gegen die Umgebung abgesetzt. Luftbildung unter dem rechten Zwerchfell mit Abhebung der Leber und des Zwerchfelles selbst. Ätiologie der Höhlenbildung aus dem Röntgenbild allein, ohne Kenntnis der Vorgeschichte und des Ergebnisses der übrigen Befunde, nicht festzustellen.

Das Bild stammt von einem 75jährigen Schuhmacher. Die Mutter ist an Lungenkrebs gestorben, ein Bruder an Kehlkopfkrebs, ein anderer an „Rückenmarksschwindsucht". Der Patient selbst will früher mit Ausnahme häufiger Furunkulosen immer gesund gewesen sein.

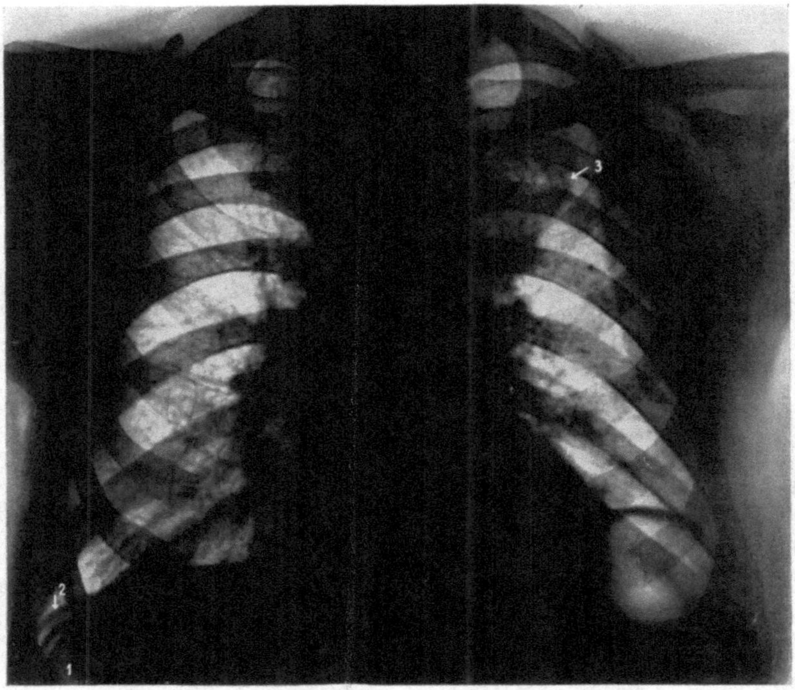

Abb. 92. H. K. Zerfallender Tumor im linken Oberlappen. Gasbildung in zerfallendem Tumorknoten der Leber unter dem rechten Zwerchfell

Seit 4 Monaten klagt er über Schmerzen an der linken Hand. Er beachtete dieses Symptom aber nicht, da er an Überanstrengung dieser Hand in seinem Beruf als Schuster glaubte. Später traten auch Schmerzen in der linken Hüfte auf, die bis in den Fuß ausstrahlten. Neben diesen Schmerzen in den Gliedern trat in den letzten Wochen Husten auf, der reichlich geballtes, gelbes, aber nie blutiges Sputum herausbeförderte. Der Patient wird als „Rheumatiker" eingewiesen. Er ist kachektisch. Das Blutbild zeigt eine entsprechende Anämie: Ery. 3,8, Hb. 66. Die Senkung ist maximal beschleunigt, im Sputum lassen sich Tuberkelbacillen nicht nachweisen. Die Röntgenaufnahme der linken Hand ergibt eine Zerstörung der Knochen unter gleichzeitiger unförmiger Auftreibung bis zu einem vollständigen Schwund einzelner Knochen. Dabei zeigt der Versuch einer Punktion der Schwellung der Hand, daß hier keine freie Flüssigkeit und kein Eiter zu finden ist, sondern daß die Schwellung aus einer gallertigen Masse bestehen muß. Merkwürdigerweise aber bestand keine Schwellung der regionären Drüsen.

Mit der Kenntnis dieser Anamnese treten wir an die Deutung des Röntgenbildes heran. Der zur Auflösung führende Knochenprozeß an der linken Hand ist zwar röntgenologisch nicht ganz eindeutig. Indessen hätte die Probepunktion Eiter ergeben müssen, wenn die Auflösung des Knochens durch eine Tuberkulose verursacht worden wäre. Wir nehmen also hier einen bösartigen Tumor als auslösende Ursache der Knochenzerstörung an. Mit dieser Annahme läßt sich auch der Röntgenbefund sehr leicht vereinen, wenn wir nämlich nicht nur den Prozeß links oben, sondern auch die eigenartigen Erscheinungen unter dem rechten Zwerchfell auf einen Nenner bringen wollen. Hier liegt eine Luftblase, die in derselben Weise entstanden ist wie die „Luftblase" in der Lunge links oben, nämlich durch einen zentral zerfallenden Tumorknoten in der Leber. Aus der Zerfallshöhle ist Luft auch unter das rechte Zwerchfell geraten.

Wir erinnern uns jedoch, daß Luft unter dem rechten Zwerchfell außer bei Interposition des Kolons und beim artifiziellen Pneumoperitoneum noch bei anderen abdominellen Erkrankungen sich finden kann. In erster Linie kommt dabei das perforierte Magenduodenalgeschwür in Frage. Diese Möglichkeiten scheiden im vorliegenden Falle jedoch aus.

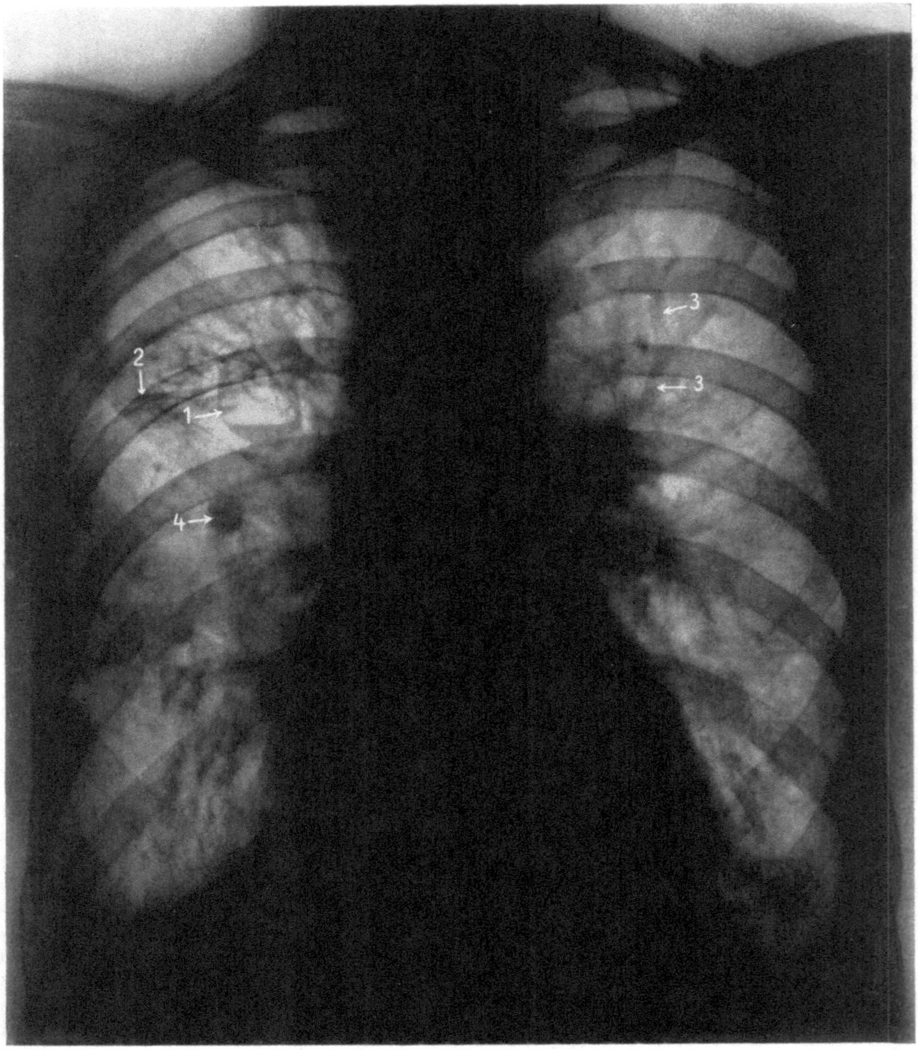

Abb. 93. H. G. Sackförmige und zylindrische Bronchiektasen

Auch auf der vorstehenden **Abb. 93 (H. G.)** sehen wir rechts im Bereich des Oberlappens zwischen der 1. und 2. Rippe vorn einen zarten

1. Ringschatten von etwa Pflaumengröße, der nach oben einen sehr schmalen Saum zeigt, am unteren Pol jedoch eine halbmondförmige Verdickung seiner Begrenzung aufweist. In diesen Ringschatten hinein projizieren sich zwei weitere kleinere Ringe, während die Umgebung zahlreiche, teils rundliche, teils längliche Aufhellungen erkennen läßt. Die länglichen Aufhellungen sind auf die Hiluspforte zu ausgerichtet. Der

2. Lappenspalt ist etwas hochgezogen, das rechte Mittel- und Unterfeld vermehrt streifig gezeichnet. Die Streifenzeichnung im Unterfeld weist eine auffallende Doppelkonturierung auf. Links überwiegt die allgemein vermehrte Streifenzeichnung ohne nachweisbare größere Aufhellungen. Wir bemerken jedoch ein baumartig sich verzweigendes Gebilde, das sich vom

linken Hilus nach oben erstreckt. Da es sein Kaliber bis zur Stelle der Teilung behält und sich auch dann nur wenig verschmälert, wissen wir, daß es sich um einen

3. Bronchialbaum mit seinen Verzweigungen handelt. Ein Gefäß kann es nicht sein, da diese eine zunehmende Verjüngung in ihrem Verlaufe zeigen. Rechts im Mittelfeld registrieren wir noch einen derberen

4. Rundschatten. Das Zwerchfell ist beiderseits unscharf begrenzt und der Pleurasinus basal ist rechts wie links verschattet. Das Herz ist nach beiden Seiten etwas verbreitert, bei der Durchleuchtung zeigte es eine oberflächliche und schlaffe Pulsation.

Das, was uns an den Ringschatten nun auffällt, ist vor allem die Zartheit der Begrenzung und die Abwesenheit eindeutiger Herdbildung in der Umgebung der Aufhellungen. Bei den bisher gezeigten Ringschatten, mit Ausnahme der Frühkaverne in Abb. 88, sahen wir entweder noch Reste des eingeschmolzenen Herdes oder doch einen dichten Saum, der die Zerfallshöhle begrenzte. Tumor und Abszeß scheiden also wohl aus, obgleich der Halbmondschatten dafür spricht, daß in der großen Höhle rechts sich Flüssigkeit befindet. Vielleicht kann uns die Anamnese und der klinische Befund weiterbringen?

Der 44jährige Patient ist seit 13 Jahren herzleidend und seine Beschwerden von seiten des Kreislaufes haben ihn auch in die Klinik geführt. Etwas Husten und Auswurf hat er immer gehabt, bei der Konstanz der Erscheinungen diesem Umstand jedoch keine Bedeutung beigemessen. Einige Male waren auch kleine Blutspuren dabei, besonders wenn er stark husten mußte. Die Untersuchung des Auswurfes auf Tuberkelbacillen sowohl bei seinem Arzt wie auch im Krankenhause war immer negativ. Eine typische Tuberkuloseanamnese liegt jedenfalls nicht vor und auch der beweisende mikroskopische Befund fehlt.

So bleibt nur die letzte Ursache einer Höhlenbildung in der Lunge, wenn wir von der seltenen angeborenen Wabenlunge absehen, nämlich die von sackförmigen Bronchiektasen, besonders im Bereich des rechten Oberlappens. Unser Patient hat in seiner Jugend eine rechtsseitige Lungenentzündung durchgemacht, er ist ein „chronischer Huster", beides Faktoren, die die Entstehung und Entwicklung von Bronchiektasen begünstigen. Die vermehrte Streifenzeichnung der Lunge und die Hilusschwellung sind in diesem Falle Zeichen einer Lungenstauung bei Herzschwäche und gehen nicht ausschließlich auf peribronchiale Infiltrationen und Indurationen bei den neben den sackförmigen Bronchiektasen auch vorhandenen zylindrischen Erweiterungen der Bronchien zurück.

Die Obduktion bestätigte unsere Diagnose. Außer einer schwieligen Myokarditis und einer Lungenstauung sowie kleinen Pleuratranssudaten lag eine ausgesprochene, teils sackförmige, teils zylindrische Bronchiektasenbildung vor. Der Rundherd rechts im Mittelfeld erwies sich als ein alter, indurierter tuberkulöser Primärherd.

D. Streifenschatten

Bei Kranken mit abdominellen Symptomen finden sich auf dem Lungenbild gelegentlich intensive horizontale Schattenstreifen dicht oberhalb des Zwerchfelles. Nach Fleischner handelt es sich um Resorptionsatelektasen, die infolge Sekretstauung im Bronchus bei gleichzeitiger Funktionsstörung des Zwerchfelles zustande kommen.

Wir haben hier Veränderungen des normalen Lungenbildes, die sich als horizontale Schattenstreifen abbilden deshalb in einer Kapiteleinheit zusammengefaßt, weil sie häufig zu eindrucksvollen Bildern führen, die einer Erklärung bedürfen. Ein besonderes klinisches Interesse hat dieser Befund nicht. Wir sehen ihn in der Regel als Folgezustand eines entzündlichen Prozesses, und zwar sehr viel häufiger im Gefolge einer Pleuritis als einer Entzündung der Lunge selbst. Wir erklärten diese Streifen mit dem Sichtbarwerden von derben Fibrinsträngen nach einer solchen Pleuritis, ohne allerdings den Beweis dafür erbracht zu haben, da solche Fibrinstränge, die in ihrer Konsistenz sich wohl nur wenig vom normalen

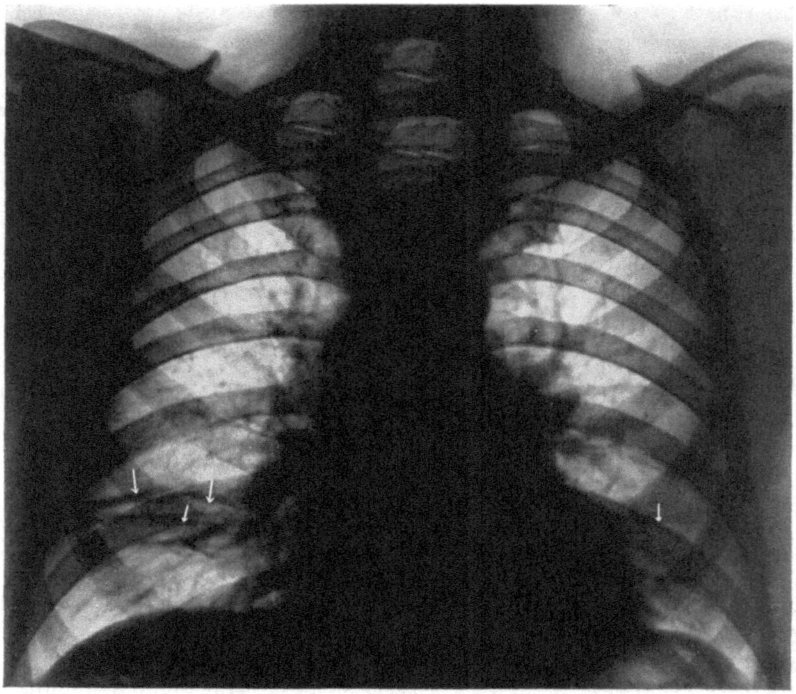

Abb. 94. V. B. Pleuraschwielen in beiden Unterfeldern

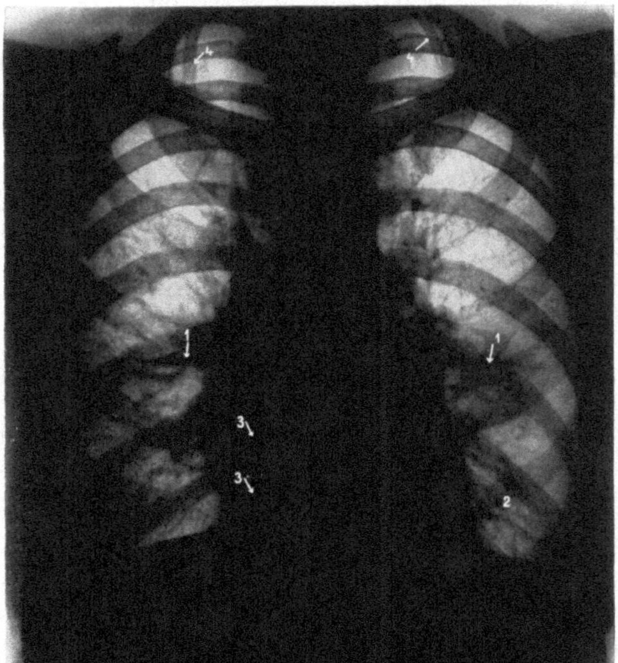

Abb. 95. M. B. Hilitis nach Angina.

Lungengewebe unterscheiden, hierzu wohl keinen stärkeren Kontrast geben. So hat denn die von Fleischner gegebene Erklärung, daß es sich hier zum Teil um Atelektasen handelt, manches für sich.

So haben wir in der Abb. 30 einen Schattenstreifen als Restzustand eines Lungenabszesses kennengelernt. Auch die vielen Streifen im Röntgenbild einer sich lösenden Pneumonie (Abb. 60) können Darstellungen solcher umschriebenen Atelektasen sein. Was wir aber hier betrachten wollen, sind eigentümlich horizontal angeordnete Schattenstreifen, und gerade diese Anordnung ist es, die durch die Annahme von Atelektaseschatten nicht erklärt ist.

Abb. 94 (V. B.) gibt diese Schatten in besonderer Ausbildung wieder. In beiden Lungenunterfeldern sehen wir intensive, ganz deutlich hervortretende Streifenschatten, die horizontal ohne jede Anlehnung an ein anderes Gebilde des Brustkorbes, weder an das Zwerchfell noch die Ausstrahlung des Hilus, verlaufen. Im rechten Lungenunterfeld sind es drei übereinandergelagerte Streifen (↓↓), im linken ist nur einer (↓) deutlich sichtbar. Sonst zeigt die ganze Lunge nichts Bemerkenswertes außer einem „großen" Herzen und einem „breiten Hilus".

Die Vorgeschichte ergibt nun in der Tat das Vorliegen einer Pleuritis exsudativa rechts vor 4 Jahren, die nach einiger Zeit auch auf der linken Seite auftrat, schließlich aber abheilte. Was wir sehen, sind die Residuen der Ergüsse, streifige Schwielen in beiden Unterfeldern.

Sehr ähnlich verlaufen diese Streifenschatten auch in der **Abb. 95 (M. B.)**. Nur sitzen sie hier höher, denn nur die im Mittelfeld verlaufenden

1. Streifenschatten dürfen als die hier besprochenen gelten. Was tiefer, besonders links unten, erkennbar ist, gehört zur

2. Ausstrahlung des Hilus in das linke Unterfeld.

Nach ihrer ganzen Anlage gehören diese Schatten doch zum Hilus, während die Streifenschatten der Abb. 94 mit dem Hilus gar keinen Zusammenhang aufweisen. Der Hilus ist auch hier im ganzen krankhaft verändert. Ganz besonders rechts ist er gewaltig verbreitert. Man könnte diesen breiten Hilusschatten sogar für das rechte Herz ansehen, wenn die

3. rechte Herzgrenze nicht deutlich sichtbar wäre. Bilder dieser Art haben wir bereits kennengelernt. Allerdings war die Hilusveränderung dort einseitig. Das unterscheidet auch die Bedeutung dieser Veränderung sehr wesentlich von dem Bilde hier. Der einseitig vom Hilus ausgehende Strahlenkranz oder die in die Peripherie hineingreifenden „Füßchen" charakterisierten eine Form des Bronchialkrebses. Da das Bild hier in beiden Hili dieselben Veränderungen zeigt, so kann es sich nicht um eine Lokalerkrankung eines Bronchus handeln, sondern nur um eine allgemeine Erkrankung dieser Gegend.

Als Nebenbefund zeigt der Film

4. Halsrippen.

Anamnese: 49jährige Pastorswitwe. In der Vorgeschichte keinerlei bemerkenswerte Erkrankungen, 14 Tage vor der Krankenhausaufnahme Halsschmerzen, Fieber, schließlich Husten, aber kein Auswurf. Das Fieber ging zurück. Es blieb aber ein Reizhusten und eine große Schwäche. Der Film ist am ersten Tage der Krankenhausaufnahme angefertigt worden. Nach einer Woche verließ die Patientin das Krankenhaus fieber- und beschwerdefrei.

Es ist nun in diesem Falle nicht möglich, mit Sicherheit auszusagen, ob es sich tatsächlich um die Erscheinungen eines in Rückbildung befindlichen Prozesses der Peripherie handelt, oder ob nicht doch eine primäre, entzündliche Erkrankung des Hilus in seiner Gesamtheit, also eine Hilitis vorliegt. Wir haben bei der kindlichen zentralen Pneumonie ähnliche Bilder kennengelernt, wenn der Prozeß hier auch einseitig war. Im allgemeinen empfiehlt es sich, mit der Diagnose einer Hilitis beim Erwachsenen zurückhaltend zu sein, um nicht eine beginnende Lymphangitis carcinomatosa oder eine Lymphogranulomatose z. B. zu übersehen.

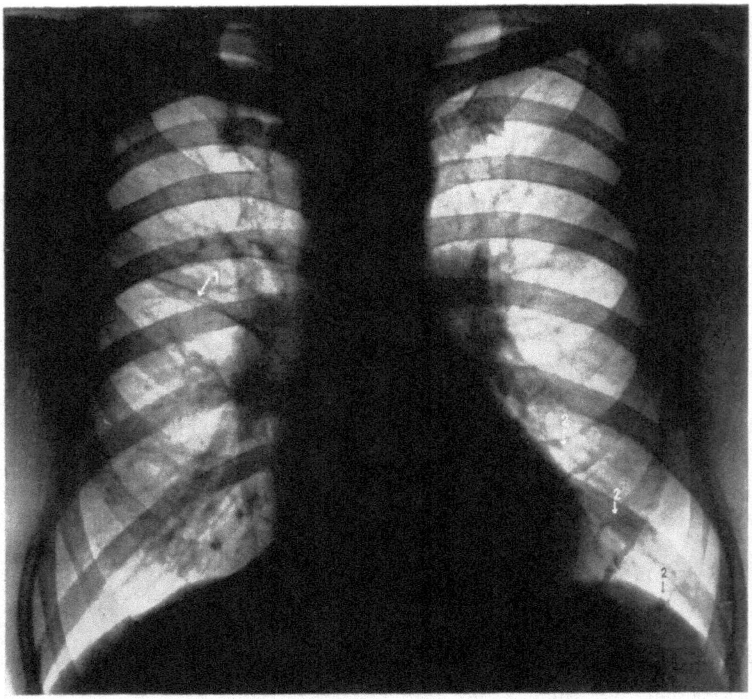

Abb. 96. H. K. Interlobärspalt rechts mit Schwielenbildung

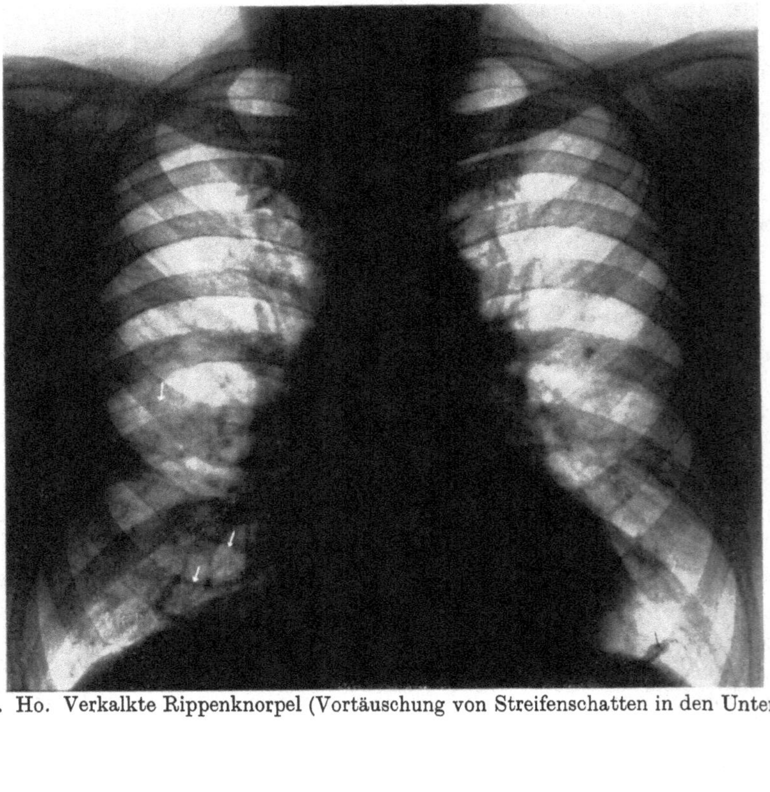

Abb. 97. Ho. Verkalkte Rippenknorpel (Vortäuschung von Streifenschatten in den Unterfeldern)

Auch mit der Stauungslunge liegen Täuschungsmöglichkeiten vor, wenn nur der Film zur Verfügung steht und der klinische Befund mit der Diagnose einer Herzinsuffizienz oder eines Vitiums fehlt. Im Falle der Carcinose und der Stauung schützt die mehr oder minder ausgesprochene Fleckzeichnung der Peripherie vor Irrtümern, während die Lymphogranulomatose doch auch fast immer eine paketartige Schwellung der Drüsen erkennen läßt. In dem vorliegenden Falle sind wir jedoch auch auf Grund des klinischen Befundes zweifellos berechtigt, eine selbständige entzündliche Erkrankung des Hilus, also eine Hilitis anzunehmen. Wir haben früher schon ähnliche, wenn auch mehr einseitige Bilder einer Hiluserkrankung im Anschluß an eine Halsentzündung kennengelernt (Abb. 24).

Abb. 96 (H. K.) zeigt einen „Streifenschatten", den wir bereits mehrfach kennengelernt haben, nur in besonders ausgeprägter Form. Hier verläuft in der

1. Lappengrenze ein intensiver, aber schmaler, wie mit Tinte gezogener Schattenstreifen im rechten Mittelfeld. Das ist die sicher krankhaft bedingte Betonung der bereits bekannten Haarlinie. Krankhaft deshalb, weil die Intensität und relative Breite der Linie beweist, daß hier nicht nur die Lappengrenze selbst, also die Pleuraduplikatur, sich abbildet, sondern daß im Pleuraspalt der Lappengrenze sich eine Schwarte als Restzustand einer früher überstandenen Pleuritis ausgebildet hat. Von dieser Entzündung ist allerdings auf diesem Film sonst nichts mehr erkennbar. Wir sehen ein wenig Kalk in der Ausstrahlung des Hilus in das rechte Unterfeld. Wir sehen eine „Leberfurchung" des rechten Zwerchfelles, sonst nichts. Auch die linke Lunge ist frei von Entzündungszeichen oder Restzuständen einer solchen. Im Unterfeld links sind nun noch Streifenschatten erkennbar, die zum nächsten Bild überleiten. Es sind

2. Kalkspangen in den Rippenknorpeln.

Nur um diese Bilder vor Verwechslungen mit den hier besprochenen Streifenschatten zu bewahren, wurde die **Abb. 97 (Ho.)** in diese Reihe aufgenommen. Sie zeigt besonders deutliche Verkalkungen der unteren Rippenknorpel in Spangenform, so daß diese Abbildung wohl eine gewisse Ähnlichkeit mit der vorhergehenden Abbildung erhält. Es genügt aber diesen Streifen nachzugehen, um ihre wahre Natur zu erkennen. Sie führen alle auf die Rippen. Ein „echter" Streifenschatten findet sich allerdings auch in dieser Abbildung. Rechts in der Mitte ist die Haarlinie sichtbar.

E. Die pathologisch vermehrte Lungenzeichnung

Disseminierte Formen

In den vorangegangenen Kapiteln haben wir mehr oder minder grobe Veränderungen des normalen Röntgenbildes der Thoraxorgane kennengelernt. Es genügt ein Blick beim Vergleich dieser Bilder mit dem Typ der „normalen Lunge", um jene als anormal, als irgendwie krankhaft bedingt zu erkennen und nur die Frage nach dem Wesen der zugrunde liegenden pathologisch-anatomischen Veränderung war zu beantworten. Und zwar war die Diagnose der krankhaften Abweichung vom Normalen als solche in den bisher besprochenen Röntgenbildern deshalb so wenig schwer, weil die dort sichtbaren Veränderungen sehr häufig nur einseitig waren.

Sehr viel schwieriger wird die Entscheidung, ob denn hier überhaupt eine krankhafte Veränderung der Lunge vorliegt oder nicht vielmehr eine der zahllosen möglichen Varianten der normalen Lungenzeichnung, wenn beide Lungenflächen gleichmäßig von der krankhaften Veränderung befallen sind. Die Möglichkeiten hierzu erschöpfen sich aber in einigen wenigen pathologisch-anatomischen Prozessen, von denen wir zwei, die Stauungslunge und die Lymphangitis carcinomatosa, bereits besprochen haben. Die anderen sind die Miliartuberkulose sowie die „miliaren“ Formen unspezifischer Bronchopneumonien und die Sarkomatose der Lunge sowie die Pneumokoniose, die Steinhauerlunge. Das Kennzeichen verschiedener dieser Prozesse liegt in dem Weg, den sie gewählt haben. Sie kommen über die Blutbahn geleitet in die Lunge, die sie mehr oder minder zeitlich und örtlich gleichmäßig durchsetzen. Bildlich gesprochen darf das auch für die Entstehung des Röntgenbildes einer Stauungslunge, einer Lymphangitis carcinomatosa gelten, wie es wörtlich aber für die Miliartuberkulose gilt: Plötzliche Aussaat „miliarer“ Knötchen mehr oder minder gleichmäßig in beiden Lungen durch Einbruch eines käsigen Herdes in die Blutbahn.

Trotz dieser großen Gleichförmigkeit der Veränderungen wird wohl auch der Anfänger kaum verkennen, daß mit dem Röntgenbild einer Miliartuberkulose „etwas los ist“, daß es nicht etwa eine belanglose Variante des Normalen darstellt, und die zahlreichen miliaren (= hirsekorngroßen) Fleckchen in der Lunge bieten sich auch dem Unerfahrenen ohne weiteres als etwas Besonderes und Auffälliges dar.

Ebenso dürfte auch das Röntgenbild der Sarkomatose, entstanden durch den Einbruch der Tumorzellen in die Blutbahn, und gleichmäßiger, miliarer (= tausendfältiger) kreisrunder Tumorschatten über die gesamten Lungenfelder, bereits bei der erstmaligen Begegnung dem Lernenden auffallen. Wir dürfen daher ruhig die Besprechung dieser Filme an den Beginn des Abschnittes stellen, der von der krankhaft veränderten Lungenzeichnung handelt, da diese Bilder als zu diesem Abschnitt gehörig ohne weiteres erkennbar sind, trotzdem die darin sichtbaren Veränderungen die gesamten Lungenfelder gleichmäßig betreffen.

Der folgende Abschnitt handelt nun von Lungenbildern mit einseitigen, deutlich unterschiedlichen Veränderungen der linken gegen die rechte Lunge und die dazu noch eine einheitliche Ätiologie, nämlich die Tuberkulose haben, also eigentlich zu den leichter deutbaren Röntgenbildern gehören sollten. In der Tat ist das nicht der Fall, da besonders das Röntgenbild der beginnenden oder in einem Anfangsstadium abgeheilten Lungentuberkulose den Untersucher in der Frage nach der Abgrenzung von der noch normalen Variante des Thoraxbildes manchmal vor recht schwierige Entscheidungen stellen kann.

Umschriebene Formen

Beginnen wir getreu dem hier verfolgten Grundsatz, das grob Erkennbare zuerst zu besprechen, mit solchen Röntgenbildern einer Lungentuberkulose, die als Bilder kranker Lungen ohne weiteres erkennbar sind, so ergibt sich als wesentlicher Unterschied gegenüber den bisher gezeigten Bildern, daß jene etwas Fremdes in die „normale“ Lungenzeichnung brachten, wie homogen verschattete Flächen, Ringschatten usw., während hier eigentlich nur Vergröberungen und Verzerrungen einzelner Bestandteile der normalen Lungenzeichnung, z. B. Streifen und Flecke vorliegen, die entweder auf einen Lungenabschnitt beschränkt sind oder aber auch beide Lungenseiten vollständig befallen können. Vollständig, aber niemals gleichmäßig. Immer wird die richtige, d. h. auf Erfassung der Schwarz-Weißtönung und nicht der kleinsten Einzelheiten bedachte Betrachtung dieser Röntgenfilme ergeben, daß an einer Stelle der oder die Schatten besonders intensiv, auffällig und geballt sind, während sie in der Umgebung, weiter unten oder auf der anderen Seite weniger intensiv, mehr aufgelockert erscheinen. Wir können als Grundregel aufstellen, daß die Tuberkulose der Lunge, abgesehen von der Miliartuberkulose, die Lunge nicht auf einmal befällt, sondern irgendwo, meistens im (rechten) Oberlappen unterhalb der Clavikel außen beginnt und von hier aus weiterschreitet, was sich im Röntgenbild also durch einen Schattenunterschied rechts gegen links, oben gegen unten dokumentiert.

Wir werden also gerade in den Fällen, wo der Röntgenfilm die klinischen Zeichen einer beginnenden Lungentuberkulose bestätigen soll, aber nicht eindeutig herauskehrt, sehr eingehend einen Vergleich rechts gegen links anstellen und jede Röntgendiagnose einer Lungentuberkulose nur mit großen Vorbehalten stellen, die sich nicht auf einen deutlichen Schattenunterschied der verdächtigen Stelle zur entsprechenden der gesunden Seite gründet.

Die klinische Wertung des Röntgenbefundes bei der Lungentuberkulose

Die mannigfaltigen pathologisch-anatomischen Erscheinungsformen der Tuberkulose haben schon früh zu Versuchen geführt, durch eine systematische Einteilung die Orientierung zu erleichtern. Mit der Entwicklung des Röntgenverfahrens erweiterte sich dieses Bestreben dahin, qualitative Eindrücke und Urteile zu gewinnen, indem man aus dem Charakter der Herdbildung und ihrer Abbildung auf dem Röntgenfilm prognostische Schlüsse auf den klinischen Ablauf der Tuberkulose zu ziehen versuchte. Haben wir schon bei der Besprechung der Immunbiologie der Tuberkulose und der Rankeschen Lehre gesehen, wie wenig sich die Tuberkuloseinfektion in ein starres Schema zwängen läßt, so müssen wir bei dem heutigen Stande der Dinge auch auf diesem Gebiete mit Kritik vorgehen.

Unbestreitbar hat die Einteilung der Tuberkuloseformen in eine exsudative, eine produktive und eine cirrhotische Form (Aschoff, Nicol) es ermöglicht, Brücken zu schlagen zwischen dem pathologisch-anatomischen Substrat der Tuberkuloseinfektion im Kampfe mit den Abwehrkräften des Organismus, nämlich der Herdbildung in der Lunge und biologischen Gesichtspunkten über den Stand, Verlauf und die Prognose der Tuberkulosekrankheit. Als Mittler dient das Röntgenbild. Seitdem Gräff und Küpferle gezeigt haben, daß dieser Weg gangbar und lohnend ist, machen wir täglich Gebrauch davon.

Bei der exsudativen Herdbildung handelt es sich um eine Art der Gewebsreaktion, die mit der Auswanderung von Leukocyten, Ausschwitzung eines fibrinhaltigen Exsudates und Desquamation von Epithelien in die Alveolen beginnt. Beigemischt finden sich mehr oder minder zahlreiche Tuberkelbacillen. Wohl jede Tuberkuloseinfektion weist im Beginn ein solches Stadium auf. Bei der exsudativen Form erstreckt sich die Entzündung jedoch meist gleich auf eine größere Zahl von Acini, so daß wir auch von einer lobulär-exsudativen Form sprechen können. Kommt es nicht zur Ausheilung, meist ohne sichtbare Narbenbildung, so besteht eine ausgesprochene Tendenz zur Verkäsung, ein Vorgang, den wir bereits bei der kindlichen Tuberkulose besprochen haben. Auch jetzt kann durch Organisation, Bindegewebsreaktion und Verkreidung noch Heilung eintreten. Sonst tritt Zerfall und Erweichung ein mit allen bedrohlichen klinischen Konsequenzen der intrakanalikulären (bronchogenen) Ausbreitung der Infektion (Abb. 51). Im Röntgenbild zeigen die exsudativen Herde (Abb. 51) ihrem lockeren Aufbau entsprechend eine weiche, verschwommene Zeichnung. Die Herde sind unregelmäßig groß und neigen zum Konfluieren. Das Zentrum ist oft schattendichter, entsprechend der größten räumlichen Ausdehnung des Herdes und der Neigung zu zentraler Verkäsung, als die unscharfe Peripherie. — Sowohl beim Kinde wie auch beim Erwachsenen kann sich aus der lobulär-exsudativen die lobär-exsudative Form entwickeln, die käsige Pneumonie (Abb. 59). Es handelt sich hierbei nur um quantitative Varianten eines qualitativ gleichen Vorganges. Klinisch entspricht die exsudative Reaktion einer Angriffsphase der Infektion mit absolut unbestimmtem Ausgang.

Die produktive Herdbildung unterscheidet sich gewöhnlich schon in der Größe von der exsudativen. Die Infiltrate sind kleiner und schärfer begrenzt. Wir sprechen von einer acinös-nodösen Form der Tuberkulose. Die rein exsudativen Vorgänge der Entzündung treten gegenüber den indurierenden zurück. Die Bildung von Tuberkeln im Lungengewebe mit Granulationsgewebe, Riesenzellen usw. überwiegt. Die Neigung zur Verkäsung und zum

Zerfall ist geringer, kann jedoch im Prinzip wie bei der exsudativen Form verlaufen. Die Veränderungen im Röntgenbild entsprechen dem anatomischen Aufbau. Dichtere Struktur, schärfere Begrenzung und geringere Größe unterscheiden den produktiven Herd vom exsudativen. Neben der Fleckzeichnung, die oft Kleeblattform zeigt, tritt meist auch eine streifige Komponente hervor (Abb. 112), die die Neigung zur bindegewebigen Umwandlung nicht nur am Herd, sondern auch im übrigen Lungenparenchym erkennen läßt. Wir sprechen von einer indurativen Umwandlung (Abb. 63), mit der wir die klinische Vorstellung einer erfolgreichen lokalen Abwehr verbinden. Von dieser Induration zur ausgesprochenen Cirrhose gibt es mannigfache Übergänge.

Die Cirrhose (Abb. 112 und 116) zeigt neben der meist indurierenden Herdbildung, mit oder ohne Kavernisierung, eine überwiegend streifige Zeichnung des narbig schrumpfenden Gewebes. Abflachung der befallenen Thoraxhälfte, Spitzeneinengung, Raffung des Hilus nach oben, Verziehung von Mediastinum, Trachea und Herz machen ein buntes Bild, zu dem sich fast immer Veränderungen der Pleurablätter, nämlich Schwarten- und Schwielenbildungen sowie Adhäsionen gesellen. Wir sehen in den Vorgängen der Cirrhose einen weiteren Versuch des Organismus, den Krankheitsherd zu lokalisieren und einzuengen, der oft erfolgreich ist. Bei älteren Lungentuberkulosen vermissen wir einen solchen Vorgang selten. Er sagt allerdings über das endgültige Schicksal des Kranken nichts aus, solange noch Herdbildung mit bacillenhaltigem Auswurf oder Kavernenbildung besteht.

Der Anzeige zur Vornahme einer Plastik kommen nachweisbare cirrhotische Veränderungen im allgemeinen entgegen, der Pneumothorax gelingt meist nicht infolge der begleitenden Verschwartung der Pleurablätter gerade über den oberen Lungenpartien, für die er gewöhnlich in Betracht kommt. Die Entscheidung bringt jedoch erst der Versuch einer Pneumothoraxanlage!

Diese kurze Darstellung sollte nur die wesentlichen Gesichtspunkte einer Qualitätsdiagnose aus dem Röntgenbild darstellen. Viele Lungenbilder lassen sich eindeutig beurteilen. Häufig finden sich jedoch alle anatomischen Formen der Lungentuberkulose bei demselben Kranken, dann ist der Nachweis exsudativer Gewebsreaktionen für die Prognose aus dem Röntgenbild entscheidend. Der Röntgenologe, der nur den Film eines Lungenkranken sieht, ist dabei noch im Nachteil gegenüber dem Arzt, der sowohl die klinische Untersuchung wie auch die Röntgenuntersuchung vornimmt. In jedem Zweifelsfall wird nicht das Röntgenbild allein, sondern die Gesamtheit der klinischen Befunde den Ausschlag geben. Aus der Vorgeschichte spielen familiäre Belastung, frühere tuberkulöse Erkrankungen (Pleuritis), Exposition, Alter, Geschlecht, Gravidität eine Rolle. Die Untersuchung gibt mit den Erhebungen über Gewichtsveränderungen, Temperaturen, Neigung zu Nachtschweißen, Husten und Auswurf, der Senkungsreaktion und dem Differentialblutbild, eventuell einer Serumreaktion, schlüssiges Material in die Hand. Perkussion und Auskultation sind nicht überflüssig geworden. Rasselgeräusche z. B. weisen auf infiltrative Prozesse hin, die sich hinter Schwarten dem röntgenologischen Nachweis entziehen können. Die Pleuritis sicca mit Reibegeräuschen ist röntgenologisch meist nicht zu erkennen, obgleich sie so oft eine beginnende Tuberkuloseinfektion darstellt. Bronchialatmen entscheidet für Lungeninfiltrat gegen Atelektase bei Bronchusverlegung usw. Die Beispiele ließen sich noch vermehren, sie mögen genügen, um die Grenzen rein röntgenologischer Qualitätsdiagnostik aufzuzeigen und gleichzeitig zu betonen, daß die röntgenologisch nachweisbaren Veränderungen nur der lokale Ausdruck eines Kampfes sind, der vom ganzen Organismus gegen die Tuberkuloseinfektion geführt wird. Ererbte und erworbene Faktoren der Konstitution, Umwelteinflüsse, Fragen der sozialen Einstufung, die Persönlichkeit des Kranken muß der Arzt in den Plan seiner Heilmaßnahmen einbeziehen. Fühlt er sich aus sachlichen oder zeitlichen Gründen den Anforderungen nicht gewachsen, die die Erkennung und Behandlung der Tuberkulose an ihn stellen, so ist es seine Pflicht, nicht mit Zuwarten und „Verordnungen" den entscheidenden Zeitpunkt zu versäumen, sondern den Kranken dorthin zu weisen, wo alle Voraussetzungen für eine richtige Erkennung und Behandlung gegeben sind. Hinter den noch hohen, aber nicht unabänderlichen Ziffern der Tuberkulosemorbiditäts und -mortalitätsstatistik verbirgt sich manch tragisches Einzelschicksal, das in der Sprechstunde eines gewissenhaften Arztes einen anderen Weg genommen hätte.

Allgemein vermehrte Lungenzeichnung

Alle hier zu besprechenden Abbildungen sind röntgenologisch vieldeutig und bedürfen fast alle der Kenntnis der Vorgeschichte und der Ergebnisse der übrigen Untersuchungsmethoden zu ihrer endgültigen Klärung. Mit dieser Kenntnis gelingt die Differentialdiagnose wesentlich leichter.

Wir haben von einer vermehrten Lungenzeichnung bereits mehrfach bei den Röntgenprotokollen vorhergehender Abbildungen gesprochen, und zwar in solchen Fällen, in denen die vom Hilus ausgehende Streifenzeichnung in besonderer Intensität und auch vermehrt sichtbar war. Diese Streifen verlieren sich aber in der Peripherie sehr schnell, so daß diese Art der vermehrten Lungenzeichnung eigentlich nur einer verstärkten Hilusausstrahlung entsprechen würde. Wo wir sie erwähnten, setzten wir das „vermehrte" in Anführungsstriche, um damit anzudeuten, daß diese abschätzende Beurteilung durchaus dem persönlichen Ermessen des einzelnen Beurteilers überlassen bleibt und ein Streit über noch „normal" und schon „vermehrt" müßig ist, da eine solche Entscheidung diagnostisch nicht wesentlich ist. Wohl haben wir in einzelnen Fällen die Frage daran geknüpft, ob nicht diese „vermehrte" Lungenzeichnung Ausdruck einer lymphatischen Diathese sein könnte, mehr aber als Aufforderung für entsprechende anamnestische Untersuchungen, als als Feststellung eines pathologischen Befundes.

In diesem Kapitel sollen aber „Vermehrungen der normalen Lungenzeichnung" besprochen werden, die als solche sofort auffallen und nur noch differentialdiagnostisch die weitere Frage nötig machen: Wodurch kann die Lungenzeichnung vermehrt sein?

1. durch verstärkte Füllung, Dehnung und Streckung der Blutgefäße: Stauungslunge!
2. durch verstärkten Schleimgehalt und entzündliche Wandverdickung der Bronchien und Bronchiolen: Bronchitis, Bronchiektasen, Bronchopneumonie;
3. durch krankhafte Erweiterung und Füllung der Lymphgefäße;
   a) durch Krebsmassen = Lymphangitis carcinomatosa,
   b) durch Staubablagerung = Pneumokoniose;
4. durch Aussaat von Metastasen auf dem Blutwege;
   a) einer Entzündung = Miliartuberkulose,
   b) einer Neubildung: Sarkomatose.

Abb. 98. B. Fr.

Knöcherner Thorax o. B. Glattes rechtes Zwerchfell. Linkes Zwerchfell von einer vier Querfinger breiten Verschattung des Unterfeldes nicht abzugrenzen. Spitzen o. B. Herzschatten breitbasig aufsitzend, sehr groß, nach rechts stärker ausladend als der Norm entsprechen würde. Linke Herzbegrenzung allerdings nicht sicher auszumachen, da die Herzspitze in der erwähnten Trübung des Unterfeldes verschwindet. Doch läßt schon der

1. Verlauf der linken Herzbegrenzungslinie vermuten, daß der Herzschatten die Peripherie des linken Thoraxrandes erreicht. Der Hilus ist links nicht sichtbar. Rechts dagegen ragt er in Form eines

2. beutelartigen Vorsprunges

in das rechte Lungenfeld vor. Die Lungenzeichnung ist in eigentümlicher Weise verändert.

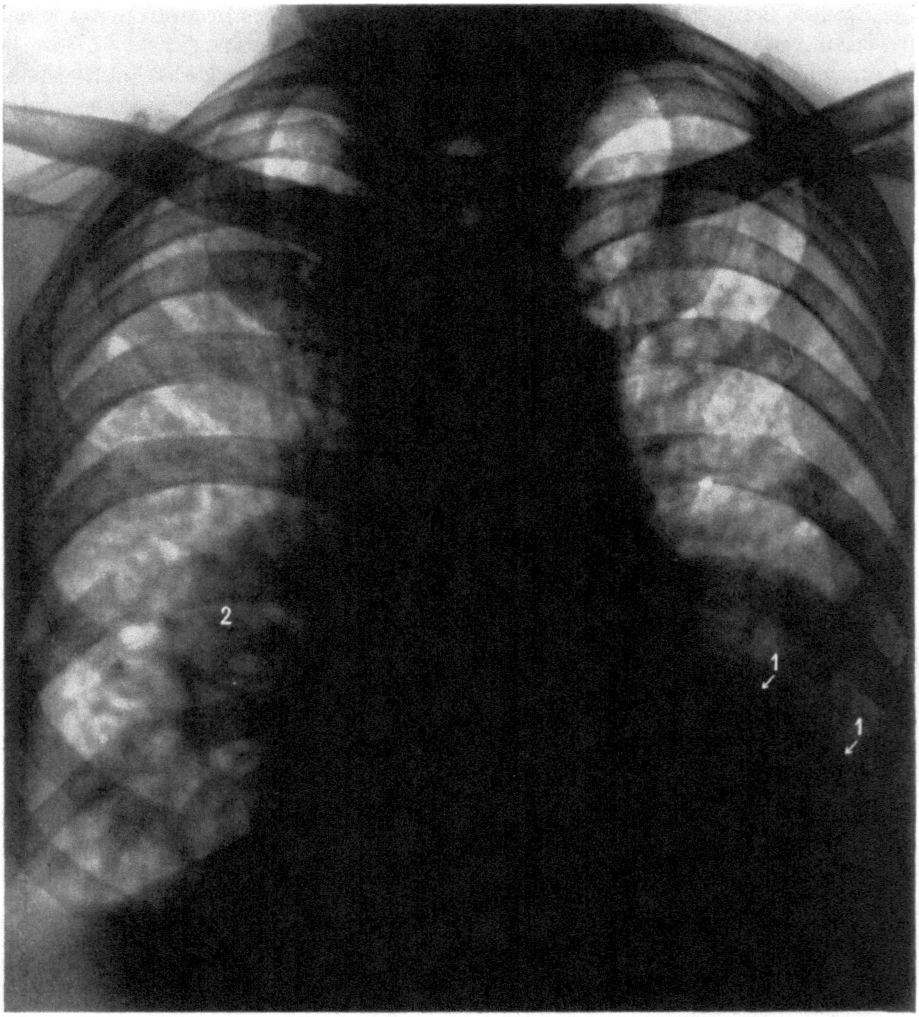

Abb. 98. B. Fr. Stauungslunge mit Hilusstauung bei Herzinsuffizienz auf Grund eines Herzmuskelinfarktes

Einmal ist die Ausstrahlung des Hilus in die Ober- und Unterfelder vermehrt. Dann aber auch erscheint das gesamte Lungenbild getrübt durch ein Netz von zum Teil sehr breiten Strängen, die bis zur Peripherie ziehen.

Diagnose: Herzerweiterung. Stauungslunge. Stauungshilus. Stauungserguß links unten.

Das Zusammentreffen dieser drei Erscheinungen gestattet die Diagnose. Das Herz bietet die Röntgenzeichen der versagenden Herzkraft: Erweiterung mit Erschlaffung. Der Hilus ist „gestaut", d. h. die Hilusgefäße bilden sich als besonders breite Schatten ab. Diese beiden Zeichen werden wir bei jeder Stauungslunge nachweisen müssen, ehe die Röntgendiagnose gesichert ist. Als drittes sehr wertvolles Zeichen kommt nun hier noch der Stauungserguß links unten hinzu. Als Letztes in der Wertung für die Differentialdiagnose erwähnen wir die

Veränderung der Lungenzeichnung selbst. Das Besondere an ihr, die eigentümlich gleichmäßige Verdickung der Streifen, die als solche bis zur Peripherie zu verfolgen sind und sich netzartig verflechten, wird nur für den sehr Erfahrenen allein genommen diagnostisch entscheidend wirken.

Anamnese: 63jähriger Handelsvertreter. 1914 Koliken, die von der Gallenblase ausgingen. Nach einer solchen Kolik, auch einmal Gelbsucht, bei der dunkelbierbrauner Urin auftrat. Im Kriege verloren sich die Koliken und auch seit Kriegsende traten keine Erscheinungen mehr von seiten der Gallenblase auf. Im Kriege öfter schwere Ohnmachten. Patient wurde dann zuerst unruhig, sehr blaß und „fällt wie ein Baum um". Nach einer Stunde Erholung, wobei der Mund etwas schief hängt und die Sprache auch schwer war. Das dauerte ein paar Tage, um dann spurlos vorüberzugehen. Anfälle dieser Art waren in den letzten Jahren sehr häufig aufgetreten, zuletzt 1929. Über Herzbeschwerden dagegen hat der Patient nie zu klagen gehabt. Er hatte in seinem Beruf viel zu gehen, auch Treppen zu steigen und vertrug dies tadellos. In der Nacht vom 27. zum 28. 11. 1932, nach einer kleinen Festlichkeit, wachte er plötzlich morgens mit Übelkeitsgefühl auf. Er wurde ohnmächtig, der Atem ging schnell und röchelnd, der Puls war klein, kaum zu fühlen. Kalter Schweiß bedeckte Gesicht und Hände. Als er aufwachte, „lag es ihm wie ein Stein auf der Brust". Er wagte sich vor Angst kaum zu rühren und konnte auch nur flüstern. Eine Morphiumspritze brachte Erleichterung. Patient schlief etwas und wachte sichtlich erleichtert auf, war aber immer noch sehr schwach. Jetzt stellte der Arzt eine Leberschwellung fest und nahm auch im Hinblick auf das steigende Fieber und die Anamnese eine Gallensteinkolik an. Nach 4 Tagen wurde der Puls unregelmäßig und der Patient klagte über Stiche in der Lunge links hinten. Die Untersuchung ergab eine Dämpfung. Diese wurde punktiert. Das Punktat war bernsteingelb. Auswurf bestand zunächst nicht. Erst etwa am 7. Tage nach dem Anfall hustete der Patient ab, und zwar altes Blut. — Wir geben diese Vorgeschichte deshalb so ausführlich wieder, weil sie typisch ist für den Herzmuskelinfarkt mit nachfolgendem Lungeninfarkt. Leider konnten wir den Patienten nicht retten. Die Obduktion bestätigte unsere Diagnose und auch die Erklärung, die wir dem Röntgenbild gegeben hatten, nur mit der Einschränkung, daß die Trübung links unten nicht, wie wir annahmen, durch ein Stauungstranssudat verursacht worden war, sondern durch eine Infarktpneumonie mit dem begleitenden Erguß.

Während diese Abb. 98 vielleicht auch ohne Kenntnis der Vorgeschichte eine Deutung erlaubt hätte, sind wir bei den nun folgenden Abbildungen, welche eine Vermehrung der Lungenzeichnung durch abnorme Füllung der Lymphgefäße darstellen, auf die Vorgeschichte und das Ergebnis der übrigen Untersuchungsmethoden angewiesen.

Abb. 99. E. P.: S-förmige Skoliose der Brustwirbelsäule, daher steht die

1. Trachea rechts vom Schatten der Wirbelsäule. Beide Komplementärräume sind verklebt, sonst sind die Zwerchfelle frei. Herzschatten breitbasig aufsitzend, angedeutet mitralkonfiguriert, aber in der Größe das Normale nicht überschreitend. Hiluszeichnung beiderseits kontinuierlich in die Lungenzeichnung übergehend bis auf eine

2. links im Herzschatten befindliche Verdichtung, die einer verkalkten Lymphdrüse entspricht.

Beide Lungenfelder sind gleichmäßig getrübt. Die Trübung besteht aus einem Netz mit kleineren und größeren Maschen, besonders deutlich im rechten Unterfeld. Diese netzartige Verschattung überzieht vollkommen gleichmäßig die Lungenfelder vom Hilus bis an die Peripherie und von der Basis bis zur Spitze. Ein Unterschied rechts gegen links besteht nicht. Eine Ausnahme macht nur das linke Unterfeld, wo das Netz auf dem Hintergrund einer Aufhellung erscheint. Diese Aufhellung hat den gleichen Intensitätsgrad wie die Luftsäule in der Trachea. Entweder ist hier Luft in den Pleuraraum gedrungen, d. h. es besteht ein umschriebener Pneumothorax, oder es liegt ein hochgradiges (vikariierendes?) Emphysem vor.

Diagnose: Zur Entscheidung steht: Tuberkulose, Stauungslunge, Carcinose, Pneumokoniose. Die Tuberkulose scheidet aus, weil der Prozeß über beide Lungen generalisiert ist und die fleckförmige Komponente zurücktritt. Es besteht kein Unterschied in der Verschattung der einen gegenüber der anderen Seite. Auch die Stauungslunge scheidet als Erklärung für dieses Bild aus, da weder das Herz wesentliche Zeichen nachlassender Herzkraft zeigt, noch der Hilus andererseits Stauungserscheinungen aufweist. Es bleiben die beiden letztgenannten Möglichkeiten. Entscheidend ist die Vorgeschichte:

Sie lautet: 49jährige Postsekretärin. Eine Schwester an Lungentuberkulose gestorben. Im Juni 1932 im Bureau ausgeglitten. Radiusfraktur. Deshalb Krankenhausbehandlung. Im Krankenhaus zum erstenmal Magenbeschwerden, bestehend in einem Druck vor dem Magen und krampfartigen Schmerzen, die zum Rücken zogen. Diese Beschwerden wurden als akuter Magenkatarrh behandelt. Patientin verließ das Krankenhaus beschwerdefrei von seiten des Magens, mußte aber der Fraktur wegen eine Badekur in Oeynhausen durchmachen. Hier wieder Magenbeschwerden, die aber auf ein Furunkel im rechten Epigastrium bezogen wurden. Der Furunkel wurde operativ behandelt. Nach der Rückkehr von der Badekur wieder Magenbeschwerden; Druck, Übelkeit, zeitweise Erbrechen. Behandlung durch Spezialarzt für Magenleiden: Magenneurose. Die Beschwerden ließen auch unter der Behandlung nach. Im November,

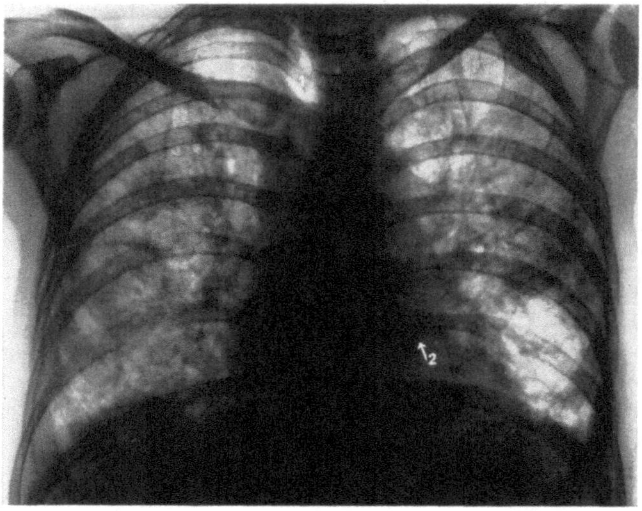

Abb. 99. E. P. Lungencarcinose bei Magencarcinom. Rippenmetastase

also 5 Monate nach der Radiusfraktur, auf das Votum des Vertrauensarztes hin den Dienst wieder aufgenommen und diesen auch mit einer Unterbrechung im März und im Juli 1933 durch den ihr zustehenden Urlaub durchgeführt. Die Magenbeschwerden kamen und gingen, ohne daß die Patientin aber etwa fortlaufend verfiel. Nicht einmal das Körpergewicht ist auffällig gesunken. Im Oktober starke Magenschmerzen, die zu einem „Zusammenbruch im Dienst führten“. Patientin wurde nach Hause gebracht und soll dort Blut erbrochen haben. 10 Tage nach diesem „Zusammenbruch“ wurde sie im Krankenhaus aufgenommen. Druckschmerz unter dem Schwertfortsatz. Ery. 3,2, Hb. 66. Stuhl: Sanguis +. „Grazile, etwas blasse, aber keineswegs schlecht genährte Frau.“ „Herz- und Lungen ohne Befund.“

Röntgenuntersuchung des Magens: Fünfmarkstückgroßes, schüsselförmiges Carcinom der kleinen Kurvatur. Die gleichzeitig bei jeder Magenuntersuchung vorzunehmende und auch hier vorgenommene Durchleuchtung des Brustkorbes zeigte eine auffällige Trübung der Lungen, die zu einer Röntgenaufnahme des Brustkorbes Veranlassung gab. Das Resultat ist der nebenstehende Film. Damit ist die Diagnose gesichert: Carcinose der Lunge. Die Obduktion bestätigte die Diagnose.

Auch in diesem Falle findet sich eine Veränderung am Skelett (wie bei der Abb. 49), die die Diagnose sichern half. Allerdings kommt die Zerstörung der 9. Rippe rechts hinten nur auf dem Originalfilm und nicht so sehr auf der Verkleinerung unserer Abbildung deutlich zur Darstellung. Die Strukturzeichnung ist verwaschen, die Konturen sind unterbrochen, es ist also zu einer Spontanfraktur der 9. Rippe durch eine Metastase gekommen.

Im Charakter der Verschattung ähnelt die jetzt folgende **Abb. 100 (Fr. W.)** der vorherbesprochenen grundsätzlich wohl. Auch hier sind es Streifen und Netze, die die Lungenfelder überziehen, doch ist der Ausgang der Verschattung vom Hilus hier sehr deutlich. So sehen wir rechts eine deutlich vermehrte Hilusausstrahlung als Streifen in die Peripherie ziehen, während auf der Abb. 99 der Hilus überhaupt in der allgemeinen Trübung verschwand. Auch

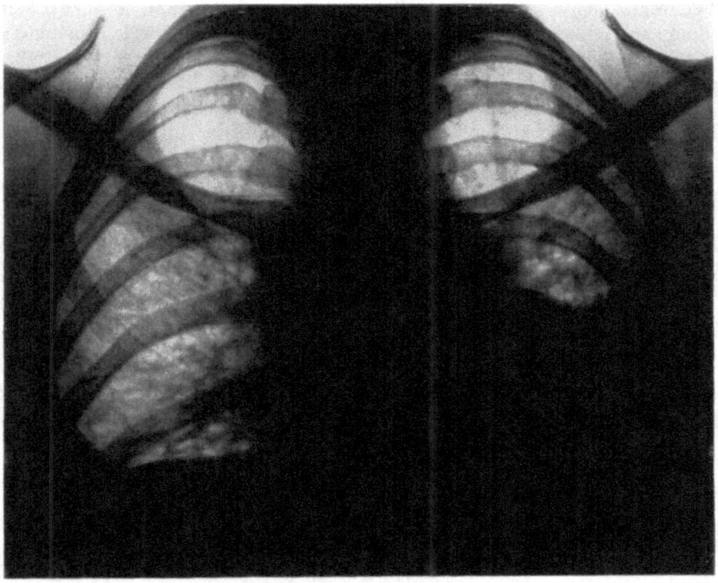

Abb. 100. Fr. W. Asbestlunge

unterscheidet sich die Abb. 100 von dem beschriebenen Röntgenbild der Lymphangitis carcinomatosa durch die Unregelmäßigkeit in der Verteilung der Schatten. Es besteht ein erheblicher Unterschied von rechts gegen links. Im linken Unterfeld z. B. liegt eine faustgroße umschriebene Verschattung, so daß der ganze Mittelschatten auffallend nach links verbreitert erscheint. Daß dieser Schatten aber nicht zum Herzen gehört, sondern dieses an der Spitze deckt, geht schon daraus hervor, daß eine Umrandung der gesamten Verschattung eine ganz unmögliche Herzkonfiguration ergeben würde. Die Spitzenfelder sind vollständig frei.

Unsere diagnostischen Bemühungen hätten in diesem Falle nun sämtliche drei Möglichkeiten zu berücksichtigen, wenn wir auf den Film alleine angewiesen wären und zwar ohne die Entscheidung treffen zu können. Es könnte sich um eine Bronchopneumonie handeln, die rechts bereits in Resorption befindlich, links noch im Anschoppungsstadium vorhanden ist. Es könnte sich wegen des rechts gegen links unterschiedlichen Bildes auch um eine allerdings atypische Lungentuberkulose handeln. Schließlich wäre die Carcinose auch zu erwägen. Es wäre durchaus denkbar, daß neben der Carcinose vielleicht auch, und durch diese bedingt, eine Bronchopneumonie bestünde. Dagegen konnte allerdings die Unversehrtheit der Lungenspitzen und auch die klinische Erfahrung sprechen, daß Tumoren in der Lunge, die auf dem Blut- oder Lymphwege in diese hineingelangt sind, also abgesehen von den bronchogenen Geschwülsten, sich hier sogar bis zu gewaltiger Größe entwickeln können, ohne daß sie durch entsprechende Symptome in Erscheinung zu treten brauchen. Auch haben wir gesehen, wie völlig unbeteiligt das umgebende Lungengewebe (Abb. 78) an dem Wachstum dieser Eindringlinge bleibt, so daß die Annahme einer durch die Lymphangitis carcinomatosa bedingten Bronchopneumonie sehr an Wahrscheinlichkeit verliert, ohne aber mit Sicherheit verneint werden zu können.

Hier entscheidet die Anamnese:

Familienvorgeschichte ohne Befund. Patient selbst war nie krank bis vor 10 Jahren. Damals trat besonders nach Anstrengungen Kurzluftigkeit auf. Die Beschwerden hielten sich in erträglichen Grenzen, so daß die Patientin ihren Beruf als Arbeiterin in einer Asbestfabrik fortsetzte. Seit einem halben Jahr stärkere Dyspnoe nach Bronchitis. Nachtschweiße und „Rasseln auf der Brust". 25 Pfund an Gewicht abgenommen, keine Ödeme. Über beiden Lungen feinblasige Rasselgeräusche. Auswurf frei von Tuberkelbacillen. Positive Zuckerprobe im Harn.

Mit dem negativen Sputumbefund konnte eine Tuberkulose ausgeschlossen werden. Der Diabetes erklärte die starke Gewichtsabnahme, so daß nur noch die Lungenstauung bei einer Herzinsuffizienz und die Asbestose zur Differentialdiagnose stehen. Nun ist der gleichmäßig-streifige Charakter der Lungenzeichnung ohne Schwellung der Hilusgefäße aber nicht typisch für eine Lungenstauung, andererseits aber nicht ungewöhnlich für eine Asbestose der Lunge, bei der besonders auch die Lungenfelder befallen sind. Auffallend und charakteristisch ist auch die Derbheit der Streifenzeichnung, die den Herzrand so überlagert, daß er kaum zu differenzieren ist. So können wir nach Ausschluß aller anderen Möglichkeiten und auf Grund der beschriebenen Veränderungen eine Asbestlunge annehmen.

F. Herd- und Fleckschatten (Disseminierte Formen)

Typische Röntgenbilder liefern wieder die letzten Beispiele dieser Reihe, die die allgemeine Vermehrung der Lungenzeichnung durch Aussaat von „Metastasen" auf dem Blutwege zeigen sollen. Die hämatogene Aussaat liefert Bilder, die gewöhnlich auch ohne Kenntnis der Vorgeschichte und der übrigen Untersuchungsbefunde aus dem Film allein diagnostisch eindeutig zu klären sind, weil die gleichmäßige Verteilung der Lungenherde den Entstehungsweg verrät.

Abb. 101. H. W.

Knöcherner Thorax o. B. Glattes linkes Zwerchfell. Rechter Komplementärraum verklebt (?). Beide Spitzen gleichmäßig trübe. Herzschatten im Bereich des Normalen. Hilus beiderseits auffällig breit. Beide Lungenfelder erscheinen, ebenso wie dies schon von den Spitzenfeldern erwähnt wurde, gleichmäßig trübe. Die Trübung besteht aus einer Unzahl von Punkten, die teilweise einzeln stehen, teilweise zu Rosetten und zu Netzen zusammengeflossen sind, bzw. sich optisch überdecken. Die Trübung betrifft beide Lungen vollkommen gleichmäßig. Es besteht weder ein Unterschied von rechts gegen links, noch ein solcher von oben nach unten.

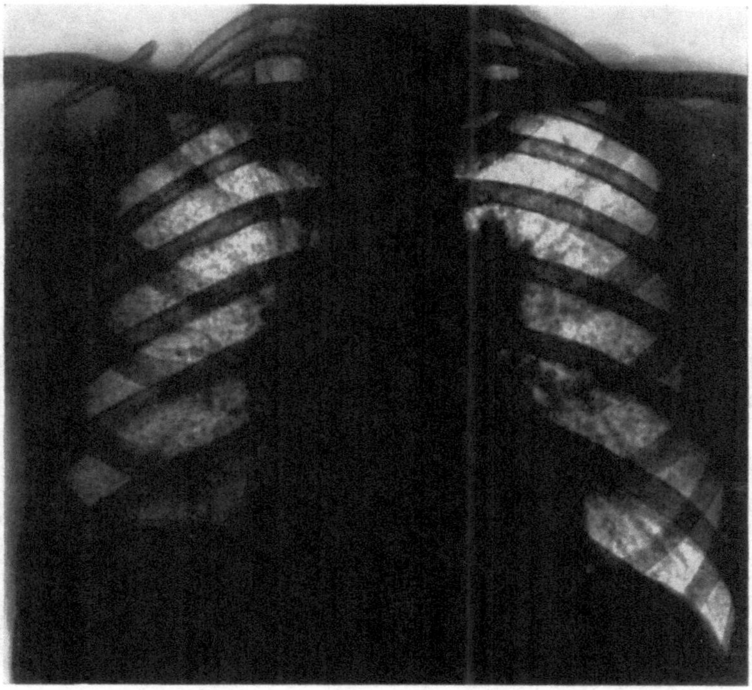

Abb. 101. H. W. Miliartuberkulose der Lungen

Diagnose: Miliartuberkulose der Lungen. Eine andere Möglichkeit besteht hier gar nicht. Diese Pünktchen gibt es nur bei dieser Form der Lungentuberkulose, die beide Lungen gleichmäßig befällt und keinen Unterschied von rechts gegen links und in der Herdgröße erkennen läßt.

Die Entwicklung der röntgenologisch nachweisbaren Lungenherde bei der Miliartuberkulose geht ziemlich schnell, oft im Verlauf einiger Tage, vor sich. Sie braucht nicht und pflegt auch nicht im Beginn der klinischen Krankheitserscheinungen vorhanden zu sein. Liegt ein unklares „septisches“ oder wegen der Kontinua der Miliartuberkulose auch als „typhös“ gedeutetes Krankheitsbild vor, bei der wegen der negativen bakteriologischen und serologischen Befunde in erster Linie stets auch an die Miliartuberkulose gedacht werden soll, so muß bei negativem Röntgenbefund die Aufnahme in achttägigen Abständen etwa wiederholt werden. Nicht selten steht der Arzt dann überrascht vor dem inzwischen vollentwickelten Röntgenbild einer Miliartuberkulose der Lungen, wie es unsere Aufnahme zeigt.

Von derselben Eindeutigkeit sind die uns schon aus früheren Abbildungen bekannten kreisrunden Schatten der Sarkommetastasen. Sie sind allerdings in der folgenden Abb. 102, wo sie zu Hunderten das Lungengewebe durchsetzen, nicht so ins Auge springend deutlich, als wenn sie einzeln stehen und größer sind (Abb. 78). Der Charakter dieser Verschattung ist aber genau der gleiche.

Abb. 102. F. F.

Knöcherner Thorax o. B. Zwerchfelle sind nicht dargestellt. Herzschatten im Bereich des Normalen. Beide Lungen sind gleichmäßig ohne Unterschied der einen gegen die andere

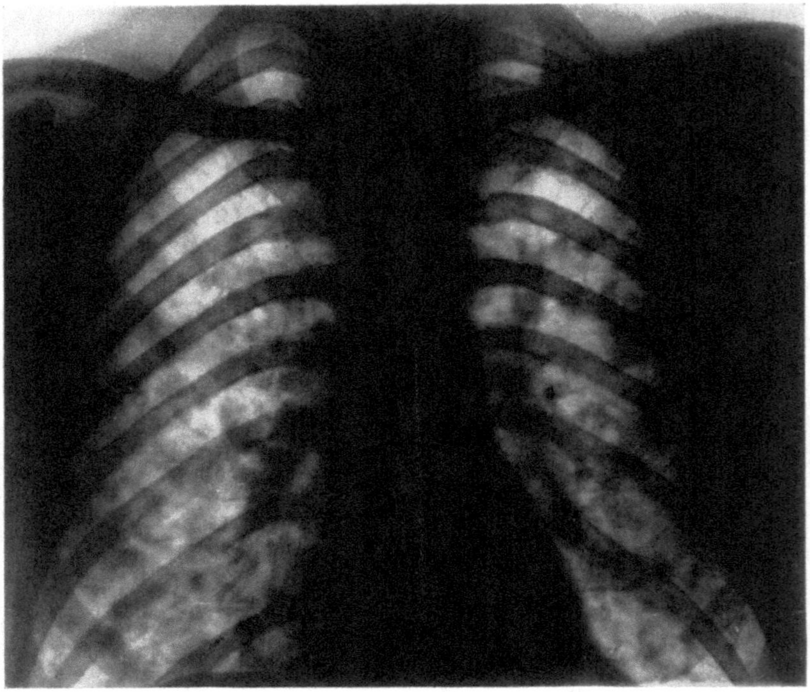

Abb. 102. F. F. Lungenmetastasen bei Darmtumor

Seite getrübt. Die Trübung wird verursacht durch zahllose, einzeln stehende, sich allerdings öfter optisch überdeckende Schatten, die dort, wo sie weniger zahlreich sind, eine deutlich auszumachende kreisrunde Form aufweisen. Auch im Hilus sind diese Rundschatten nachzuweisen, wenigstens decken sie die normalen Bestandteile des Hilusschattens.

Diagnose: Hämatogene Aussaat eines Tumors in die Lungen. Es gibt keine andere Erkrankung, die in dieser Weise generalisiert ohne jeden Unterschied beide Lungen gleichmäßig befällt. Typisch ist auch vor allem die kreisrunde Form der Verschattung.

50jähriger Ingenieur. Im Oktober 1931 heftige Schmerzen in der Gürtellinie, unabhängig vom Essen, aber äußerst heftig und zeitweise von Übelkeit und Erbrechen begleitet. Diese Schmerzen wiederholten sich wochenlang jeden Tag, um dann wieder monatelang wegzubleiben. Behandlung durch Kurpfuscher ohne Untersuchung. Seit Juli 1932 keine Schmerzen mehr.

Patient hat in diesem Dreivierteljahr 7 kg abgenommen, blieb dann aber konstant im Körpergewicht.

Im Oktober 1932 Fieber, zeitweise bis 39,0°, dann wieder tagelang keine Temperaturerhöhung. Die Fieberkurve war völlig unregelmäßig. Große Schwäche, blasse Hautfarbe. Stuhlgang zunächst ohne Besonderheiten, bis auch einmal Stuhl erscheint, der mit hellrotem Blut untermischt war.

Im Dezember 1932 heftiger Schmerz rechts im Oberbauch, sehr ähnlich den bereits früher erlebten Schmerzanfällen. Deshalb Krankenhausaufnahme. Auffällig blaß. Patient spannt den Leib bei der Untersuchung. Tastbefund im Bauch daher unsicher. Äußere Hämorrhoiden. Ery. 3,0, Hb. 46%!

Röntgenuntersuchung: Magen o. B. Gleichzeitige Brustkorbdurchleuchtung: s. oben Dickdarmuntersuchung: Tumor der Flexura hepatica des Colons.

In den **Abb. 103 (H. H.)** und **Abb. 104 (K. H. K.)** stellen wir zwei Formen der kleinfleckigen Verschattung beim Kinde einander gegenüber, die differentialdiagnostisch von großer Wichtigkeit sind. In der Abb. 103 sehen wir die Aufnahme eines 4 Monate alten Säuglings vor uns. Wir erkennen in den seitlichen Abschnitten der Lungenfelder die

1. kolbigen Auftreibungen der vorderen Rippenenden am Übergang zur Knorpelzone, die nicht mit Herdschatten auf den Lungenfeldern verwechselt werden dürfen. Vor der Wirbelsäule verläuft das helle Band der

2. Trachea mit den Verzweigungen der Hauptbronchen, von denen der eine den rechten Herzrand begrenzt, während der andere links im Herzschatten als heller Streifen erkennbar ist. Was uns auffällt, ist die Verbreiterung des paratrachealen Schattens rechts, und zwar liegt eine paketartige homogene Verschattung mit glatter, bogiger Kontur rechts von der Trachea vor. Es können dies gar nichts anderes sein als

3. geschwollene, paratracheale und bronchiale Drüsen, die zu einem großen Paket verschmolzen sind. Links ist neben der Trachea, die auch etwas von dem Drüsenpaket eingedrückt erscheint, kein besonderer Befund zu erheben. Dagegen erkennen wir auf beiden Lungenfeldern eine außerordentlich gleichmäßige „miliare“ Fleckzeichnung, die wir schon von der Abb. 101 der Miliartuberkulose des Erwachsenen kennen. Im Verhältnis zur Kleinheit des Thoraxbaues erscheint die „Korngröße“ der Fleckschatten größer als auf der Abb. 101. Sie ist jedoch tatsächlich nicht unterschiedlich.

Das Nebeneinander von starker Hilusschwellung mit einer miliaren Fleckzeichnung der Lungen beim Kind weist schon recht eindeutig auf die Entstehungsursache hin. Es kann sich nur um eine Miliartuberkulose bei einer Hilusdrüsentuberkulose handeln. In Anbetracht des Alters (4 Monate) des Patienten müssen wir annehmen, daß das vorliegende Stadium der Generalisation (II nach Ranke) sich dem Primärinfekt mit der Drüsenverkäsung unmittelbar angeschlossen hat. Allerdings sehen wir den Primärherd nicht oder nicht mehr, sondern nur die Drüsenschwellung. Wir merken uns auf dem Bilde noch Form und Größe des Herzens, um Vergleiche mit pathologischen Abänderungen anstellen zu können. Hier ist das Herz normal groß für das Säuglingsalter.

Auch in der Abb. *104* erkennen wir in den seitlichen Partien der Lungenfelder die knöchernen Enden der Rippen. Im Bereich der oberen Rippen fallen sie mit den

1. Rändern der Scapulae zusammen, da diese nicht genügend herausgewinkelt sind. Neben

2. der Trachea sind keine Anschwellungen erkennbar, dagegen sehen wir auch hier eine ausgedehnte, kleinfleckige Verschattung beider Lungenfelder, die allerdings im rechten Lungenfeld über dem Zwerchfell und auch links im Unterfeld nicht so ausgesprochen ist als in den Mittel- und Obergeschossen. Diese eigentlich erst bei genauer Betrachtung auffallende Unregelmäßigkeit in der Verteilung der Fleckschatten ist indessen auch der einzige Unterschied gegenüber der Abb. 103, wenn wir von der Abwesenheit einer sichtbaren Drüsenschwellung absehen. In diesem Falle wird die Diagnose aus dem Röntgenbilde allein kaum möglich sein, jedenfalls nicht aus der vorliegenden Abbildung allein.

Wir werden deswegen die klinischen Befunde zur Hilfe herbeiziehen und hören, daß der $2^1/_2$ Jahre alte Knabe aus gesunder Familie stammt und nie ernstlich krank war. Vor 14 Tagen trat ein typisches Masernexanthem auf. Nach Abklingen desselben stieg das Fieber wieder an und es trat Husten auf. Bei der Aufnahme war die Atmung beschleunigt, deutliches Nasenflügelatmen und Cyanose waren vorhanden. Über beiden Lungen war perkussorisch kein besonderer Befund, auskultatorisch dagegen zahlreiche fein- und mittelblasige Rasselgeräusche festzustellen.

Die Tuberkulinhautprobe nach Mantoux war negativ.

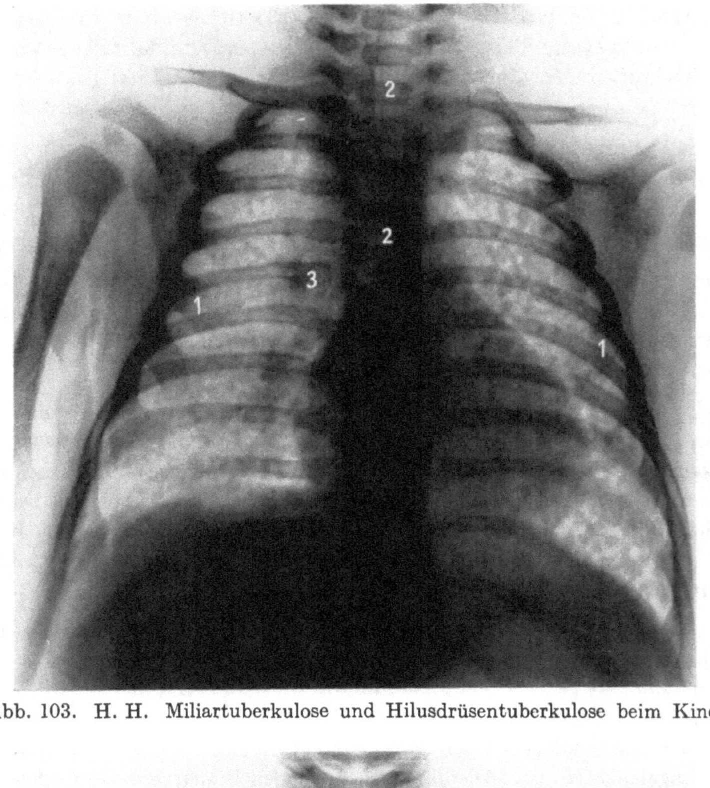

Abb. 103. H. H. Miliartuberkulose und Hilusdrüsentuberkulose beim Kind

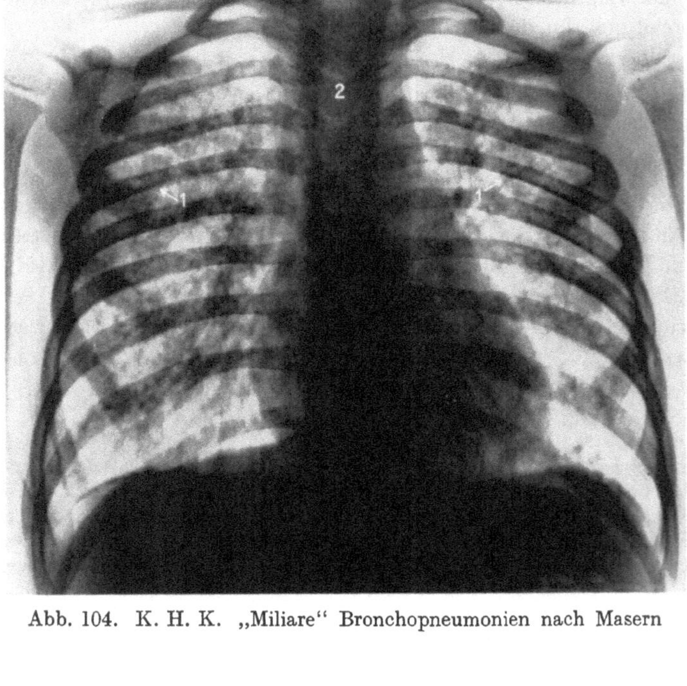

Abb. 104. K. H. K. „Miliare“ Bronchopneumonien nach Masern

Die klinische Diagnose war die einer „miliaren" Bronchopneumonie bei Masern, ein recht häufiges Vorkommen, und wir konnten uns nach dem Röntgenbefund dieser Auffassung nur anschließen. Allerdings werden wir stets auf eine Kontrolle des Röntgenbefundes nach 8—14 Tagen bestehen, um den Rückgang der Bronchopneumonie festzustellen, vor allem, wenn die klinischen Erscheinungen der Besserung nicht eindeutig sind, um nicht doch das Opfer einer Täuschung durch eine beginnende Miliartuberkulose zu werden.

Auch in diesem Falle trat nämlich zunächst keine rasche Entfieberung ein, da sich eine Otitis media und später eine E.-Ruhrinfektion einstellte; dagegen war das Lungenbild nach 14 Tagen ganz normal.

Ähnliche Bilder können wir unter anderem bei Keuchhusten und der Diphtherie sehen. Da gerade die Masern und auch der Keuchhusten mit einer Herabsetzung der Immunität gegenüber der Tuberkuloseinfektion einhergehen und es nicht selten zum Ausbruch einer Miliartuberkulose unter dem Einfluß dieser Infektionskrankheiten kommt, sind wir zu besonderer Vorsicht bei der Deutung der Bilder einer „miliaren" Lungenverschattung verpflichtet. Die Abwesenheit einer Drüsenschwellung und eines Lungenherdes im Röntgenbild spricht nicht ohne weiteres gegen eine Miliartuberkulose, da kleine verkäste Drüsen sich hinter dem Herz- und Gefäßschatten verstecken können. Wir werden aber auch nicht voreilig mit der Diagnose einer Miliartuberkulose sein, wenn der klinische Befund, eine gewisse Ungleichmäßigkeit der Ausbreitung der Herdschatten und eine erkennbare Unregelmäßigkeit in der Größe und im Aufbau der Herde eine unspezifische Bronchopneumonie annehmen lassen.

Abb. 105 (M. R.) zeigt ebenfalls eine ausgedehnte kleinfleckige Lungenverschattung. Sie ist zwar nicht ganz gleichmäßig insofern, als das rechte Oberfeld, etwa dem Bereich des rechten Oberlappens entsprechend, besonders dicht stehende, zum Teil wohl auch konfluierende Herde aufweist. Auch fällt uns die kräftige Füllung und Darstellung der großen Hilusgefäße auf, die besonders rechts neben dem Hilus als

1. kommaförmige Schatten der Pulmonalgefäße hervortreten. Die Form des massiven Mittelschattens, kurz gesagt des Herzens, ist insofern auffallend, als wir nicht die gewohnte Absetzung einer konkaven Herztaille links beobachten können, sondern hier eine

2. bogige Vorwölbung erblicken. Wir werden im Herzkapitel die Bedeutung dieser Veränderung genauer analysieren, hier aber vorwegnehmen, daß diese „stehende Eiform" des Herzschattens auf das Vorliegen einer Mitralstenose hinweist. Die starke Füllung der Hilusgefäße und ebenso die fleckförmige Lungenzeichnung würden demnach auf einer Lungenstauung beruhen können. Tatsächlich hat die Patientin vor 12 Jahren einen Gelenkrheumatismus durchgemacht, und klinisch bestehen die Erscheinungen einer Mitralstenose mit Kreislaufinsuffizienz. Nur die fleckige Verschattung im rechten Oberfeld will nicht recht zu unseren Überlegungen passen.

Wieder ziehen wir die Daten der Vorgeschichte heran und hören, daß die Patientin vor 4 Tagen mit Schüttelfrost und Fieber von 40° erkrankte, nachdem sie schon einige Tage hinfällig war, sowie Kopf- und Nackenschmerzen und Halsbeschwerden hatte. Bei der Aufnahme fanden sich feinblasige Rasselgeräusche über beiden Lungen, ein kaum fühlbarer Puls, Fieber und eine Leukopenie. Neben den Erscheinungen der Kreislaufinsuffizienz mit Lungenödem, waren also auch die Symptome einer Grippeinfektion vorhanden. Auf Kreislaufmittel und Aderlaß besserte sich das Lungenödem und allmählich klang auch das Fieber ab. Die Patientin erholte sich nur langsam. Eine Kontrollaufnahme nach 14 Tagen zeigte einen Rückgang der kleinfleckigen Verschattung über allen Lungenpartien, besonders aber auch über dem rechten Oberlappen.

Das, was wir auf der Abbildung vor uns sehen, ist demnach die Kombination zweier Entstehungsursachen für eine kleinfleckige Verschattung. Neben der Lungenstauung auf

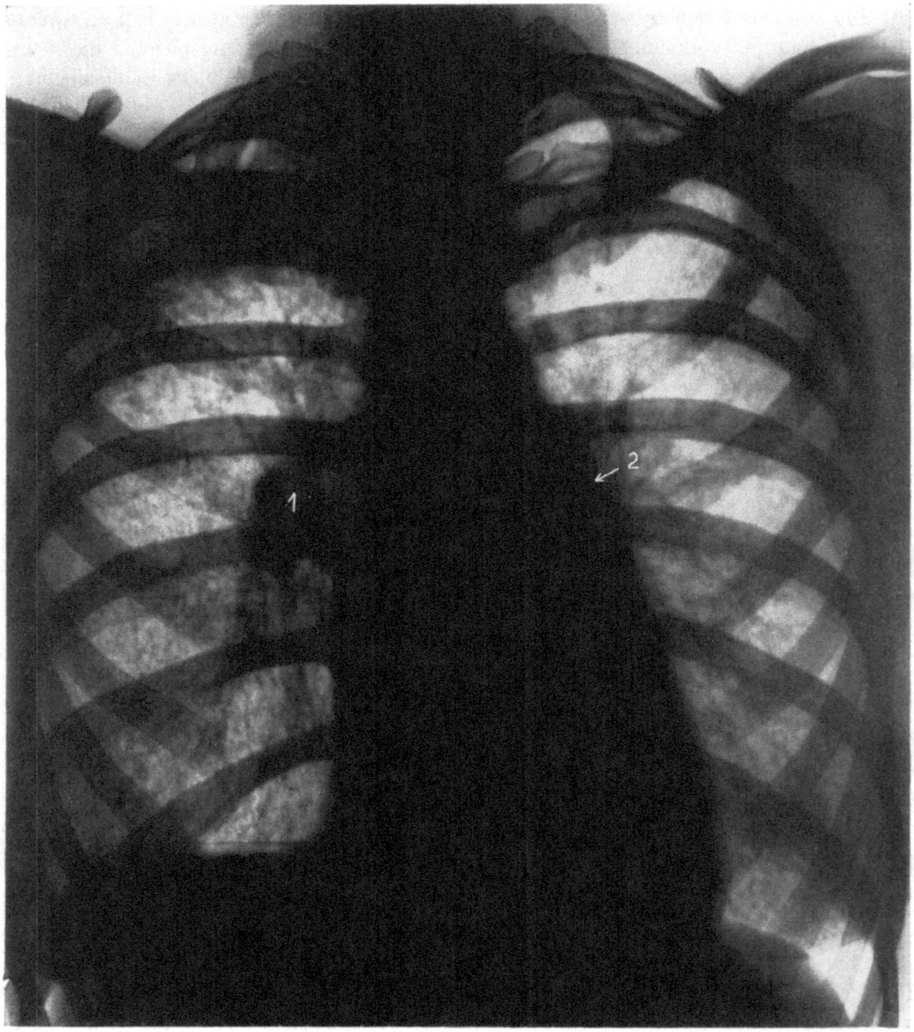

Abb. 105. M. R. „Miliare" Grippebronchopneumonie bei Lungenstauung auf Grund einer Mitralstenose.

der Grundlage einer Mitralstenose liegt eine miliare Bronchopneumonie als Folge einer Grippeinfektion vor. Der pneumonische Befund ist besonders ausgesprochen im rechten Oberlappen, doch sind sicher ein Teil der kleinfleckigen Verschattungen in den übrigen Partien auch als miliare Bronchopneumonien aufzufassen.

Wir sehen miliare Bronchopneumonien im Verlaufe der Grippe häufiger auftreten. Allerdings kommt es auch zur Ausbildung lobulärer und lobärer Formen, die als „hämorrhagische Grippepneumonien" mit starker Neigung zur Einschmelzung, die gefürchtete Komplikation der großen Grippeepidemien 1918—1919 darstellten, aber auch heute noch in jedem Jahr zur Grippezeit anzutreffen sind.

Differentialdiagnose der Lungentuberkulose und der Pneumokoniose

In diesen vier Paaren von Röntgenfilmen sind immer zwei Arten von Verschattungen zusammengestellt, die je ein Beispiel von Lungentuberkulose zeigen und je ein röntgenologisch ähnliches, klinisch dagegen meistens vollkommen anders zu beurteilendes Beispiel von Pneumokoniose. Die Reihe gibt den Beweis für die bereits mehrfach betonte Notwendigkeit, bei jeder Form von Lungentuberkulose im Röntgenbild auch stets die Pneumokoniose in Betracht zu ziehen. Auch bei dem anscheinend so eindeutigen Bild einer Miliartuberkulose mußten wir, abgesehen von der „miliaren" Bronchopneumonie bei der Grippe und im Kindesalter, als weitere Möglichkeit der Deutung die Annahme einer Staublungenerkrankung gelten lassen. Dem Röntgenbild einer Lymphangitis carcinomatosa konnten wir ebenfalls ein ähnlich geartetes Bild einer Staublunge (Asbest) gegenüberstellen.

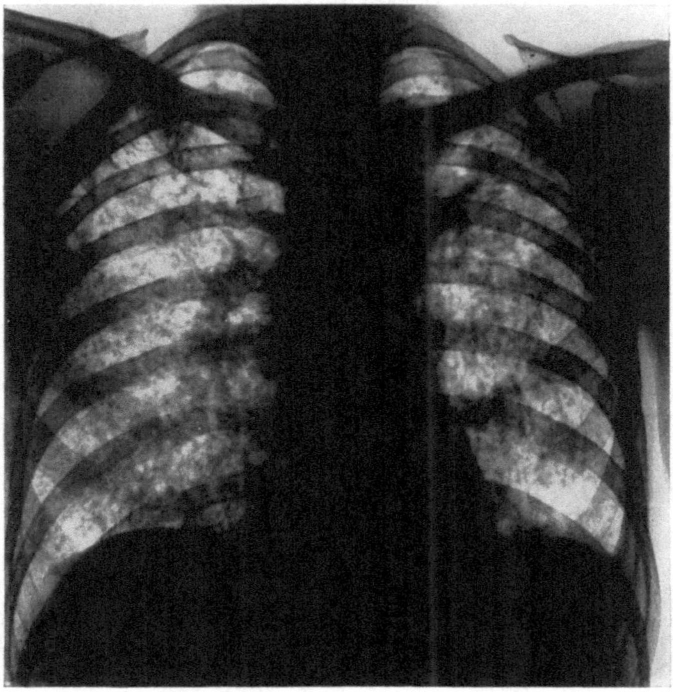

Abb. 106. K. St. Disseminierte Lungentuberkulose

Wir beginnen die Reihe mit der Gegenüberstellung kleinfleckiger, über die ganze Lunge gleichmäßig verbreiteter Verschattungen, die eine Ähnlichkeit mit der Miliartuberkulose haben.

Es unterscheidet sich aber die **Abb. 106 (K. St.)** von der Abb. 101 grundsätzlich darin, daß hier ein wesentlicher Unterschied von rechts gegen links besteht. Im linken Oberfeld sehen wir eine Verschattung, und zwar bestehend aus intensiven, teils kalkdichten Flecken, die mit dem linken Hilus durch ein breites Schattenband verbunden sind. Eine ähnliche Schattenanordnung fehlt rechts oben infraclaviculär. Abgesehen hiervon allerdings sind beide Lungen gleichmäßig in allen Abschnitten verschattet, und zwar durch Flecke, die zum geringsten Teil einzeln stehen, größtenteils zu Rosetten oder Kleeblättern zusammengefaßt sind oder zu größeren Flecken zusammenfließen, so daß ein netzartiges Muster entsteht. Diese netzartige „Durchlöcherung" der sonst gewohnten Lungenzeichnung ist besonders im rechten Unterfeld zu studieren. Als Nebenbefund muß auch hier angemerkt werden, daß der Patient nicht ganz korrekt steht. Die rechte Brustseite liegt stärker an als die linke, daher wird der Spalt des rechten Sternoclaviculargelenkes sichtbar, und die Wirbelsäule bildet die Begrenzung des Mittelschattens in dessen ganzem Verlauf. Das konnte allerdings nur deshalb möglich sein, weil das Herz selbst sehr klein ist. Sein rechter Anteil war daher sehr leicht aus dem Schatten der Wirbelsäule herauszudrehen. Weiterhin bemerken wir, daß der linke Komplementärraum verklebt ist.

Prinzipiell die gleiche Anordnung und Verteilung der Schatten sehen wir in der **Abb. 107 (N. R.)**. Der Unterschied liegt nur in der geringeren Intensität der Schatten. Auch hier eine

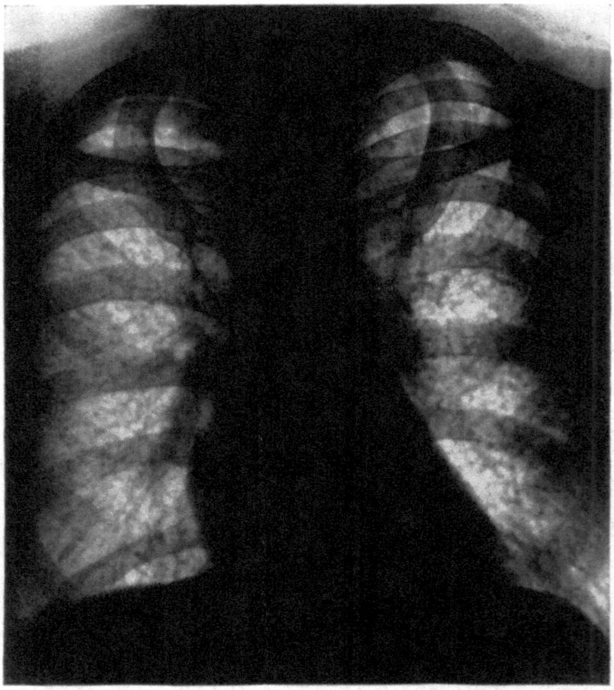

Abb. 107. N. R. Pneumokoniose

gleichmäßige Trübung beider Lungenfelder durch gleichmäßige Aussaat von Flecken. Diese Flecken stehen etwas weniger dicht als in Abb. 106 und dort, wo sie zusammenfließen, kommt es weniger zum Bilde einer Rosette oder eines Kleeblattes, als zu einem Schattenstreifen, der sich vielfach überkreuzt und verflechtet, so daß auch hier ein Netzwerk von Schatten entsteht. Es fehlt eine umschriebene Verdichtung entsprechend der in Abb. 106 links oben. Die Verschattung ist gleichmäßig ohne Bevorzugung eines bestimmten Lungenabschnittes über die Lungen verteilt. Nur die Spitzen sind geringer betroffen. Hier sehen wir medial nur den Schatten der Kopfnicker und nur vereinzelte Flecke. Wir bemerken noch einen auffällig stark vorgewölbten linken Hilus.

Warum ist nun die Abb. 106 eine Lungentuberkulose und die Abb. 107 eine Staublunge? Das entscheidet vor allem die Vorgeschichte und das Ergebnis der übrigen Untersuchungsmethoden. Zwar können wir sagen, daß in der Abb. 106 eine aus Kalkflecken bestehende Verschattung sichtbar ist (links infraclaviculär) und daß eine solche Verschattung wohl nur tuberkulösen Ursprunges sein kann. So wäre der Rückschluß erlaubt und damit die Diagnose aus dem Röntgenbild allein gestellt, daß auch die sonst sichtbaren Verschattungen durch eine Tuberkulose bedingt sein müssen. Ebenso spricht die Schattenanordnung, die Kleeblattform, für eine Tuberkulose. Alles das ist aber nicht beweisend für die Klärung der Differentialdiagnose zwischen diesen beiden Möglichkeiten, ganz abgesehen davon, daß die Tuberkulose mit der Pneumokoniose vergesellschaftet sein kann und oft auch ist.

Die Vorgeschichte ergibt nun, daß die Abb. 106 von einem moribunden Patienten stammt, der 10 Tage nach der Aufnahme starb. Er war auch so schwach, daß nicht einmal die Anamnese ganz deutlich von ihm erhoben werden konnte. Wir wissen nur, daß der bei seinem Tode 41jährige Patient während des Krieges in einer Lungenheilstätte aufgenommen werden mußte, nach dem Kriege aber voll arbeitsfähig war (kaufmännischer Vertreter) und jetzt erst seit wenigen Tagen mit hohen, septischen Temperaturen erkrankte, die seine sofortige Krankenhausaufnahme nötig machten.

Die Obduktion bestätigte die Diagnose einer disseminierten Lungentuberkulose.

Abb. 107 dagegen ist das Ergebnis einer Reihenuntersuchung. Der Patient hat gar keine Beschwerden. Er ist Kohlenarbeiter. Dieses Mißverhältnis zwischen ausgeprägtem Röntgenbefund und symptomarmem bis symptomfreiem klinischem Bild kennzeichnet die beginnende Pneumokoniose in typischer Weise.

Die **Abb. 108 (T. D.)** und **Abb. 109 (J. J.)** sind ebenfalls Vergleichsbilder zwischen Tuberkulose und Pneumokoniose. Die Erscheinungsform ist eine andere als in den vorhergehenden, aber doch eine verwandte. Während es dort (Abb. 106 und Abb. 107) die kleinen Flecken sind, die die Verschattung erzeugen, sind es hier gröbere Verdichtungen. In Abb. *108* ist der knöcherne Thorax ohne Besonderheiten. Die Zwerchfelle sind nicht vollständig übersehbar. Besonders vom linken Zwerchfell sehen wir nur ein kurzes Stück medial. Der linke Komplementärraum ist ebenso wie der rechte nicht dargestellt. Dagegen sehen wir am rechten Zwerchfell eine

1. senkrecht verlaufende Linie mit einer undeutlichen Begrenzung der Zwerchfellkuppel in der unmittelbaren Nachbarschaft. Es sind dies Ausziehungen am Zwerchfell, Adhäsionen an der Basis der Lungen, also Zeichen, die wir als Restzustände einer Pleuritis deuten dürfen, wenn auch der verklebte Komplementärraum dieser Diagnose erst die nötige Sicherheit geben würde. In den Spitzen bemerken wir zunächst wieder die

2. Kopfnickeransätze, bzw. die Abbildungen von Weichteilkonturen am Halse, daneben aber einen deutlichen Unterschied in der Schattendichte der linken gegenüber der rechten Lunge. Allerdings ist nicht viel übrig geblieben vom Spitzenfeld selbst. Weichteil- und Skelettschatten haben es größtenteils verdeckt. Der schmale Raum jedoch, der übrig blieb, ist links homogen getrübt, rechts dagegen sind nur ein paar zarte Fleckchen sichtbar. Diese homogene Trübung bedeutet, wie wir schon aus der Abb. 17 wissen, eine Pleuraschwarte der linken Lungenspitze. Unterhalb der Clavikel liegt beiderseits ebenfalls eine Verschattung. Da sie aber beiderseits in genau derselben Weise sichtbar ist, so kann es sich nicht um eine krankhafte Veränderung handeln. Wir erkennen auch bei genauer Betrachtung den Schatten der

3. ersten Rippe, der nur deshalb nicht sofort als solcher erkennbar ist, weil hier in beiden Lungen kleinfleckige Verschattungen beginnen, die teilweise von den Schatten der ersten Rippe überlagert werden. Nun hat es den Anschein, als ob hier eine gleichmäßig über beide Lungen verstreute, rechts und links gleichmäßig verteilte, auch oben und unten keinen Unterschied zeigende Vermehrung der „normalen“ Lungenzeichnung vorliege, also eine Veränderung, die nur unter den früher besprochenen Voraussetzungen als krankhaft zu gelten hat. Es scheint auch weiterhin als ob diese Voraussetzung zuträfe, denn einzelne der hier sichtbaren Flecke haben dieselbe kreisrunde, wohl abgesetzte Form, die wir in Abb. 102 als Kennzeichen einer allgemeinen Tumormetastasierung kennengelernt haben.

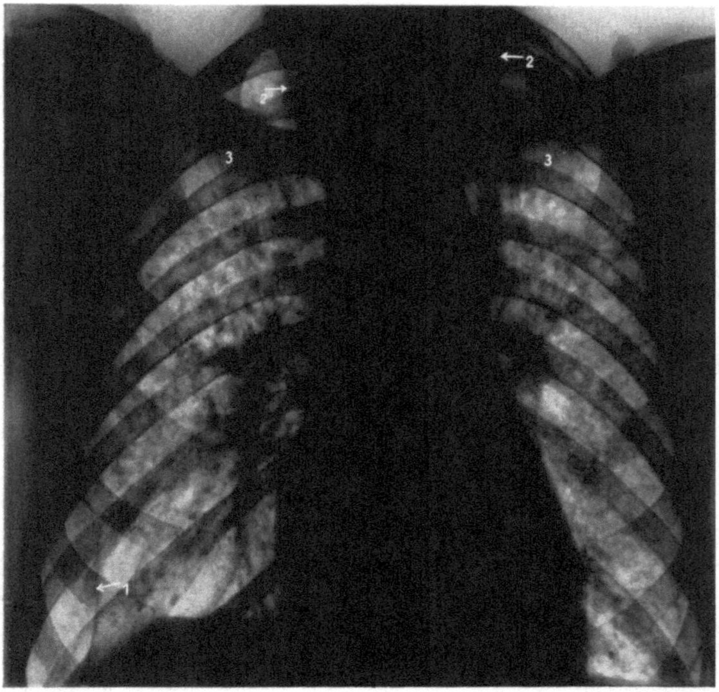

Abb. 108. T. D. Disseminierte Lungentuberkulose

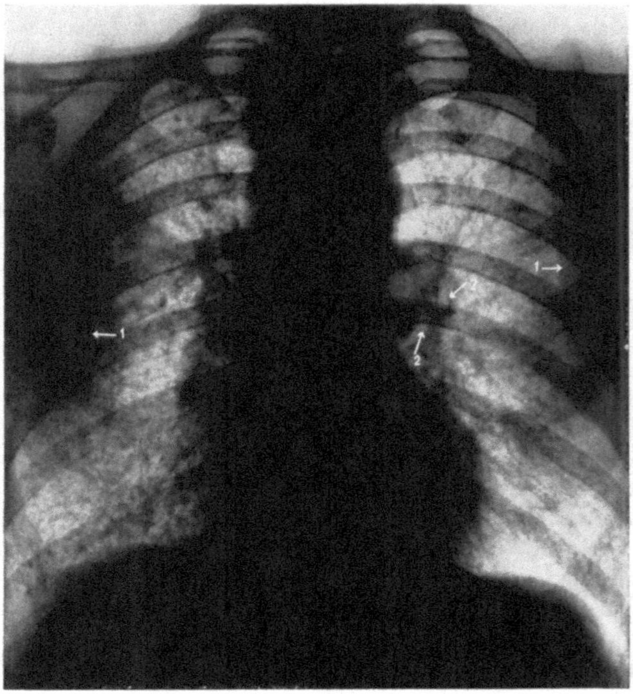

Abb. 109. S. J. Pneumokoniose

So bietet dieser Film ein Beispiel für die schon öfter vertretene Forderung, es bei keinem Röntgenbild, besonders nicht dem des Brustkorbes, beim ersten Eindruck bewenden zu lassen, sondern eine genaue Analyse, einen genauen Vergleich beider Seiten vorzunehmen. Dabei notieren wir einmal den bereits festgestellten Schattenunterschied in den Spitzenfeldern und neu einen sehr deutlichen Unterschied auch in der Schattenanordnung unterhalb der Spitzen. Es gelingt in keinem Bezirk dieser Lungen, einen Ausschnitt rechts mit dem entsprechenden der linken Seite zu vertauschen, ohne daß dieser Tausch erheblich auffallen würde. Links oben stehen die Schatten erheblich dichter, sie sind zusammengeflossen. Die Flecke werden von einzelnen Strängen durchzogen. Es zieht sich ein Schattenband vom linken Hilus zur Peripherie. Darunter, im Mittel- und Unterfeld, liegen eigentlich kaum mehr Flecke. Es ist vielmehr ein großporiges Netz, besonders im Unterfeld als solches erkennbar, das hier der Verschattung zugrunde liegt. Rechts oben dagegen sehen wir die bereits erwähnten rundlichen Flecke. In der Tat sind sie teilweise so scharf abgesetzt kreisrund, daß sich die Diagnose einer Tumormetastasierung aus dem Röntgenbild alleine sehr wohl vertreten ließe. Diese Flecke stehen hier rechts in der Mitte und unten bedeutend weniger dicht als oben. In der Schicht etwa 3 Querfinger oberhalb des rechten Zwerchfelles könnte von einer normalen Lungenzeichnung gesprochen werden. Es bestehen also doch erhebliche Unterschiede von rechts gegen links, von oben gegen unten. — Sehr viel weniger deutlich ist diese ungleichmäßige Verteilung der Verschattung in der Abb. *109*, einer Staublunge. Hier kommt die Staublungenerkrankung als eine doch im wesentlichen systematische Erkrankung der gesamten Lungen deutlich zum Ausdruck. Beide Spitzen sind hier gleichmäßig „getrübt", aber derart von Skeletteilen überlagert, daß ein Lungenbild hier überhaupt nicht zur Darstellung gekommen ist. Über die Spitzen können wir also wenig aussagen, obgleich auch hier der Eindruck besteht, als ob die Herdschatten weniger dicht ständen. In den Lungenfeldern selbst stören die

1. Schatten der Scapulae, die zu einem beträchtlichen Teil ihrer Fläche in die Lungenfläche hineinragen und diese verschatten. Daß es sich um eine solche, nicht krankhafte Verschattung handeln muß, beweist auch hier wieder die völlige Gleichheit der Verschattung links gegen rechts. An Stelle der normalen Lungenzeichnung sehen wir nun hier eine fleckige Verschattung, die besonders das rechte Lungenfeld gleichmäßig von oben nach unten durchsetzt. Besonders ausgeprägt ist diese Verschattung im rechten Unterfeld. Hier ist ein Netz ausgebreitet, ganz ähnlich der wabigen Struktur im linken Unterfeld in Abb. 109. In der linken Lunge sind diese Schatten weniger ausgeprägt. Insbesondere fehlen sie links oben, während im linken Mittel- und Unterfeld wieder deutliche Flecke, Rosetten und Waben erkennbar sind. Beiden Bildern gemeinsam ist der „verbreiterte" Hilus, der besonders links anormal weit herausragt. In der Abb. 109 sehen wir

2. einige optische Schnitte von Bronchien.

Auch in diesem Abbildungspaar beantwortet die Frage nach der der Verschattung zugrundeliegenden anatomischen Veränderung allein die Anamnese. Zur Differentialdiagnose steht außer der Lungentuberkulose und der Pneumokoniose für die Abb. 108 auch die Tumormetastasierung.

Die Abb. 108 stammt von einem 37jährigen Kaufmann, dessen Vater an einem Carcinom gestorben ist. Patient ist mit 16 Jahren ins Feld gerückt und bekam dort eine „Herzmuskelschwäche" als Folge besonders anstrengender Märsche in den ersten Kriegsmonaten. Er meldete sich aber erst krank, als er zu seinen Herzbeschwerden eine Furunkulose bekam. Nach 3 Monaten Lazarettbehandlung war er wieder kv. und hielt bis Kriegsende aus. Nach dem Kriege war er bis 1931 vollkommen beschwerdefrei und arbeitsfähig. In diesem Jahre erlitt er einen Blutsturz, der Anlaß zu einer Röntgenuntersuchung der Lungen gab. Es fand sich eine linksseitige Lungentuberkulose, die in einem Lungensanatorium 3 Monate behandelt wurde. Patient erhielt einen Pneumothorax auf der linken Seite und trug diesen 2 Jahre. Erst 6 Monate vor dieser Aufnahme bemerkte er eine Beeinträchtigung insofern, als er bei schnellerem Gehen, auch beim

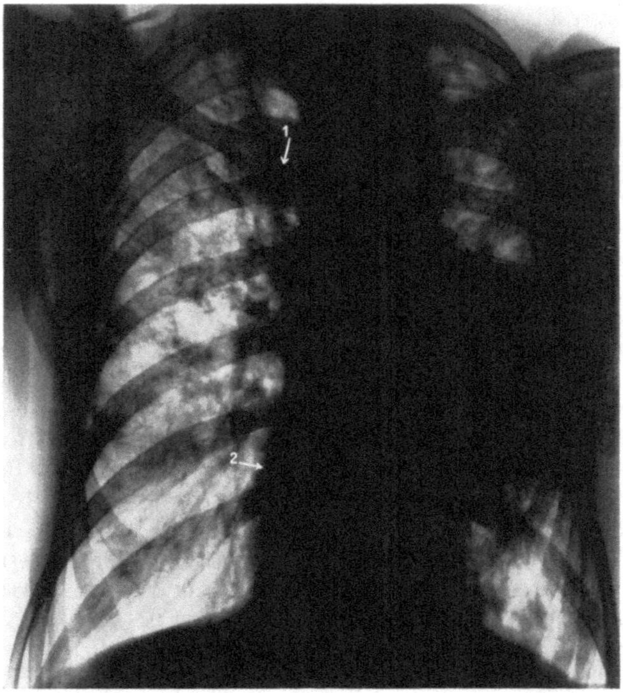

Abb. 110. P. K. Gemischt produktiv-exsudative Lungentuberkulose

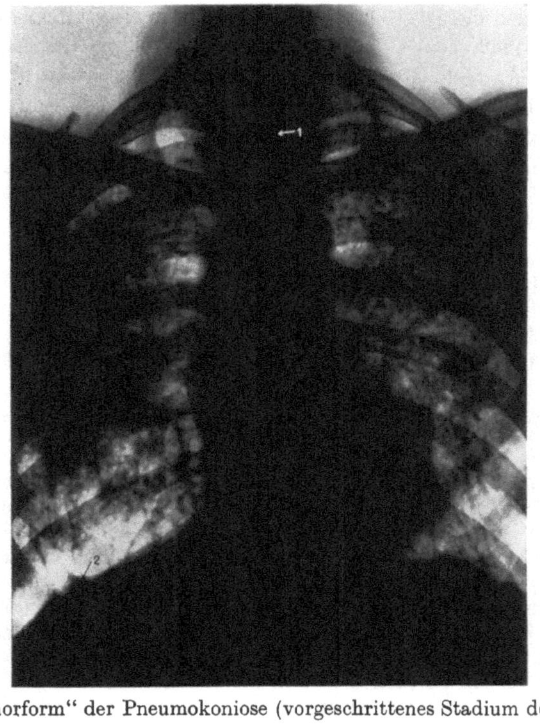

Abb. 111. W. L. „Tumorform“ der Pneumokoniose (vorgeschrittenes Stadium der Steinhauerlunge)

Treppensteigen kurzluftig wurde. Er konnte schließlich nur kurze Strecken gehen und mußte dann eine Pause einlegen. Langsam wurde die Atemnot stärker. Der behandelnde Arzt wies diesen Patienten erst dann in das Krankenhaus ein, als neben den geschilderten Beschwerden noch „Anfälle" auftraten: Patient erwachte auf dem Boden, ohne zu wissen, was mit ihm vorgegangen war. Dabei starkes Herzklopfen. Patient raucht sehr stark, trinkt viel und ist „mit seinem Magen gar nicht in Ordnung".

Diese Anamnese ist gewiß lehrreich. Die Lungentuberkulose ist hier nur als etwas Vergangenes erwähnt. Was den Patient jetzt zum Arzt führt, ist die Atemnot, abgesehen von den „Anfällen", deren Natur wir übrigens nicht ergründen konnten, da der Patient uns vorzeitig verließ. Diese Atemnot paßt gar nicht zu dem Bild einer unkomplizierten Lungentuberkulose, wohl aber kann eine Lungenverdichtung zu einer Atemnot führen, aus demselben Grund wie etwa ein Emphysem Atemnot verursachen kann.

Also versagt auch hier die Anamnese in der Differentialdiagnose, wenn nicht die Sputumuntersuchung Tuberkelbacillen ergeben hätte.

Für die Abb. *109* können wir aber wieder die beweisende Diskrepanz zwischen Vorgeschichte, sonstigen Befunden und den schweren Veränderungen im Röntgenbild feststellen, als Hinweis auf das Vorliegen einer Pneumokoniose.

Abb. 110 (P. K.) und **Abb. 111 (W. L.)** geben in besonders eindrucksvoller Weise der Tatsache Ausdruck, daß das Röntgenbild einer Pneumokoniose in manchen Fällen nicht den geringsten prinzipiellen Unterschied zur Tuberkulose aufzuweisen braucht. Hier sind es im Gegensatz zu den bisher besprochenen Fällen große konfluierte Schattenflächen, bestehend aus zusammengeflossenen kleinen Flecken und Fleckchen, die das Bild charakterisieren. Wir erinnern uns dieser Schatten von den Bildern der Bronchopneumonie. Wir finden sie hier in gleicher Weise bei der Tuberkulose und Pneumokoniose. Daß es sich nicht um eine unspezifische einfache Bronchopneumonie handeln kann, zeigen die auf beiden Aufnahmen außerdem vorhandenen Herdschatten auf der anderen Seite. Somit ist die Differentialdiagnose eingeengt auf die beiden erwähnten Möglichkeiten.

In Abb. 110 sitzt die Schattenfläche auf der linken Seite, in Abb. 111 auf der rechten. Das ist aber auch der einzige und selbstverständlich belanglose Unterschied. Der Charakter der Schattenfläche ist derselbe. Sie ist deutlich aus kleinen Flecken zusammengesetzt, die auch kleine Hohlräume aufweisen. Auch der Charakter der nicht flächenhaften Schatten auf der entgegengesetzten Seite ist in beiden Filmen derselbe. In der Abb. 111 der Pneumokoniose treten die Fleckchen allerdings deutlicher hervor. Sie sind gegeneinander abgesetzt, wenn sie auch im linken Oberfeld noch einmal zu einer Schattenfläche zusammenfließen. In dem Beispiel der Tuberkulose sind diese Schatten rechts oben diffuser, weniger scharf gegeneinander abgesetzt. Es besteht aber doch ein Unterschied zwischen beiden Filmen insofern, als im Falle der Lungentuberkulose auch die Spitzen verschattet sind und zwar sind es rechts konfluierte Flecke und Streifen, die eine fragliche Aufhellung in sich fassen, während die Verschattung der linken Spitze eine mehr homogene ist, die eindeutige Aufhellungen, also Hohlräume in sich faßt. Im Falle, der Pneumokoniose der Abb. *111* sind die Spitzen frei geblieben. Besonders deutlich ist hier die

1. Aufhellung durch die Trachea. An der Basis sehen wir
2. spitze Ausziehungen, die Adhäsionen bedeuten.

Auf dem Bild *110* ist noch bemerkenswert, daß der Patient schief steht. Es ist daran erkenntlich, daß

1. das rechte Sternoclaviculargelenk weit neben dem Mittelschatten erkennbar wird und rechts unten die Rippenansätze des
2. Brustbeines sichtbar werden.

Auch hier hilft ausschließlich die Anamnese zur Differentialdiagnose.

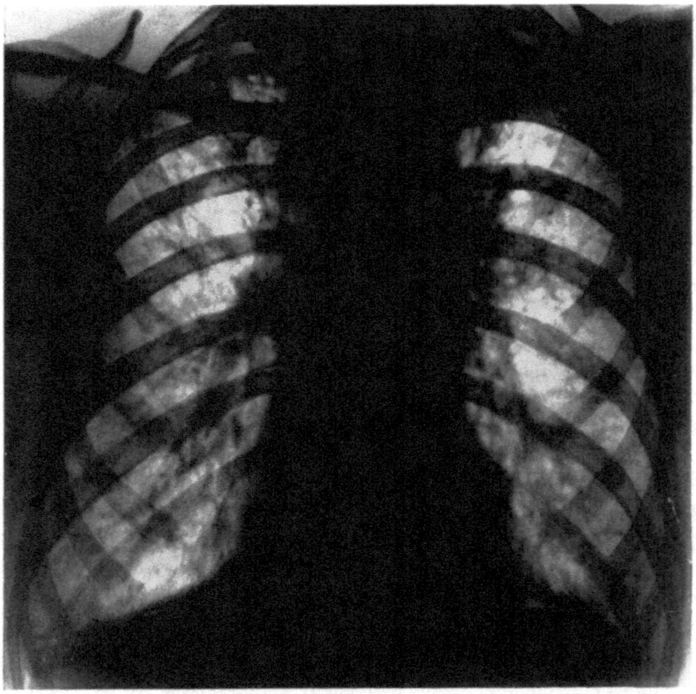

Abb. 112. A. K. Doppelseitige, produktiv-cirrhotische Lungentuberkulose

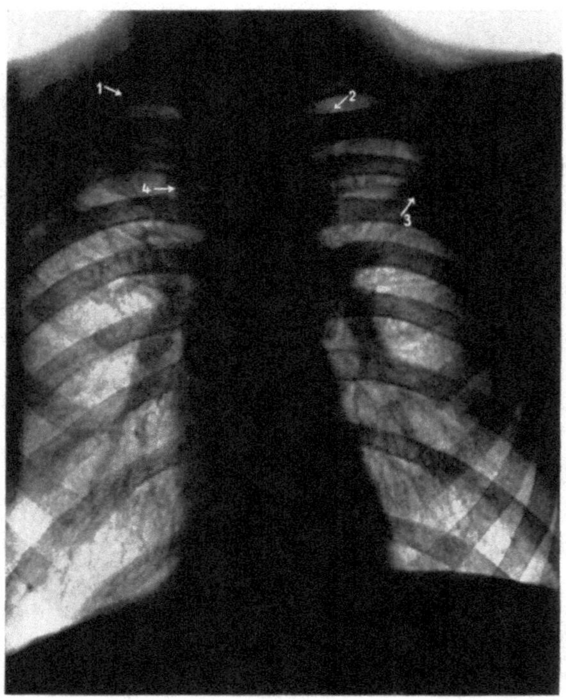

Abb. 113. J. L. Pneumokoniose

Sie ergibt im Falle der Abb. 110: 53jähriger (!) Mann, der früher niemals irgendwelche Erscheinungen von seiten der Lunge gehabt hat. Seit $^1/_2$ Jahr magert er ab, klagt über Husten, Auswurf, Mattigkeit und Nachtschweiße. Das Sputum ist stark positiv.

Die massiven Verschattungen in der Abb. 111 haben auch Veranlassung gegeben, in solchen Fällen von einer „Tumorform" der Pneumokoniose zu sprechen. Von einer Neoplasie kann natürlich nicht die Rede sein. Die Doppelseitigkeit der Verschattungen spricht auf jeden Fall schon gegen eine Geschwulst.

Abb. 112 (A. K.) und **Abb. 113 (I. L.)** bieten insofern ganz besonderes Interesse, als bei diesen Fällen die Staublunge so umschrieben auftritt, daß das Röntgenbild der Abb. 113 von einer Lungentuberkulose einfach nicht zu unterscheiden ist. Wir folgen dem Röntgenprotokoll.

Abb. *113*. Thorax asthenicus. Zwerchfell nicht eindeutig zu beurteilen, da die Komplementärräume nicht dargestellt sind. Herzschatten klein, schmal, mittelständig. In den Spitzen beiderseits

1. Weichteilschatten, die in der rechten Spitze eine
2. Pseudokaverne umrahmen.

Beiderseits außen oben, infraclaviculär Verschattungen, die links oben mit dem

3. Schatten der zweiten Rippe zusammenfallen.

Daneben Streifen und kleine Flecke, die von der oberen Hilusausstrahlung in die Peripherie ziehen. Sonst ist die Lungenzeichnung nur „allgemein vermehrt". In den Unterfeldern finden sich kaum Abweichungen von der Norm. Die Hili treten beiderseits stark hervor. Insbesondere markieren sich deutlich die Gefäßschatten. Bemerkenswert ist ferner, daß das

4. Manubrium sterni rechts oben sichtbar wird.

Die Anordnung der Schatten infraclaviculär, also in einem Lungengebiet, das auch als Lieblingssitz der Tuberkulose gilt, ihre Gestaltung als einzelne kleine Fleckchen und Streifen, sind der Lungentuberkulose so ähnlich, daß auch hier nur die Anamnese, die Kenntnis von der Berufsarbeit des Patienten, eine längere Beobachtung und die sorgfältige Kontrolle des Sputums die Differentialdiagnose zur Pneumokoniose erlaubt.

In Abb. *112* dagegen, der Lungentuberkulose, glauben wir, geschult an der Kenntnis der besprochenen Filme einer Pneumokoniose, eher eine solche diagnostizieren zu müssen. Hier sehen wir eine mehr systematische Abweichung von der „normalen" Lungenzeichnung. Besonders vermehrt ist die Ausstrahlung des Hilus in die Unterfelder. Hier ziehen dichte Streifen bis zur Peripherie. In die Streifen sind unregelmäßig verstreut Flecke eingelagert. Links oben ist der infraclaviculäre Raum ganz frei. Rechts ist er von Flecken und Streifen eingenommen. In der rechten Spitze sind kleine Aufhellungen, umgeben von kreisförmigen Verdichtungen, vorhanden. Außerdem liegt hier ein Kalkfleck. Die linke Spitze ist homogen verschattet. Wir müssen es offen lassen (Durchleuchtung) ob es sich um Überlagerung durch Weichteile handelt oder um Trübung durch Pleuraschwielen oder Herdbildungen.

Was uns hier als besonders auffällig entgegentritt, ist die Hilusschwellung. Nirgends umgibt den Mittelschatten eine glatte Kontur. Besonders im Oberteil liegt der Hilus wie ein zerfaserter Flügel dem Mittelschatten rechts und links an. Diese Hiluskonfiguration ist keineswegs typisch für eine Tuberkulose. Wir kennen sie im Gegenteil gerade bei der Pneumokoniose aus vielen Beispielen. Also muß auch hier die Anamnese helfen. Sie gibt die Differentialdiagnose sofort.

Die Patientin ist Haushälterin, hat niemals mit gewerblichem Staub in Berührung gestanden. Der Vater starb an Kehlkopftuberkulose, eine Schwester ist in einer Lungenheilstätte. Seit dem 34. Lebensjahr ist die jetzt 50jährige Frau fast alle 2 Jahre regelmäßig in einer Lungenheilstätte gewesen. Die Indikation zur Behandlung gaben Kräfteverfall, Gewichtsverlust und langwierige Fieberperioden. Der immer sehr spärliche Auswurf ist stets frei von Tuberkelbacillen gefunden worden. Das spricht für einen sehr „benignen" Verlauf der Lungentuberkulose und dieser wird auch durch das Röntgenbild bestätigt. Es handelt sich hierbei um eine der Pneumokoniose auch anatomisch verwandte, mit starker Narben-, d. h. Bindegewebsentwicklung einhergehende Form der Tuberkulose, die wir deshalb zu den gutartigen Formen rechnen.

Obgleich nun die verwandte Gewebsreaktion auch bei dem häufigen Zusammentreffen von Staublunge und Tuberkulose einen günstigen Einfluß der Indurationsprozesse der Pneumokoniose auf die Tuberkulose erwarten lassen sollte, sehen wir tatsächlich diese gemischten Formen der Lungenphthise sich vor allem bei bleibender Staubexposition meist rasch verschlimmern, und das Zusammentreffen beider Prozesse, also das Vorliegen einer Silikotuberkulose verschlechtert die Prognose des Lungenleidens von seiten der Tuberkuloseinfektion sehr.

Differentialdiagnose der generalisierten kleinfleckigen Lungenverschattung

Versuchen wir nun die generalisierten, kleinfleckigen „miliaren" Verschattungen der Lungen noch einmal kurz in ihren wesentlichen Zügen einander gegenüberzustellen, um einen Anhalt für die Diagnose zu haben, so können wir folgendes sagen:

Beim Kinde kommt differentialdiagnostisch nur eine Miliartuberkulose oder eine „miliare" Bronchopneumonie in Frage. Dabei ist bei der Miliartuberkulose die Ausbreitung der Herde gleichmäßiger als bei der Bronchopneumonie. Die Größe und Gestalt der Herde ist bei der Miliartuberkulose nicht so unterschiedlich wie bei den bronchopneumonischen Infiltraten. Es gibt allerdings auch grobknotige Formen der Miliartuberkulose, die diese Unterscheidung nicht gestatten. Nicht selten findet sich bei der Miliartuberkulose noch ein primärer Lungenherd oder eine Drüsenschwellung als Hinweis auf eine spezifische Infektion der Lungen oder der Hilusdrüsen. Im übrigen entscheiden Anamnese und klinischer Befund (Tuberkulinreaktion usw.) sowie Kontrollaufnahmen zwischen beiden Erkrankungen.

Bei Erwachsenen kommt neben der Tuberkulose (Miliartuberkulose, hämatogene Lungenaussaat) in Bergwerksbezirken und bei gewerblicher Exposition eine Pneumokoniose in erster Linie in Frage. Sonst wird man an eine Carcinose, an eine „miliare" Bronchopneumonie (Grippebronchopneumonie) oder an eine Lungenstauung denken.

Die Unterscheidung zwischen Tuberkulose und Pneumokoniose aus dem Röntgenbild allein ist nicht selten unmöglich. Sehen wir von der Miliartuberkulose ab, die in diesem Stadium bereits eindrucksvolle klinische Erscheinungen macht, so fällt gegenüber der Tuberkulose bei der Pneumokoniose doch das gewöhnlich sehr gleichmäßige Befallensein der Lungenfelder und des Hilus auf. Bei den leichteren und beginnenden Formen überwiegt die Streifen- und Netzzeichnung und eine ausgeglichene Fleckzeichnung. Gegen das interstitielle Emphysem heben sich die Fleckschatten deutlich ab (allerdings auch bei der Miliartuberkulose). Sowohl die Tuberkulose wie auch die Pneumokoniose bevorzugen die infraclaviculären Bezirke, doch sind die tuberkulösen Veränderungen meist mehr oder minder einseitig entwickelt, während die Pneumokoniose sich vorwiegend doppelseitig lokalisiert findet. Die Spitzen sind bei der Pneumokoniose meist frei von Herdschatten, bei der Tuberkulose selten von Veränderungen ausgenommen. Cirrhotische Erscheinungen, d. h. Raffung der Hili nach oben finden sich bei beiden Erkrankungen, sie sind bei der Tuberkulose aber doch gewöhnlich stärker entwickelt. Emphysem kommt als interstitielles Emphysem beiden Krankheiten zu, wenn wir die produktiv-cirrhotische Form der Tuberkulose mit der fortgeschrittenen Pneumokoniose vergleichen. Meist sind die basalen Abschnitte der Lungen stärker emphysematisch. Die Tumorform der Pneumokoniose gestattet eine Differentialdiagnose allenfalls wegen der Doppelseitigkeit der Erscheinungen und des Nachweises anderer Veränderungen auf der Grundlage einer Pneumokoniose. Sonst kann die Differentialdiagnose gegen eine grobknotige Lungenphthise unmöglich sein. Die Silikotuberkulose ist ebenfalls nur vermutungsweise aus dem Röntgenbild alleine zu diagnostizieren. Nachweisbare Kavernen sprechen für eine Tuberkulose, wenn ein Lungenabsceß oder Bronchiektasen, die sich häufig bei der fortgeschrittenen Pneumokoniose finden, ausgeschlossen worden sind. Entscheidende Bedeutung hat die Sputumuntersuchung unter diesen Umständen, da ihr positiver Ausfall den unumstößlichen Beweis für eine Tuberkulose, gegenüber den beiden Möglichkeiten der Diagnose aus dem Röntgenbild, liefert.

Die Carcinose zeigt, da sie in einem erheblichen Prozentsatz lymphogen disseminiert ist, oft eine mehr einseitige und streifige Ausbreitung. Dabei ist der Hilus (aber nicht die Gefäße!) oft geschwollen und zeigt eine Infiltration der Drüsen. Die hämatogen disseminierten Krebsherde sind allerdings unter Umständen sehr gleichmäßig verteilt. Fehlt eine stärkere streifige Komponente als Ausdruck einer Lymphangitis carcinomatosa, so kann die Unterscheidung von einer Miliartuberkulose und einer Stauung z. B. unmöglich sein. Wir werden nach einem Primärtumor fahnden und Metastasen am Skelett und in anderen Organen suchen. Nicht selten findet sich eine Metastasierung noch mehrere Jahre nach der Entfernung eines Krebses, so daß die Anamnese auch hierauf ihr Augenmerk richten muß.

Die Sarkommetastasen zeigen meist durch ihre erheblichere Größe bereits einen Unterschied gegenüber den „miliaren" Formen der Lungenverschattungen und kommen seltener in differentialdiagnostische Wahl.

Die miliaren Bronchopneumonien werden in erster Linie bei der Differentialdiagnose der Miliartuberkulose zu berücksichtigen sein, zumal das klinische Bild und der klinische Befund oft, so z. B. bei der Grippeinfektion eine große Ähnlichkeit zeigen können. Dieselben Gesichtspunkte, die wir bei den kindlichen Bronchopneumonien anführten, gelten sonst auch hier. Eine gewisse Ungleichmäßigkeit der Verteilung, Herdform und Größe erlaubt doch meist eine Unterscheidung gegen die Miliartuberkulose. Kontrollaufnahmen gestatten bald die Diagnose, wenn die Sputumuntersuchung kein positives Ergebnis zeigt. Die Lungenstauung bei Kreislaufinsuffizienz lenkt unseren Blick auf die Form und Größe des Herzens, sowie sein funktionelles Verhalten (Tonus, Pulsation, Aktion), um hier eventuell die Ursache einer Stauung auffinden zu können. Allseitig dilatierte Herzen erwecken schon gleich den Eindruck, als ob die vermehrte streifig-fleckige Zeichnung auf eine Stauung zurückgehen könnte. Liegt jedoch ein Herzfehler mit Stauungsdisposition ohne eindrucksvolle Vergrößerung des Herzschattens vor, wie z. B. bei der reinen Mitralstenose, so ist eine eingehende Analyse der Herzform in allen Durchmessern nötig, wenn aus dem Röntgenbild allein der Beweis geführt werden soll. Neben der Fleckzeichnung, den „Gefäßpünktchen", fällt der kräftige Hilusschatten auf, mit den verbreiterten, gestauten Hilusgefäßen. Auch das Vorhandensein von Stauungstranssudaten, eines typischen Lungeninfarktes kann auf eine kardiale Genese, also auf eine Lungenstauung auf dem Boden einer Herzinsuffizienz hinweisen. Nach ausreichender Digitalisierung, Aderlässen und anderen den Kreislauf unterstützenden Maßnahmen sehen wir mit dem Rückgang der Dyspnoe nicht selten auch die Lungenstauung im Röntgenbild zurückgehen und können so den therapeutischen Effekt ablesen.

G. Herd- und Fleckschatten (Umschriebene Form)

Umschriebene, aber doppelseitige Verschattungen

Im Gegensatz zu den vorhergehenden fleckigen Verschattungsformen, die mehr oder minder gleichmäßig über die gesamte Lunge verteilt angeordnet waren, zeigen wir nun hier noch Bilder von Fleckschatten, die zwar auch auf beiden Lungenseiten vorkommen, aber auf einen Bezirk beschränkt sind. Es sind dies relativ einfach zu diagnostizierende Lungenbilder, da sie so gut wie ausschließlich auf einer Lungentuberkulose beruhen. Während wir bei der auf

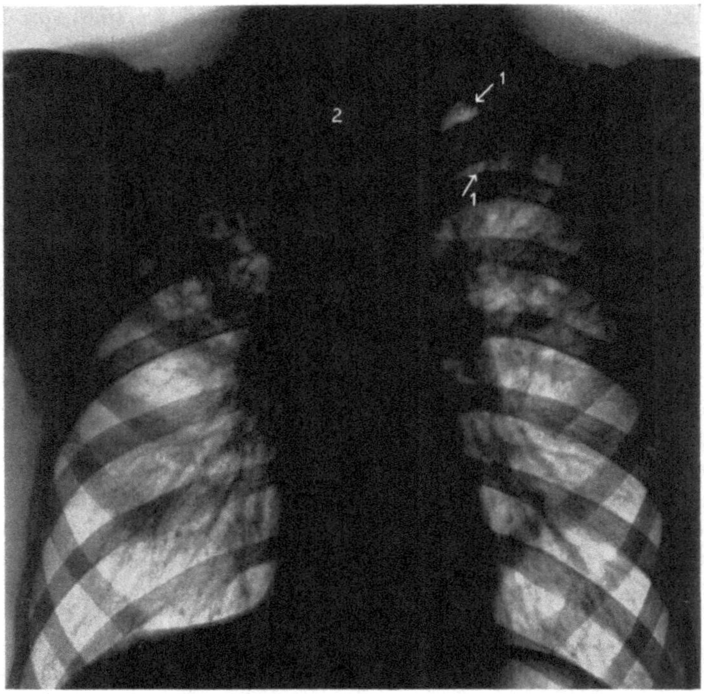

Abb. 114. R. Sch. Doppelseitige, vorwiegend rechtsseitige, exsudative Lungentuberkulose

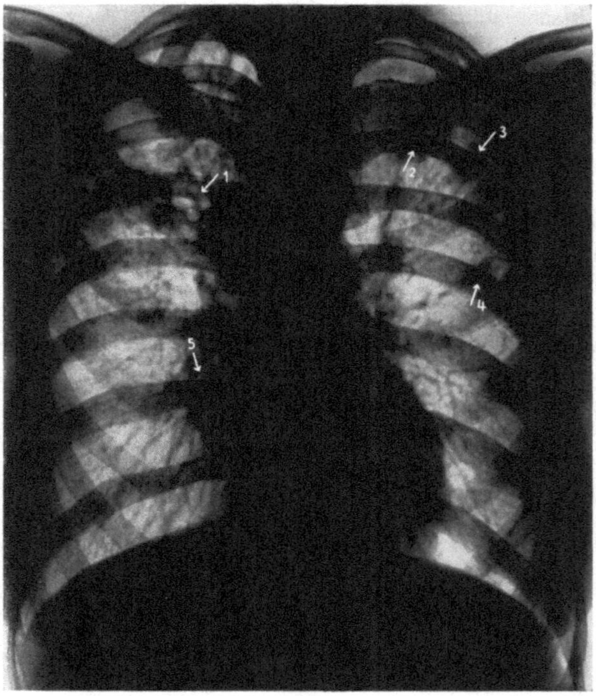

Abb. 115. Ch. S. Doppelseitige, gemischt produktiv-exsudative Lungentuberkulose

eine Seite beschränkten fleckigen Verschattung immer an die Möglichkeiten der Tuberkulose, aber auch an die abgelaufene oder in Bildung begriffene Pneumonie und an den Tumor denken müssen, bei der generalisierten Veränderung immer die besonders schwere Differentialdiagnose zur Pneumokoniose und Stauung zu erwägen haben, haben wir in diesen umschriebenen, aber doppelseitigen Verschattungen das typische Bild der Lungentuberkulose vor uns. Es gehört zu den Seltenheiten, daß sich bei demselben Individuum eine doppelseitige unspezifische Pneumonie in den Oberlappen ausbildet. Vielmehr bevorzugt die doppelseitige Pneumonie beide Unterlappen oder einen Ober- und einen Unterlappen. Bei der Annahme eines primären Lungentumors wäre nicht ohne weiteres zu verstehen, warum die andere Seite auch Verschattungen zeigt, also bleibt die Lungentuberkulose als einzige Möglichkeit übrig.

Wir geben hier zwei typische Bilder. In der **Abb. 114 (R. Sch.)** würde das Röntgenprotokoll lauten:

Geringe Skoliose der Brustwirbelsäule, sonst knöcherner Thorax o. B. Zwerchfell nicht eindeutig zu beurteilen, da Komplementärräume nicht dargestellt. Herzschatten relativ klein. Rechte Spitze total verschattet. In der Verschattung sind hier einige umschriebene Verdichtungen auf der homogenen Grundlage erkennbar. In der linken Spitze ist die Peripherie ebenfalls verschattet. Nur ein kleiner Abschnitt medial unten ist frei geblieben. Verschattet ist auch das rechte und linke Oberfeld, wobei rechts oben eine homogene Trübung vorherrscht, auf der sich einige größere und kleinere Verdichtungen wie Inseln abheben. Bei einzelnen von diesen Schatteninseln ist es deutlich, daß sie auf einem Zusammenfließen von kleinen Flecken beruhen. Links bilden Streifen die Grundlage der Verschattung, die an ihrem Ende einige Flecken tragen. In dieser Verschattung sind einige Aufhellungen sichtbar, von denen es aber unklar bleibt, ob sie durch

1. Reste normalen Lungengewebes gebildet werden oder aber wirklichen Höhlenbildungen in der Lungenverdichtung ihre Entstehung verdanken.

Der Hilus ist beiderseits „breit", besonders rechts ist er ganz gewaltig geschwollen. In den Unterfeldern aber sehen wir nur einige Streifen der normalen Ausstrahlung des Hilus in die Unterfelder. Anmerkenswert ist noch eine bandartige Aufhellung rechts neben der Wirbelsäule in der rechten Spitze. Es ist die

2. Trachea. Diese anormale Stellung der Trachea haben wir als Zeichen eines Narbenzuges kennengelernt. Im vorliegenden Falle gilt diese Annahme nicht so ohne weiteres, da ja auch eine Wirbelsäulenverkrümmung nach der anderen Seite besteht. Immerhin ist diese aber nicht so ausgesprochen, als daß sie den Rechtsstand der Trachea allein zu erklären imstande wäre, vielmehr wird ein Narbenzug von der rechten Seite her den Rechtsstand der Trachea vornehmlich erklären. Wir suchen diese Entscheidung deshalb, weil sie die Verschattung auf der rechten Seite als die ältere zu erkennen erlaubt.

Die **Abb. 115 (Ch. S.)** unterscheidet sich von der Abb. 114 nur in der Intensität der Verschattung und in der Ausdehnung derselben. Der Hauptprozeß geht hier vom rechten Hilus aus. Ein breites Band, unterbrochen von einzelnen

1. Aufhellungen

zieht zur Peripherie, endet hier aber in optischer Deckung mit dem Schatten der 2. Rippe. Ein sternförmiger Schatten findet sich auch in der rechten Spitze. Die linke Spitze dagegen ist nicht verschattet. Links oben beginnt der Prozeß erst unterhalb der Clavikel und zwar einmal

2. als daumennagelgroßes Schattenkonglomerat im Ausläufer der 1. Rippe und

3. etwas unterhalb und peripheriewärts davon. Beide Schattenhaufen sind mit dem Hilus durch feine Stränge verbunden. Als Fleckschatten in der spezifischen Bedeutung dieses Wortes müssen wir noch eine allerdings nur

4. kleine und umschriebene Verdichtung im linken Mittelfeld ansprechen. Die Unterfelder zeigen lediglich die normale Ausstrahlung des Hilus, die allerdings rechts

5. Doppelkonturen aufweist. Es sind dies im Prinzip ähnliche Aufhellungen wie die bereits beschriebenen, (1) nämlich optische Quer- oder Längsschnitte von Bronchien.

Wie eingangs schon dargelegt, erlauben diese beiden Bilder keine andere Diagnose als die einer doppelseitigen Lungentuberkulose. Typisch hierfür ist der Unterschied von rechts gegen links, die Bevorzugung eines Lungenabschnittes, der damit als Ausgangspunkt der Erkrankung gekennzeichnet ist (hier wie so oft rechts oben). Ferner die Zusammensetzung der Verschattung aus einzelnen Flecken, die allerdings zu größeren Flächen zusammenfließen können und, was hier die Differentialdiagnose einfacher macht, die Beschränkung der Verschattung auf die Oberfelder.

In beiden Fällen könnten wir auf die Vorgeschichte verzichten, um eine richtige Diagnose zu stellen. Die Abb. 115 stammt von einer 22jährigen Haustochter, die seit 2 Jahren an einem „chronischen Nierenbeckenkatarrh" leidet und deshalb nur zum Arzt gegangen ist. Die Röntgenaufnahme erfolgte, weil die Chronizität dieses Leidens an eine tuberkulöse Ursache denken ließ (Sputum Tbc +++). Die Abb. 114 gehört zu einem 30jährigen Lehrling, der bereits mehrfache Heilstättenkuren hinter sich hat, dessen Mutter und Schwester an einer Lungentuberkulose erkrankt sind und bei dem die Sputumuntersuchung ebenfalls massenhaft Tuberkelbacillen ergab.

In der nun folgenden **Abb. 116 (W. H.)** bringen wir einen Film, der sowohl hinsichtlich des Befundes wie auch der klinischen Daten von besonderem Interesse ist. Auffallend sind die im linken Mittelfeld besonders deutlichen

1. Knoten. Wären sie allein vorhanden, so wäre die Diagnose einfach. Es könnte sich dann um nichts anderes handeln als um Tumormetastasen. Die beiden bezeichneten Knoten sind die markantesten. Suchen wir aber die Aufnahme sorgfältig ab, so werden wir eine ganze Reihe zwar kleinerer, aber durchaus deutlicher Rundschatten dieser Art finden. Diese Rundschatten sind aber in der Minderzahl. In der Hauptsache beruht die Verschattung dieses Lungenfilmes auf Streifen und Schattenkonglomeraten ganz undeutlicher Gestaltung und Kontur. Das unterscheidet nun dieses Beispiel einer grobknotigen Verschattung durch eine Lungentuberkulose prinzipiell von dem in der Abb. 102 gegebenen Beispiel einer Tumormetastasierung. Die Verschattung hier besteht ausschließlich aus Rundschatten. Sie stehen einzeln und auch dort, wo sie als Konglomerat erscheinen, ergibt die Durchleuchtung in verschiedenen Ebenen, daß es sich nur um optische Deckungen handelt.

Einige Einzelheiten auf der Abb. 116 bedürfen noch besonderer Erwähnung.

2. Das linke Zwerchfell ist nicht sichtbar. Es ist untergetaucht in eine 2 Querfinger breite Trübung des Lungenunterfeldes, aus der sich einige senkrecht verlaufende Stränge abheben. Wir kennen diese Zeichen bereits als Ausdruck einer Pleuraschwarte, die ja auch in der linken Spitze erkennbar ist. Diese ist homogen verschattet.

In das rechte Mittelfeld ragt eine kreissegmentartige, homogene und intensive Verschattung, die dem Mittelschatten angehört. Diese Verschattung ist

3. der Oberteil des Herzens. Er ist nach rechts verzogen und kenntlich daran, daß einmal links oben alles fehlt, was wir hier vom Herzen zu sehen gewohnt sind und dann, daß auch der helle Bandstreifen der

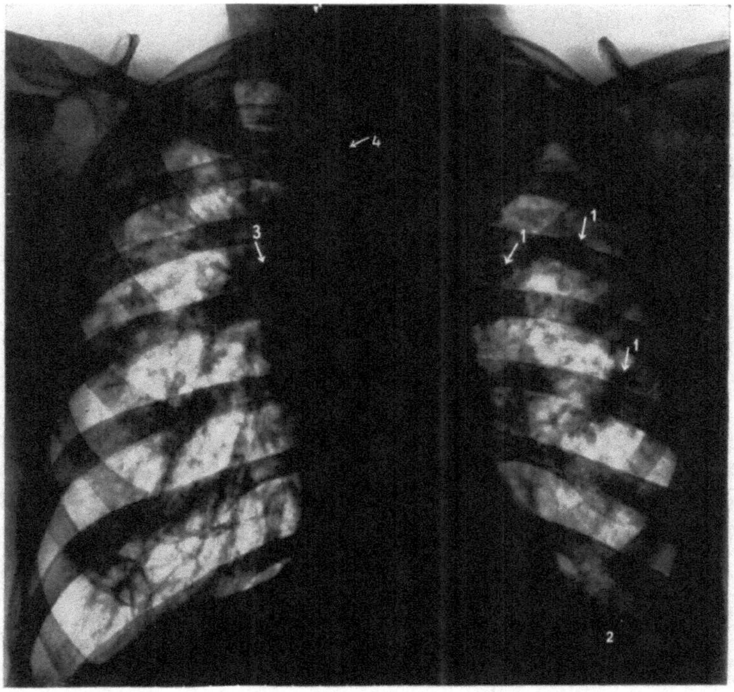

Abb. 116. W. H. Produktiv-cirrhotische Lungentuberkulose

4. Trachea in abnormer Rechtsstellung sichtbar ist. Das Herz selbst ist übrigens auffällig klein. Wir erwähnen das deshalb, weil die Vorgeschichte des Patienten ausschließlich von seinem Herzen bestimmt ist.

Das Bild stammt von einem 62jährigen Pensionär, der vor 12 Jahren zum ersten Male seines Herzens wegen ärztliche Hilfe aufsuchen mußte und zwar klagte er damals über ein Druckgefühl in der Herzgegend mit Ausstrahlung in den linken Arm. Die Schmerzen verloren sich dann, in den nächsten Jahren traten sie aber für gewisse Zeit wieder auf. Seit 5 Jahren besteht eine mehr oder minder starke Atemnot, die sich schon nach geringer körperlicher Mehrbelastung steigert. 1928 Kur in einem Herzbade. Kein wesentlicher Erfolg. Zu dieser Atemnot kam dann vor 2 Jahren ein bohrender Druck unter dem Brustbein und im linken Schulterblatt mit Ausstrahlung in den linken Unterarm, der zeitweise gar nicht bewegt werden konnte. Schließlich mußte der Patient 4 Monate das Bett hüten, da er schon nach ein paar Schritten außer Atem war. Wegen dieser Herzbeschwerden schickte ihn der Arzt in das Krankenhaus. Husten hat er kaum. Der Auswurf ist sehr spärlich. Der Patient kann sich auch nicht erinnern, daß er irgendwann „einmal etwas mit der Lunge zu tun gehabt habe“. Erst auf genaues Befragen weiß er anzugeben, daß er vor 10 Jahren eine Rippenfellentzündung hatte, die aber nach 4 Wochen häuslicher Behandlung „spurlos verschwunden sei“.

Die Untersuchung ergab eine negative Wa.R., dagegen ein stark positives Sputum. Hier verwirrt also die Anamnese eher, als daß sie die Diagnose fördert. Wir sind aber auch gar nicht auf die Vorgeschichte angewiesen, da das Röntgenbild eindeutig für eine Tuberkulose spricht.

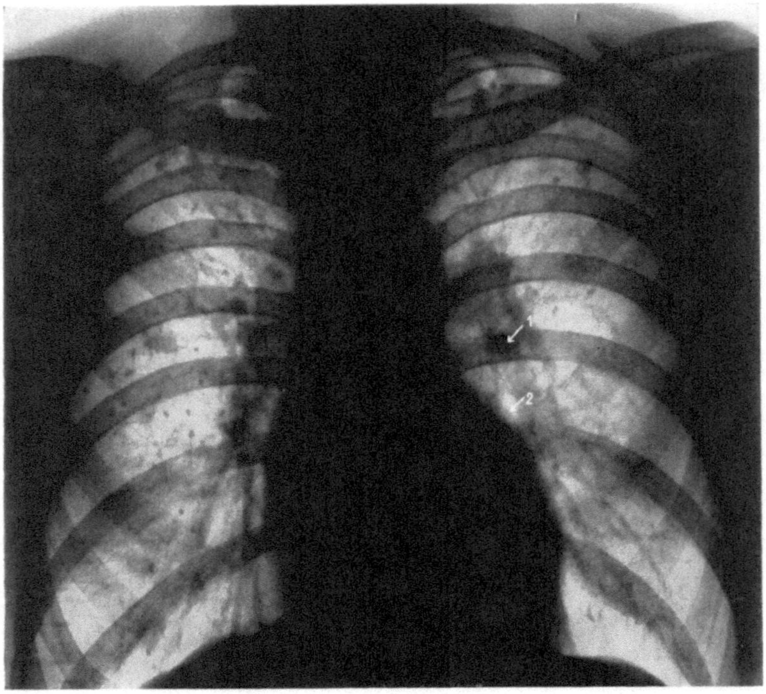

Abb. 117. Dr. K. Alte, hämatogene, verkalkte Lungentuberkulose

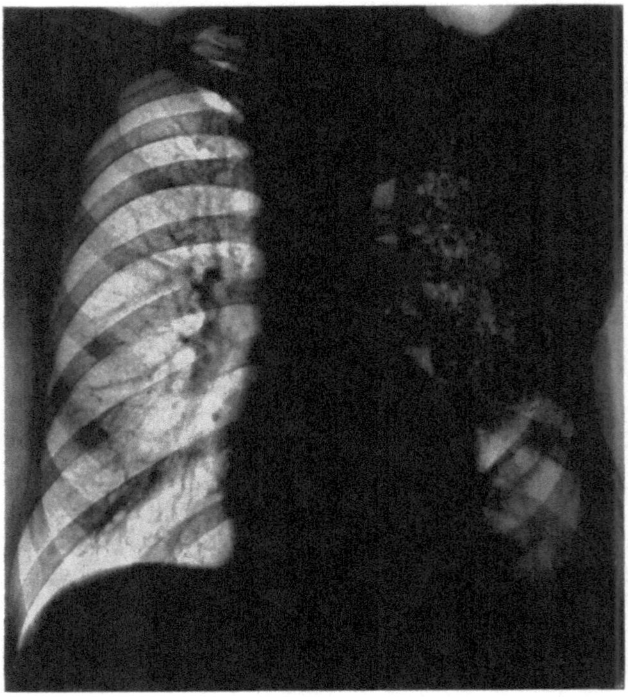

Abb. 118. G. G. Pleuritis calcarea

H. Herd- und Fleckschatten (Verkalkte Formen)

Das Kapitel der fleckförmigen Lungeninfiltrate soll mit 2 Abbildungen beschlossen werden, die schon bei der ersten Betrachtung dadurch auffallen, daß die Verschattungen eine außerordentliche „Dichte“ aufweisen, d. h. sie bilden sich sehr intensiv auf dem Film ab, und der starke Kontrast mit dem umgebenden Lungengewebe vermittelt fast den Eindruck, als ob es sich um Fremdkörper handeln könnte. Wir haben früher bei der Besprechung des verkreideten Primärkomplexes und der hämatogenen Spitzenherde schon erfahren, daß solche intensiv abgebildete Lungenherde verkalkten Prozessen entsprechen, also einem Ausheilungsstadium der Lungentuberkulose.

In der **Abb. 117 (Dr. K.)** sehen wir eine Lunge vor uns, die wie mit kleinen Steinchen übersät ist. Rechts ist der mediale Spitzen- und Oberfeldbereich allerdings intensiver verschattet, wie überhaupt nach den Oberfeldern hin die Herdschatten zahlreicher sind, während die Unterfelder ziemlich frei erscheinen. Die Herdschatten sind nicht nur intensiv gezeichnet, sondern auch sehr scharf begrenzt. Die Konturen sind nicht weich, sondern hart und „gezackt“. Der Hilus ist beiderseits kräftig, rechts mehr streifig, links mehr kompakt und fleckig. Beiderseits finden sich auch hier Kalkschatten, die

1. verkreideten Hilusdrüsen entsprechen. Eine längliche Aufhellung in dem linken Hilus stellt einen

2. tangential getroffenen Bronchus dar, der zum linken Unterlappen zieht.

Wir haben bei der einleitenden Besprechung (S. 145) der einzelnen Formen der Lungentuberkulose auf den Indurationsvorgang als Ausdruck einer lokalen Reparation der spezifischen Infektion hingewiesen. Was wir hier sehen, ist ein solches Ausheilungsstadium einer Lungentuberkulose. Die gleichmäßige Verteilung der verkreideten Herde spricht dafür, daß es sich um eine alte hämatogene Dissemination gehandelt hat. In diesem Falle gestattet uns das Röntgenbild nun auch mit einiger Sicherheit Rückschlüsse auf die biologische Reaktionslage, kurz gesagt, auf die Aktivität der Lungenherde zu ziehen. Sie sind sicher inaktiv, d. h. sie üben weder lokal noch allgemein einen Einfluß auf den Organismus aus.

Die Träger solcher Lungenherde wissen oft von keinem Vorgang in ihrem Leben, den sie mit einem tuberkulösen Lungenleiden in Zusammenhang bringen könnten. Auch der Patient unserer Aufnahmen hat nie Erscheinungen von seiten der Lunge gehabt. Der Film wurde angefertigt, als sich bei einer Magenuntersuchung die fleckige Lungenzeichnung fand.

Die **Abb. 118 (G. G.)** zeigt ebenfalls eine ausgedehnte derb-fleckige Verschattung, die allerdings auf eine Thoraxseite, und zwar auf die linke, beschränkt ist. Die einzelnen Fleckschatten sind von außerordentlicher Intensität, zweifellos handelt es sich um Prozesse, die zum größten Teil verkalkt sind. Was uns auffällt, ist die Tatsache, daß die „Fleckzeichnung“ nicht die ganze Lunge einnimmt, sondern sowohl die Spitze wie auch die Basis und die medialen und lateralen Lungenabschnitte freiläßt. Der Verschattungsbezirk wird auch von einem derben, kalkschattendichten Rahmen eingefaßt, er bekommt durch diese scharfe Abgrenzung etwas fremdkörperhaftes. Die übrige Lunge ist frei, insbesondere sind rechts keinerlei Veränderungen erkennbar. Nur links fällt noch auf, daß das Zwerchfell seitlich hochgezogen und an der Thoraxwand adhärent ist. Auch ist die linke Seite im ganzen etwas abgeflacht. Dieser Befund weist auf eine überstandene Pleuritis mit Schrumpfung hin.

Die Frage, die wir uns vorlegen ist nun, welche Lungenprozesse solche scharf begrenzte, fleckige, dabei einseitige Verschattung hervorrufen können? Wir werden versuchen, die Vorgeschichte zur Hilfe zu ziehen.

Es handelt sich um einen 44 Jahre alten Patienten, der bis zum Kriege gesund war. Im Jahre 1916 erhielt er einen Brustdurchschuß auf der linken Seite. Er war längere Zeit im Lazarett, hatte Fieber und eine Eiterung auf der linken Seite. Schließlich schloß sich die Wunde und er konnte nach dem Kriege seinen Beruf als Rohrleger ohne Beschwerden ausüben. Seit einiger Zeit trat nun eine Schwellung an der linken unteren Thoraxhälfte auf, die schmerzhaft war, auch trat Temperatursteigerung ein. Da über der linken Seite eine ziemlich massive Dämpfung mit aufgehobenem Atemgeräusch war, wurde der Patient unter der Annahme eines Empyemes zur Röntgenuntersuchung geschickt. Die Aufnahme ergab den oben beschriebenen Befund.

Nun ist es ganz sicher, daß die Kalkschatten unserer Aufnahme mit dem akuten Krankheitsbild direkt nichts zu tun haben, sie sind bestimmt älteren Datums und stellen ein Ausheilungs- oder Vernarbungsstadium dar. Der Gedanke liegt nahe, sie mit dem alten Kriegstrauma in Verbindung zu bringen. Allerdings ist es kaum vorstellbar, daß eine solche Fleckzeichnung sich als Folge eines Lungendurchschusses im Lungenparenchym entwickelt. Eher würde uns die Anamnese mit einer offenen Thoraxwunde und länger dauernder Eiterung auf die Pleura hinweisen. Pleuraveränderungen werden flächenhafte Prozesse sein, und so werden wir den Kranken noch einmal vor den Durchleuchtungsschirm stellen. Dabei ergibt sich in der Tat, daß die Verschattung flächenhaft begrenzt, nach hinten und seitlich liegt. Sie umfaßt die linke Lunge zum Teil wie ein Mantel oder ein Panzer, es handelt sich um eine Pleuritis calcarea.

Als Ursache der neuen Eiterung fand sich eine Rippenosteomyelitis, nach deren operativer Behandlung der Kranke schnell gesundete.

Solche hochgradige Pleuraverkalkungen sind etwas Ungewöhnliches. Wir sehen so starke Kalkablagerungen im Thorax öfter bei der Pericarditis calcarea, dem Panzerherzen (s. Abb. 158). Der Vorgang ist bei beiden Prozessen derselbe. Anamnestisch finden wir bei beiden Krankheiten meist Traumen oder Erkrankungen in der Vorgeschichte, die mit einem (oft hämorrhagischen) Erguß, mit oder ohne Eiterung, einhergehen. Bei der Organisation des Ergusses kommt es dann im Laufe der Zeit zu so starken Kalkablagerungen.

VII. DIE BEGINNENDE VERMEHRUNG DER NORMALEN LUNGENZEICHNUNG

DAS FRÜHINFILTRAT UND ANDERE ERSCHEINUNGEN DER BEGINNENDEN LUNGENTUBERKULOSE IM RÖNTGENBILD

Wir haben dieses Kapitel an den Schluß unserer speziellen Lungendiagnostik gestellt, weil die Deutung der darin zu beschreibenden Filme zu den schwierigsten Befunden der Röntgendiagnostik überhaupt gehört. Hierher gehören diejenigen Bilder, von denen wir im Anfang dieses Buches sprachen. Bilder, die den Arzt vor die so schwierige Entscheidung stellen, ob das, was er hier sieht, noch zu den möglichen, klinisch bedeutungslosen Varianten des „normalen" Lungenbildes zählt oder bereits als krankhaft anzusehen ist. Fällt die Entscheidung im bejahenden Sinne aus, so bedeutet das für den betreffenden Patienten ja nicht nur ein ungeheueres Opfer an Zeit und Geduld für die Durchführung der entsprechenden Behandlung, viel schwerer wiegt doch für den seelisch einigermaßen Reaktionsfähigen die damit ausgesprochene Einreihung unter die körperlich Minderwertigen, unter die chronisch Kranken oder zum mindesten dauernd Gefährdeten auch bei günstigstem Ausgang der Behandlung. Die Entscheidung dieser Frage erfordert daher eine ganz besonders sorgfältige Prüfung aller nur irgendwie wichtig erscheinenden Daten anderer Untersuchungsergebnisse außer dem Röntgenbild. Dieses allein darf natürlich niemals der Entscheidung zugrunde gelegt werden.

Um darzutun, wie aus der „normalen" Lungenzeichnung die krankhaft vermehrte wird, haben wir hier eine Reihe von drei Filmen, gewonnen von derselben Patientin in längeren Abständen, zum Vergleich nebeneinander gestellt.

Die **Abb. 119** (**S. K.**) stammt von einer 28jährigen Schwester, die im April 1932 an einer „Grippe" erkrankte, d. h. sie hatte einige Tage Fieber, hustete ein wenig, klagte über Kopfschmerzen und Mattigkeit, meldete sich aber sofort wieder zum Dienst, als das Fieber verschwunden war. Da wir es uns zur Regel gemacht haben, jeden unserer Patienten vor der Entlassung aus dem Krankenhaus kurz vor den Röntgenschirm zu stellen, wurde mit dieser Patientin ebenso verfahren. Das Ergebnis der Durchleuchtung schien nicht ganz einwandfrei und es wurde dieser erste Film angefertigt.

Die Aufnahme zeigt am knöchernen Thorax eine auffällig geringe Verkalkung der Rippenknorpel, während die

1. Knorpel der unteren Rippen sogar auffällig stark verkalkt sind. Es könnte sich also um einen von den erwähnten Typen handeln, die wir als Status lymphaticus bezeichnen, bei denen wir Infekte gehäuft beobachten können. Sonst ist am knöchernen Thorax nichts Außergewöhnliches zu vermerken. Die Zwerchfelle sind glatt. Beide Spitzen zeigen eine „normale" Zeichnung. Der Herzschatten ist ebenfalls noch im Bereich des Normalen. Der Hilus bietet nichts Besonderes. Die Lungenzeichnung ist allgemein „stark vermehrt". Wir sehen die

Streifen vom Hilus bis fast zur Peripherie ziehen. Besonders ausgeprägt ist die Ausstrahlung des Hilus in das rechte Unterfeld. Im rechten Mittelfeld sind einige intensive Flecke erkennbar, deren Deutung als

2. Gefäßpunkte oder Kalkflecke offen bleiben muß. Sie finden sich auf der linken Seite nicht. Das ist aber auch der einzige Unterschied der einen gegen die andere Seite. Trotz der scheinbar erheblichen Abweichung dieser Lungenzeichnung von der Norm ist es wohl möglich,

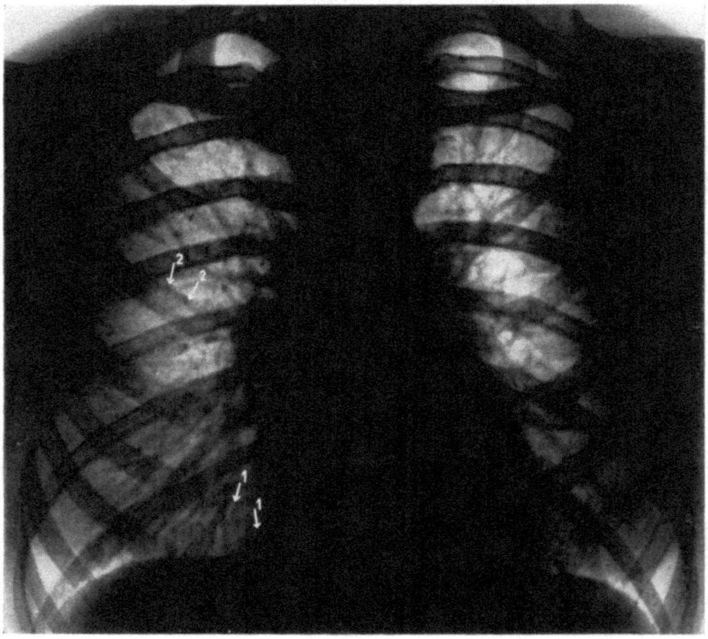

Abb. 119. S. K. Beginnende Vermehrung der normalen Lungenzeichnung

jedes Gebiet der einen Seite mit dem entsprechenden der anderen Seite zu vertauschen. Wir hatten daher keine Veranlassung, aus diesem Film heraus, die Patientin als Tuberkulöse zu behandeln, oder auch nur als gefährdet anzusehen. 1 Jahr später erkrankte die Patientin wieder. Die Symptome waren diesmal die gleichen wie im Jahre zuvor. In der Zwischenzeit war die Patientin arbeitsfähig geblieben und hatte sich auch nicht krank gefühlt bis auf die neuerliche akute „Grippe“. Da das Fieber nicht in der zu erwartenden Zeit sank, wurde dieser zweite Film (Abb. 120) angefertigt.

Abb. 120 (S. K.) scheint auf den ersten Blick nur Unterschiede in der Technik aufzuweisen. Er ist wesentlich härter aufgenommen als der erste Film. So sind hier die Schatten der Mammae fast weggestrahlt worden und die Verkalkungen in den Rippenknorpeln kommen besonders intensiv heraus. Bei näherer Betrachtung sind aber sehr wesentliche andere Unterschiede zu erkennen. Zunächst einmal differieren die Spitzenfelder. Die rechte Spitze ist verschattet. Es differieren ferner die Infraclaviculärräume. Eine Vertauschung der beiderseitig mit einem ↑ bezeichneten Lungenfelder ist nicht möglich. Links sehen wir zahlreiche, teilweise erbsgroße, aber größtenteils verwaschene, wenig scharf begrenzte und wenig intensive Flecke. Rechts oben haben wir eine Verschattung, die fast das gesamte Areal zwischen dem Schatten der vorderen 1. und der 2. Rippe einnimmt. Sie verdient den Namen einer „Verschattung" kaum. Es handelt sich vielmehr um feinste Streifchen und Fleckchen, die

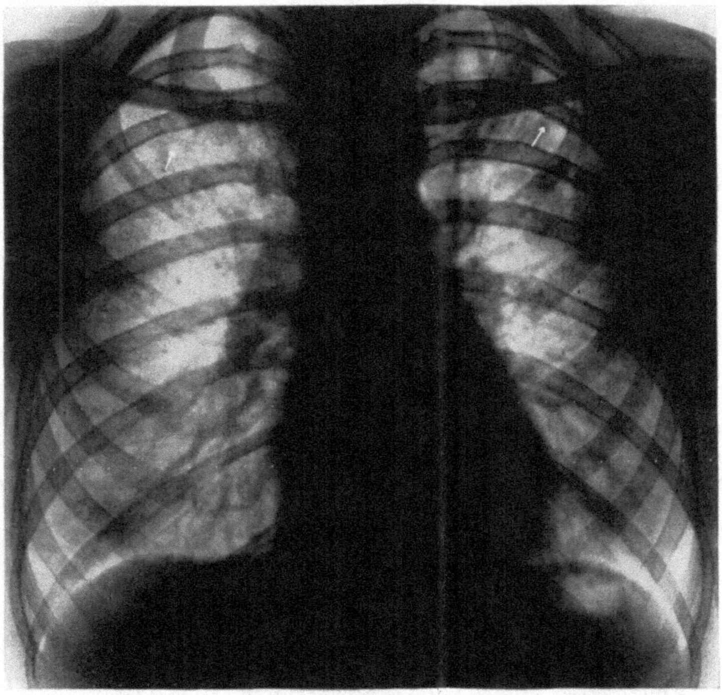

Abb. 120. S. K. Doppelseitige tuberkulöse Frühinfiltrate

aber ganz deutlich von der normalen Lungenzeichnung zu unterscheiden sind. So ist weder diese, noch die Veränderung links auf dem ersten Film sichtbar. Damit ist der Beweis erbracht, daß es sich um eine krankhaft bedingte Veränderung handelt und, da sie doppelseitig, aber doch unterschiedlich ist, daß es sich um eine tuberkulöse handelt.

Die Patientin kam in eine Lungenheilstätte. Nach Ablauf von 4 Monaten wurde der letzte Film angefertigt.

Die Aufnahme der **Abb. 121 (S. K.)** ist noch härter als die vorhergehenden, die Schatten der Mammae sind nicht erkennbar. Dagegen treten die

1. Verkalkungen in den Knorpelenden gerade der unteren Rippen ganz besonders deutlich hervor. Leider sind die

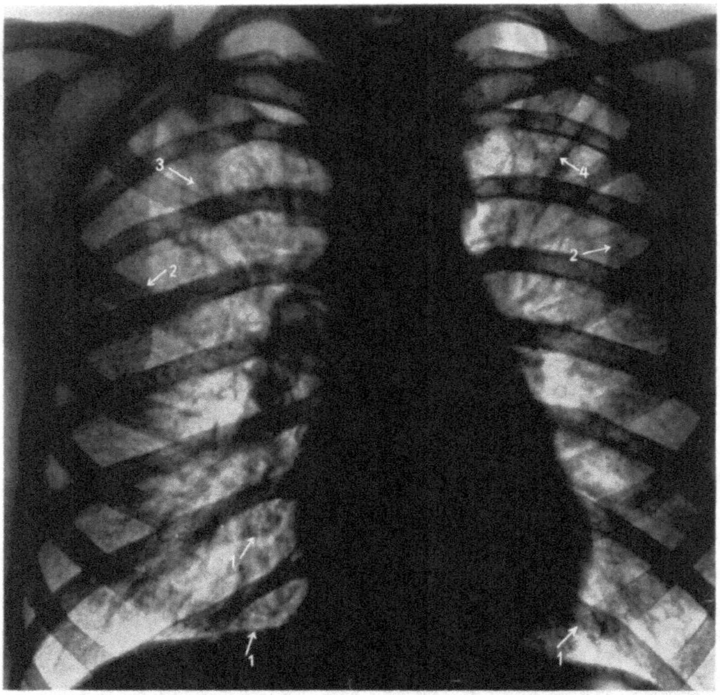

Abb. 121. S. K. Indurierende Umwandlung der infraclavicularen spezifischen Infiltrate

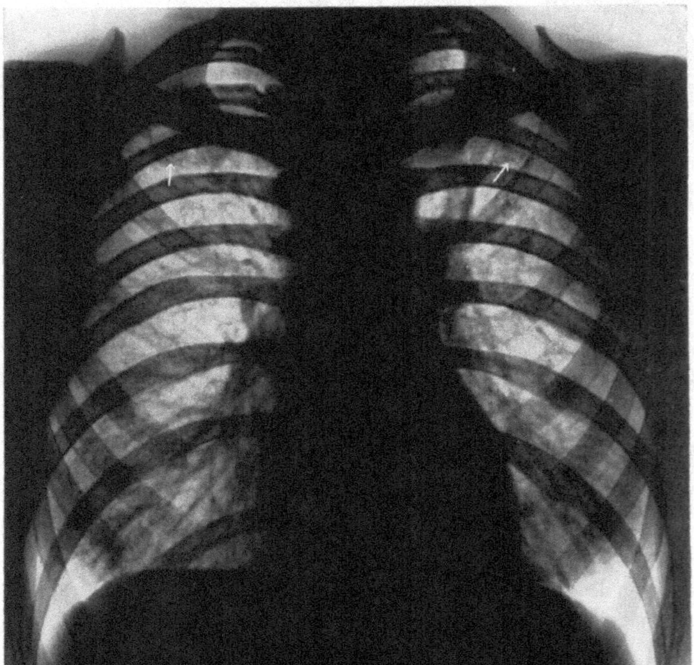

Abb. 122. J. Th. Infraclaviculares Frühinfiltrat, links ausgesprochener als rechts

2. Schulterblätter nicht aus dem Bilde herausgewinkelt. Sie bedecken rechts und links einen erheblichen Teil des Lungenfeldes. Die infraclaviculären Verschattungen haben ihren Charakter erheblich geändert. Rechts oben hat sich die Trübung sozusagen zusammengezogen. Ein

3. Schattenkonglomerat nimmt den rechten Infraclavicularraum ein. Es ist scharf abgegrenzt und birgt in sich eine kleine Aufhellung. Links dagegen sind die Flecke so gut wie verschwunden. Ihre Stelle hat ein

4. schmales Band eingenommen, das schräg nach oben zur Peripherie zieht. Nur einige wenige Flecke sind, eingelagert in dieses Band, zurückgeblieben. Wir haben diese Bandschatten als Ausdruck eines Heilungsvorganges in der Lunge bereits kennengelernt. Dieser Film läßt natürlich keinen Zweifel darüber, daß die hier abgebildete Lunge krank ist. Er ist auch beweisend für die Diagnose einer Lungentuberkulose. Auch den mittleren Film wollen wir nicht etwa als Beispiel für die Grenze des Normalen und die Anfänge des Pathologischen hinstellen. Dazu ist die Lungenzeichnung bereits zu deutlich verändert. Auch wenn wir nicht die Möglichkeit gehabt hätten, diesen Film mit dem vorhergehenden zu vergleichen.

Die nun folgenden Filme aber sollen diese Grenze aufzeigen.

Abb. 122 (J. Th.) zeigt einen Thoraxbau, der keine besondere Anmerkung erfordert; Die Zwerchfelle sind glatt. In den Spitzen ist links medial eine Verschattung erkennbar, die aber dem Kopfnicker angehört (scharfer äußerer Rand). Der Herzschatten ist im Bereich des Normalen. Am Hilus bemerken wir eine besonders deutliche Ausstrahlung in die Unterfelder, die teilweise von den Schatten der Mammae überlagert sind. Sehr deutlich ist auch die Ausstrahlung des Hilus in das linke Oberfeld. Sie endet in einer Trübung, die aber irgendwelche Differenzierungen nicht zuläßt. Wir sehen nur, daß der 5. Intercostalraum ↑ links deutlich getrübt ist, während derselbe auf der rechten Seite nur eine ↑ sehr undeutliche, kleine, umschriebene Verschattung aufweist. Sind dies beides aber nun auch echte Verschattungen, also solche, denen eine Verdichtung des Lungengwebes zugrunde liegt? Diese Frage wäre aus dem Film allein schwer zu beantworten.

Die 21 Jahre alte Patientin stammt aus belasteter Familie. Die Mutter ist an einer Lungentuberkulose gestorben. Sie fühlte sich immer gesund und hat nie Husten oder Fieber gehabt. Erst in den letzten 14 Tagen fühlte sie sich schwach, bekam Stiche im Rücken und der Arzt stellte Fieber fest. Die Veranlassung zum Arzt zu gehen war die Tatsache, daß sich in dem geringen Auswurf zweimal etwas Blut beigemengt fand.

Bei der Aufnahme war ein besonderer Befund von seiten der Lungen nicht zu erheben, obgleich die Anamnese schon sehr auf einen frischen infiltrativen Lungenprozeß hinwies. Die Röntgenaufnahme ergab dann den vorliegenden Befund.

Auch ohne den Nachweis von Tuberkelbacillen im Auswurf würden wir bei dieser klassischen Anamnese ein Frühinfiltrat links infraclaviculär diagnostiziert haben. Der Auswurf war stark positiv. Es wurde eine Liegekur eingeleitet, doch trat noch einmal eine Hämoptoe ein, und die Patientin wurde nach einigen Wochen in eine Lungenheilstätte verschickt.

So unscheinbare Infiltrate wie das auf der rechten Seite infraclaviculär (wahrscheinlich eine Streuung von der stärker befallenen linken her), die pathologisch-anatomisch jedoch bereits eine Tuberkuloseinfektion mit allen Kriterien einer solchen darstellen und alle Eventualitäten eines spezifischen Infiltrates in sich schließen, finden sich im Beginn des Frühinfiltrates nicht selten als alleiniger Befund. Sie können von einem unaufmerksamen Beurteiler sogar auf dem Röntgenfilm übersehen werden. Eine Papieraufnahme wird sie nur bei erstklassiger Technik herausbringen. Bei der Durchleuchtung mit ungenügender Adaptation oder bei zu harter Strahlung und weiter Blende werden sie ebenfalls dem Nachweis entgehen. Der Röntgenologe, auf dem die Verantwortung schließlich ruht, tut daher gut, in allen verdächtigen Fällen auf eine Filmaufnahme zu drängen, sonst aber die Verantwortung für den Ausschluß feinerer Veränderungen der beschriebenen Art abzulehnen.

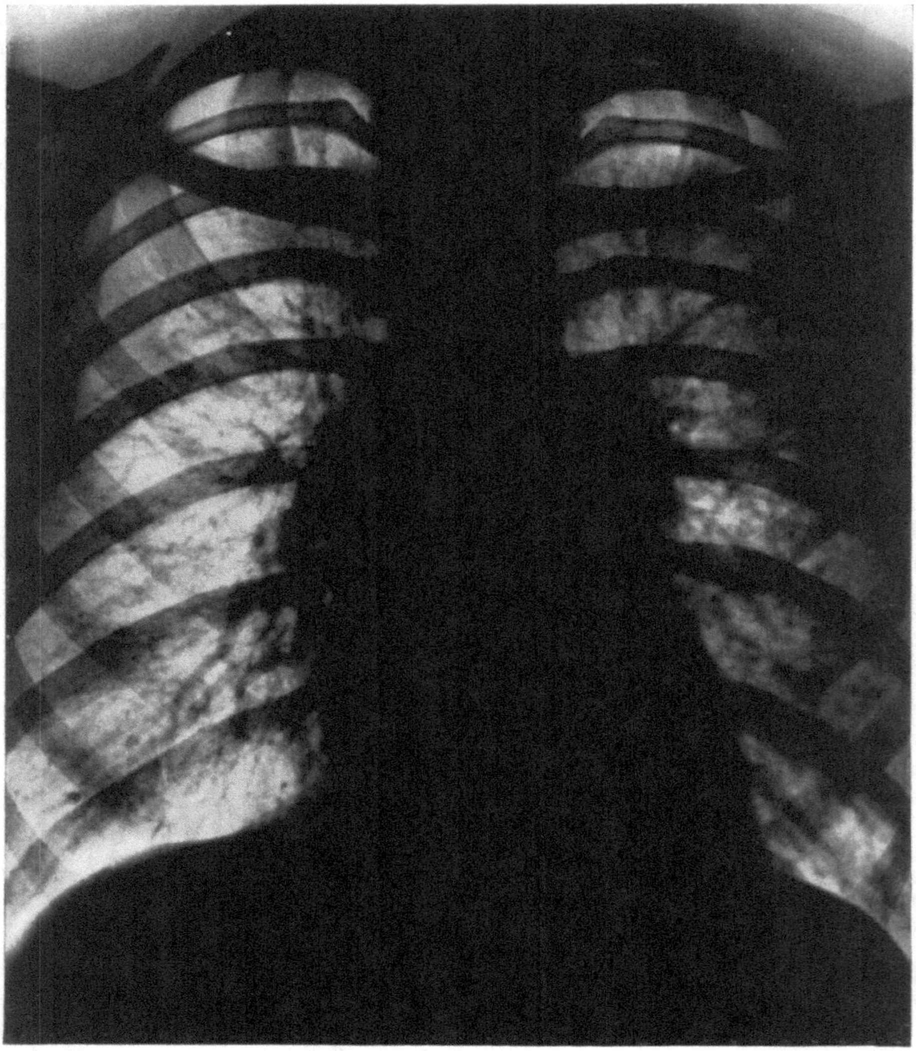

Abb. 123. Frl. G. Grippepneumonie

Ähnliche Fragen tauchen auch bei der Betrachtung der **Abb. 123 (Frl. G.)** auf. Das ganze Gebiet der linken oberen Lunge unter der Clavikel erscheint trüber als rechts. Es gelingt aber nicht, etwas Besonderes als Ursache dieser Trübung auszumachen. Es sind weder Streifen noch Flecke zu unterscheiden. Vielmehr hat es den Anschein, als ob die Lungenzeichnung im ganzen hier nur zusammengerückt wäre. Wir hätten Schwierigkeiten im Protokoll zu erklären, warum uns dieser Lungenbezirk getrübt erscheint. Hier haben wir einen Film von der Grenze des Normalen und den Anfängen des Pathologischen.

Er stammt von einer 22jährigen Haustochter, in deren Familie bisher kein Fall von Lungentuberkulose vorgekommen ist. Sie erkrankte 2 Tage vor der Krankenhausaufnahme mit starkem Herzklopfen, Frösteln und hohem Fieber (40,0°). Sofort starker Hustenreiz. Wundheitsgefühl unter dem Brustbein. Bei der Allgemeinuntersuchung wurden zahlreiche RG. links hinten oben festgestellt. Das Blutbild zeigte keine Hyperleukocytose, dagegen eine gewaltige Linksverschiebung

Lk 8600	St	Segt	Ly	Mo
	38	46	12	4

Die Temperaturen remittierten zwischen 40,0° und 38,0°. Die bakterielle Untersuchung auf Typhus verlief negativ.

Das obige Bild wurde am 4. Krankheitstage aufgenommen, also mitten in hohem, septischem Fieber. Die Patientin fieberte unter Prontosilinjektionen ab, blieb fieberfrei und ist auch bis heute, also 1 Jahr nach der Entlassung aus dem Krankenhaus, von seiten der Lunge beschwerdefrei. Diese Anamnese erlaubt schon den Ausschluß der Tuberkulose als Ursache der fraglichen Veränderungen. Einmal wären die hohen Temperaturen unverständlich bei diesem so geringen Röntgenbefund. Dieser ist aber andererseits deutlich genug, um die Annahme zu widerlegen, daß es sich um eine Lungentuberkulose handelt, da diese dann nicht in 8 Tagen klinisch ausheilen könnte. Es handelt sich also um ein unspezifisches bronchopneumonisches Infiltrat bei einer Grippeinfektion, wofür hier auch die Vorgeschichte und der Befund (Leukopenie) sprechen. So ist es in beiden Fällen möglich gewesen, die aus dem Röntgenbild allein so schwer zu treffende Entscheidung zwischen noch normal und bereits pathologisch durch die Anamnese und die sonstigen Befunde zu entscheiden. Es wird dies auch für die Mehrzahl der anderen Krankheitsfälle möglich sein oder zum mindesten eine abwartende Haltung rechtfertigen, bis das Röntgenbild eindeutig ist.

Das Frühinfiltrat nach Pleuritis

In **Abb. 124 (A. St.)** haben wir wieder einen Röntgenbefund der Lunge vor uns, der auch ohne sonstige Befunde allein aus dem Film eine Deutung erlaubt. Es handelt sich um ein Frühinfiltrat mit begleitender Pleuritis.

Der knöcherne Thorax zeigt nichts besonderes. Fehlerhaft ist auch die Stellung des Patienten vor der Kassette: Beide

1. Scapulae sind sichtbar. Das linke Zwerchfell ist gut übersehbar. Unter ihm bemerken wir Gasblasen, die teilweise dem Magen, teilweise der Flex. lienalis coli angehören. Das rechte Zwerchfell ist nicht erkennbar. Seine Kontur verschwindet in einer Trübung des rechten Lungenunterfeldes. Diese Trübung geht nach oben allmählich in die normale Lungenzeichnung über. Es fehlt eine scharfe Begrenzung, auch ist sie wenig intensiv und läßt die Schatten der Rippen durchschimmern. Nur an der Peripherie ist die Verschattung intensiver. Dieser laterale Teil des Schattens ist sogar durch eine

2. Grenzlinie gegen den übrigen Teil markiert. Diese Grenzlinie steigt von unten schräg nach oben-außen an. Wir haben sie bereits als röntgenologisches Gegenstück zur Damoiseau schen Linie kennengelernt. Es ist also eine Pleuritis exsudativa, die wir hier rechts unten vor uns haben, und zwar dürfen wir aus der geringen Intensität der Verschattung noch schließen, daß nur ein geringer Erguß vorliegt. Eine ähnliche Trübung liegt in der rechten Spitze vor. Auch diese Beeinflussung der Spitzenpleura bei einer Entzündung der basalen Pleura haben wir bereits als gewöhnliches Vorkommnis kennengelernt. Etwas Neues zeigt dieses Bild aber insofern, als wir hier eine umschriebene Verschattung des Winkels zwischen Clavikel und Brustkorbbegrenzung, und zwar unterhalb des rechten Schlüsselbeines sehen. Die Verschattung findet sich auf der linken Seite nicht. Zusammengesetzt ist die Verschattung aus einzelnen Flecken, die allerdings zum größten Teil zu einem größeren Schatten zusammengeflossen sind. Die Form dieses Schattens ist ein Ring. Er trägt eine Aufhellung im Zentrum. Außer diesem Schatten ist weder rechts noch links an der Lungenzeichnung etwas Besonderes hervorzuheben.

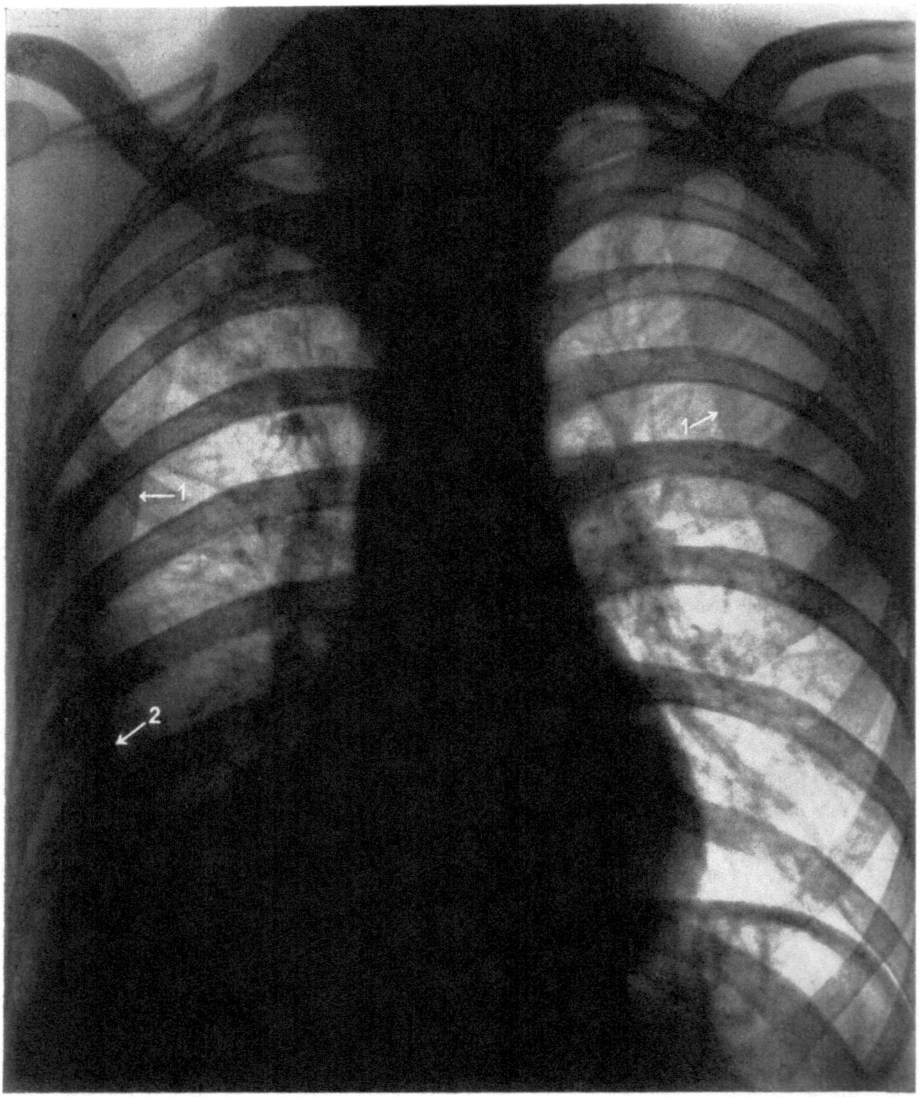

Abb. 124. A. St. Frühinfiltrat nach Pleuritis exsudativa

Dieses Bild bildet in gewissem Sinne die Analogie zu der Abb. 8, dem verkalkten Primärkomplex. Dort haben wir den Primärinfekt und seine Ausheilung, das Bild des ersten und siegreich abgeschlagenen Angriffes der Tuberkulose auf den menschlichen Organismus. Dieses Bild hier zeigt den Beginn der Lungenorgantuberkulose (Stadium III von Ranke), der Phthisis pulmonum, die Ansiedlung der Lungenherde in der bevorzugten Lokalisation des Frühinfiltrates, in der sie röntgenologisch „infraclaviculär" erscheinen. Sie zeigt ferner die begleitende (nicht immer deutlich vorhandene) Pleuritis. Hier erlaubt das Röntgenbild weiter eine Qualitätsdiagnose, weil wir aus der zentralen Aufhellung im Schatten annehmen müssen, daß es sich um ein rasch einschmelzendes, also „bösartig" verlaufendes tuberkulöses Infiltrat handelt. Differentialdiagnostische Überlegungen sind hier kaum mehr anzustellen.

Wir erinnern uns nur der früher gezeigten Bilder abgelaufener, in Lösung befindlicher Oberlappenpneumonien, die ähnliche Bilder ergaben. Indessen „löst" sich der Schatten der Pneumonie von der Peripherie zum Hilus hin. Hier ist das Verhältnis umgekehrt. Lateral finden wir den dichtesten Schatten. Nur einzelne Stränge führen von hier zum Hilus.

So ist hier das Röntgenbild eindeutiger als die Anamnese. Diese unterscheidet sich recht häufig kaum von einer akuten, indifferenten Lungenentzündung. So auch hier.

Der 28jährige kaufmännische Angestellte stammt aus einer lungengesunden Familie. Er selbst ist bis auf eine „Grippe", 6 Monate vor dieser Erkrankung, deretwegen er aber nicht einmal zum Arzt gegangen ist, geschweige denn die Arbeit aufgegeben hat, nicht krank gewesen. 5 Tage bevor dieser Film angefertigt wurde, fühlte er sich „fiebrig", konnte nicht mehr atmen vor Schmerzen, die rechts hinten saßen, holte den Arzt und wurde wegen „Rippenfell- und Lungenentzündung" ins Krankenhaus gewiesen. Auswurf hatte er nicht. Auch nach Expektorantien erzielten wir kein Sputum. Es ist aber vorauszusagen, daß er bei weiterer Einschmelzung und Eröffnung der Kaverne in einen Bronchus offen werden muß und daß dann der Nachweis von Bacillen im Sputum möglich ist.

Wir werden jedoch in einem Falle wie dem vorliegenden keine Zeit mit langem Abwarten vergeuden, sondern durch Anlegung eines Pneumothorax auf der rechten Seite die notwendige Kollapstherapie einleiten.

Künstliche Veränderungen des normalen Lungenbildes

Pneumothorax und Rippenresektion

Wir dürfen diese beiden Veränderungen im Röntgenogramm der normalen Thoraxorgane als eine Kapiteleinheit zusammenfassen, da hierdurch Bilder entstehen, die durch ihren künstlichen Ursprung für sich sprechen und zu differentialdiagnostischen Erwägungen ebensowenig Anlaß geben, wie zu Schwierigkeiten bei der Diagnose überhaupt. Der Patient bringt ja die Diagnose durch seine Vorgeschichte mit. Er weiß, daß soundsoviel Rippen bei ihm reseziert wurden. Er kennt die Daten seiner Pneumothoraxfüllungen.

Bei dem Hilustumor haben wir das Röntgenbild des Spontanpneumothorax in seiner klassischen Form bereits besprochen. Wir durften das, weil mehr oder minder die vollständig kollabierte Lunge in der Tat wie ein „Tumor" dem Mittelschatten aufsitzen kann. Der künstliche Pneumothorax unterscheidet sich von diesem Idealfall eines natürlichen Pneumothorax nur graduell und insofern, als unsere künstlichen Bemühungen, eine Gasbrust anzulegen, meistens nicht den Erfolg so vollständigen Kollapses der Lungen haben. Viel häufiger bleibt die Lunge an der Spitze oder tiefer hängen, und durch Verwachsungsstränge zwischen Pleura costalis und Pleura parietalis kommt es nicht zum erstrebten Zusammenfall. Selbstverständlich kann auch einmal der künstliche Pneumothorax sich auf kleine Luftmengen im Pleuraraum beschränken. In diesen Fällen wird das Bild des luftgefüllten Pleuraraumes nicht immer sofort greifbar erscheinen. Er muß vielmehr gesucht werden und stellt sich dar als ein besonders seitlich nur feiner Spalt zwischen der äußeren Begrenzung des Oberlappens und dem knöchernen Thorax. Diese äußere Begrenzung ist eine haarfeine Linie, die je nach dem Füllungsgrad in einigem Abstand von der inneren Begrenzung des knöchernen Thorax parallel mit diesem verläuft. Der Röntgenunkundige wird unter Umständen den inneren Scapularand für eine solche Pneumothoraxbegrenzung halten können.

Das Röntgenbild einer Rippenresektion spricht für sich selbst und bedarf einer Erörterung nicht.

VIII. DER MITTELSCHATTEN

A. Indikationen und Grenzen der Röntgenuntersuchung des Herzens

Die moderne Kreislaufforschung betont gegenüber älteren Auffassungen von der zentralen Stellung des Herzens im normalen und pathologischen Geschehen die Bedeutung der peripheren Gefäße und der Capillaren. Liegt der Angriffspunkt nun, wie z. B. beim Kollaps und bei den akuten Infekten, ganz oder vorwiegend an der Peripherie (oder im Splanchnicusgebiet), so macht unser ärztliches Handeln von dieser Erkenntnis den entsprechenden Gebrauch. Aber schon bei den Infekten, die wie z. B. die toxische Diphtherie sowohl das Myokard wie auch die Vasomotoren der Gefäße der Peripherie und der Capillaren angreifen, drängt sich für unser therapeutisches Denken und Handeln das Herz mehr und mehr in den Vordergrund.

Noch mehr und fast ausschließlich ist das bei den akuten und chronischen Herzinsuffizienzen der Fall, ob sie nun auf der Basis einer Peri-, Myo- oder Endokarditis entstanden sind. Die Diagnose der Herzinsuffizienz ist natürlich eine Angelegenheit der Klinik und nicht vom Röntgenologen zu stellen. Auch gestattet uns das Röntgenbild nicht, histologische oder bakteriologische Feststellungen zu treffen. Wir können nur die Symptome erkennen und in Beziehung setzen zu unserem Erfahrungsgut und dem übrigen klinischen Befund.

Selbst hier ergeben sich Schwierigkeiten, die man wissen muß, wenn man mit hochgespannten Erwartungen keine Enttäuschung erleben will. So macht z. B. eine trockene, umschriebene Perikarditis keinen röntgenologisch nachweisbaren Befund, es sei denn, daß es sich um eine Infarktperikarditis handelt mit Beeinträchtigung der Kontraktionsfähigkeit des infarzierten Herzmuskelanteiles. Eine feuchte Perikarditis unter 200 ccm Flüssigkeit etwa im Herzbeutel wird kaum erkannt werden können, da sich diese Flüssigkeitsmengen flächenhaft verteilen und nicht die typische, zeltförmige Veränderungen der Herzsilhouette hervorrufen, wie wir später sehen werden. Die Myokarditis erlaubt schon eher eine röntgenologische Diagnose, wenn wir ein schlaffes Herz sehen mit wenig kräftiger „wogender“ und oberflächlicher Pulsation, zumal wenn sich Irregularität der Herzaktion findet mit ungleichmäßigen, zum Teil frustranen Kontraktionen. Zur Feststellung von Reizbildungs- und Reizleitungsstörungen ist das Elektrokardiogramm wesentlich geeigneter. Viel mehr als das, was am Herzen und an den Gefäßen mit klinischen Methoden festzustellen ist, wird sich in solchen Fällen bei der Röntgenuntersuchung auch nicht ergeben. Auch die frische Endokarditis, zumal bei schnell verlaufenden Formen, wie z. B. bei der Pneumokokkenendokarditis oder anderen septischen Endokarditiden, so auch bei manchen Fällen von Lentasepsis, kann röntgenologisch einen negativen Herzbefund machen, da das Herz keine Zeit findet, mit ausgesprochener Dilatation oder Hypertrophie zu reagieren. Die Kranken sterben schon vor dem Eintreten stärkerer reaktiver Erscheinungen. Die frische Endokarditis muß also vorwiegend mit klinischen Methoden, vor allem mit dem Ohr und den bakteriologischen Verfahren nachgewiesen werden. Auch gelingt es uns nur in ganz seltenen und ausgesprochenen Fällen einmal eine Verkalkung der Klappen des Herzens im Röntgenbild zu sehen. Dagegen sind die reaktiven Veränderungen des Herzmuskels und der vier Herzhöhlen bei den etwas älteren und chronischen Endokarderkrankungen die Domäne der Röntgenuntersuchung und den klinischen, d. h. perkussorischen und auskultatorischen Untersuchungsmethoden in vielen Fällen sehr überlegen.

B. Physiologie des Kreislaufes und pathologische Anatomie des Herzens

Zum Verständnis für die Veränderungen der Herzgröße und der einzelnen Herzmaße in pathologischen Fällen wollen wir in aller Kürze einige Tatsachen der Herzphysiologie und der pathologischen Anatomie des Herzens rekapitulieren.

Das Vermögen, durch Hypertrophie der Muskulatur die Leistung zu steigern, kommt besonders dem linken und rechten Ventrikel zu, während die muskelschwächeren Vorhöfe nur geringere Möglichkeiten kompensatorischer Hypertrophie zeigen und bei auftretender Insuffizienz vorwiegend mit Dilatation reagieren.

Am gesunden Herzen bestimmt der Grad der diastolischen Füllung der Ventrikel die Kraft der systolischen Kontraktion. Je stärker nun, analog dem Verhalten des quergestreiften Skelettmuskels, die Dehnung des Herzmuskels in der Diastole ist, desto kräftiger ist die nachfolgende Kontraktion in der Systole. Das Maß der geforderten Leistung, d. h. der zu überwindende Widerstand in der Entleerungsperiode der Herzkammer, bestimmt andererseits die Stärke der Hypertrophie, wenn die normale Herzmuskelkraft nicht mehr ausreicht. Je größer also der Widerstand im Verlaufe der Systole, desto stärker wird sich die Hypertrophie entwickeln. Das gilt natürlich nur in bestimmten Grenzen und unter der Voraussetzung, daß keine Myokardschädigung infektiöser oder toxischer Art oder durch Ernährungsstörung (Gefäßstörung im Coronarkreislauf, Anämien usw.) komplizierend hinzutritt. Die Bedeutung des Zeitfaktors für die Entstehung der Hypertrophie haben wir bereits erwähnt.

Der Widerstand für die Entleerung des linken Ventrikels ist der arterielle Blutdruck, d. h. der Blutdruck in der Aorta, für den rechten Ventrikel ist er der Druck in der Arteria pulmonalis. Die Vorhöfe haben den bis zur Systole ansteigenden diastolischen Kammerdruck zu überwinden. Es braucht hier nur kurz darauf hingewiesen zu werden, daß die Druckverhältnisse in den einzelnen Herzteilen unter Umständen eine weitgehende Abhängigkeit voneinander zeigen müssen. Vor allem wird ein Versagen des linken Herzens sich bald über den Lungenkreislauf dem rechten Herzen mitteilen, während umgekehrt eine primäre Insuffizienz des rechten Herzens keinen stärkeren Einfluß auf das linke Herz zu zeigen braucht. In der weiten Strombahn der Capillaren und Venen, die zwischen dem linken Ventrikel bzw. den Arterien des großen Kreislaufes und dem rechten Vorhof liegt und die arm an wirklich leistungsfähigen, drucksteigernden Regulatoren ist, „versackt" die bei einer Insuffizienz des rechten Ventrikels sich im rechten Vorhof und den Venen, der Leber und im Pfortaderkreislauf ansammelnde Blutmenge. Zu einem wesentlichen Druckanstieg in den Arterien kommt es nicht und eine Hypertrophie des linken Ventrikels bleibt aus.

Wir wollen uns hier vorwiegend mit den Widerstandsänderungen bzw. Änderungen des Füllungszustandes beschäftigen, die durch Erkrankungen des Herzens selbst hervorgerufen sind, und zwar vor allem solchen auf der Grundlage von Herzklappen- und Herzmuskelerkrankungen. Die Erkrankung des Perikards und der großen Gefäße werden im organischen Zusammenhang damit besprochen werden. Die extrakardialen Faktoren sollen im speziellen Teil gewürdigt werden, soweit sie röntgenologisch faßbar und verwertbar sind.

Jede Stenose bewirkt eine Erhöhung des Widerstandes für den Herzteil, der eine bestimmte Blutmenge durch die Stenose hindurchpressen muß. Bei gleichbleibender diastolischer Füllung wird es zu einer Hypertrophie der betreffenden Herzkammer kommen. Ein solches Verhalten sehen wir bei der Aortenstenose, wo der linke Ventrikel hypertrophiert und bei der Pulmonalstenose, wo der rechte Ventrikel hypertrophiert. Die Insuffizienz einer Klappe bedingt eine vermehrte Füllung der vor ihr (stromaufwärts) liegenden Herzkammer, da sie von zwei Seiten Blut bekommt. Erstens normalerweise in der Diastole aus dem ihr vorgelagerten Gefäß- oder Herzteil und zweitens pathologischerweise aus dem Gefäß- oder Herzteil, in welchen sie ihren Inhalt entleeren soll, aus dem aber infolge der Schlußunfähigkeit der Klappen ein Rückfluß eintritt. Solche Verhältnisse finden sich bei der Aorteninsuffizienz, wo es zu einem Rückfluß aus der Aorta kommt in den linken Ventrikel, und bei der Insuffizienz der übrigen Klappen in analoger Weise. Umgekehrt finden wir nicht selten eine Atrophie solcher Herzteile, die hinter Stenosen liegen, da der Reiz der Blutfüllung zur Entwicklung der Muskulatur fehlt. Wir werden bei Besprechung der Mitralstenose hierauf noch zurückkommen. Die vermehrte Füllung der Herzkammern bei der Insuffizienz der Klappen führt nun zunächst zur Dilatation und dann ebenfalls zur Hypertrophie.

Wie die Größenverhältnisse der vier Herzabteilungen bei verschiedenen Klappenfehlern liegen, zeigt die nebenstehende schematische Abbildung von Hochrein und Eckhardt.

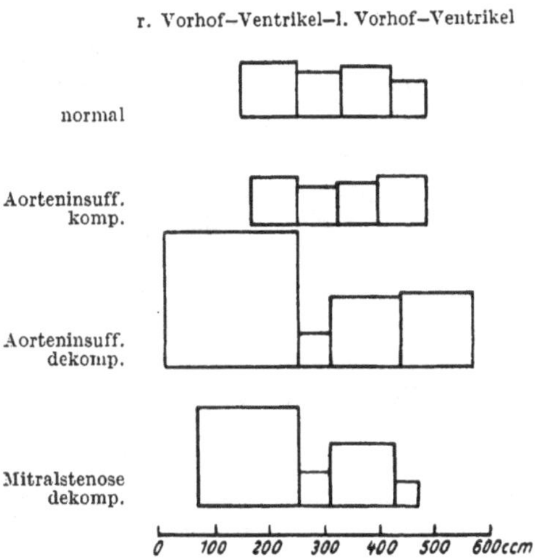

Größenverhältnisse der vier Herzabteilungen bei Klappenfehlern (nach Hochrein und Eckhardt)

Im einzelnen liegen die Verhältnisse natürlich wesentlich komplizierter, vor allem weil sich häufig Insuffizienz und Stenoseerscheinungen gerade an den Mitral- und Aortenklappen kombinieren oder weil das Vorhandensein mehrerer Herzklappenfehler sich in ihrer Wirkung aufheben. Auch sagen uns Dilatation und Hypertrophie nichts Endgültiges aus über die Leistungsfähigkeit des Herzens. Entscheidend für den Kreislauf ist ferner in weiten Grenzen nicht das Schlagvolumen, d. h. die in der Systole ausgeworfene Blutmenge, sondern das in der Zeiteinheit beförderte Blut, das Minutenvolumen. Durch Änderung, gewöhnlich Steigerung der Frequenz, kann das Minutenvolumen vergrößert werden, selbst wenn das Schlagvolumen an sich gering ist.

Es ist natürlich, daß sich die Röntgenuntersuchung des Herzens vorwiegend mit der Herzgröße und der Relation der einzelnen Herzmaße zueinander beschäftigt. Die Entwicklung der Röntgenkymographie gestattet es, Bewegungsphasen des Herzens zu registrieren und kann uns auch willkommenen Aufschluß über die Ausgiebigkeit der Bewegung einzelner Herzteile geben. Indessen gibt uns das Durchleuchtungsbild allein über die Ausgiebigkeit der pulsatorischen Herzmuskelkontraktionen, den Tonus des Herzens, seine Frequenz und die Regelmäßigkeit der Schlagfolgen schon ziemlich erschöpfende Auskunft. Daneben stehen uns die Schirmpause oder die Herzfernaufnahme, eventuell das Orthodiagramm zur Verfügung, um einen bleibenden, urkundenmäßigen Befund zu fixieren. Welche Fehlerquelle bei der Schirmpause zu berücksichtigen sind, werden wir noch hören. Unseren Besprechungen wird, weil in der Praxis fast allgemein üblich, die Herz- und Lungenfernaufnahme mit einem Abstand von 2 m zugrunde liegen.

C. Topographie des Herzens und der Gefäße

Unter den verschiedenen Organen, die den Mittelschatten bilden, nimmt das Herz mit seiner Muskelmasse und der darin enthaltenen Blutflüssigkeit den größten Raum ein. Die anderen Teile des Mittelschattens wurden bereits früher genannt. Es sind dies die Gefäße, und zwar vorwiegend der Aortenbogen und die absteigende Aorta, sowie die Organe der Lungenwurzel, ferner die Speiseröhre und die Wirbelsäule.

Der Herzschatten bedeckt den Oesophagus, die absteigende Aorta, den größten Teil der Lungenwurzel und den Hauptabschnitt der Wirbelsäule in der Form etwa eines Flaschenkürbis, dessen Körper vom linken und rechten Herzen, dessen Hals vom Aortenbogen gebildet wird. Allerdings verläuft die Teilungslinie zwischen dem linken und rechten Herzen ganz anders als etwa die Senkrechte durch den Mittelschatten. Sie verläuft in einer Ebene, die schräg von hinten rechts nach vorn links verläuft. Fast die gesamte Fläche des unteren Mittelschattens wird durch die Masse der rechten Kammer gebildet, deren Vorderwand hier dem Sternum am nächsten liegt. Die Ausdehnung der rechten Kammer erreicht bei der Untersuchung im sagittalen Strahlengang weder rechts noch links die Grenze des Mittelschattens, wird also normalerweise nicht „randständig". Vielmehr bildet die rechte Begrenzung des unteren Mittelschattens der rechte Vorhof, die linke die linke Kammer. Am übersichtlichsten lassen sich die Verhältnisse an der schematischen Abb. 1 der Tafel II ablesen.

Wir sehen, wie rechts der untere große Bogen des Herzschattens vom rechten Vorhof gebildet wird, diesem folgt nach oben ein weiterer flacher Bogen, die Vena cava superior. Dann beginnt die rechte Begrenzung der oberen Wirbelsäule, in deren rechten Rand sich die Art. anonyma projiziert. Gehen wir nun hinüber auf die linke Seite und folgen der linken Begrenzung der Wirbelsäule, so stoßen wir auf einen kleinen, bei alten Leuten meist recht markanten Bogen, den Arcus aortae, und sind damit an der Grenzlinie des linken Herzen. Diese soll unterhalb des Arcus aortae mit einer flachen Erhebung des Pulmonalbogens beginnen. Dieser zweite Bogen ist gewöhnlich wenig ausgesprochen und die Entscheidung, ob es sich um eine Vorwölbung auf Grund einer Erweiterung der Art. pulmonalis handelt oder um das dilatierte Herzrohr des linken Vorhofes, ist in pathologischen Fällen oft nicht leicht. Dann folgt ein weiterer kleiner dritter Bogen, der der äußeren Begrenzung des linken Vorhofes entspricht und schließlich als vierter Bogen der Hauptbogen der linken Kammer, die hier in einem schmalen Teil randständig ist, mit ihrer Hauptmasse aber nach hinten zu liegt.

Nehmen wir nun eine Drehung des zu Untersuchenden vor in der Weise, daß er eine Viertelwendung (45°) linksum macht, also mit seiner rechten Schulter nach vorn kommt, so können wir die Verhältnisse am Herzen und an den Gefäßen im ersten schrägen Durchmesser, der sogenannten Fechterstellung, übersehen. Die schematische Abb. 2, Tafel II gibt uns Aufschluß über die sichtbaren Details des Herz- und Gefäßschattens.

Am auffälligsten erscheint uns der helle, schmale Raum zwischen dem Schatten der Brustwirbelsäule und dem Herzschatten, der retrokardiale oder Holzknechtsche Raum (R.C.). Lassen wir den Patienten tief einatmen, so verbreitert sich dieser Raum und hellt sich noch weiter auf, da die lufthaltige Lunge sich wie ein Kissen von hinten gegen das Herz legt und es nach vorn leicht abdrängt. Auch streckt und verkleinert sich das Herz bei tiefer Inspiration, wie wir bei der Durchleuchtung im sagittalen Strahlengang sehen konnten, infolge Tiefertretens des Zwerchfelles, geänderter Druckverhältnisse im Thorax und reflektorischer Vorgänge, die über die langen Herznerven (N. vagus) ablaufen, besonders wenn wir in extremer Inspirationsstellung pressen lassen (Valsalvascher Versuch). Umgekehrt finden wir bei tiefer Exspiration eine „Verbreiterung" des Herzens dadurch, daß das Zwerchfell höhertritt und das Herz sich nach vorn dreht, damit der Projektion aber eine größere Fläche bietet. Die Frequenz der Herzaktion, die bei der Inspiration anstieg, sinkt nun etwas ab (respiratorische Arrhythmie). Randbildend an der Herzfigur sind im ersten schrägen Durchmesser rechts der rechte Vorhof unten, darüber der linke Vorhof und noch höher die absteigende Aorta. Wir bekommen also Auskunft, vor allem über die Größe der Vorhöfe, und zwar besonders des rechten Vorhofes. Seine Erweiterung bei Insuffizienz des rechten Herzens engt den Holzknechtschen Raum im unteren Teil ein, während die Vergrößerung des linken Vorhofes mehr

Tafel II. Abb. 1—4

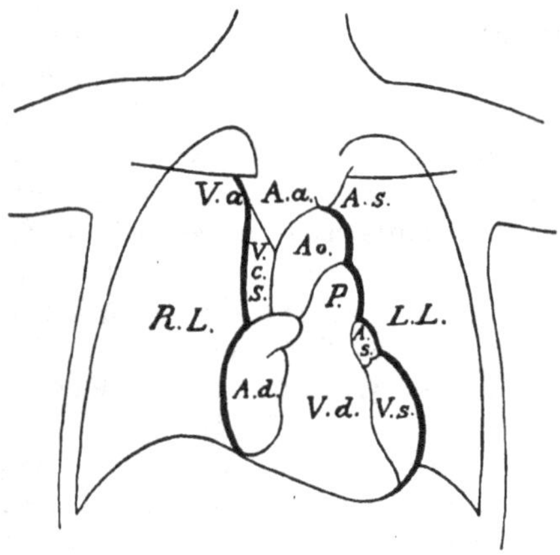

Abb. 1. Schematischer Herzsitus im sagittalen Strahlengang

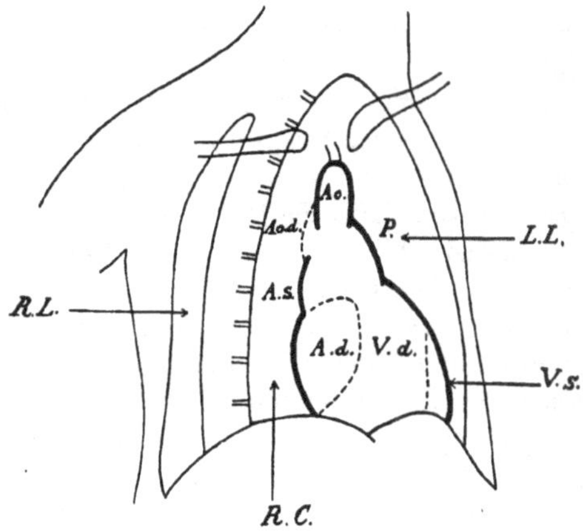

Abb. 2. Schematischer Herzsitus im 1. schrägen Durchmesser

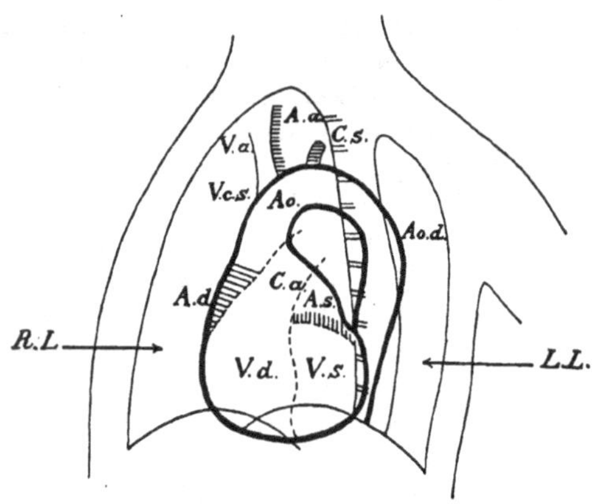

Abb. 3. Schematischer Herzsitus im 2. schrägen Durchmesser

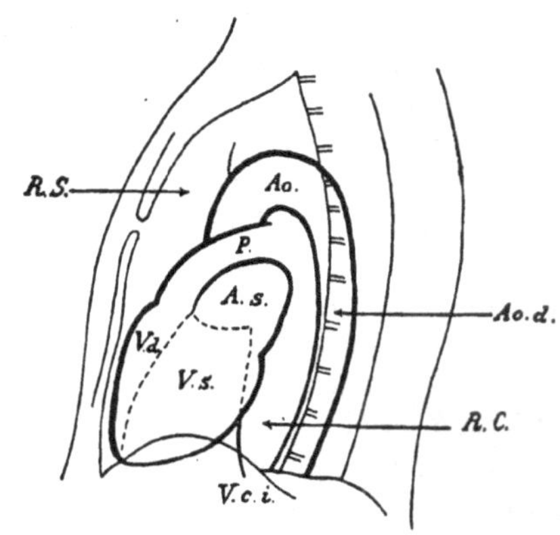

Abb. 4. Schematischer Herzsitus im frontalen Durchmesser.

Bezeichnungen der Abb. 1—4

A.a. = Arteria anonyma
A.d. = Rechter Vorhof
A.s. = Linker Vorhof (in Abb. 1 oben auch Arteria subclavia sin.)
Ao. = Aorta
Ao.d. = Aorta descendens
C.a. = Conus arteriosus (Art. pulmonalis)
C.s. = Art. carotis sinistra
P. = Art. pulmonalis
L.L. = Linke Lunge
R.L. = Rechte Lunge
R.C. = Retrokardialraum (Holzknechtscher Raum)
R.S. = Retrosternalraum
V.a. = Vena anonyma
V.c.s. = Vena cava superior
V.c.i. = Vena cava inferior
V.d. = Rechte Kammer
V.s. = Linke Kammer

Nach Dietlen

eine allgemeine Einengung hervorruft, da bei solchen Herzerkrankungen, die zur Dilatation des linken Vorhofes führen (Mitralinsuffizienz, Mitralstenose), das rechte Herz gewöhnlich frühzeitig mit Hypertrophie und Dilatation beteiligt ist. In dieser Position kommt bei der Kontrastuntersuchung mittels Barium der Oesophagus besonders gut zur Darstellung, und wir können seine Beziehungen zu Veränderungen der Aorta (Aneurysmen) und des Herzens oder anderer mediastinaler Organe (Trachea und große Bronchien) überprüfen.

Nehmen wir nun von der Grundstellung ausgehend eine Rechtswendung um 45° vor, so daß die linke Schulter des Patienten vorsteht, so bieten sich uns die Verhältnisse im zweiten schrägen Durchmesser dar (Abb. 3, Tafel II).

Für die Erkennung von Veränderungen am Herzen selbst ist diese Durchleuchtungsrichtung weniger ergiebig, da sich rechts der Sternumschatten, links die Organe des Mediastinum störend einschalten. Wichtig ist jedoch der Überblick, den wir über Verlauf und Weite, sowie Dichte des Aortenschattens bekommen. Er schwingt sich im Bogen von rechts nach links hinüber, um im Schatten der Wirbelsäule mehr oder weniger zu verschwinden. Diffuse Erweiterungen der Aorta im Anfangsteil bei Mesaortitis luica mit oder ohne Aortenklappeninsuffizienz, umschriebene, in sagittaler Untersuchungsrichtung versteckte, sackförmige Aneurysmen im Bogenteil, Sklerosen lassen sich erkennen. Gleich wichtig ist oft eine Abgrenzung von Gefäßerkrankungen gegen mediastinale Verschattungen anderer Ätiologie, z. B. Drüsenschwellung entzündlicher oder neoplastischer Natur. In solchen Fällen werden wir nicht starr an einer der genannten Durchleuchtungspositionen festhalten, sondern den Patienten in fließender Rotation untersuchen, um den Zusammenhang der Verschattungen mit dem Gefäßsystem festzustellen oder auszuschließen. Dabei ist es unter Umständen zweckmäßig, den Patienten die Arme über den Kopf nehmen zu lassen, um störende Einflüsse seitens derselben zu beseitigen.

Schließlich muß noch der Durchleuchtung im frontalen Strahlengang Erwähnung getan werden (Abb. 4, Tafel II), bei der besonders die Beziehungen des Herzens und der Aorta zur vorderen Thoraxwand deutlich werden. Auch lassen sich z. B. Perikardverkalkungen so gut darstellen. Auf die Bedeutung des seitlichen Lungenbildes für die Erkennung interlobärer Ergüsse und Schwarten wurde bereits früher hingewiesen.

C. Die Herzgröße

Als normal, d. h. röntgenologisch unauffällig bezeichnen wir einen Herzschatten, der einmal eine deutliche Absetzung des Halses vom Körperteil, eine „Herztaille" aufweist, das andere Mal mit seiner linken Ausbuchtung der linken Thoraxbegrenzung nicht unter 3 Querfinger etwa sich nähert. Mit diesen ganz groben Zeichen wollen wir die normalerweise noch mögliche Größenausdehnung des Herzens schätzend erfassen. Wird der Zwischenraum zwischen linkem Herzen und linker Thoraxbegrenzung kleiner, oder berührt die Herzspitze fast die Thoraxwand, so dürfen wir von einer Herzvergrößerung sprechen. Wir berücksichtigen dabei, daß die Beurteilung in mittlerer Atemstellung erfolgt, da wir gehört haben, welchen Einfluß In- und Exspiration auf die Herzform und -größe ausüben. Hochstand des Zwerchfells bei pyknischem Habitus, Fettsucht, Gravidität und Meteorismus führt zur breiten Auflagerung des Herzens, die nicht mit einer Verbreiterung desselben verwechselt werden darf. Wir sprechen auch mit größerer Berechtigung lieber vom „großen" als vom „vergrößerten" Herzen, falls nicht Vergleiche mit früheren Bildern gleicher Technik desselben Krankheitsfalles möglich sind, aus denen sich die Veränderung ergibt. Sonst hat die im Röntgenbild erkennbare Herzgröße als absoluter Faktor nicht mehr die überragende Bedeutung, die ihr früher beigemessen wurde. Ebenso wie wir heute nicht mehr geneigt sind, perkussorische Verbreiterungen der Herzdämpfung um diesen oder jenen Wert nach rechts oder links auf jeden Fall als krankheitsbedingt anzusehen, wie wir auch eine Erhöhung des Blutdruckes über einen angenommenen Mittelwert nicht in jedem Falle als behandlungsbedürftige Krankheit anerkennen, sondern hierin konstitutionelle und physiologische Varianten, häufig auch zweckmäßige und ausgleichende Vorgänge der Kreislaufregulation sehen, so haben wir uns auch in der röntgenologischen Beurteilung der Herzgröße von dem Wahn der absoluten Zahl frei gemacht und die Prüfung der Funktion in den Vordergrund gerückt. Wenn wir trotzdem an dieser Stelle die an einem großen Material von Dietlen mittels der Orthodiagraphie gefundenen Zahlenreihe der Herzmaße aufführen, so geschieht es nicht aus historischen Gründen, sondern weil erfahrungsgemäß das Schätzungsvermögen vieler Menschen nicht so gut entwickelt ist, als daß Irrtümer vermieden würden, die bei einer Kontrolle mit dem Zentimetermaß unterbleiben könnten.

Größe	cm	Gew. kg	Alter Jahre	Mr. cm	Ml. cm	L. cm
Männer	151	47	48	= 3,7	8,5	13,4
	159	57	24	= 4,2	8,7	14,0
	165	64	34	= 4,3	8,8	14,2
	182	71	29	= 4,5	9,3	14,9
Frauen	152	54	26	= 3,5	8,3	12,8
	159	57	26	= 3,5	8,5	13,3
	168	62	22	= 3,9	8,8	13,6
Kinder . .	111—120			= 2,9	6,35	9,9
	121—130			= 3,6	6,9	10,6
	131—140			= 3,3	6,9	10,9

(Dietlen zitiert nach Munk, Grundriß der gesamten Röntgendiagnostik innerer Krankheiten, Georg Thieme 1926)

Die Orthodiagraphie, von Moritz eingeführt, gestattet es bei gewöhnlichem Durchleuchtungsabstand, die wirklichen Größenverhältnisse des Herzens zu fixieren. Sie macht allerdings das Vorhandensein eines speziellen Apparates notwendig, bei dem der Röntgenstrahlenkegel so weit eingeblendet wird, daß nur der Zentralstrahl übrig bleibt. Mit diesem fährt man die Kontur des Herzens ab und verbindet sich einzelne Punkte, deren Verbindung dann das Orthodiagramm des Herzens ergibt. Der Grund für die Entwicklung der Orthodiagraphie war die Tatsache, daß das gewöhnliche Nahdurchleuchtungsbild infolge der Divergenz der Röntgenstrahlen beim Austritt aus dem Brennfleck der Röhre zu einer Verzeichnung und zwar Vergrößerung des zwischen Röhre und Leuchtschirm befindlichen Objekts, in diesem Falle des Herzens, im Röntgenbilde führt.

Seitdem es jedoch gelungen ist, durch Steigerung der Leistung der Röntgenröhren und der Filmempfindlichkeit kurzzeitige Fernaufnahmen als Standardaufnahme zu machen, ist die Orthodiagraphie zurückgetreten und wird heute nur noch wenig verwandt. Bei 2 m Abstand kann praktisch mit einem parallelen Strahlengang für die Größe des abzubildenden Herzens bei einem dem Thorax angelegten Film gerechnet werden. Eine wesentliche Verzeichnung ist nicht zu befürchten.

Die Ermittlung der Werte geschieht nun so, daß zunächst der längste, überhaupt mögliche Querdurchmesser durch die Herzzeichnung gelegt wird (s. Abb. 125). Diese Linie verläuft von rechts oben nach links unten und heißt L. Dann suchen wir nach dem größtmöglichen Abstand der rechten und linken Herzbegrenzung von der Mittellinie, die wir vorher durch den Mittelschatten gezogen haben. Diese Linien heißen Mr. und Ml. Für diese Linien gelten die „Normalmaße" der Tabelle.

Abgesehen davon, daß diese Zahlen unter etwas verschiedenen, wenn auch ähnlichen, physikalischen Voraussetzungen gefunden sind, müssen wir berücksichtigen, daß sie nur für eine bestimmte Zwerchfellstellung gelten, worauf wir schon hinwiesen. Beim Kinde bis zur Pubertät ist das Herz im Verhältnis zum Brustkorb besonders groß, hier haben Zahlenwerte eine noch geringere Bedeutung.

Finden wir nun größere Zahlen bei unseren Patienten für die eine oder andere Linie, so bedeutet diese Abweichung diagnostisch zunächst noch nicht viel. Erst im Zusammenhang mit den klinischen Daten, Anamnese, Befund und Elektrokardiogramm bekommen sie Gewicht. Infektionskrankheiten in der Vorgeschichte wie: Polyarthritis rheumatica, Chorea minor, Scharlach, gehäufte Anginen, Diphtherie, Lues, Gonorrhoe usw. erfordern unsere besondere Aufmerksamkeit bei der allgemeinen klinischen Untersuchung, die der Röntgenuntersuchung stets vorauszugehen hat. Neben dem auskultatorischen, perkussorischen und palpatorischen Herzbefund, Beobachtung von Cyanose und Dyspnoe, Gefäßstörungen, Ödemen, Leberschwellung können eine schwache Eiweißreaktion im Urin und positive Urobilinogenreaktion auf latente Stauung hinweisen. Besonders wird das Ruhe- und Belastungselektrokardiogramm uns weiterhelfen können in Fällen, bei denen trotz auskultatorisch und auch anamnestisch ausgesprochenen „Herzfehlers" das Röntgenbild ein „normales", besonders „normal großes" Herz zeigt. So ist es z. B. möglich, daß ein ursprünglich besonders kleines Herz durch einen Klappenfehler hypertrophiert und dann aber nur „normal" groß erscheint. Wir finden im Elektrokardiogramm dann eventuell die Erscheinungen des Links- bzw. Rechtsüberwiegens, je nachdem, welcher Herzteil hypertrophiert ist auf Grund des oder der Vitien. Auch aus Myokardveränderungen, die sich im Elektrokardiogramm ablesen lassen, könnten indirekte Schlüsse gezogen werden. Gerade beim Nachweis eines kleinen Herzens sei man jedoch mit der Feststellung, daß es sich um ein zu kleines und insuffizientes Herz handeln müsse, sehr zurückhaltend. Das funktionelle Verhalten des kleinen Herzens braucht gegenüber dem „normal" großen in keiner Weise zurückzustehen.

Uns interessiert deshalb heute die Herzgröße im Röntgenbild vorwiegend im Verein mit den röntgendiagnostisch führenden Zeichen, der Herzform.

E. Die Herzform

Als Grundform des Herzschattens gilt die des Flaschenkürbis, dessen Körper allerdings bei senkrechter Aufhängung so gedreht werden muß, daß $^2/_3$ links von der Senkrechten, die etwa in der Mitte der Wirbelsäule liegt, und nur $^1/_3$ rechts davon liegen. Wesentliches Merkmal dieser Grundform ist einmal die deutliche Absetzung des Halses gegenüber dem Körper durch die Herztaille, die links deutlicher als rechts hervortritt. Ferner eine gewisse normale, die Breite der Wirbelsäule nur mäßig überragende Breite dieses Halsteiles, gute Abrundung der beiden Hauptbögen im Unterteil, die mit den Zwerchfellkuppen — besonders rechts erkennbar — einen spitzen Winkel, den sogenannten Herzzwerchfellwinkel, bilden sollen, und eine nur angedeutete Ausbildung der übrigen erwähnten Bögen. Ein solcher Herzschatten wird auch röntgenologisch bei Abwesenheit eines klinischen Befundes als normal zu bezeichnen sein, trotzdem etwa die Ausmessung nicht ganz „normale" Werte ergeben hat. Andererseits können wir dieser „normalen" Grundform des Herzschattens auch bei ganz deutlichen systolischen und diastolischen Geräuschen nach Art einer Mitralinsuffizienz bzw. einer Mitralstenose begegnen, gelegentlich auch beim Hypertonus. Auf die Bedeutungslosigkeit der akzidentellen systolischen Geräusche bei Adoleszenten und bei anämischen Patienten für die Diagnose von organischen Klappenerkrankungen sei in diesem Zusammenhang nur kurz hingewiesen. Diastolische Geräusche haben dagegen fast immer eine organische Erkrankung zur Voraussetzung. Wir werden jedenfalls bei unerheblicher Abweichung von der Norm von einem kranken Herzen erst dann sprechen, wenn der röntgenologische Befund mit dem klinischen Befund, Anamnese, Perkussion und Auskultation, Blutdruckmessung und Elektrokardiogramm übereinstimmen. Auf keinem

Gebiet ist die Gefahr ärztlich verursachter Krankheiten größer als auf dem der Röntgendiagnostik des Herzens. Wohl jeder Internist kennt eine Anzahl von „Kranken“, deren Leiden ausschließlich in einer vom Röntgenologen verliehenen Aortenerweiterung oder Herzverbreiterung besteht.

Als hauptsächliche, krankheitsbedingte Abweichungen von dieser Grundform kennen wir vor allem zwei Formen, das Mitralherz und das Aortenherz. Als dritte Form wollen wir das tonusschwache Herz hinzurechnen und schließlich als vierte Form das rechtsbetonte Herz noch besonders hervorheben. Alle anderen Variationen lassen sich auf diese wesentlichen Formen zurückführen, je nachdem ob es sich um eine Erkrankung oder Belastung vorwiegend des rechten oder linken Herzens handelt. Wir werden im einzelnen auf diese besonderen Formen noch zurückkommen.

Das Mitralherz entsteht aus der Grundform durch eine Tangente, die man an dem äußersten Punkt der linken Herzbegrenzung und der des Arcus aortae anlegt. Diese Tangente begrenzt dann das Mitralherz links. Es verschwindet hier also die ganze Unterteilung der linken Herzbegrenzung in der Grundform, besonders fällt die Herztaille weg. Vergrößerungen oder Verbreiterungen des Herzens im ganzen gehören nicht zum Begriff des Mitralherzens, wenn nur dieses Verstreichen der Herztaille und die geradlinige linke Begrenzung erkennbar ist. Diese Röntgenzeichen entstehen in pathologischen Fällen durch Vergrößerung des linken Herzohres bzw. des linken Vorhofes, dessen Bogen ja links in der Herztaille liegt.

Ohne jede diagnostische Bedeutung, falls nicht sonstige Befunde dieser Auffassung entgegenstehen, finden wir eine solche Herzform im Säuglings- und Kindesalter bis zur Pubertät, beim weiblichen Geschlecht über diese hinaus noch bis zum 20. Lebensjahr etwa gehend. Sehr viel sicherer wird die Mitralform als krankhaft bedingt zu erkennen sein bei Übersteigerung der Entstehungsursache. Der linke Vorhof weitet sich nicht nur bis zur Ausfüllung der Herztaille aus, er verursacht vielmehr eine darüber hinaus gehende konvexe Vorwölbung aus der ursprünglichen Tangente, meistens verbunden mit einer Verbreiterung des Mittelschattens im Unterteil nach beiden Seiten. Hat diese Entwicklung ein Extrem erreicht, so sprechen wir auch von einem Cor bovinum. Dann ist das Herz maximal erweitert und hypertrophiert, und zwar können wir dieses extreme Mitralherz sowohl beim dekompensierten Mitralfehler, wie bei der „Myodegeneratio cordis“, als auch beim dekompensierten Hypertonusherzen antreffen. Das Bild sagt also auch nichts über seine Entstehung aus.

Diesem Cor bovinum recht ähnlich in seiner Dreieckform ist oft das Röntgenbild des Perikardergusses. Durch den Erguß verschwindet die Herztaille auch hier. Das Exsudat hebt das parietale Perikardblatt vom Herzen ab, läßt den Mittelschatten nach beiden Seiten aufschwellen und führt — ein wichtiges Zeichen — zu einem Verstreichen der Herzzwerchfellwinkel an der Basis, die jetzt nicht mehr spitz, sondern stumpf werden. Der Mittelschatten bekommt hierdurch Zeltdachform. Bei schräger Durchleuchtung im ersten Durchmesser findet sich bei Prüfung des Schluckaktes mittels Barium oft eine spindelförmige Einengung des Oesophagus im unteren Drittel durch den Erguß, wie es auch sonst bei Erweiterung des rechten Vorhofes der Fall sein kann, allerdings pflegt dann die fortgeleitete Herzpulsation sich der Speiseröhre stärker mitzuteilen. In diesem großen Dreieckschatten soll unter Umständen noch das Herz als „Kernschatten“ erkennbar sein. Nach unseren Erfahrungen jedoch gibt es ein in jedem Falle verläßliches Röntgenzeichen des perikarditischen Ergusses nicht. Auch Wasseransammlungen erheblicher Größe im Perikard, die klinisch bereits durch Beschwerden zum Ausdruck kommen, brauchen die Herzform nicht wesentlich zu verändern. Allerdings werden sie meistens eine Vergrößerung des Herzschattens vortäuschen. Man wird in röntgenologisch zweifelhaften Fällen, wenn klinisch die Erscheinungen der Einflußbehinderungen in das Herz bestehen, mit starker Venenschwellung am Halse oder Leberschwellung und Ascites, Verschwinden der Grenzen zwischen absoluter und relativer Dämpfung, leiserwerdenden Herztönen usw., sich wie im Falle einer Pleuritis durch eine Probepunktion des Herzbeutels Aufklärung über Vorhandensein oder Abwesenheit eines Ergusses verschaffen. Die Beseitigung des Ergusses, der durch Kompression der Vorhöfe und Abklemmung der Vena cava inferior am Zwerchfell infolge Aufbauchung der Umschlagsfalte des Perikards die Füllung des Herzens seitens der großen Venen beeinträchtigt, wird unter Umständen nicht nur die Diagnose eindeutig sichern, sondern auch eine rasche Besserung des klinischen Zustandes zur Folge haben. Nicht verwechselt werden darf die Mitralform des Herzens auch mit einer zipfligen Ausziehung der Pleura mediastinalis im linken Hilusbereich bei adhäsiven Prozessen in dieser Gegend. Die spitzwinklige Ausziehung, deren Begrenzung sich über den Herz- und Gefäßschatten meist nach oben hin gut verfolgen läßt, wird nur bei flüchtiger Betrachtung zu Irrtümern Anlaß geben.

Ein Gegenstück zu dieser durch Ausfüllung, durch Verstreichen der Buchten und Konturen einer normalen Herzform entstandenen „Mitralkonfiguration" des Herzschattens im Röntgenbild bildet die „Aortenkonfiguration". Sie stellt eine Übertreibung des regelrechten Konturenunterschiedes des „normalen" Röntgenherzens dar. Gilt das Dreieck als Symbol der „Mitralherzen", so werden Herzen dieser Art auch als „Entenherzen" bezeichnet. Dabei ist als Kopf der Ente der vorgebuchtete Aortenknopf zu denken, womit wir die schattendichte Umschlagstelle von Aorta ascendens in Aorta descendens bezeichnen, die wir als ersten Bogen der Herzsilhouette links kennengelernt haben. Den Hals bildet die dann oft verdichtete und elongierte, eventuell auch erweiterte Aorta. Die Masse des Herzens, die in solchen Fällen vor allem von dem hypertrophen und dilatierten linken Ventrikel gebildet wird, stellt den Körper der Ente dar. Rechtsgerichtet trägt sie den Schnabel, der „Schwanz" sitzt auf der Herzspitze, die häufig — wie besonders bei Hypertonikerherzen während der noch vorhandenen Kompensation — eine Aufwärtsrichtung zeigt, entsprechend der Körperhaltung der Ente.

Solche Herzformen finden wir bei der Hypertonie, sie ist mehr oder minder die Herzform des alternden Menschen, sie ist, mit gewissen Abweichungen allerdings, typisch für die luische Erkrankung der Aorta.

Vom normalen Herzen unterscheidet sich ein solcher Herzschatten also durch eine allgemeine Übertreibung der Normalform. Besonders der Aortenbogen und der Bogen der linken Kammer erscheinen gerundet und geschweift. Der Aortenbogen krümmt sich stärker und wechselt dadurch die Ebene, in der er liegt. Er verläuft nicht mehr sagittal, so daß sich Aorta ascendens und Aorta descendens decken, sondern mehr zur frontalen Ebene gedreht. Das Resultat einer solchen Drehung liegt in einem Hervortreten der Aorta ascendens, sie deckt dann die Vena cava superior und wird statt dieser im Oberteil des Mittelschattens randständig. Auch die Aorta descendens tritt nun als graues Schattenband links neben der dunkleren Aorta ascendens hervor. Es kommt also infolge dieser Drehung zu einer nur scheinbaren „Verbreiterung" der Aorta, d. h. zu einer Verbreiterung im Oberteil des Mittelschattens. Daß dieser Mittelschatten dem wahren Durchmesser der Aorta niemals entspricht, ist nach den früheren Ausführungen über die Topographie dieser Region verständlich. Was wir vor uns haben, ist eine Schattenaddition von Aorta ascendens und Aorta descendens. Ganz besonders eindrucksvolle Bilder solcher „Additionsverbreiterungen" liefert oft das Röntgenbild der **Mesaortitis luica**. Hier besteht in der Tat sehr oft eine Verbreiterung der Aorta und zwar vorwiegend im Anfangsteil derselben. Keineswegs aber darf das Bild im sagittalen Strahlengang aufgenommen, als Gradmesser dieser Verbreiterung betrachtet werden. Genau dieselbe „Verbreiterung" kann manches Bild einer Hypertonie zeigen, ausschließlich hervorgerufen durch das Nebeneinander von aufsteigender und absteigender Aorta an Stelle des normalen Hintereinander. Da nun auch sehr wohl eine Hypertonie mit einer Mesaortitis luica vergesellschaftet sein kann, andererseits das Röntgenbild des Hypertonikerherzens bestehen bleibt, auch wenn der (systolische) Wert im Blutdruckapparat wieder „normal" geworden ist oder besser abgesunken ist (Insuffizienzerscheinungen), so ergibt sich daraus die Notwendigkeit, zwischen dem Hypertonikerherz und dem der Mesaortitis luica vornehmlich röntgenologisch zu unterscheiden. Es gilt die Regel als praktisch brauchbar, wonach bei der Mesaortitis luica zwar der Mittelschatten im Oberteil verbreitert ist, selten aber — abgesehen von den Fällen mit Insuffizienz der Aortenklappen — eine linksseitig gerichtete Verbreiterung der linken Kammer besteht. Das Herz der Mesaortitis luica ähnelt also mehr der Silhouette des sitzenden Buddha als einer Ente. Dagegen pflegt die Hypertonie gerade zu einer starken Hypertrophie des linken Herzens und damit zu einer Verbreiterung des Mittelschattens nach links zu führen, sie stellt also das klinische Substrat des röntgenologischen „Entenherzens" dar. In der Tat läßt aber diese Unterscheidungsmöglichkeit im Zweifelsfalle so häufig im Stich, daß wir gut daran tun, bei jedem Aortenherzen die Differentialdiagnose zwischen Mesaortitis luica und Hypertonie auf Grund des sagittalen Bildes allein zunächst offen zu lassen. Wir werden eine Untersuchung in den verschiedenen Durchmessern vornehmen, und zwar vor allem im zweiten schrägen Durchmesser. Hier überblicken wir den Aortenbogen ohne optische Deckung des auf- und absteigenden Teiles (s. schematische Abb. 3, Tafel II) und haben damit ein annähernd richtiges Bild seiner Weite.

Das Hypertonikerherz zeigt nun im zweiten schrägen Durchmesser eine besondere Streckung des Bogens, der mehr zur Brustwand führt als beim normalen Herz- und Gefäßapparat. Dadurch wird das „Fenster" zwischen aufsteigender Aorta und Wirbelsäulenschatten vergrößert. Im sagittalen Strahlengang ist in solchen Fällen häufig eine Elongation und ein gebogener Verlauf der Aorta zu erkennen, den wir auch als „cooperscherenförmige" Krümmung derselben bezeichnen. Der Durchmesser der Aorta selbst soll durch die Hypertonie nicht verändert werden. Liegt außer der Hypertonie eine Aortensklerose vor, so erkennen wir eine Verdichtung des Aortenschattens und besonders im Bogenteil und am Aortenknopf sichel- oder ringartige Kalkschatten, die orthograd getroffenen Kalkeinlagerungen der Aorta entsprechen. Man hüte sich vor Verwechslungen, die dadurch entstehen können, daß die Seitenfortsätze der Brustwirbel oder verkalkte Rippenknorpel sich in das Gefäßband projizieren und so Kalkeinlagerungen vortäuschen.

Bei der Mesaortitis luica erlaubt der zweite schräge Durchmesser manchmal — keineswegs immer — die typische Erweiterung des Anfangsteiles der Aorta und des Arcus aortae aufzudecken. Doch setzt sich in vielen Fällen diese Erweiterung so wenig deutlich gegen die übrige Aorta ab, daß sie sich röntgenologisch kaum zu erkennen gibt. Die wirkliche oder scheinbare Abwesenheit einer umschriebenen Aortenerweiterung sagt also nichts gegen die Diagnose einer Mesaortitis luica aus. Auch gelingt es nach unserer Erfahrung keineswegs immer, ein kleines umschriebenes Aneurysma, versteckt im Schatten des Aortenbogens, zu erkennen. Wir sahen Bronchuskompression mit Atelektase der Lunge, Perforation in den Bronchus und die Speiseröhre, von walnußgroßen Aneurysmen ausgehend, bei Kranken, die röntgenologisch unter diesem Gesichtspunkt genau untersucht, keinen Befund erheben ließen. Auf die schwerwiegenden Folgen der Mesaortitis luica für die Ernährung des Herzens — wenn sie die Abgangsstelle der Kranzarterien mit einbezieht — soll hier nur kurz hingewiesen werden. Der Röntgenbefund von seiten des Herzens und der Aorta ist in solchen Fällen oft außerordentlich gering. Ein Herzschlag auf Grund einer Coronarinsuffizienz kann den Patienten am Tage einer negativen Röntgenuntersuchung treffen. Wesentlich erleichtert wird die Diagnosenstellung, wenn auf dem Boden der Lues auch eine Insuffizienz der Aortenklappen besteht und es zu lebhaften pulsatorischen Schwankungen des Gefäßkalibers der Aorta kommt. Der Pulsus celer et altus der Aortenklappeninsuffizienz — hervorgerufen durch die Schwankungen des Blutdruckes von hohen systolischen zu niedrigen diastolischen Werten (große Blutdruckamplitude) findet röntgenologisch seinen Analogon in den schnellenden Bewegungen der Aorta und der großen Gefäße, die wir im Durchleuchtungsbild beobachten können. Auch sicher nachweisbare Aneurysmen können die Diagnose einer Mesaortitis luica stützen. Bei Abwesenheit aller genannten Symptome sind wir häufig auf die Zuhilfenahme der Anamnese, des übrigen klinischen Befundes und der serologischen Untersuchungsmethoden angewiesen. Noch häufiger als bei anderen Formen der visceralen Lues weiß der Kranke mit seiner Mesaortitis luica von einem Infekt oft nichts. Die Wa.R. ist dagegen in der Mehrzahl der Fälle mehr oder minder stark positiv.

Als dritte, unter Umständen krankheitsbedeutende Abweichung von der Normalform des Herzens wollen wie an dieser Stelle das tonusschwache Herz beschreiben. Es liegt wie eine mit Wasser gefüllte Gummiblase auf dem Zwerchfell und ändert seine Konfiguration je nach dem Stande desselben. Im tiefen Exspirium liegt es breit „zerfließend" der Kuppel auf, im Inspirium hängt es im Thorax von oben schlaff herunter. Es ist dann kleiner, schmaler und ähnelt dem eigenen Bild im Exspirium kaum mehr. Diese Abhängigkeit der Herzform vom Zwerchfellstand finden wir zwar bei jedem Herzen auch von normalem Tonus, doch nicht so ausgesprochen wir hier. So erscheint jedes Herz bei ansteigendem Zwerchfell etwas gedrungener, oft auch scheinbar „verbreitert", da das Herz sich auf dem höhertretenden Zwerchfell um seine Vertikalachse nach vorn dreht. Hierdurch tritt sein größter Horizontaldurchmesser, der sonst mehr schräg von links vorn nach links hinten verläuft, in die Durchleuchtungsebene und „verbreitert" so den Mittelschatten. Wir nennen solche Herzen „quergestellte" Herzen. Sie finden sich bei pyknischem Habitus mit Zwerchfellhochstand, vorstehendem, meteoristischem Abdomen und breiter unterer Thoraxapertur besonders häufig.

Ein wesentlicher Unterschied zwischen diesem quergestellten Herzen einerseits und dem tonusschwachen, zerfließenden Herzen andererseits besteht darin, daß das quergestellte Herz beide Bogen, sowohl den des rechten Vorhofes wie den der linken Kammer gut abgerundet (die Herzspitze dann manchmal in der Aufhellung der Magenblase) erkennen läßt. Dagegen zeigt das tonusschwache Herz statt dieser bogigen Begrenzung durch muskelstarke Wände die Begrenzung eines schlaffen Muskelsackes mit geraden oder gar konkaven Linien. Linkes und rechtes Herz gehen fast ohne jeden Winkel in die Konturen des Zwerchfelles über. Aktion und Frequenz des Herzens zeigen meist keine Besonderheiten, dagegen ist die Pulsation der Tonusschwäche entsprechend oberflächlich, schlaff und wenig kräftig. Nicht immer kommt diese röntgenologisch festgestellte Tonusschwäche dem Patienten durch Beschwerden zum Bewußtsein, noch entsprechen den Röntgenzeichen wesensgleiche Befunde, etwa bei der Blutdurchmessung, dem Elektrokardiogramm usw.

Das entscheidet aber gegenüber dem Röntgenbild, welches für sich allein nie, weder hier noch in irgendeinem anderen Falle, ein abschließendes Urteil über die Herzleistung erlaubt, sondern gibt nur Anlaß, die röntgenologische Vermutungsdiagnose durch weitere Untersuchungen zu bestätigen oder zu verwerfen. Die klinisch bedeutungsvolle Frage, ob der festgestellten Herzvergrößerung vorwiegend eine Dilatation oder Hypertrophie der einzelnen Herzteile zugrunde liegt, läßt sich röntgenologisch selbst bei großer Erfahrung oft nur vermutungsweise entscheiden. Daß ein geringer Tonus nicht notwendigerweise Ausdruck einer Myokardschwäche sein muß, haben wir gerade betont. Ein schlaffes, breites Herz, dessen Ränder bei der Durchleuchtung eine oberflächliche und schwache, oft kaum registrierbare Pulsation zeigen, dessen Konturen unscharf sind mit verstrichener Herztaille und verstrichenen Herzzwerchfellwinkeln, dessen Aktion auffallend beschleunigt oder stark verlangsamt ist oder eine starke Unregelmäßigkeit aufweist, ist praktisch immer ein infolge primärer oder sekundärer Myokardschädigung dilatiertes Herz. Ein großes Herz mit jedoch scharfrandiger „bogiger" Begrenzung besonders des linken Herzrandes, mit kräftigen und ausgiebigen Kontraktionen, wird als Ursache der Vergrößerung neben der meist vorhandenen Dilatation auch eine Hypertrophie der Muskulatur aufweisen.

Das kleine Herz, das schmale Herz und das Tropfenherz sind rein bildmäßig zu wertende, konstitutionell bedingte Befunde, die über die Leistung dieser Herzen nichts aussagen.

Primäre Erkrankungen des rechten Herzens, vor allem des Klappenapparates, sind seltener als die des linken Herzens. So finden wir eine isolierte Vergrößerung des rechten Herzens im Röntgenbild bei Erweiterung des rechten Vorhofes in den nicht häufigen Fällen von absoluter Insuffizienz oder von Stenose der Tricuspidalklappen. Wesentlich häufiger ist die relative Tricuspidalinsuffizienz auf der Grundlage einer Myocardschädigung. Dann ist aber das Herz fast stets im ganzen vergrößert und in der Form verändert. In der Mehrzahl der Fälle handelt es sich um eine Insuffizienz des linken Herzens, die sich über den Lungenkreislauf dem rechten Herzen mitteilt. In erster Linie sind es die Mitralstenose und die Mitralinsuffizienz, die frühzeitig zu einer Belastung des rechten Herzens führen, und wir vermissen in ausgesprochenen Fällen eine Hypertrophie mit oder ohne Dilatation des rechten Ventrikels selten. Beim dekompensierten Hypertonus und bei der dekompensierten Aorteninsuffizienz trifft die Verlagerung des Kreislaufschwerpunktes das rechte Herz meist weniger vorbereitet. Aus der Klinik wissen wir, daß die Aorteninsuffizienz z. B. zu den Klappenfehlern gehört, die an sich am längsten kompensiert bleiben, da der muskelstarke linke Ventrikel eine große Reservekraft aufbringen kann. Tritt jedoch ein Zusammenbruch desselben ein, so pflegt auch bei Schonung und Digitalisierung die Prognose sich erheblich zu verschlechtern im Gegensatz zu den dekompensierten Mitralvitien, vor allem der Mitralinsuffizienz, die unter gleicher Behandlung sich noch lange halten können. Die Ursache dafür ist u. a. in der frühen „Übung", d. h. Hypertrophie des rechten Herzens bei den Mitralvitien zu sehen.

Die Rechtsverbreiterungen des Herzens als Folge der Erkrankung des linken Herzens gehen röntgenologisch, wie aus dem vorher Gesagten klar geworden sein dürfte, meist unter dem Bilde des Mitralherzens, des Cor bovinum, oder allgemeiner gesagt, der allseitigen Herzvergrößerung einher. Eine Ausnahme macht lediglich die reine Mitralstenose. Infolge der Stenose der zweizipfeligen Klappe kommt es zu einer verminderten Füllung des linken Ventrikels, der dadurch nicht nur nicht erweitert, sondern sogar eher klein, gelegentlich atrophisch ist. Die Vergrößerung des in solchen Fällen stark dilatierten linken Vorhofes ist in solchen Fällen oft links nicht so auffallend wie man annehmen möchte. Um so mehr tritt die Vergrößerung des belasteten rechten Herzens hervor und die Ausladung des linken Vorhofes am rechten Herzrand. So können differentialdiagnostische Schwierigkeiten gegenüber den angeborenen Vitien der Pulmonalis z. B. entstehen, die allein oder in Kombination mit anderen Mißbildungen, wie offener Ductus botalli, Vorhof- und Kammerseptumdefekten zu einer Vergrößerung des rechten Herzens zu führen pflegen. Die Folge einer Pulmonalstenose (meist angeboren) oder einer Insuffizienz der Pulmonalis (meist erworben, endokarditisch) ist recht häufig eine Erweiterung der Arteria pulmonalis im Bereich des Conus arteriosus und äußert sich in einer Vorwölbung des zweiten Bogens links. Hinzu tritt eine Vergrößerung des rechten Ventrikels. Da wir gesehen haben, daß der rechte Ventrikel mit seiner Masse nach vorn zu gelegen ist, tritt die Vergrößerung auf dem Sagittalbilde nicht immer in Erscheinung, ebenso wie bei der Mitralstenose, wo, wie wir bereits sagten, der dilatierte linke Vorhof häufig rechts randbildend ist. Rein röntgenologisch ist die Unterscheidung eines Pulmonalvitiums von einer Mitralstenose also oft nicht möglich. Das gilt auch von den Fällen, wo ein offener Ductus botalli zu einer Druckerhöhung im rechten Herzen führt infolge Übertragung des Aortendruckes, ebenso wie bei den Fällen mit Ventrikelseptumdefekten. Hier müssen sich klinische und röntgenologische Untersuchungen ergänzen.

Die Erweiterung der Arteria pulmonalis erstreckt sich häufig auch auf ihre Äste, der Hilus wird durch die vermehrte Blutfülle dichter und dunkler gezeichnet und kann Eigenpulsation aufweisen (Aßmann), entsprechend der Systole des rechten Ventrikels.

Außer diesen rein kardial bzw. gefäßbedingten Ursachen (Pulmonalvitien und Pulmonalsklerose), die zu einer mehr oder weniger isolierten Erweiterung des rechten Herzens führen, müssen noch die pulmonalen Ursachen der Rechtsverbreiterung des Herzens erwähnt werden. Im Vordergrund stehen starke Cirrhosen, Schwartenbildungen und das Lungenemphysem, Erkrankungen, die zu einer Einschränkung der Strombahn in den Lungen und zu einer Drucksteigerung im rechten Ventrikel führen. Auch bei Deformierung des Thorax, z. B. bei ausgedehnten Kyphoskoliosen, tritt eine vorwiegende Belastung des rechten Herzens ein. Allerdings ist hier infolge der Verlagerung des Herzens und der Gefäße im Röntgenbild eine Darstellung der Rechtshypertrophie oft einwandfrei nicht möglich. Auch beim Emphysem und den anderen genannten Lungenerkrankungen ist infolge der Lage des rechten Ventrikels nach vorn zu die Vergrößerung häufig nicht auffallend oder in Erscheinung tretend. Meist hebt sich das Herz des Emphysematikers schmal und tropfenförmig gegen den hellen Hintergrund der überblähten Lungen und des breiten und faßförmigen Thorax ab.

Kurz sollen auch noch die Lageanomalien des Herzens und der Gefäße erwähnt werden, vor allem, um differentialdiagnostischen Schwierigkeiten vorzubeugen. Die angeborene echte Dextrokardie findet sich meist im Rahmen eines Situs inversus. Eine besondere Bedeutung kommt einem solchen Befunde, der das Spiegelbild des normalen Situs zeigt, nicht zu. Man muß sich jedoch vor Verwechslungen mit Verziehungen und Verlagerungen des Herzens nach rechts hüten, wie sie sich bei vorwiegend rechtsseitiger Cirrhose oder bei Schwartenbildung der Pleura, ebenso wie bei linksseitigem artifiziellen oder spontanen Pneumothorax, bei Zwerchfellhernien, Mißbildungen der Lungen usw. finden können. Zur Orientierung dient in solchen Fällen die Lage des Aortenknopfes, der bei der Dextrokardie nicht links, sondern rechts von der Wirbelsäule liegt. Auch kann der Nachweis eines Situs inversus der Bauchorgane diagnostisch weiterhelfen.

Die Transposition der großen Gefäße, d. h. die isolierte Inversion der Herzschleife, ist röntgenologisch kenntlich gemacht in dem Fehlen des Schattens der Aorta ascendens rechts und des Aortenbogens links.

Die hohe Rechtslage der Aorta kommt dadurch zustande, daß die Aorta über dem rechten statt über dem linken Hauptbronchus reitet. Auch hier erscheint also, wie beim Situs inversus, der Aortenknopf rechts von der Wirbelsäule. Der Oesophagus ist bei Prüfung des Schluckaktes mit Bariumbrei links neben der Aorta erkennbar. Eine Verwechslung mit einem Aneurysma der Arteria anonyma dürfte sich bei gründlichem Studium des Verlaufes der Aorta besonders im II. schrägen Durchmesser vermeiden lassen. Der übrige Herzsitus ist normal, doch sind Kombinationen mit anderen Mißbildungen, wie Kammerseptumdefekt z. B. (Aßmann), zu beobachten.

Eine nicht ganz seltene angeborene Veränderung ist die Isthmusstenose der Aorta. Die Enge liegt meist in Höhe der Einmündung des Ductus botalli in die Aorta. Im Röntgenbild fällt das Fehlen des Aortenknopfes und der Aorta descendens links von der Wirbelsäule auf, während die Aorta ascendens prästenotisch erweitert sein kann. Der oft auch klinisch nachweisbare Kollateralkreislauf zwischen der Aorta ascendens über die Arteria mammaria und die Artt. intercostales führt nicht selten zu Arrosionen der Rippen im dorsalen Anteil, wo die Artt. intercostales im Sulcus costarum dem Knochen anliegen. Infolge des erhöhten Blutdrucks vor der Stenose fehlt eine Hypertrophie des linken Ventrikels selten. Die Druckdifferenz zwischen den Arterien der oberen und unteren Körperhälfte ist im übrigen ein klinisch führendes Symptom der Isthmusstenose.

F. Differentialdiagnose der pathologischen Herzformen gegen extrakardiale Verschattungen

Wir haben gesehen, daß sich die einzelnen besonderen Herzformen durch oft nicht sehr auffallende Korrekturen einer bestimmten Grundform ergeben, und zwar dadurch, daß der eine oder der andere Herzabschnitt sich weitet oder hypertrophiert und vorwölbt. Diese Ausladungen oder Vorwölbungen können nun als vom Herzen ausgehend dadurch vorgetäuscht werden, daß irgendwelche Gebilde, die nicht dem Herzen oder der Aorta selbst angehören, aber neben, vor oder hinter ihnen liegen, sich vergrößern und daß sich deren Schatten zu dem Mittelschatten addieren. Bei der Besprechung der Lungenkrankheiten haben wir bereits einige dieser Ursachen kennengelernt. Es waren vorwiegend Infiltrate pneumonischer und neoplastischer Natur im Hilusbereich, interlobäre Exsudate und Schwarten und schließlich seröse bzw. eitrige Formen der Mediastinitis. Als eine der häufigsten Ursachen kommen jedoch Vergrößerungen der Lymphdrüsen des Hilus in Betracht.

So führen Schwellungen der Drüsen an der Bifurkation und in der Umgebung der Hauptbronchien oder neben der Trachea als Folge einer Lymphogranulomatose, eines Lymphosarkomes, einer lymphatischen Leukämie oder auf Grund metastatischer Infiltration bei nahen oder fern gelegenen Neoplasmen zu Röntgenbildern, die durch das Hervortreten vor allem im Oberteile des Mittelschattens, zu schwierigen differentialdiagnostischen Erwägungen gegenüber dem Aortenherzen und besonders der Mesaortitis luica mit Aneurysma Anlaß geben. Auch tumorartige Schwellungen des Thymus und der Schilddrüse können Irrtümer hervorrufen. Die Durchleuchtung in den schrägen und im frontalen Durchmesser erbringt nicht immer Klarheit darüber, ob die pathologische Verschattung dem Herz- und Gefäßsystem angehört oder nicht. Der Versuch, durch Feststellung der Pulsation der Herzränder oder des Gefäßbogens etwa eine Abgrenzung gegenüber anderen Organen zu treffen, scheitert häufig deswegen, weil sich die Pulsation den benachbarten geschwollenen Drüsenpaketen z. B. mitteilt und eine Differenzierung der Bewegungen unmöglich macht. Umgekehrt pflegen auch große, thrombosierte Aneurysmensäcke keine stärkeren pulsatorischen Schwankungen oder Bewegungen zu zeigen, wenn sie etwas entfernt vom Aortenanfang liegen und eine Aorteninsuffizienz wesentlichen Ausmaßes (als Ursache starker pulsatorischer Schwankungen) fehlt. Wir werden jedoch versuchen, besonders durch Drehung des Patienten eine Abgrenzung der Verschattungen zu treffen. Im ersten schrägen Durchmesser können wir die Trachea mit der Bifurkation, die sich als luftheller Streifen mit der Gabelung im obersten Drittel des Holzknechtschen Raumes abbildet, überblicken. Unter pathologischen Verhältnissen, z. B. bei tumorartiger Schwellung der Bifurkationsdrüse oder der paratrachealen Drüsen, kann der Holzknechtsche Raum im obersten Drittel eine Verschattung zeigen. Aufschlußreicher ist oft noch eine Aufnahme im frontalen Strahlengang, da hierbei das Gefäßrohr in seinem ganzen Verlauf zur Darstellung kommt. Auch unterlasse man in solchen Fällen nie die Untersuchung des Oesophagus mittels Bariumkontrastbreies nicht nur für den Nachweis eines von diesem ausgehenden Tumors, sondern auch zur Feststellung der Beziehungen der Speiseröhre zu den benachbarten Organen. Eine Verschattung kann z. B. bei Stenose der Kardia (Carcinom oder sogenannter Kardiospasmus) mit Stagnation von Schleim und Speiseresten in der Speiseröhre vorgetäuscht sein.

Nicht selten werden wir darauf angewiesen sein, durch eine sorgfältige Untersuchung mit den Mitteln der Klinik die Diagnose zu fördern. Der Nachweis eines Primärtumors oder von Drüsenschwellungen in anderen Regionen, ein Milztumor, Veränderungen im Blutbild und Knochenmarksausstrich, endlich auch die Ausführung der Wa.R. erlauben es mit mehr oder minder großer Wahrscheinlichkeit, die gefundene Veränderung des Mittelschattens im Röntgenbild auf eine extrakardiale Ursache zu beziehen. Schließlich engt sich das Problem meist auf die differentialdiagnostische Frage ein: Aneurysma oder Mediastinaltumor im weitesten Sinne? Die positive Wa.R. entscheidet keineswegs immer für die Annahme eines Aneurysma. Auch ein Luetiker kann an einem der genannten Drüsenprozesse erkranken. Wir werden gelegentlich nicht umhin können, eine Probebestrahlung vorzunehmen, um ex juvantibus zu einer Diagnose zu gelangen. Dabei pflegen das Lymphosarkom und die Lymphogranulomatose ebenso wie die leukämischen Infiltrate verhältnismäßig gut und schnell zu reagieren. Carcinome (z. B. Bronchialcarcinome) und Carcinommetastasen reagieren selbst auf hohe Dosen meist gering, ebenso die histologisch gutartigen Tumoren, wie Fibrome und Nervengeschwülste (Neurofibrome und Sympathicoblastome) sowie verkalkte Strumen. Ein, meist auch nur palliativer Erfolg ist nur im Anfangsstadium des Carcinomes zu erwarten. Es muß also mit voller Tumordosis bestrahlt werden, sonst unterbleibt die Bestrahlung besser ganz. Die Entscheidung liegt in solchen Fällen nach Rücksprache mit dem Kliniker beim Röntgentherapeuten.

Sehr viel einfacher liegt die Differentialdiagnose bei einer anderen — hier nur der Vollständigkeit halber angeführten — Addition zum normalen Mittelschatten, wie sie bei der Kyphoskoliose vorkommt.

Der Schatten der gebogenen Wirbelsäule kommt rechts oder links neben dem Herzschatten zum Vorschein, er wird „randständig" und kann nun „Aortenherzen" (Rechtsskoliose) oder „Mitralherzen" (Linksskoliose) vortäuschen. Es genügt eine leichte Drehung solcher Patienten vor dem Röntgenschirm, um diesen Irrtum zu beheben. Die Gefahr einer Fehldiagnose ist deswegen besonders groß, weil auch bei solchen Skoliosen, die bei äußerer Betrachtung und Betastung des Thorax kaum in Erscheinung treten, der Wirbelsäulenschatten sich an den Rand des Herzschattens projizieren kann und dann verkannt wird.

Beurteilung der Herzgröße im Röntgenbild

Nach den ausführlichen Darlegungen in den vorangegangenen Kapiteln über die Beurteilung der Herzgröße im Röntgenbild können wir uns hier im speziellen Teil kürzer fassen. Denn es ist natürlich nicht möglich, für jede noch im Bereich der Norm befindliche Herzgröße ein Beispiel zu bringen. Wir werden uns bei der Betrachtung der Herzen stets vor Augen zu halten haben, daß die Veränderungen der Herzform im sagittalen Bild und auch in den schrägen Durchmessern meist weit wichtiger sind als die Varianten der Herzgröße und darauf unsere größte Aufmerksamkeit richten. Noch größere Zurückhaltung werden wir uns bei der Anstellung von Rückschlüssen aus der Herzgröße auf das funktionelle Verhalten des Herzens auferlegen, um uns vor Irrtümern, unsere Kranken jedoch vor unnötigen seelischen Belastungen zu bewahren, die oft weit schlimmer sind als ein für die Kreislauffunktion vielleicht ziemlich belangloser Klappenfehler. Das Heer der „Herzneurotiker" ist groß genug, als daß wir Ärzte es uns erlauben könnten, die Zahl der vermeintlich Herzkranken von uns aus durch unbegründete und unkritische Feststellungen und Diagnosen zu vermehren. Bevor nicht durch die Zuhilfenahme aller klinischen Methoden und der verschiedenen Herzfunktionsprüfungen, die aus dem Röntgenbild vermutete Annahme einer Herzinsuffizienz gesichert ist, verschone man den zu Untersuchenden mit Feststellungen über ein „zu kleines" oder „zu großes Herz". Und selbst wenn unsere Diagnose sich bestätigen sollte, so ist es meist untunlich, den Kranken mit Schlagworten zu bedrücken oder zu ängstigen, anders etwa als bei einem Offentuberkulösen, dem nicht dringend genug vorgehalten werden kann, daß er als Bacillenstreuer ein wandelnder Seuchenherd ist, wenn es sich um einen leichtfertigen oder nachlässigen Charakter handelt.

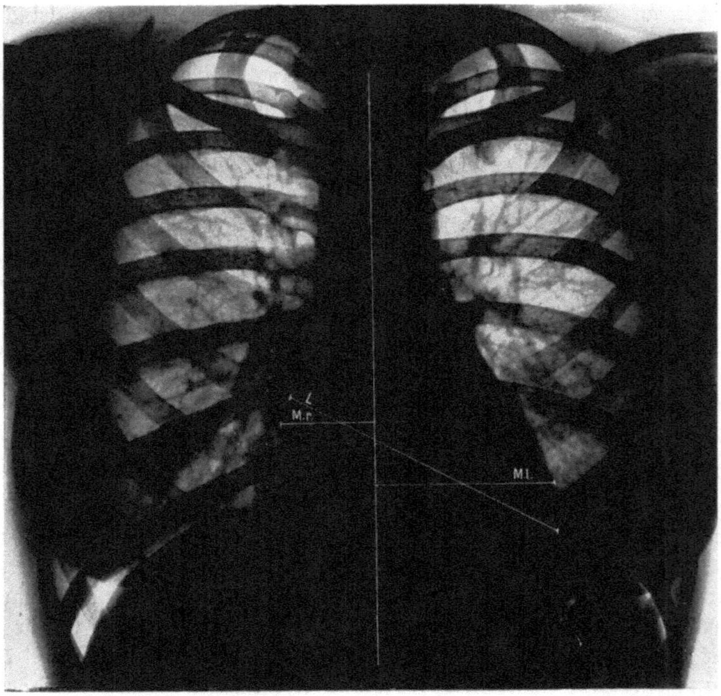

Abb. 125. L. K. Normales Herz

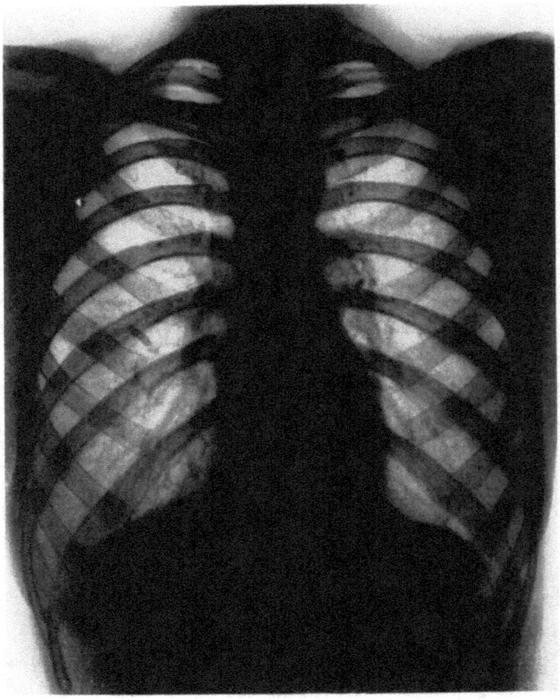

Abb. 126. Frl. K. „Kleines“, funktionell einwandfreies Herz

In der **Abb. 125 (L. K.)** sehen wir den Film eines „normal“ großen Herzens, und zwar im Abstand von 2 Metern aufgenommen. Er soll uns noch einmal den Eindruck der Herzsilhouette vermitteln, die tatsächlich einem Flaschenkürbis gleicht. Wir erkennen die Vorwölbung des rechten Herzrandes über die Wirbelsäule, die Verschmälerung des Oberteiles, der von der Aorta ascendens und descendens in optischer Deckung gebildet wird, die Einschnürung der Herztaille links und die scharf begrenzte und bogige Vorwölbung des linken Ventrikels. Der Winkel zwischen linkem unteren Herzrand und Zwerchfell links ist bei manchen Herzfilmen durch eine homogene Verschattung ausgefüllt, die nicht ganz die Intensität des Herzschattens zeigt. Es handelt sich um die Darstellung des sogenannten „Fettbürzels“, einer belanglosen extraperikardialen Fettanhäufung in dieser Gegend.

Die übergelegte Zeichnung soll die Methode der Herzmessung demonstrieren, die wir in dem Kapitel über die Orthodiagraphie besprochen haben.

Die **Abb. 126 (Frl. K.)** mag nur ein Beispiel für die oft ausgesprochene Warnung sein, aus der „Kleinheit“ eines Herzens auf funktionelle Minderwertigkeit desselben zu schließen.

Sie stammt von einer 32jährigen Kindergärtnerin, die wegen eines Gallenblasenleidens in die Klinik aufgenommen wurde. Bei der Röntgenuntersuchung des Abdomens, die natürlich mit einer Durchleuchtung des Thorax begonnen wurde, wurde zufällig diese abnorme Kleinheit des Herzens entdeckt. Irgendwelche Beschwerden von seiten des Herzens hatte die Patientin nicht. Die Vorgeschichte war in dieser Hinsicht völlig unverdächtig. Das Elektrokardiogramm war „normal“.

Hier hängt das Herz in der Mitte des Thoraxraumes. Es berührt die Zwerchfellkuppel nur in einer sehr schmalen Fläche. Infolge der schlanken Form dieses Herzschattens tritt auch der linke Hilus stark hervor. Das Herz ist nicht groß genug, um ihn zu decken. Als Zufallsgebilde sehen wir den optischen Querschnitt eines Bronchus in ihm. Ebenso tritt die Ausstrahlung des Hilus in beide Unterfelder mit besonderer Deutlichkeit hervor. Sonst enthält dieses Bild nichts Bemerkenswertes.

Die Herzform im Röntgenbild

In den folgenden Abbildungen wollen wir eine Reihe von Herzformen einander gegenüberstellen, die wir dadurch noch eindrucksvoller und überzeugender zu gestalten uns bemüht haben, daß wir die markanten Unterschiedlichkeiten durch die Überdeckung mit einer schematischen Zeichnung hervorgehoben haben.

So sehen wir in der **Abb. 127** noch einmal ein „normales“ Herz vor uns, das rechts durch zwei, links durch vier mehr oder minder ausgeprägte Bögen begrenzt wird. Was diesen Vorwölbungen nun anatomisch zugrunde liegt, erfahren wir aus einem Querschnitt durch das Herz im horizontalen Durchmesser, etwa in Höhe des Ansatzes der Aorta. Dieser würde uns zeigen, daß das, was wir vom Herzen auf den Röntgenfilm projiziert sehen, fast ausschließlich dem rechten Herzen angehört. Es ruht der Länge nach auf dem Zwerchfell, so daß die rechte Vorkammer rechts unten vorn, die rechte Kammer links unten vorn liegen. Der untere Bogen der rechten Herzbegrenzung im Röntgenbild entspricht nun auch der äußeren Wand des rechten Vorhofes, nicht aber der entsprechende linke Bogen der rechten Kammer. Vielmehr reicht der rechte Ventrikel nicht ganz nach links herüber, sondern wird von hinten in einem schmalen Streifen überragt durch die linke Kammer. Diese also bildet den untersten, linken Bogen. Die linke Kammer ist links unten „randständig“. Ganz ähnlichen Projektionsverhältnissen begegnen wir im oberen Abschnitt des Mittelschattens, wenigstens auf dessen rechter Seite. Hier bildet die Aorta ascendens die Hauptmasse des schattengebenden Mediums. Doch schiebt sich nach rechts außen ein wenig die Vena cava superior hervor, so daß diese „randständig“ den oberen Bogen der rechten Herzbegrenzung bildet. Dieser stößt an den Schatten der Brustwirbelsäule, verliert sich in diesem, um dann links von ihm sich in den obersten Bogen der linken Herzbegrenzung fortzusetzen, dem Aortenbogen. Er liegt schräg-sagittal in der Brust, wird also verkürzt projiziert und erlaubt je nach dem Grad der Schräge eine Abbildung auch der absteigenden Aorta. Man sieht dann, besonders bei luischen „Aortenherzen“ den grauen Streifen der Deszendenz dem tiefschwarzen des Herzens und der Aorta ascendens anliegen. An diesen Aortenbogen soll sich nun ein kleinerer anschließen, der Pulmonalbogen. Der dann folgende, also von oben gerechnet dritte

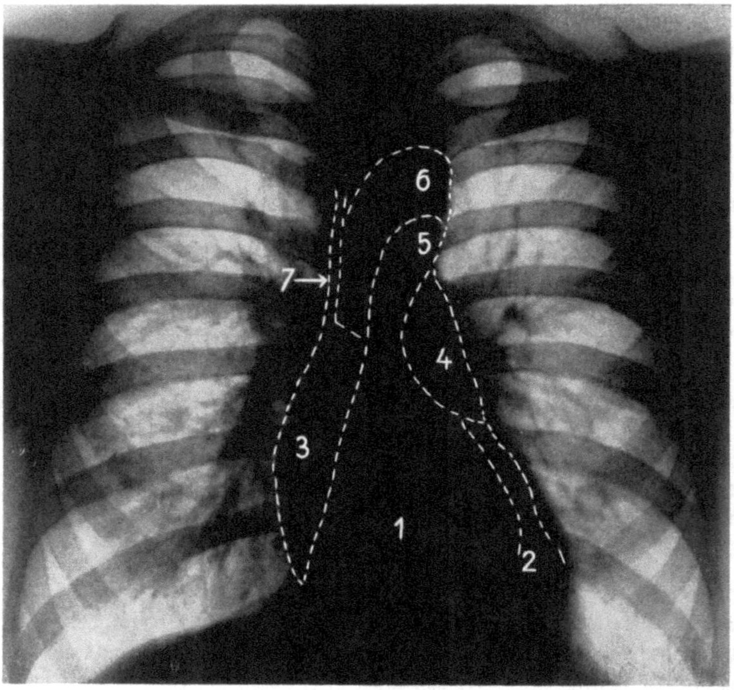

Abb. 127. K. H. „Normales“ Herz. (Stark schematisierte topographische Skizze.) 1. Rechte Kammer. 2. Linke Kammer in einem schmalen Bezirk von hinten herauskommend. Sie ist hier im untersten 4. Bogen der linken Herzkontur „randständig“. 3. Rechte Vorkammer, bildet den untersten Bogen der rechten Herzkontur. 4. Linke Vorkammer, bzw. linkes Herzohr, wie die linke Kammer in einem schmalen Bezirk von hinten herauskommend. Bildet den 3. Bogen der linken Herzkontur. 5. Pulmonalis mit dem 2. Bogen der linken Herzkontur. 6. Aorta und Aortenbogen. 7. Vena cava superior (rechts oben randständig)

Bogen, entspricht der linken Vorkammer, die hier, ebenfalls von hinten übergreifend, randständig ist. Aus dieser topographischen Skizze entnehmen wir also, daß wir eher von einem vorderen (rechten) Herzen und einem hinteren (linken) sprechen müßten. Die Unterscheidung in ein rechtes und linkes Herz hat nur insofern ihre Berechtigung, als der Spitzenstoß von der hier in einem kleinen Bezirk von hinten umgreifenden linken Kammer herrührt und auch im Röntgenbild die linke Begrenzung des Herzschattens tatsächlich von einem, aber nur schmalen Saum des linken Herzens gebildet wird. Für die Beurteilung krankhafter Abweichungen von dieser normalen Konfiguration ist es sehr wichtig, zu wissen, daß das Herz nicht rechts-links, sondern in Wahrheit vielmehr vorn-hinten unterteilt ist.

Die klassischen Abweichungen von diesem Normaltyp sind im wesentlichen durch zwei Typen gegeben: Das Mitral- oder Dreiecksherz und das Aorten- oder Entenherz.

In der **Abb. 128** sehen wir die typische Form eines Mitralherzens, entstanden aus der normalen durch Ausfüllung desjenigen Raumes, der bei einer geradlinigen Verbindung zwischen Aortenbogen und Herzspitze zum Herzen hin übrigbleibt. Gegen diese Linie wächst das Herz durch Vortreibung des linken Vorhofbogens. Es verstreicht dadurch die Enge, welche normalerweise den schlanken Oberteil des Mittelschattens vom breiteren Unterteil absetzt:

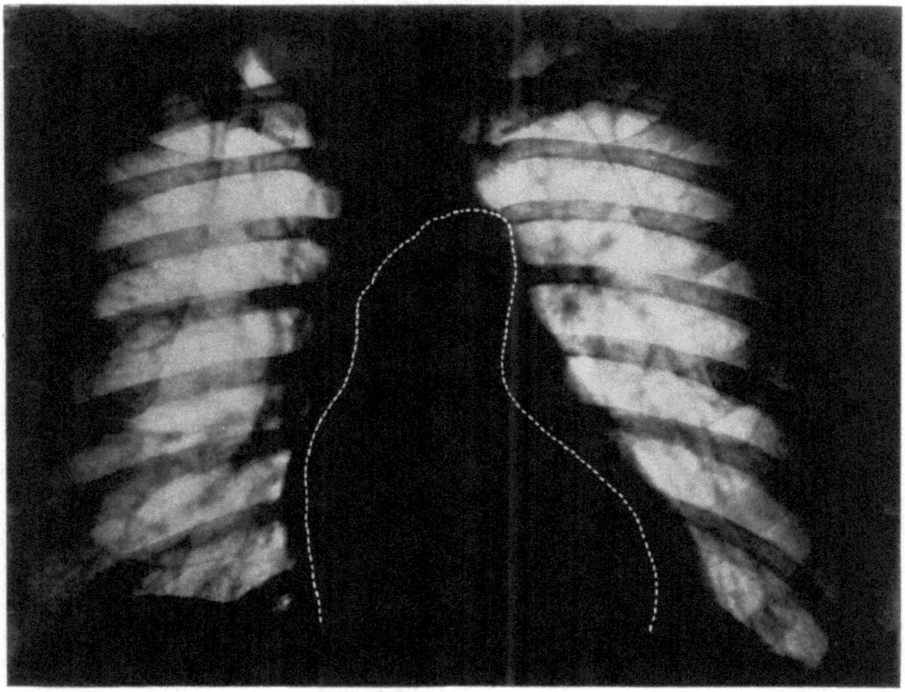

Abb. 128. G. B. Mitralherz
Die gestrichelte Linie soll das diesem Thorax eigentlich entsprechende „normale" Herz skizzieren. Wir sehen, daß hieraus die mitrale Konfiguration durch eine Vortreibung nach links, besonders in der Gegend der Herztaille entstanden ist. Das linke Herz wird dadurch geradlinig begrenzt. In diesem Falle ist auch eine Verbreiterung nach rechts eingetreten, die aber nicht obligatorisch zum Mitralherzen im Röntgenbild gehört

Die „Herztaille" verschwindet. Der Herzschatten wird jetzt vielmehr von einer unförmigen, nicht mehr unterteilten Masse geworfen. In Fällen extremer Ausweitung der linken Vorkammer bleibt es nicht bei der Erreichung einer Geraden an Stelle der Konkavität der linken Herzbegrenzung. Es geht dann im Bogen nach außen über diese Linie und kommt so zur konvexen linken Herzbegrenzung. Aus dem Dreieck wird dann eher eine Bischofsmütze, ein Vergleich, der um so mehr zutrifft, als in diesem Stadium auch das rechte Herz röntgenologisch wahrnehmbar dilatiert ist. In der folgenden Besprechung der Mitralkonfiguration des Herzschattens sollen Bilder dieser Art und andere Beispiele der großen Variationsmöglichkeit eines „Mitralherzens" gegeben werden.

Die **Abb. 129 (H. S.)** des Aortenherzens ist demgegenüber nur eine Vergröberung der normalen Herzkonfiguration, dessen Elemente sich alle darin wiederfinden, nur sozusagen karikiert. Auch beim normalen, besonders jugendlichen, muskelstarken Herzen springt der linke unterste Herzbogen besonders kräftig hervor. Beim Aortenherzen ist dieser Bogen nun vielfach ganz besonders ausgeprägt und auch nach oben gehoben. Auch beim normalen Herzen ist der Oberteil gebogen. Durch die Biegung kommt ja die Herztaille zustande. Das Aortenherz übertreibt die Biegung. Es ist so, als ob die Aorta keinen Platz mehr im Brustkorb hätte und sich bücken müßte, um nicht oben anzustoßen. In der Tat besteht auch bei den meisten

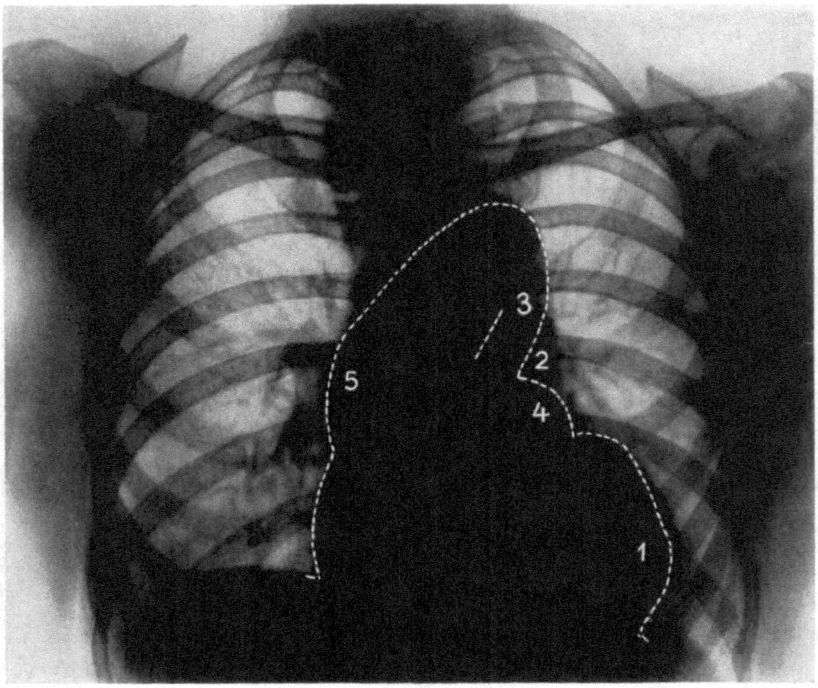

Abb. 129. H. S. Aortenherz

1. Stark vorgewölbter und auch ein wenig gehobener linker Kammerbogen. 2. Linker Hilus. 3. Aorta descendens. 4. Linker Vorhofbogen. 5. Aorta ascendens, die hier an Stelle der V. cav. superior randständig ist.

Aortenherzen eine Streckung des Bogens, der sich durch eine drehende Bewegung Platz schafft. Dadurch wird die Aorta ascendens randständig, d. h. die rechte obere Herzbegrenzung pulsiert jetzt auffällig stark vor dem Schirm, da sich die Aorta ascendens über die Vena cava superior, diese deckend, geschoben hat. Ferner wölbt sich der Aortenbogen links übertreibend so weit vor, daß aus diesem der „Aortenknopf“ entsteht und die absteigende Aorta bildet sich links neben der Aorta ascendens als grauer Schatten ab.

Beide hier besprochenen anormalen Herztypen stellen Extreme dar, die durch eine Stufenleiter von Variationen ausgefüllt werden können.

G. Diagnose und Differentialdiagnose des Mitralherzens

Ein links geradlinig begrenzter Herzschatten, der die Unterteilung der Bögen vermissen läßt, dem die „Taille“ fehlt, der sogar größer erscheint als er „normalerweise“ sein dürfte, bedeutet für den Untersucher nur einen unter den vielen anderen gleichberechtigten Befunden, deren Gesamtheit erst die Beurteilung eines solchen Herzens, also eine Diagnose erlauben. Das Mitralherz ist keineswegs gleichbedeutend mit einem Mitralfehler.

So finden wir die Mitralkonfiguration recht häufig beim jugendlichen Menschen. Sie ist besonders die physiologische Variante des weiblichen Pubertätsherzens im Röntgenbild, ohne daß hieraus auf einen Mitralfehler geschlossen werden darf. Auch wird aus dem röntgenologischen Mitralherzen der klinische Mitralfehler keineswegs allein durch den Befund eines systolischen Geräusches bei der Auskultation. Eine solche Kombination ist um so weniger gestattet, als im jugendlichen Alter Geräusche fast ebenso häufig sind wie „mitralkonfigurierte“ Herzen im Röntgenbild.

Die Abgrenzung dieser „funktionellen“ Herzgeräusche vom Vitium hat gerade für den Jugendlichen eine besondere Bedeutung deshalb, weil die körperliche Weiterentwicklung und Ausbildung häufig von der Entscheidung dieser Frage abhängig zu machen ist. Dabei kennen wir ja die Schwere der Verantwortung aus solchen Sprechstundenfällen, die uns sagen müssen, daß hier der Kranke seine Minderwertigkeitsgefühle und seine misanthrope Lebensauffassung der in der Jugend gestellten Fehldiagnose eines Mitralfehlers zu verdanken hat, die zu einem Verbot turnerischer und sportlicher Betätigung geführt hatte.

Auf den Weg zu einer richtigen Diagnose leitet:

1. Die genaue Erhebung der Anamnese, wobei die Beantwortung der Frage nach vorangegangenen Infektionskrankheiten wie Polyarthritis rheumatica, Scharlach, Diphtherie, auch Chorea minor, besonders aber gehäufte Anginen und nach dem ersten Auftreten des Geräusches ebenso wichtig ist, wie die Frage nach dem Befinden und den Klagen des Patienten selbst. So könnte, um ein Beispiel zu nennen, die Diagnose einer früher überstandenen Endokarditis dadurch zustande kommen, daß die Mutter diese Bezeichnung bei irgendeiner Anginaperiode ihres Kindes von einem überängstlichen Arzt gehört hatte. Dieser hatte sich gar nicht erst vergewissert, ob das bei seiner Untersuchung hörbare Geräusch nicht schon früher festgestellt worden sei, ob es sich nicht durch den Film erklären lasse und ob denn die Klagen des Patienten die Diagnose einer Endokarditis rechtfertigen. Bei aller Anerkennung der Vielgestaltigkeit im Krankheitsbild gerade der Endokarditis sollten sich doch die Kranken an die Symptome der auslösenden Infektionskrankheit, besonders an die Anzeigen einer Herzerkrankung wie stärkeres Herzklopfen, Druck und Herzstiche bei geringer Bewegung, Atemnot und Angstzustände erinnern können, ehe es erlaubt wäre, die damalige Erkrankung als Ursache des jetzt nach Jahren hörbaren Geräusches, mithin dieses als Symptom eines echten Vitium anzusprechen. Bestehen die Symptome weiter, nach Abheilung der auslösenden Infektionskrankheit, gibt der Patient an, seit dieser Zeit mehr oder minder dauernd unter Herzbeschwerden gelitten zu haben, so ist diese Angabe im Sinne des echten Klappenfehlers zu verwerten, doch hat das umgekehrte Verhalten eine Beweiskraft nicht: Symptomfreiheit bedeutet nicht, daß das Mitralherz oder das Mitralgeräusch nun funktioneller Natur sein müsse. Es gibt — allerdings ist das nicht die Regel — Träger echter Klappenfehler, bei denen die Kompensation auch subjektiv soweit besteht, daß das Herz wie das eines Normalen vollkommen unbemerkt arbeitet.

2. Die genaue Beobachtung der Herztöne in täglichen, am besten mehrfach täglichen Kontrollen. Es würde den Rahmen dieses Buches überschreiten, wenn hier die Differentialdiagnose der „funktionellen“ und „organischen“ Mitralgeräusche erörtert würde. Nur darauf sei hingewiesen, daß für die Diagnose eines echten Herzfehlers die Konstanz des Geräusches und dessen Verstärkung durch Arbeit besonders wichtige Voraussetzungen sind.

3. Die genaue Analyse des Herzens im Röntgenbild. In der Einleitung zu diesen Folgen haben wir zwar bereits darauf hingewiesen, daß das Resultat einer genauen Ausmessung der Herzfläche z. B. für sich allein diagnostisch wertlos ist. Findet sich aber eine „Herzvergrößerung“ vereint mit der Mitralkonfiguration und einem deutlichen Geräusch, so gewinnt die Annahme eines erworbenen Klappenfehlers an Wahrscheinlichkeit. Besonders dann, wenn die „Mitralkonfiguration“ im Röntgenbild Eigenheiten aufweist, die schon außerhalb der indifferenten mitralen Varianten des normalen Röntgenbildes liegen.

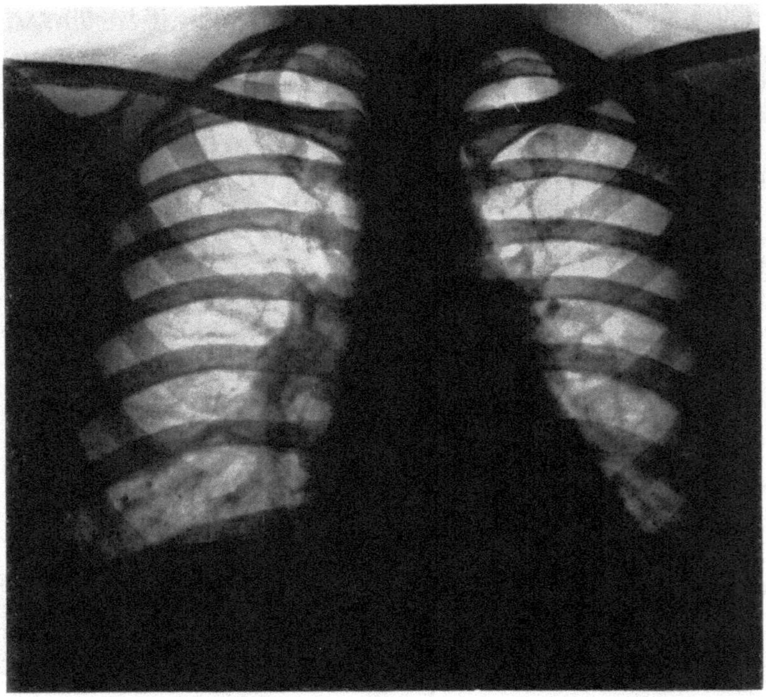

Abb. 130. H. L. „Mitralkonfiguration“ des Herzens als belanglose konstitutionelle Variante bei einem jungen Mädchen

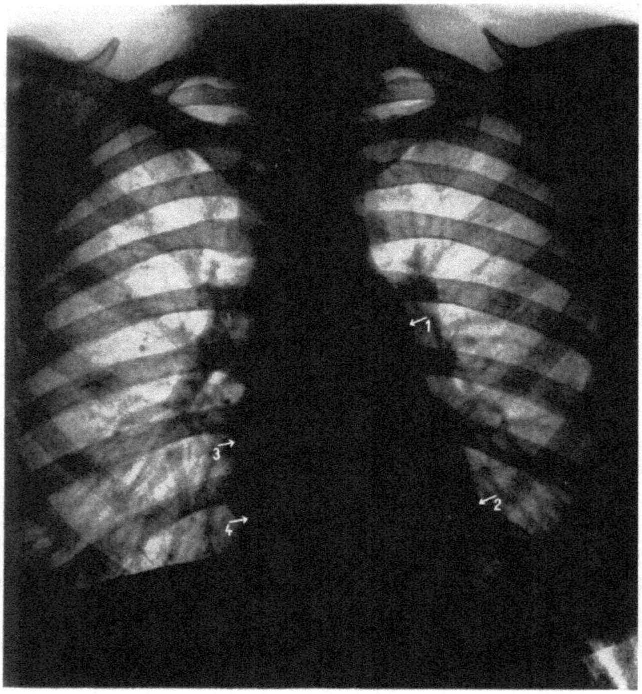

Abb. 131. G. H.
Mitralstenose

1. Vorgewölbter linker Pulmonalis- und Vorhofbogen. 2. Nichterweiterter linker Kammerbogen. 3. Erweiterter, nach hinten umfassender und rechts randständig werdender linker Vorhof. 4. Rechter Vorhof

Die nebenstehenden Bilder geben solche Eigenheiten wieder.

Abb. 130 (H. L.) zeigt den Thorax einer 19jährigen Stenotypistin mit völlig belangloser Vorgeschichte. Sie hat keinerlei Infektionskrankheiten durchgemacht. Es fehlen sogar die Frühjahrs- und Herbstkatarrhe. Die Allgemeinuntersuchung ergab nichts Krankhaftes. Die Herztöne sind rein. Es bestehen keinerlei Beschwerden. Die Aufnahme wurde bei einer Reihenuntersuchung auf Lungentuberkulose angefertigt. Sie zeigt ein normal großes Herz. Die Herztaille ist verstrichen. Der zweite und dritte Bogen (Pulmonalis und linkes Herzohr) wölben sich vor. Das Herz wird dadurch links geradlinig begrenzt. Allerdings springt der erste Bogen, der „Aortenknopf", noch verhältnismäßig stark vor, stärker als es die nachfolgenden Bilder echter Mitralfehler zeigen, aber doch ist das Herz „mitralkonfiguriert", keineswegs aber mit einem Mitralfehler behaftet. Hiergegen spricht der Ausfall aller anderen Untersuchungen, auch die Abwesenheit einer Vergrößerung im Röntgenbild.

Abb. 131 (G. H.) ähnelt dem ersten Bild zunächst sehr. Wir erwarten eine ähnliche klinische Auswirkung. Das Herz ist mitralkonfiguriert, aber nicht nur nicht vergrößert, sondern sogar klein. Trotzdem handelt es sich um einen echten Mitralfehler und zwar um eine Mitralstenose. Die hier sichtbare Mitralkonfiguration unterscheidet sich bei näherer Betrachtung doch nicht unerheblich von der Abb. 130. Das linke Herz ist nicht nur geradlinig begrenzt, sondern es springt der zweite (und dritte) Bogen über die geradlinige Begrenzung heraus. Der Aortenbogen ist so gut wie verschwunden. Dagegen ist das rechte Herz atypisch doppelbogig begrenzt. Es überschneiden sich hier an Stelle der einheitlichen Kontur des rechten Vorhofbogens zwei Bögen, von denen der obere meist schattendichter ist als der untere. Die Erklärung für diese Abweichungen vom Normalen ergibt sich aus der anatomischen Veränderung im Herzaufbau, bedingt durch diesen Herzfehler.

Der unmittelbar vor dem Hindernis, der verengten Mitralklappe, gelegene Herzabschnitt, der linke Vorhof, muß sich erweitern, da er sich nie vollständig entleeren kann, trotzdem er aber die normal große Blutmenge aus dem kleinen Kreislauf durch die Arbeit der rechten Kammer erhält. Diese Dilatation des linken Vorhofes ist an der Vorwölbung am linken Herzrand der Mitralstenose im Röntgenbild mitbeteiligt. In der Hauptsache geschieht diese Vorwölbung links durch die erweiterte und nach links außen gerückte Pulmonalis. Als mittelbare Folge des Hindernisses in der Mitralis kommt es nämlich kompensatorisch zu einer Hypertrophie und Dilatation des rechten Ventrikels und der hieraus entspringenden Pulmonalis. Da die rechte Kammer in ganzer Ausdehnung nach vorn liegt, so ist diese Dilatation bei sagittalem Strahlengang nicht sichtbar, bewirkt aber hier durch Hebung und Linksdrehung die stärkere Vorbuchtung des Pulmonalbogens. Ein breiter Hilus und eine bis zur Peripherie zu verfolgende, sehr deutliche Lungenzeichnung kennzeichnet weiterhin die Stauung im kleinen Kreislauf.

An der stärkeren Vorwölbung der rechten Herzkontur ist die rechte Kammer nicht beteiligt, auch nicht einmal der rechte Vorhof in wesentlichem Umfang, solange der rechte Ventrikel einigermaßen kompensiert ist und keine stärkere Dilatation des rechten Vorhofes eingetreten ist. Vielmehr sehen wir hier den linken Vorhof, dessen Wölbung nach hinten zeigt und normalerweise an der linken Herzkontur nur ein wenig hervorkommt, nun auch von hinten vorlangend, am rechten Herzen randständig werden. Das ist die Bedeutung des oberen (intensiveren) Bogens am rechten unteren Herzrande der Abb. 131.

Im übrigen zeigte diese Kranke, eine 24jährige Kontoristin, die typischen Herzbefunde der Mitralstenose, auch den akzentuierten zweiten Pulmonalton. Ein Geräusch war dauernd hörbar, ist auch in früheren Jahren bereits festgestellt worden. Allerdings fehlten sichere Daten über vorangegangene Infektionskrankheiten als auslösende Ursache dieses Fehlers.

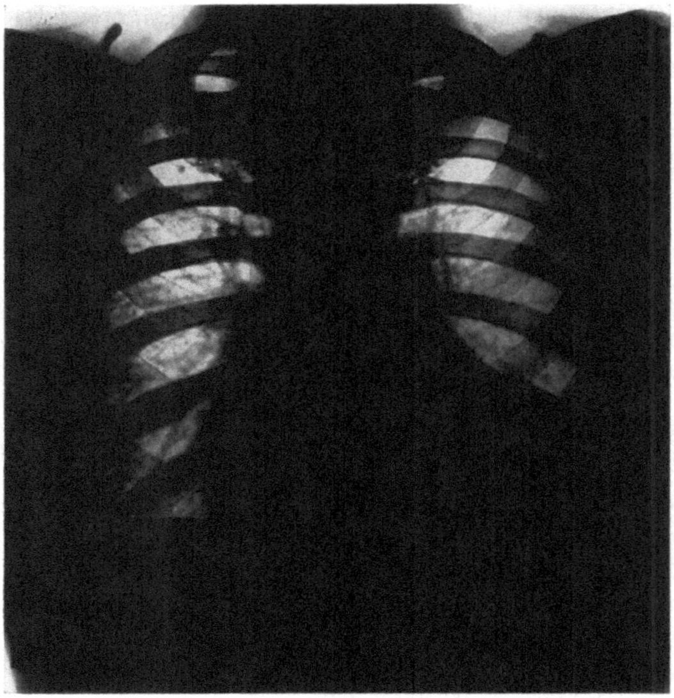

Abb. 132. M. S. Mitralstenose und -insuffizienz

Eine ähnliche Herzfigur, die den für die Mitralstenose geprägten Ausdruck der „stehenden Eiform" noch eindrucksvoller rechtfertigt, sahen wir bereits in der Abb. 105, wo wir die Differentialdiagnose der „miliaren" Lungenverschattungen besprachen. Durch eine Kontrollaufnahme im Laufe der Behandlung war es möglich, den Rückgang der durch eine Grippebronchopneumonie bedingten kleinfleckigen Verschattung, gegen die bleibende, durch die Lungenstauung bei einer Mitralstenose bedingt, abzugrenzen.

Solche, fast reinen Stenosen des linken venösen Ostiums (Mitralis) sind seltener als die Kombination der Stenose mit einer Insuffizienz. Hier liegt der Schwerpunkt der gestörten Kreislaufmechanik in der linken Kammer. Diese hypertrophiert und dilatiert. Das prägt sich auch im Röntgenbilde aus. Der Herzschatten ist nach links verbreitert. Bei der reinen Stenose fehlt dies. Man wird dort eher eine Verkleinerung der linken Kammer erwarten können, der ja zu wenig Blut zugeführt wird.

Abb. 132 (M. S.) zeigt das Röntgenbild eines solchen kombinierten Mitralvitiums: Das linkshypertrophierte Mitralherz. Auch hier geradlinige linke Begrenzung, gleichzeitig starke Verbreiterung nach links und nach rechts. Der linke Vorhof ist sicher stark erweitert. Allerdings gelingt es in diesem Beispiel nicht, diese Erweiterung des linken Vorhofes im Schatten des rechten Herzens deutlich zu erkennen. Das darf aber auch nicht bei jeder sagittalen Aufnahme eines Mitralherzens verlangt werden.

Sehr deutlich tritt diese aber wieder in **Abb. 133 (H. B.)** hervor. Hier sind rechts ohne jeden Zweifel deutlich zwei Konturen am rechten Herzen auszumachen, deren obere dem stark dilatierten linken Vorhof entspricht. Er ist auch links besonders deutlich sichtbar, sein

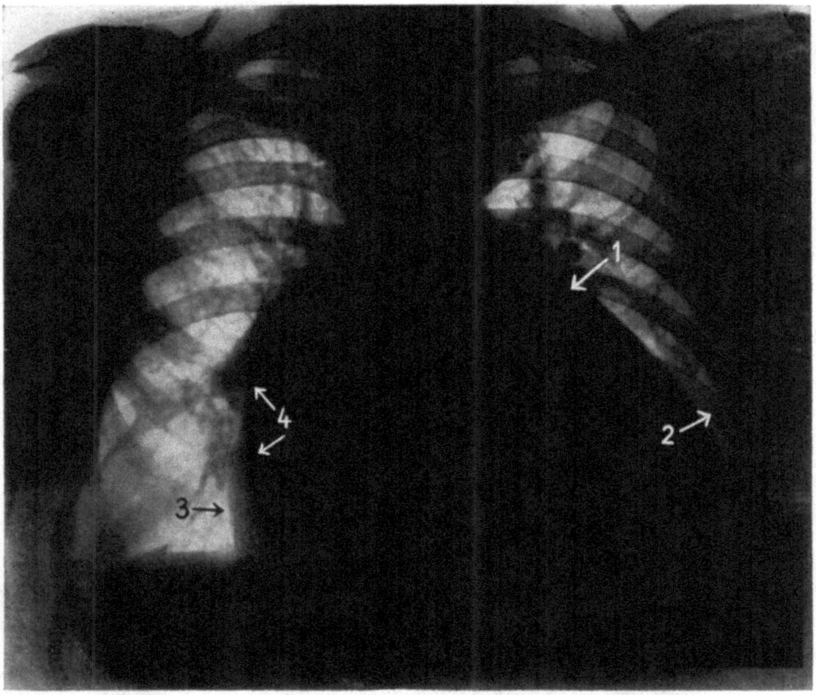

Abb. 133. H. B. Mitralstenose und -insuffizienz mit stärkster Dilatation
1. Stark vorgewölbter linker Pulmonalis- und Vorhofbogen. 2. Stärkstens ausladender linker Kammerbogen. 3. Erweiterter rechter Vorhof. 4. Erweiterter, nach hinten umfassender und rechts randständig werdender linker Vorhof

Bogen (und der der Pulmonalis) nicht nur vorgewölbt, sondern über die geradlinige linke Begrenzung hinweggetrieben. Mit derselben Mächtigkeit wölbt sich die linke Kammer vor. Die Herzspitze erreicht fast die linke Thoraxbegrenzung.

Hier ist natürlich kein Zweifel darüber, daß diese Mitralkonfiguration eines Herzens pathognomonisch ist. Hier erlaubt das Röntgenbild allein bereits die Diagnose einer Mitralinsuffizienz plus Stenose. Das gleiche darf man auch bei der Abb. 132 annehmen. Auch hier weist die starke Verbreiterung nach links darauf hin, daß das Herz krank ist. — Daß es sich um ein Mitralvitium handelt, ergibt allerdings nur die Kombination des Röntgenbildes mit den Ergebnissen der anderen Untersuchungen: Polyarthritis rheumatica in der Vorgeschichte, deutliches blasendes, systolisches Geräusch, Herzbeschwerden.

Auf beiden Bildern, sowohl der Abb. 132 wie auch der Abb. 133 tritt uns eine auf vielen Aufnahmen herzkranker Patienten dieser Art wahrnehmbare Veränderung des linken unteren Lungenfeldes entgegen — es ist getrübt, vielfach derart, daß das linke Zwerchfell nicht erkennbar ist. Wir haben bereits gelernt, solche Trübungen als Ausdruck eines beginnenden Ergusses in die Pleurahöhle zu deuten. Auch bei diesem Bilde werden wir diese Annahme zunächst vertreten müssen und im Hinblick auf das dilatierte und hypertrophierte Herz einen Stauungserguß diagnostizieren. Es ist aber immerhin ungewöhnlich, daß ein solcher Stauungserguß in der linken Pleurahöhle beginnt. Rechts ist er bedeutend häufiger. Vielmehr sehen wir bei Röntgenbildern dieser Art, mit stark nach links dilatiertem Herzen, auch Trübungen im linken Lungenunterfeld als Ausdruck einer isolierten Kompression der Lunge in diesem Teil durch das Herz. Eine andere Erklärung sieht diese Trübung bedingt durch die besonders lebhafte Aktion solcher Herzen, die dann, falls nicht die übliche Kurzbelichtung angewandt wurde, zu einer umschriebenen „Verwackelung" dieser Partie führen kann. Die Prüfung der Beweglichkeit des linken Zwerchfells vor dem Schirm, die Beobachtung, ob sich der Komplementärraum öffnet, schließlich auch das Ergebnis der Probepunktion, sichern die Diagnose.

Außer an das Mitralvitium lassen beide Abbildungen, auch die Abb. 132 bereits, an eine weitere Möglichkeit denken, die aus der Analyse des Röntgenbildes allein nicht zu beantworten ist. An den perikarditischen Erguß als Ursache solcher Dilatationen. Wir beschränken uns an dieser Stelle darauf, diese Möglichkeit zu erwähnen. In einem besonderen Kapitel soll diese Differentialdiagnose noch erörtert werden.

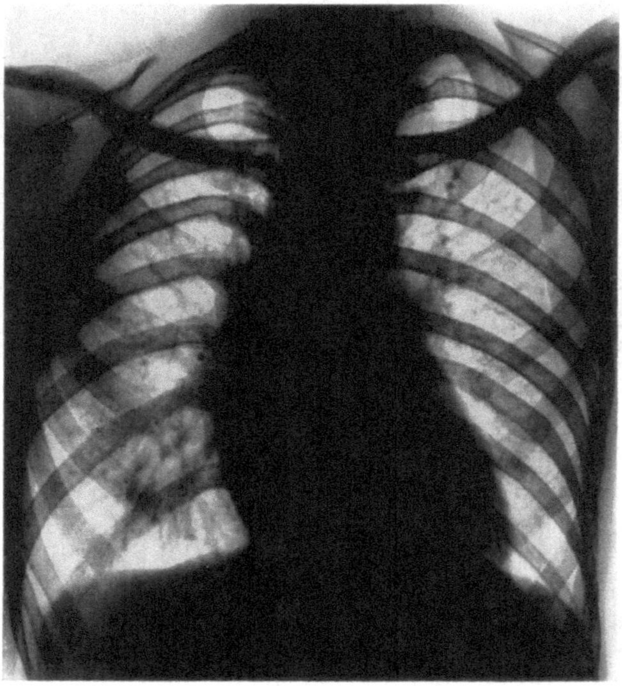

Abb. 134. M. J. Skolioseherz

In der **Abb. 134 (M. J.)** geben wir noch das Bild einer Pseudomitralkonfiguration des Herzschattens durch optische Deckung des Mittelschattens mit einer skoliotischen Wirbelsäule. Ein Bild dieser Art kann sehr wohl mit einem Mitralherzen verwechselt werden, und zwar könnten wir hier, da die Ausmessung des „Herzschattens" sicher größere Maße als „normal" ergeben würde, einen Herzfehler als Grundlage dieses Bildes annehmen. Der Geübte wird allerdings fragen, warum denn der rechte Anteil dieses Herzens in solch gleichmäßigem Bogen nach außen vorgewölbt ist. Vergleichen wir aber diese rechte Herzbegrenzung mit der Konfiguration des rechten Herzens etwa in den Abb. 132 und 133, den dilatierten Mitralherzen, so ist die Ähnlichkeit doch recht groß. Dem Geübten wird indessen auffallen — wir kennen dieses Erkennungszeichen einer Skoliose schon —, daß die Rippen an der der Konkavität der Skoliose zugewandten linken Seite konvergieren. Immerhin ist diese Konvergenz aber nicht sehr ausgesprochen. Auch die Betrachtung des Patienten nützt uns hier nicht viel. Wir werden immer wieder erstaunt sein, wie wenig sich röntgenologisch ganz deutliche Grade von Skoliose durch äußere Betrachtung des Patienten erkennen lassen. So ist es sehr wohl möglich, daß wir bei der Deutung dieses Bildes einmal irrtümlich ein Mitralherz annehmen. Sehr einfach ist diese, wie auch alle anderen Fehldiagnosen durch Addition des Wirbelsäulenschattens zum Herzschatten dadurch zu vermeiden, daß wir eben regelmäßig jeden Patienten auch durchleuchten. Hier genügt eine kleine Drehung vor dem Schirm, dann wandert der Wirbelsäulenschatten nach rechts, das Herz nach links und die richtige Diagnose ist ohne Schwierigkeiten möglich.

In den folgenden **Abb. 135 (A. T.)** und **Abb. 136 (B. S.)** wollen wir zwei Herzformen nebeneinanderstellen, die wieder den Grundtyp des Mitralherzens zeigen, mit verstrichener Herztaille links und mit Vorwölbung des rechten Herzrandes. Beiden Bildern ist jedoch eine Besonderheit gemeinsam, und zwar daß der zweite Bogen links, also der Bereich des Pulmonalbogens, recht auffällig hervortritt. Wir haben im allgemeinen Teil bereits darauf hingewiesen, daß die Beantwortung der Frage, ob diese Vorwölbung auf einer Erweiterung der Art. pulmonalis, bzw. des Conus arteriosus oder des linken Vorhofes, bzw. des linken Herzohres beruht, nicht immer leicht zu entscheiden ist. Sie ist aber wichtig, wenn wir versuchen, die Entscheidung zu treffen zwischen einem Pulmonalvitium (Pulmonalstenose z. B.) und einem Mitralvitium (insbesondere einer Mitralstenose). Bei beiden Herzfehlern liegt die Barriere in der Strombahn des Kreislaufes so, daß der rechte Ventrikel die Hauptarbeit, nämlich die Überwindung der Stenose, oder die Bewältigung der Blutfülle in den Lungen bei einer Stauung (Mitralvitium), zu leisten hat. Liegt die Pulmonalstenose nun so, daß der Conus arteriosus sich hinter der Enge findet (wie bei vielen angeborenen Pulmonalklappenstenosen), so wird eine stärkere Vorwölbung des zweiten Bogens nicht auftreten können, und in den typischen Fällen reiner, unkomplizierter Pulmonalstenosen unterscheidet sich die Herzform im sagittalen Bild kaum von der eines „normalen" Herzens, da die Dilatation und Hypertrophie des rechten Ventrikels bei der Lage desselben nach vorn zu nicht in Erscheinung tritt (eventuell kann er links in solchen Fällen einmal randbildend werden). Sobald die Stenose den Conus arteriosus in seinem Verlauf betrifft oder gar die Lungenarterienäste (Pulmonalsklerose), wird die Vorwölbung des Pulmonalbogens links deutlicher sein. Bei der Mitralstenose ist der linke Vorhof mit dem Herzohr unter Umständen stark erweitert und tritt dann links in der Herztaille an der Stelle des zweiten Bogens hervor.

Daß es sich bei den vorliegenden Bildern nicht um die einer reinen Pulmonalklappenstenose handelt, können wir schon daraus entnehmen, daß die Hilus- und Lungenzeichnung besonders in der Abb. 135 im Sinne einer Stauung vermehrt ist. Sie würde allenfalls bei einer Pulmonalarteriensklerose anzutreffen sein als Ausdruck einer prästenotischen Erweiterung der Gefäße. Dieses seltene Krankheitsbild zeichnet sich bekanntlich durch das Vorhandensein einer starken Cyanose ohne wesentliche Dyspnoe aus, im Gegensatz zu der Blausucht mit Dyspnoe bei der Pulmonalstenose (Morbus coeruleus) und den Mitralvitien, die meist auch eine mehr oder minder ausgesprochene Dyspnoe zeigen.

Aus der Vorgeschichte der Patientin der Abb. 135 hören wir, daß es sich um eine 69 Jahre alte Frau handelt, die mit dekompensiertem Kreislauf in die Klinik kam. Die starke Venenfüllung am Halse erweckte den Eindruck einer Einflußstauung und führte zur klinischen Vermutungsdiagnose einer Concretio pericardii, eines Panzerherzens. Der Exitus erfolgte bald und bei der Sektion fand sich eine reine Mitralstenose auf der Basis einer alten Endokarditis. Im stark erweiterten linken Herzohr fand sich ein großer Thrombus. Außerdem war eine mittelhochgradige Aortenstenose vorhanden. Die Pulmonalis war frei. Stauungslungen und Stauungsorgane.

Im Falle der Abb. 136 handelt es sich um einen 28jährigen Kontoristen, der schon wiederholt wegen seines Herzleidens im Krankenhause war. Mit dem 12. Lebensjahre wurde bereits ein Herzfehler festgestellt. Er kam jetzt wegen erneuter Dekompensation und Bluthusten, sowie fieberhafter Erscheinungen wieder in die Klinik.

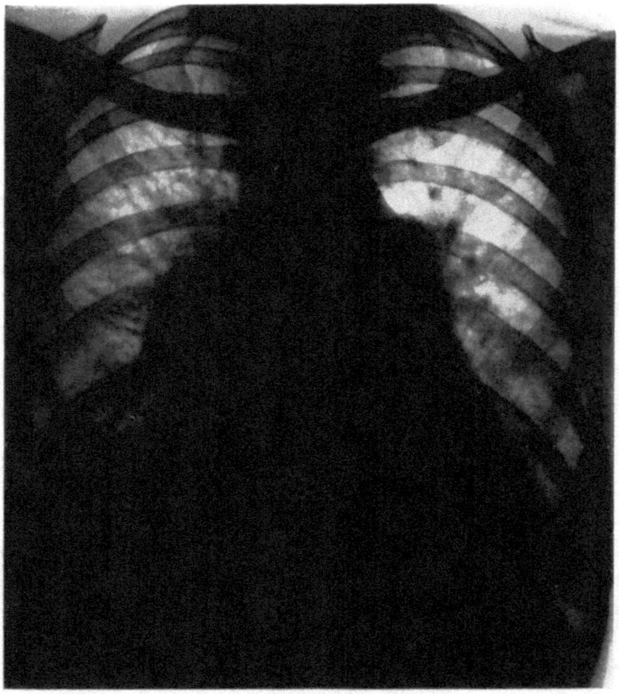

Abb. 135. A. T. Mitralstenose

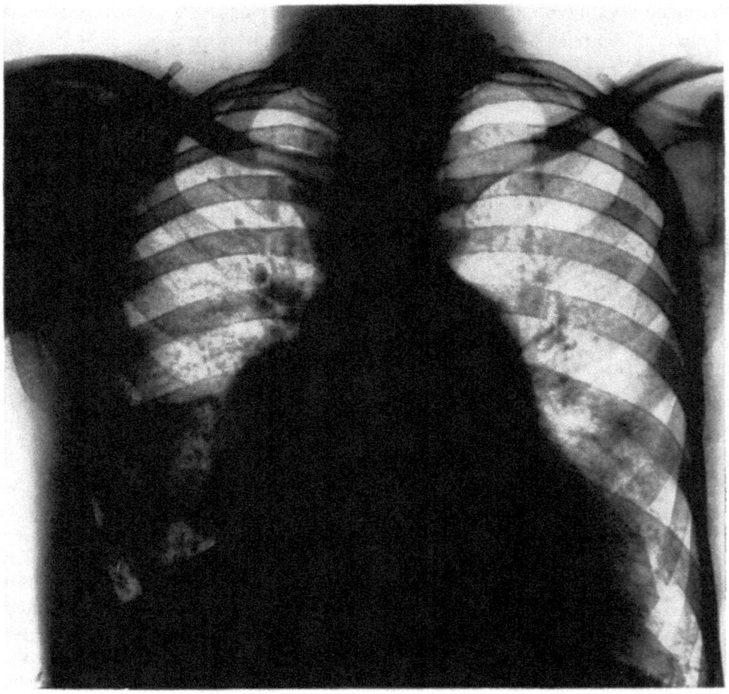

Abb. 136. B. S. Pulmonalthrombose

Außer der bereits geschilderten Veränderung der Herzsilhouette sehen wir im rechten Unterfeld einen keilförmigen Infiltrationsbezirk mit der Spitze zum Hilus gerichtet, und eine weitere Lungenverdichtung versteckt neben dem linken unteren Herzrande. Wir haben schon gelernt, diese keilförmigen Infiltrate, zumal bei einem nachweisbaren Vitium cordis, als Infarkte zu deuten.

Bei der Autopsie fand sich eine ältere narbige Stenose der Mitralis, die jedoch nicht sehr hochgradig war. Der linke Ventrikel war etwas erweitert, ebenso der linke Vorhof. Besonders auffallend war jedoch die hochgradige Dilatation und Hypertrophie des rechten Ventrikels und die Erweiterung des rechten Vorhofes mit relativer Tricuspidalinsuffizienz. Als Ursache fand sich eine hochgradige, ebenfalls ältere, organisierte Thrombose des Hauptastes der rechten Pulmonalarterie, die auf die Entwicklung der Hypertrophie und Dilatation des rechten Ventrikels zweifellos einen erheblichen Einfluß ausgeübt hat, da die Stenose an der Mitralis nicht so hochgradig war, um die Erscheinungen von seiten des rechten Herzens zu erklären. Auch ist die Lungenstauung nicht so auffallend wie im Falle der Abb. 135. Die Pulmonalthrombose hat in dem von dem befallenen Gefäß versorgten Gebiet ja geradezu eine Drosselung der Blutzufuhr zu der rechten Lunge bewirkt, so wie sie bei der Pulmonalklappenstenose sich auf beide Lungen auswirkt. Die beschriebenen Lungeninfiltrate erwiesen sich als eitrig erweichte, hämorrhagische Infarkte aus Thromben des rechten Herzohres und der Venen.

Wir sind also in diesem Falle berechtigt, die Vorwölbung links als Ausdruck einer Erweiterung der Art. pulmonalis auf Grund der Pulmonalthrombose zu deuten, eine Mitbeteiligung des linken Vorhofes ist indessen nicht ganz sicher auszuschließen.

Unsere Befunde in diesen beiden Fällen zeigen schon, welche komplizierten Vorgänge den einzelnen, äußerlich ähnlichen Röntgenbildern zugrunde liegen können. Sowohl bei den angeborenen Vitien, wie auch bei den erworbenen, ist die reine Form der Klappenerkrankung durchaus nicht die Regel. Durch die Kombination einer Insuffizienz mit einer Stenose oder durch die Beteiligung anderer Klappen oder das Vorliegen weiterer Mißbildungen (Vorhof- oder Kammerseptumdefekt, offener Ductus Botalli usw., besonders auch bei angeborener Pulmonalstenose) entstehen Änderungen der Kreislaufdynamik, die ihren Einfluß auf die Herzform ausüben. Wir werden versuchen, durch die Kombination von klinischen und röntgenologischen Methoden den für die Kreislaufstörung ursächlichen und wesentlichen „Fehler" herauszuarbeiten, um danach die Indikationen unserer Therapie (Aderlaß, Digitalis- oder Strophantinbehandlung usw.) einzurichten, die bei den einzelnen Vitien bemerkenswerte Unterschiede aufweisen können.

Um nur einige Beispiele hervorzuheben, sei an dieser Stelle daran erinnert, daß viele Kranke mit einer reinen Pulmonalstenose schlecht auf Aderlässe reagieren, die bei Kranken mit Mitralvitien z. B. große Erleichterung bringen können. Viele Mitralstenosen reagieren schlecht auf größere Digitalisdosen, die bei der Mitralinsuffizienz nicht entbehrt werden können. Bei den Aortenvitien, zumal der Aorteninsuffizienz, ist die intravenöse Strophantinbehandlung oft wirkungsvoller als die perorale Digitalisbehandlung usw.

An den Schluß dieses Kapitels soll noch die **Abb. 137 (H. D.)** gestellt werden, die von einem 3 Wochen alten Säugling stammt. Wenn wir dem kindlichen Herzen auch einen größeren Raum im Thorax zubilligen als dem Herzen des Erwachsenen, so besteht hier doch zweifellos ein Mißverhältnis zwischen der Größe des Herzschattens und der Thoraxfigur. Ähnliche Dimensionen und Formen sahen wir in der Abb. 133, die uns das dilatierte und hypertrophierte Mitralherz eines Erwachsenen zeigte.

Aus der Vorgeschichte hören wir, daß das Kind bei der Geburt 2,5 kg gewogen hat und sich normal entwickelte. Am Morgen des Aufnahmetages schrie es viel und sah angeblich blaß aus. Bei der Aufnahme war es jedoch cyanotisch und atmete beschleunigt. Über den Lungen waren vereinzelte Rasselgeräusche zu hören. Ein auskultatorischer Herzbefund war nicht zu erheben. Höheres Fieber bestand nicht. Nach anfänglicher Erholung, bei bleibender Cyanose, trat schließlich doch wieder Verfall ein und das Kind kam nach 4 Wochen ad exitum.

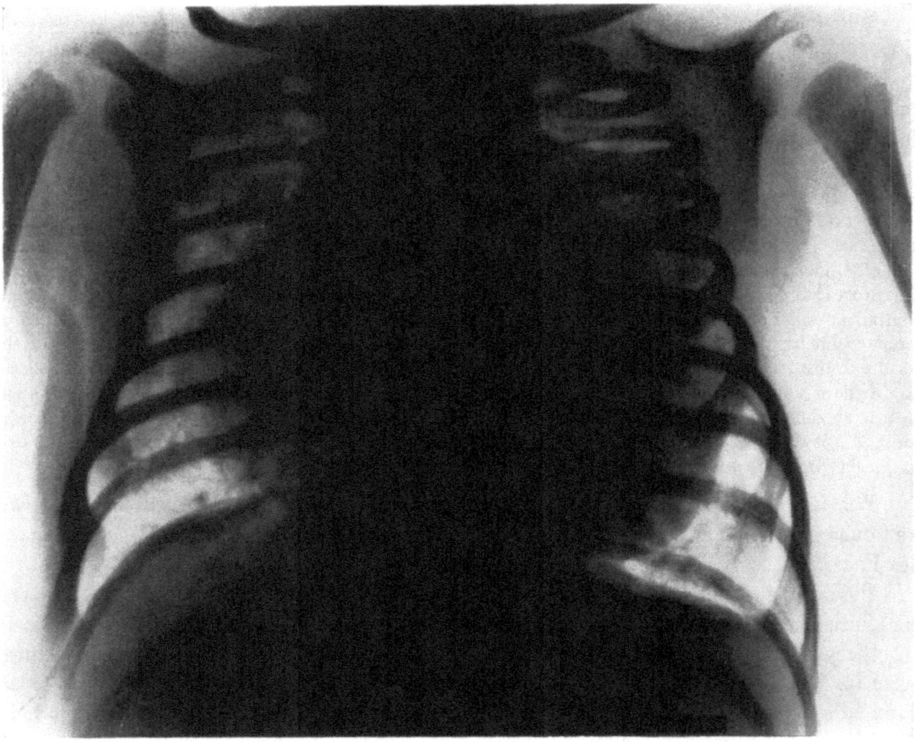

Abb. 137. H. D. Kongenitales Vitium beim Säugling. Offener Ductus Botalli und Vorhofseptumdefekt

Auf der Röntgenaufnahme erkennen wir außer der Vergrößerung der Herzsilhouette noch einige Fleckschatten mittlerer Dichte im rechten Oberfeld, vielleicht auch links einige Herde, die wir als Bronchopneumonien gedeutet hatten. Die Aufnahme erfolgte zur Zeit der katarrhalischen Erscheinungen von Seiten der Lungen. Die Veränderungen der Herzform führten wir auf ein angeborenes Vitium zurück, und zwar nahmen wir wegen der starken doppelseitigen Erweiterung unter anderem einen Defekt des Septums zwischen rechtem und linkem Ventrikel an.

Bei der Autopsie fand sich ein offener Ductus Botalli und ein Vorhofseptumdefekt. Dadurch wurde auch die Herzvergrößerung nach rechts (Übertragung des Aortendruckes auf das rechte Herz durch den offenen Ductus Botalli) und die Cyanose (Mischblut durch teilweise Umgehung des Lungenkreislaufes) erklärt.

H. Aortenherz und Aortensklerose

Analog zu der Warnung im Eingang der Besprechung des Mitralherzens im Röntgenbild, dieses nicht etwa einem Mitralfehler gleichzusetzen, muß hier festgestellt werden, daß ein Aortenherz zunächst mit einer Erkrankung der Aorta nichts zu tun hat. Diese Feststellung ist um so wichtiger, als nächst der Herzerweiterung die Aortenverbreiterung als iatrogene Erkrankung eine besondere Verbreitung gefunden hat und eine nicht geringe Zahl von Kranken sich und den nachbehandelnden Ärzten das Leben verbittern, soweit diese nämlich den Standpunkt vertreten, daß nicht der anatomische Befund, sondern allein die darauf basierenden

Beschwerden und Funktionsstörungen Gegenstand ärztlicher Fürsorge sein können. Dabei darf vorausgesetzt werden, daß eine große Anzahl der mit diesem „Aortenleiden" Behafteten ihr Leiden einer falschen Deutung des Röntgenbildes verdanken. Ein sehr großer Fehler besteht darin, aus der Sagittalaufnahme eines Aortenherzens wegen des „breiten Aortenbandes" eine Aortenverbreiterung zu diagnostizieren. Wir haben ja schon bei der Besprechung der einzelnen Typen erfahren, daß diese Verbreiterung des Mittelschattens im Oberteil dadurch zustande kommt, daß sich der Aortenbogen aus der Sagittalebene nach links vorn mehr in die Transversalebene dreht. Dadurch tritt die Aorta descendens neben die Aorta ascendens. Der dadurch entstehende Schatten ist natürlich breiter als der eines normal gelagerten Bogens, bei dem Aorta ascendens und descendens mehr oder minder in optischer Deckung liegen. Wir haben ferner schon erfahren, daß es bei einigen Aortenherzen gelingt, die beiden Bestandteile des oberen Mittelschattens zu unterscheiden, indem nämlich die Ascendens tiefschwarz, die Descendens hellgrau erscheint. So wäre es vielleicht möglich, in einigen Fällen die wirkliche Aortenbreite zu erkennen und zu messen. Zu verläßlichen Resultaten kann aber auch dieses Verfahren nicht führen.

Die Aorta beurteilen wir vielmehr im zweiten schrägen Durchmesser, in welchem der Bogen im ganzen Verlauf sichtbar vor uns liegt. Leider aber liegt er auch bei Personen mit schmalem Thoraxbau so weit vom Röntgenfilm bzw. dem Röntgenschirm entfernt, daß sich auch hier wieder Schwierigkeiten bei exakter Messung durch die verschiedenen Projektionen ergeben. Abgesehen davon gelingt es selten, die Aorta ganz frei von optischen Deckungen mit Nachbarorganen zu überblicken. Es genügt schon eine leichte Vermehrung der normalen Lungenzeichnung, um den Schatten der Aorta zu verwischen. Bei fettleibigen Personen ist das die Regel. Die absteigende Aorta wird stets größtenteils von Rippenschatten gedeckt. Man hat nun versucht, doch die Sagittalprojektion als die optisch günstigste zur Aortenmessung heranzuziehen, und zwar denjenigen Querdurchmesser der Aorta ascendens, der nach Kontrastbreifüllung des Oesophagus rechts von diesem sichtbar wird. Indessen hat auch diese Möglichkeit, eine Aortenverbreiterung meßbar darzustellen, keine allgemeine Anwendung gefunden. Der Kliniker wird von dem Ergebnis dieser und ähnlicher Bemühungen nur ebensoviel und ebensowenig erwarten, wie er gewohnt ist, eine perkussorische „Herzverbreiterung" oder Herzvergrößerung im Röntgenbild nur im Rahmen der übrigen diagnostischen Befunde zu werten. Eine Aortenverbreiterung ist ebensowenig wie die Herzvergrößerung eine Krankheit sui generis. Es interessiert uns in der Diagnostik der Aorta vorwiegend ihre Formveränderung, die umschriebene Ausbuchtung der Ascendens (Mesaortitis) oder der Descendens (Arteriosklerose). Sie werden in den folgenden Kapiteln besprochen.

Diffuse Veränderungen, wie sie in der Mehrzahl der Fälle von Aortensklerose vorliegen, kommen röntgenologisch nicht direkt zum Ausdruck. Nur rückschließend wäre aus einer gewissen Herzform im Röntgenbild, die wir als Greisenherz bezeichnen, auch eine dem Lebensalter entsprechende Form der Atheromatose der Aorta zu entnehmen.

Die **Abb. 138 (F. G.)** zeigt ein Aortenherz, d. h. einen deutlich vorgewölbten Aortenknopf, die deutliche Taille, den vorgewölbten linken Kammerbogen. Doch ist hier die Taille abnorm ausgezogen. Der Unterteil des Mittelschattens sitzt in breiter Basis dem Zwerchfell auf, und in vielen Fällen fehlt im Gegensatz zu dem hier gegebenen Beispiel der linke Kammerbogen. Statt dessen ist das linke Herz geradlinig begrenzt. Vor dem Röntgenschirm sehen wir, wie das Herz schlaff auf dem Zwerchfell liegend, seine Form dem jeweiligen Stand des Zwerchfelles anpaßt. Im zweiten schrägen Durchmesser wird man bei Herzen dieser Art oft einen besonders intensiven Schatten des Aortenbogens sehen, und zwar deshalb, weil mehr oder minder erhebliche Grade von Emphysem die Lunge aufhellen und das Herz besonders gut hervortreten lassen.

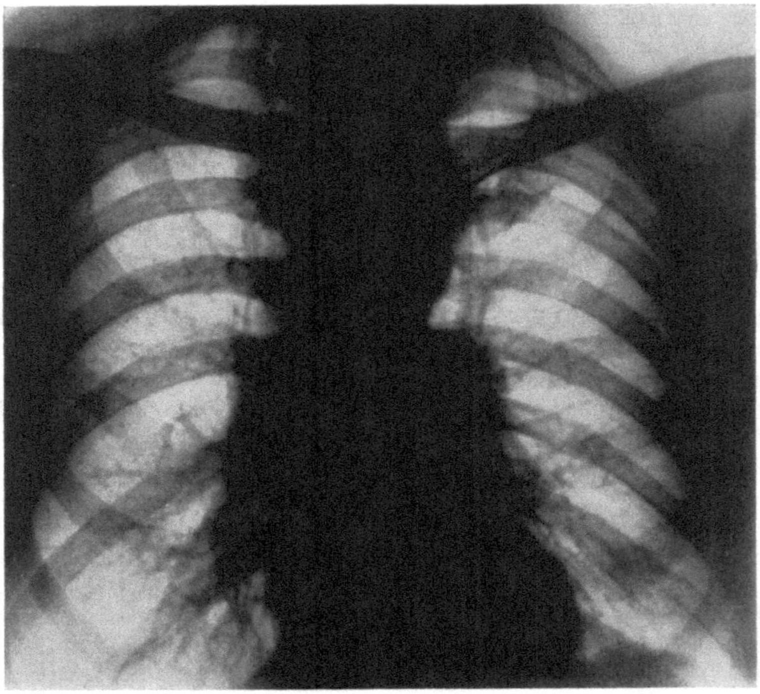

Abb. 138. F. G. Greisenherz

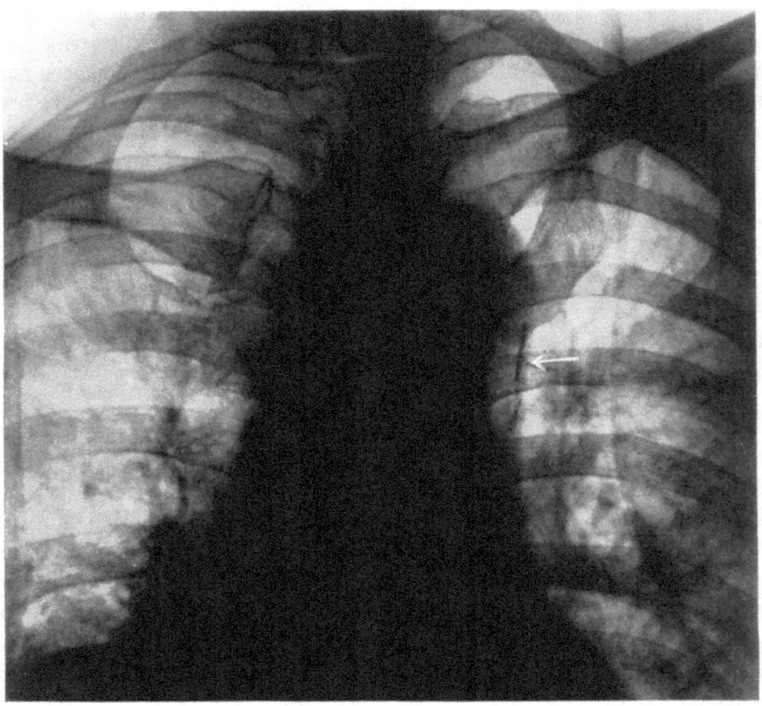

Abb. 139. Verkalkungen der Aortenwand

Abb. 139 Unter Umständen wird die Sklerose der Aorta allerdings auch direkt sichtbar. Im Bogenteil und unmittelbar anschließend in der Aorta descendens sehen wir feine Kalkstreifen (↑), entweder einen Sichelschatten oder feine Streifenschatten, die tangential getroffenen Kalkschichten in der Aorta angehören. Ihre diagnostische Bedeutung ist gering. Wenigstens fällt sie erst dann ins Gewicht, wenn entsprechende Beschwerden bestehen. Bei einem Kranken über 60 Jahre etwa würde ein solches Bild nur bedeuten, daß sich die physiologische Kalkeinlagerung als Alterserscheinung der großen Gefäße zufällig besonders schön abbilden läßt.

Auch gestattet der Nachweis sklerotischer Veränderungen an der Aorta nicht ohne weiteres, gleiche Veränderungen an anderen Teilen des Gefäßapparates anzunehmen. Die sklerotischen Prozesse an den Coronargefäßen sind nicht immer gleich ausgesprochen. Sie können geringer, aber auch schwerer sein. Es ist also notwendig, sich durch besondere Untersuchungen, in diesem Falle durch ein Elektrokardiogramm, Aufschluß über die Sklerose der Coronargefäße zu verschaffen. Dasselbe gilt für die Arteriosklerose der Hirngefäße und die Nephrosklerose. Eine absolute Parallelität der Veränderungen und des Ausmaßes derselben in den einzelnen „Gefäßprovinzen" besteht nicht. Rückschlüsse aus einer nachgewiesenen Sklerose der Aorta sind deshalb stets nur mit Vorbehalten zu stellen.

I. Aortenherz und Aneurysma

Wir stellen diesem Kapitel die Aufnahme eines weiteren Aortenherzens voran, trotzdem die Abb. 138 bereits ein typisches Aortenherz gezeigt hat, weil die Kenntnis seiner Varianten eine besonders gute Kenntnis des Normalen voraussetzt.

Hier in der **Abb. 140 (K. v. B.)** haben wir noch einmal das „Entenherz", diese sehr eindrucksvolle Karikatur des normalen Herzens, in dem wir vor allem einen Ober- und einen Unterteil unterscheiden können und zwar deshalb, weil hier im Gegensatz zum Mitralherzen die Taille ganz besonders ausgeprägt ist. Das „obere" Herz, im wesentlichen die aufsteigende und der oberste Teil der absteigenden Aorta, ist deutlich abgesetzt gegen das „untere" Herz, im wesentlichen durch rechte und linke Kammer dargestellt. Wir erinnern uns, daß diese Herzform aus dem Normalen dadurch entsteht, daß der Aortenbogen nicht mehr wie unter gewöhnlichen Bedingungen ungefähr sagittal verläuft, sondern sich nach vorn dreht. Dadurch geht die optische Deckung von auf- und absteigender Aorta verloren. Beide Teile liegen jetzt nebeneinander und sind randständig geworden, d. h. die rechte obere Begrenzung des Mittelschattens wird nicht mehr von der Vena cava sup. wahrgenommen, sondern von der Aorta ascendens und links oben sehen wir nicht nur den Aortenknopf, d. h. die Kurve, mit der die Aorta ascendens in die Aorta descendens übergeht, sondern ein erheblicher Teil der

1. Descendens wird randständig sichtbar. Sein Schatten ist heller als der der

2. Ascendens und dadurch von dieser zu differenzieren. Der linke Hilus ist bei diesen Aortenherzen fast niemals sichtbar. Er verschwindet im Schatten der Descendens, so auch hier.

Dieses typische Bild kann nun durch folgende krankhafte Veränderungen des Herzens und der sonstigen Bestandteile des Mittelschattens variiert werden.

Zunächst einmal kann bei jedem dieser Bilder, auch bei einem „typischen" wie diesem hier, die Frage aufgeworfen werden, ob die das Aortenherz charakterisierende Erweiterung des Oberteiles wirklich nur durch Drehung des Aortenbogens zustande gekommen ist, oder ob nicht Drüsenschwellungen vorliegen, deren Schatten sich zu dem normalen Herzschatten addieren oder, eine dritte Möglichkeit, ob nicht ein Teil der Aorta umschrieben erweitert ist. Anders formuliert handelt es sich um die Differentialdiagnose zwischen Hypertonikerherz, Mediastinaltumor und Aortenaneurysma.

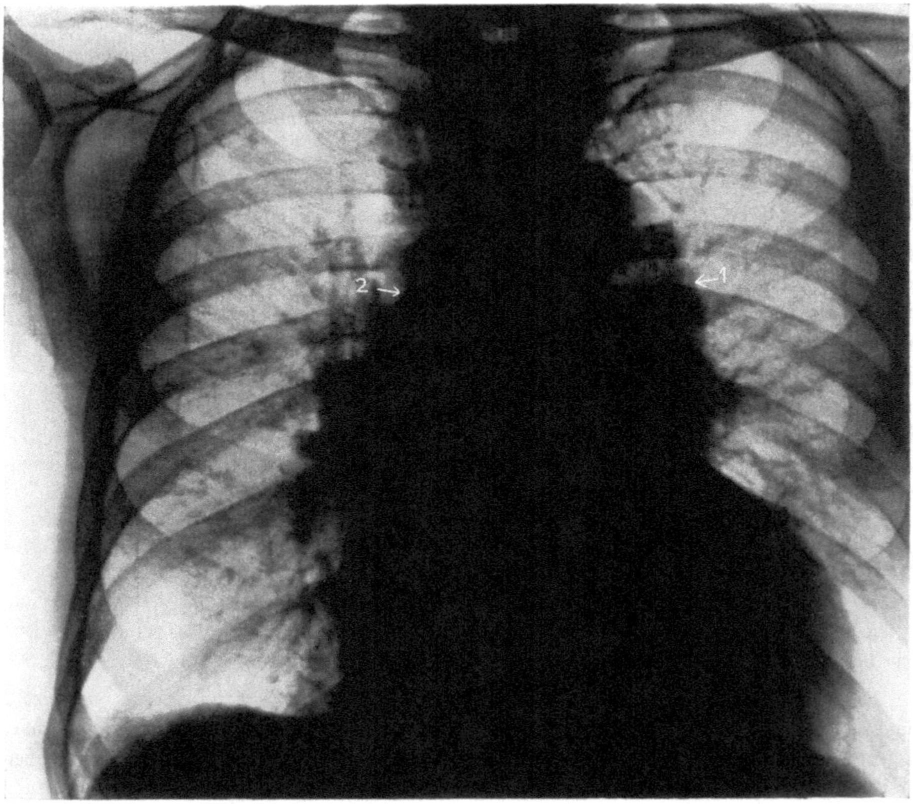

Abb. 140. K. v. B. Aortenherz

Zur Erläuterung dieser differentialdiagnostischen Möglichkeiten stellen wir zunächst einmal Abb. 141 und Abb. 142 gegenüber.

Abb. 141 (Dr. R.) zeigt ohne Zweifel ein Aortenherz. Sehr deutlich ist ein oberer und ein unterer Anteil des Mittelschattens erkennbar. Die Taille (↑) schneidet tief in die linke Herzkontur ein. Diese selbst ist scharf begrenzt, nicht anders wie in der Abb. 140, dem „typischen" Aortenherzen, wie überhaupt diese Abbildung weitgehende Übereinstimmungen mit dem obigen Typ zeigt und eine wesentliche Abweichung nur insofern, als der Körper der Ente etwas „mager" ausgefallen ist, d. h. also keine wesentliche Hypertrophie des linken Herzens besteht. Eine weitere Abweichung besteht darin, daß der Schattenunterschied zwischen Aorta ascendens und Aorta descendens hier nicht erkennbar ist. Der Oberteil dieses Mittelschattens bildet eine homogene Schattenfläche.

Abb. 142 (G. Sch.) unterscheidet sich von der eben besprochenen nur sehr unwesentlich. Auch hier Absetzung von Ober- und Unterteil, Taillenbildung und Aortenkonfiguration, auch hier keine wesentliche Erweiterung des Herzens nach links. Dagegen scheint der Mittelschatten in seiner Gesamtheit schief zu liegen, nach rechts hinüberzufallen. Dieser Eindruck wird dadurch vermittelt, daß die Erweiterung des Oberteiles bei diesem Mittelschatten sehr viel mehr nach rechts von der Mittellinie erfolgt ist, als nach links. Die Lungenfelder zeigen hier wie auch im vorhergehenden Falle nichts Bemerkenswertes.

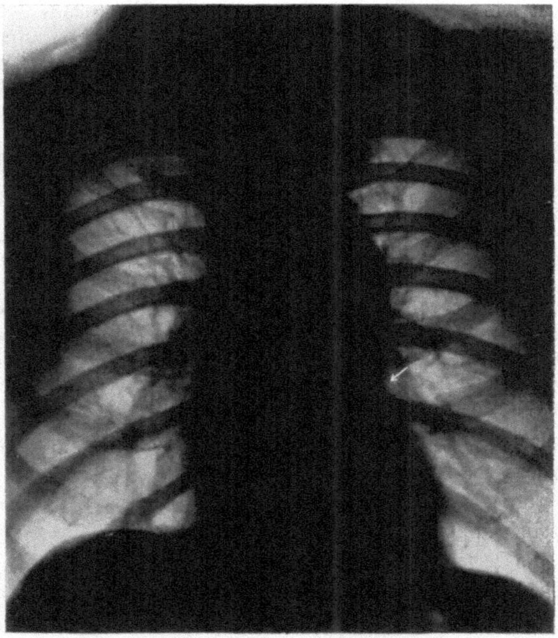

Abb. 141. Dr. R. Tumor

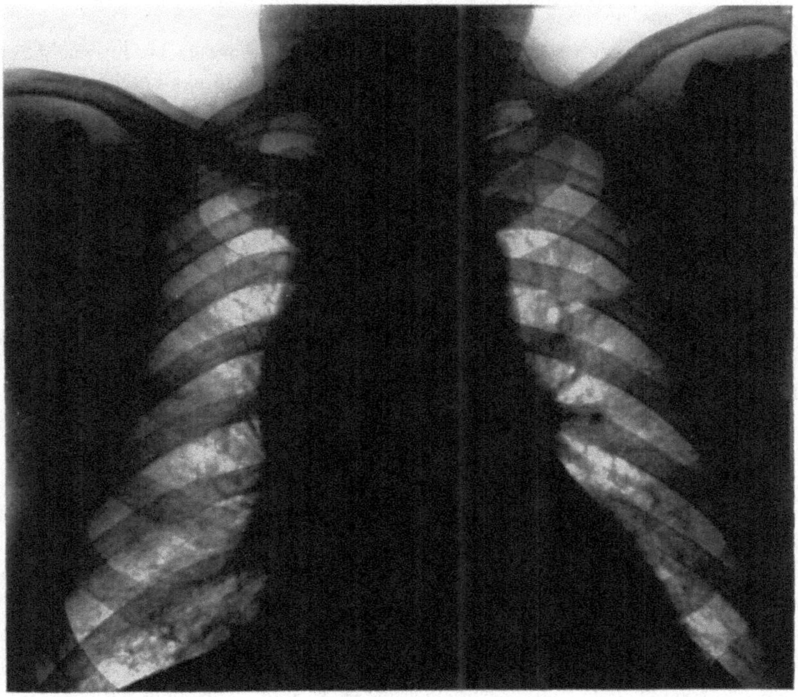

Abb. 142. G. Sch. Aneurysma der Aorta

Abb. 141 stammt nun von einem Patienten mit deutlich sichtbaren, noch deutlicher tastbaren Drüsenschwellungen am Halse. Er klagte über heftige Schmerzen in der rechten Hüfte, war gehunfähig und kachektisch. Herzbeschwerden hatte er nicht. Auch bestand weder Husten noch Auswurf oder sonstige Erscheinungen, die eine Röntgenuntersuchung des Thorax notwendig gemacht hätten. Vielmehr ist diese Aufnahme erst angefertigt worden, nachdem die Röntgenaufnahme des Beckens und des Oberschenkels furchtbare Zerstörungen der Knochen gezeigt hatte und die erwähnten Drüsenpakete am Halse die systematische Absuchung aller Stellen, an denen Drüsenschwellungen vorkommen konnten, veranlaßte. Also ist dieses Aortenherz in der Tat ein normales Herz mit optischer Addition von metastatischen Hilusdrüsentumoren.

Die Abb. 142 stammt von einem 45jährigen Angestellten der Reichsbahn, der mit 28 Jahren eine „Gonorrhoe" gehabt hatte. 1916—1918 war er im Felde, bekam in Mazedonien eine Malaria, von der er aber seit 1919 nichts mehr merkte. Damals hatte er die letzten Anfälle gehabt und fühlt sich seitdem wohl und voll arbeitsfähig. Erst im März 1931 hatte er wieder körperliche Beschwerden. Diese bestanden in einem unangenehmen Druck in der Herzgegend, der den Patienten zwang, mit der Arbeit auszusetzen. Er fürchtete sich vor diesem Druck, der ihn beklemmte, als ob ihm jemand die Luft abdrücken wollte. Wegen Angina pectoris vom Arzt im Mai 1931 eingewiesen. Diastolisches Geräusch über der Aorta. Wa.R. +++.

Was wir hier also vor uns haben, ist eine luische Erkrankung der Aorta, und zwar ist die Aorta ascendens erweitert. Ihr Schatten wölbt sich nach rechts vor und verursacht die schiefe Stellung des Mittelschattens.

Ist es nun möglich, die Differentialdiagnose zu treffen, auch wenn wir diese Daten der Vorgeschichte und die Ergebnisse der übrigen Untersuchungen nicht kennen? Nur bis zu einem Wahrscheinlichkeitsgrad. Dabei hilft uns die Betrachtung dieser Sagittalaufnahmen überhaupt selten weiter. Wir untersuchen den Patienten in den schrägen Durchmessern. Im zweiten schrägen Durchmesser soll

a) die Aorta im ganzen Verlauf eine normale gleichmäßige Weite zeigen, der Bogen nur gestreckter verlaufen, wenn dieses Bild nur durch die hypertonische Drehung des Aortenbogens zustande gekommen ist.

b) ein Teil der Aorta umschrieben erweitert sein, insbesonders bei luischer Erkrankung der Aorta (Abb. 142) der aufsteigende, an die Klappe direkt anschließende Teil, falls eine Aortitis luica Ursache dieser Aortenkonfiguration gewesen ist.

In einigen Fällen mag dieses Unterscheidungsmerkmal so ausgeprägt sein, daß es gelingt, eine Diagnose darauf zu bauen. Im allgemeinen sind aber auch schwere Mesaortiden häufig so wenig auffallend im zweiten schrägen Durchmesser, daß es nicht regelmäßig gelingt, durch Feststellung einer Erweiterung im Conus arteriosus die Differentialdiagnose zwischen Lues der Aorta und Hypertonikerherz mit aller Deutlichkeit zu stellen. Diese Fehlleistung ist um so schwerwiegender, als in 20% aller Mesaortitiden die Wa.R. im Blute negativ ausfällt! Immerhin bedeuten diese 80% positiver Ergebnisse der Wa.R. so viel für die praktischen Erfordernisse unserer differentialdiagnostischen Bemühungen, daß wir diese Untersuchung zuerst anstellen, bzw. ihr Ergebnis abwarten.

Die Untersuchung im ersten schrägen Durchmesser dient der Unterscheidung zwischen Hypertonikerherz und Mesaortitis auf der einen Seite und dem Tumor auf der anderen. Dieser Durchmesser zeigt uns den Holzknechtschen Raum (s. Abb. 2, Tafel 2), in dem neben dem Oesophagus die Trachea mit der Bifurkation und die begleitenden Lymphdrüsen liegen. Sind diese in Tumoren derartiger Größe umgewandelt, daß sie ein Aortenherz vorzutäuschen in der Lage sind, so erscheint das obere erste Drittel des Holzknechtschen Raumes verschattet. Aber auch diese Untersuchung, wie die in den schrägen Durchmessern überhaupt, liefert selten so eindeutige Resultate, daß weder im negativen noch im positiven Sinne eine einwandfreie Diagnose regelmäßig möglich ist. In keinem Falle können wir daher auf die Daten der sonstigen Untersuchungen verzichten. Finden sich auch hier — was durchaus nicht selten ist — keinerlei Anhaltspunkte zur Förderung der Differentialdiagnose, so muß die Differentialdiagnose zwischen Aneurysma und Tumor offen bleiben. Wir empfehlen die Probebestrahlung in jedem dieser differentialdiagnostisch ungeklärten Fälle. Sie führt in relativ kurzer Zeit zum Ziel, da eine große Zahl dieser Hilustumoren strahlenempfindlich sind, so daß man in einiger Zeit nach Beginn einer energischen Bestrahlung doch schon aus dem Rückgang der Geschwulst schließen kann, daß es sich um einen Tumor gehandelt hat oder aus seiner gleichbleibenden Größe und Gestalt entnehmen darf, daß es sich um ein Aneurysma handelt.

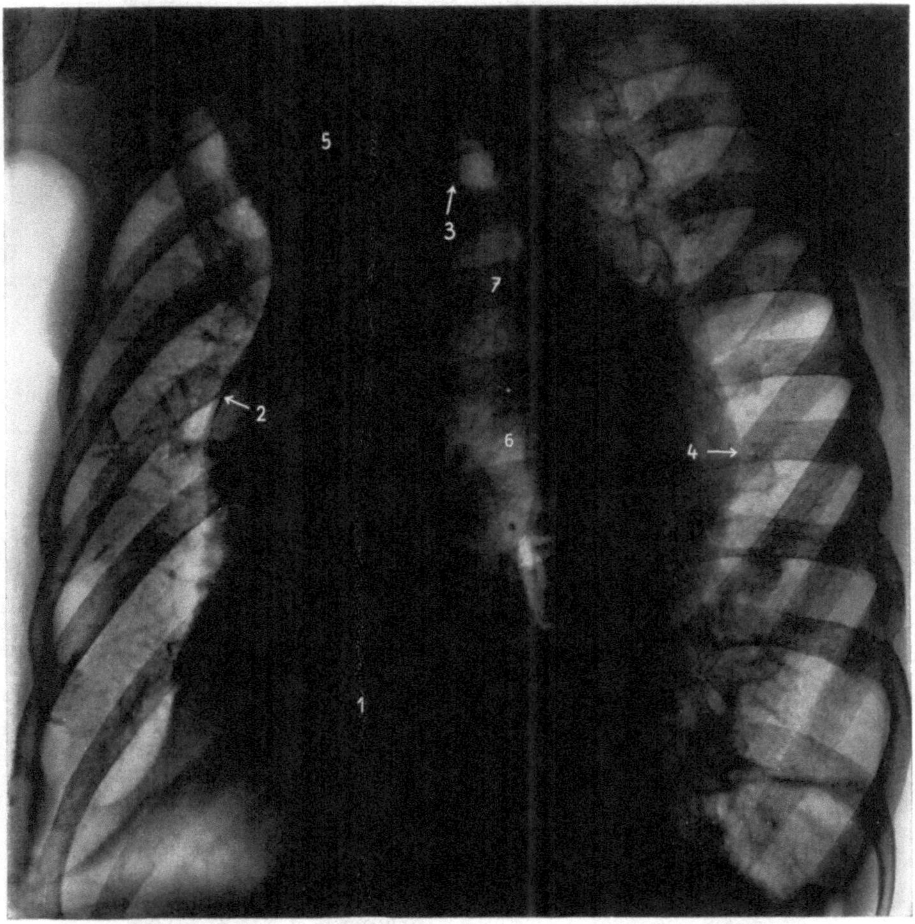

Abb. 143. O. H. Aneurysma der Aorta und Art. anonyma. 2. schräger Durchmesser

Die **Abb. 143 (O. H.)** zeigt uns eine aufschlußreiche Aufnahme im zweiten schrägen Durchmesser. Die Sagittalaufnahme haben wir schon früher besprochen, es ist die Abb. 54. Auch die Diagnose ist uns bekannt. Es handelt sich um eine autoptisch sichergestellte aneurysmatische Erweiterung der Aorta mit Thrombenbildung und um ein thrombosiertes Aneurysma der Art. anonyma. Zur Orientierung mag uns ein Vergleich mit der schematischen Abb. 3 der Tafel 2 dienen. Wir erkennen

1. den Herzschatten nach links gedreht vom Beschauer und

2. die verbreiterte Aorta ascendens mit deutlichem Kalksaum.

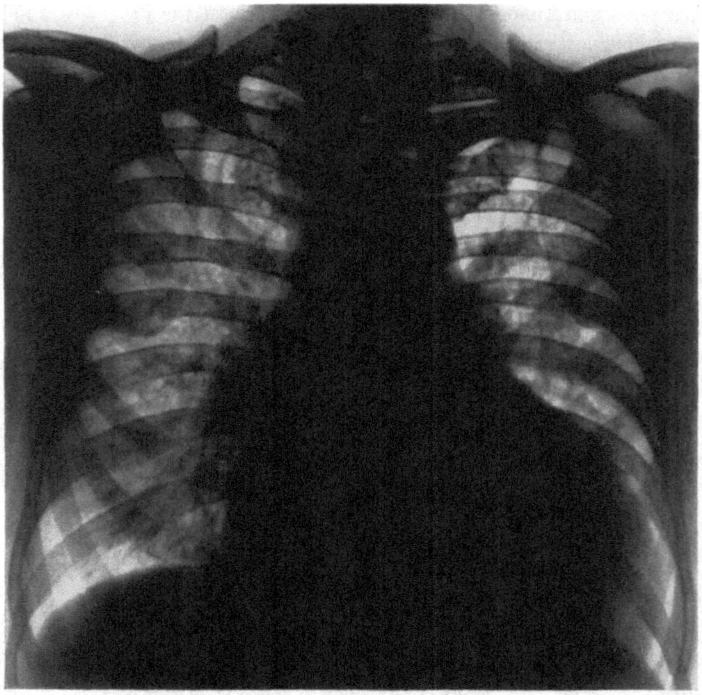

Abb. 144. W. Sch. Herz bei renalem Hochdruck

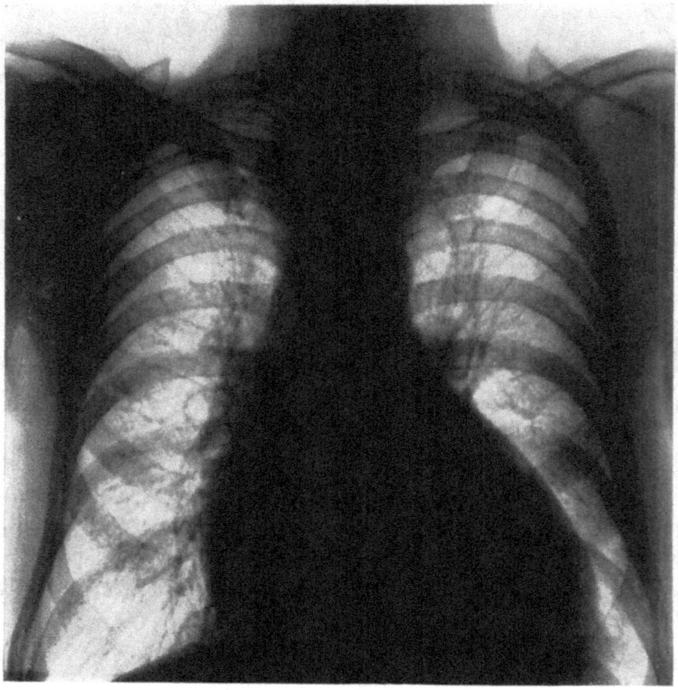

Abb. 145. E. Sch. Perikarderguß

3. Der Arcus aortae schwingt sich nach rechts hinüber und geht hier in

4. die Aorta descendens über, die über den Schatten der Wirbelsäule nach rechts auslädt. Nach oben erhebt sich eine schornsteinartige Verschattung mit scharfen Konturen,

5. das Aneurysma der Art. anonyma. Zwischen auf- und absteigender Aorta erkennen wir einen hellen Raum,

6. das „Aortenfenster". Das lufthelle Band, senkrecht über den Arcus aortae ziehend, ist

7. die Trachea. Der übrige Befund ist früher besprochen worden und braucht hier nicht wiederholt zu werden.

Die auffallende Erweiterung der Aorta im Anfangsteil, das sichergestellte Aneurysma der Art. anonyma, die positive Wa.R. schützen uns vor der Verwechslung mit einer Aortensklerose, auf welche die Verkalkungen hinweisen könnten.

Tatsächlich sehen wir die Mesaortitis luica oft mit einer Atheromatose und Sklerose der Aorta vergesellschaftet, so daß der Nachweis von Kalkablagerungen nicht ohne weiteres gegen eine Mesaortitis und für eine alleinige Sklerose spricht. Bei älteren, vor allem thrombosierten syphilitischen Aneurysmen sind Verkalkungen zudem recht häufig.

Die beiden einander gegenübergestellten **Abb. 144 (W. Sch.)** und **Abb. 145 (E. S.)** verkörpern nun eine weitere Abart des Aortenherzens. Wenn wir bei der Abb. 141 davon gesprochen haben, daß der Körper dieser „Ente" dort etwas mager ausgefallen sei, im Gegensatz zu Kopf und Hals (es handelte sich bei diesem Bild um einen Hilustumor), so kann man bei diesen Aufnahmen im Gegenteil feststellen, daß der Körper sehr wohl geraten, dagegen Kopf und Hals merkwürdig dünn erscheinen.

Betrachten wir zunächst die Abb. *144.* Das Röntgenprotokoll würde lauten: Starke Verkalkung des Knorpels der 1. Rippe. Kalkspangen auch in den Knorpeln der unteren Rippen. Glatte Zwerchfelle. Spitzen von Skelettschatten derart überlagert, daß ihre Beurteilung unmöglich ist. Lungenzeichnung allgemein stark vermehrt. Dichte Streifen ziehen vom Hilus bis zur Peripherie. Der rechte Hilus tritt als breiter Kommaschatten stark hervor. Auch der linke Hilus ist trotz der Erweiterung des Herzens noch sichtbar. Diese Herzerweiterung betrifft vornehmlich die linke Herzkontur, welche fast die linke Thoraxbegrenzung erreicht. Sie springt in stark geschwungenem Bogen nach links hervor.

Genau den gleichen Verhältnissen begegnen wir bei der Abb. *145.* In stark geschwungenem Bogen springt die linke Herzkontur nach links vor. Als einzigen Unterschied dürfen wir anmerken, daß der Bogen bereits ziemlich hoch ansetzt, noch oberhalb der Herztaille. Auch ist die Herzbegrenzung sehr viel schärfer. In Abb. 145 fehlt diese scharfe Grenze schon deshalb, weil die stark vermehrte Lungenzeichnung die Herzbegrenzung überlagert. Diese fehlt in Abb. 144. Diese Unterschiede verschwinden aber gegenüber der gewiß außerordentlichen Ähnlichkeit beider Herzschatten. Beiden liegen aber völlig verschiedene anatomische Prozesse zugrunde.

Abb. 144 stammt von einem 45jährigen Unterfeldmeister im Arbeitsdienst, der im präurämischen Koma mit der typischen Isosthenurie, fixierter Hypertonie um 210 R.R., mit schwerer Retinitis albuminurica zu uns kam und bald starb.

Was wir hier vor uns haben, ist das Röntgenbild des maximal dilatierten und hypertrophierten Hochdruckherzens bei Niereninsuffizienz. Die vermehrte Lungenzeichnung, der „breite" Hilus kennzeichnen die begleitende Lungenstauung.

Abb. 145 dagegen stammt von einem Patienten, dessen Röntgenbild wir in Abb. 152 noch einmal begegnen werden.

Der 48jährige Bankbeamte E. Sch. erkrankte 11 Monate vor dieser Röntgenaufnahme an Heiserkeit, „weil er ein Glas kaltes Wasser getrunken hatte". Diese Erklärung genügte dem Kausalitätsbedürfnis des Patienten, so daß er erst nach Wochen zum Arzt ging, als zu der Heiserkeit noch eine Schwellung des Halses hinzutrat, die ihn schließlich zwang, ohne Kragen zu gehen und nur einen Schal an dessen Stelle zu tragen, da ihm sämtliche Hemden zu eng geworden waren. Die ambulante ärztliche Behandlung hatte gar keinen Erfolg, wenn auch die Schwellung ungleichmäßig wurde, d. h. am Morgen bedeutend stärker auftrat als am Abend. Schließlich erfolgte die Aufnahme in das Krankenhaus, wo aus der Kombination von Heiserkeit (Recurrensparese) und Halsschwellung (Stauung der Halsgefäße) die Diagnose auf intrathorakale Raumbeengung gestellt wurde. Die Röntgendurchleuchtung ergab dann die Abb. 152, einen Hilustumor. Dieser reagierte auf Röntgenbehandlung ganz außerordentlich gut und verschwand. Damit verschwanden auch alle Krankheitserscheinungen. Der Patient wurde „gesund". Für 7 Monate. Jetzt kam er wieder und zwar klagte er jetzt über Atemnot. Heiser war er nicht mehr, auch eine wesentliche Schwellung des Halses bestand nicht. Wenigstens trug der Patient seine Hemden und Kragen mit alter Weite. Bei der Allgemeinuntersuchung fiel auf, daß die Herztöne nicht hörbar waren. Die Herzdämpfung war erheblich erweitert. Es bestand auch eine Dämpfung links hinten unten über der Lunge. Dabei war der Puls regelmäßig, wenn auch klein.

Bei der Durchleuchtung, die wir ja in jedem Falle einer Untersuchung der Brustkorborgane der Aufnahme vorausschicken, fanden wir, daß das Herz im Thoraxraum „stillstand". Nur rechts pulsierte es ein wenig. Das linke Herz war so gut wie leblos. Die Kombination dieses Durchleuchtungsbefundes, mit der bereits vorher festgestellten Abwesenheit der Herztöne, der perkussorischen Erweiterung des Herzens, der Atemnot führte uns dann zu der Diagnose: perikarditischer Erguß. Doch sind die aufgezählten Befunde einzeln genommen vollkommen unzuverlässig. Die Herztöne „fehlen" bei jedem Emphysem stärkeren Grades, Atemnot kann aus allen möglichen Gründen auftreten, Stärke der Pulsation und Herzgröße gehen keineswegs parallel. Im Gegenteil überrascht uns häufig die geringe Beweglichkeit gerade stark dilatierter Herzen vor dem Röntgenschirm. So ergibt auch hier, genau wie bei der Besprechung der Differentialdiagnose zwischen pleuritischem Erguß und intrapulmonalem Infiltrat, allein die Punktion die zweifelsfreie Entscheidung. Die Probepunktion des Perikards ist ebenso einfach, wie die der Pleura. Sie ist ungefährlich unter der Voraussetzung, daß der Arzt die keineswegs schwierige Technik beherrscht und ist dann aufschlußreich und therapeutisch unter Umständen recht wirkungsvoll.

Wir gehen ein in den 5. Intercostalraum links unten außerhalb der Mamille. Bei Frauen in der Gegend des 5. beim Bogen des unteren Mammaansatzes und saugen sofort an, wenn wir im Unterhautzellgewebe sind. Es entsteht ein Vakuum in der Spritze. Die Nadel wird nach schräg hinten rechts geführt. Bei der Durchstoßung der Lungen tritt etwas Blut in die Spritze. Die Perforation des Perikards erfolgt unbemerkt. Jetzt dringt im positiven Falle das meist blutige perikarditische Exsudat in die Spritze, bei negativem Ergebnis der Punktion sprühen nur einige Tropfen des normalen goldgelben Perikardinhaltes in das Vakuum und der haltende Finger (die Spritze wird wie ein Federhalter angefaßt) fühlt die schabende Bewegung der Nadelspitze am Herzen. Dieses Schaben empfindet der Patient nicht. Die Punktion ist mit ein wenig Lokalanästhesie der Einstichstelle leicht schmerzlos zu gestalten. Allerdings wird der Arzt auch hierbei sich in die Lage des Patienten zu versetzen haben, der natürlich über diesen Eingriff beruhigt werden muß.

Im vorliegenden Falle holten wir 650 ccm blutiger Flüssigkeit aus dem Herzbeutel.

Beide Krankheitsfälle geben uns also keine Rätsel zur Lösung auf. Jeder der dabei erhobenen Befunde, auch das Röntgenbild, ist klar und eindeutig. Wir stellen nun wieder die Frage, ob eine ebensolche Klarheit zu erzielen wäre, wenn wir die Röntgenbilder für sich betrachteten und losgelöst von allen übrigen Befunden auf die richtige Deutung zu kommen versuchten. Diese Frage ist zu verneinen. Ohne Kenntnis der klinischen Daten wäre Abb. 145 als linkshypertrophiertes Aortenherz zu werten, und ebenso gäbe es keine Möglichkeit entscheidenden Widerspruches aus dem Röntgenbild allein, wenn die Abb. 144 als perikarditischer Erguß gedeutet würde. Wir vertreten die Anschauung, daß in allen Fällen stark dilatierter Herzen im Röntgenbild, ob diese nun dem Aortentyp oder dem Mitraltyp angehören, eine Probepunktion wegen Verdachtes auf Perikarditis indiziert ist, wenn diese Diagnose nach dem Ergebnis der Gesamtuntersuchung nicht offenbar unmöglich ist und vertreten diese Forderung besonders deshalb, weil es kaum eine andere therapeutische Maßnahme gibt, die den Patienten so weitgehend befriedigt, wie die Entfernung der Tamponade aus dem Herzbeutel.

In den beiden folgenden Bildern stellen wir dem Typ eines Aortenherzens in der Abb. 147 ein „Pseudoaortenherz" in der Abb. 146 gegenüber. Auch hier eine Ente, allerdings so gelagert, daß wir fürchten müssen, sie fiele nach vorn über. Zur richtigen Deutung führt sofort die Aufnahme des schulgemäßen Protokolls, das systematisch alles registriert, was in diesem Röntgenbild sichtbar ist.

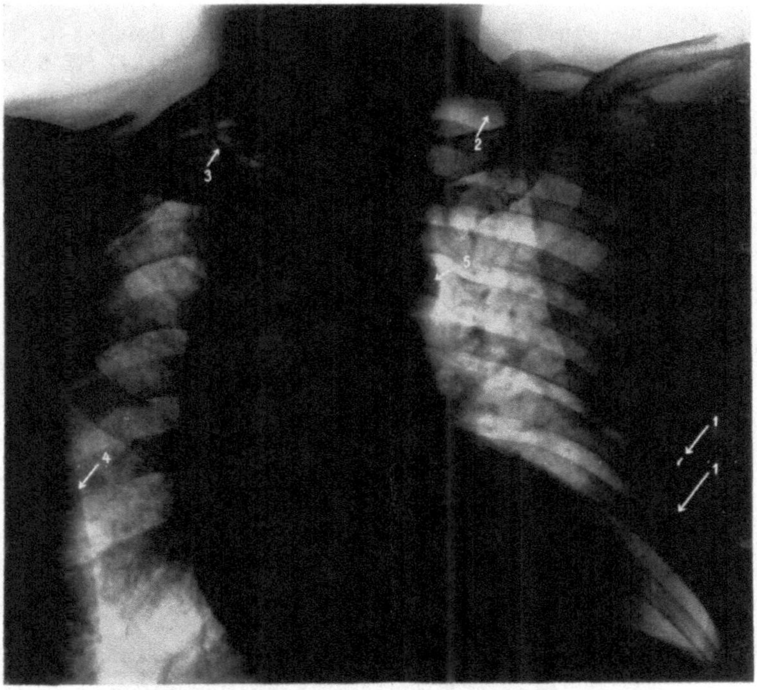

Abb. 146. M. L. „Pseudoaortenherz"

Abb. 146 (M. L.) Am knöchernen Thorax fällt auf, daß das linke Lungenfeld größer erscheint als das rechte. Die Rippen verlaufen links mit engen Intercostalräumen

1. konvergierend zueinander, während sie rechts weit auseinanderstehen. Wir erblicken nur die linke Zwerchfellkuppel. Die rechte ist nicht dargestellt. Krankhafte Veränderungen sind am linken Zwerchfell nicht zu erkennen. In der linken Spitze sind nur
2. Weichteilschatten sichtbar. In der rechten dagegen sehen wir einzelne
3. Strangschatten. Auf den Lungenfeldern selbst ist die Zeichnung normal. Rechts unten ist ein
4. Weichteilschatten fehlerhaft abgebildet, der wahrscheinlich dem rechten Unterarm angehört.

Der Mittelschatten ist aortenkonfiguriert. Dabei erscheint der

5. Aortenknopf auffällig klein gegenüber der ganzen Breite des Oberteils im Mittelschatten.

Diagnose Die charakteristische Abweichung vom normalen Rippenverlauf kennzeichnet die Skoliose, deren Konkavität auf der Seite der Rippenkonvergenz zu suchen ist. Also ist ein Teil der rechten Begrenzung des Mittelschattens durch die Wirbelsäule gegeben, die hier randständig ist. Wieweit diese durch Addition zum eigentlichen Herzschatten gehört, dessen Form und Größe erweitert ist, ist nur durch die Durchleuchtung zu entscheiden.

Pleuraspitzenadhäsionen in der rechten Spitze.

Die Durchleuchtung ergab nun durch leichtes Drehen des Patienten nach rechts in den ersten schrägen Durchmesser, daß die Wirbelsäule sofort in ganzer Breite sichtbar wurde, also in vollständiger Weite von der Größe und Breite des Herzens in der Sagittalaufnahme abzusetzen war.

Dieser durch die gleichzeitig bestehende Skoliose bedingten Pseudoaortenkonfiguration stellen wir nun noch einmal ein echtes Aortenherz in der **Abb. 147 (W. S.)** gegenüber.

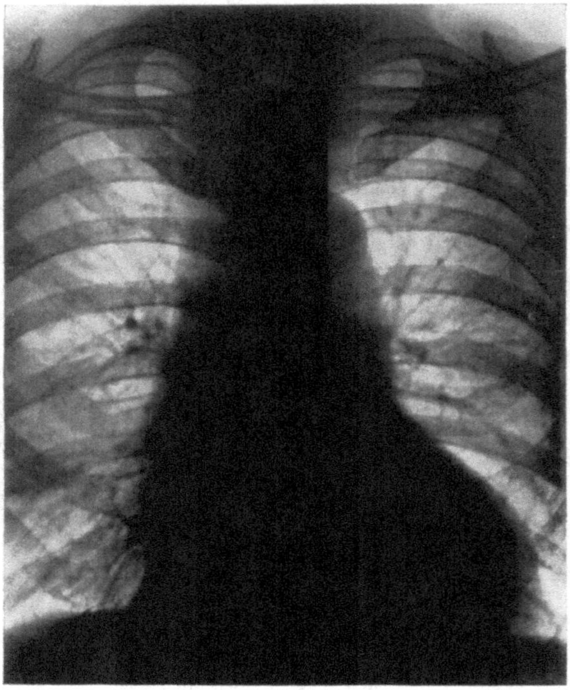

Abb. 147. W. S. Aortenherz

Es stammt von einem 59jährigen Patienten mit einer fixierten Hypertonie um 200 R.R. Die Nierenfunktion ist noch intakt. Der Patient konzentriert spontan bis 1028. Es besteht aber eine beginnende Dekompensation, die sich sowohl in der Neigung zu Nykturien, als auch in Blausucht, unangenehmem Herzdruck und schwerer Abgeschlagenheit nach längeren Sitzungen (Vorsitzender des Vorstandes einer großen AG.), nach Treppensteigen und schnellen Bewegungen äußert. Patient ist aber fähig, zu ebener Erde beschwerdefrei auch längere Zeit zu gehen. Eine stationäre Klinikbehandlung hatte er bisher noch nicht nötig. Mit relativ einfachen Mitteln und einer jährlichen Kur in Bad Nauheim war er in diesem, wenn auch labilem Stadium der Kompensation zu halten.

Das Röntgenbild ist ein genaues Gegenstück zu dem Eingangsbild dieses Kapitels. Der einzige Unterschied besteht vielleicht darin, daß hier der Schattenunterschied zwischen Aorta ascendens und Aorta descendens nicht derart deutlich in Erscheinung tritt. Eine ebenso weitgehende Übereinstimmung zeigen auch die Krankheitsgeschichten. Die der Abb. 140 sei hier nachgeholt.

Ein 62jähriger Oberstleutnant a. D. kommt wegen schwerer innerer Unruhe zur Krankenhausaufnahme. Aus der Vorgeschichte ist zu berichten, daß der Patient im Felde durch eine Bombenexplosion den rechten Arm verlor. Keine glatte Wundheilung, sondern Schüttelfrost und anschließend „septische Thrombose". Nach dem Kriege zunächst ganz gesund. Einmal hatte er einen „kleinen Anfall, als ob innerlich alles hohl wäre". Konsultation einer Kapazität, die eine „Aortenverbreiterung" und eine Hypertonie von 220 R.R. feststellte. Kur in Kissingen! Seitdem ging der Patient in jedem Jahre zu dem Prof. X., um sich die Notwendigkeit der Kur bescheinigen zu lassen, obgleich er keinerlei subjektive Beschwerden hatte. Mit dieser Kur blieb der Patient bei seiner Hypertonie vollkommen beschwerdefrei bis 1931, d. h. 10 Jahre nach der ersten Feststellung der „Aortenverbreiterung" und der Hypertonie. Die Beschwerden begannen mit schwerem Ärger, weil das Versorgungsamt die Kur in Kissingen nach zehnjähriger glatter Bewilligung zum ersten Male abgelehnt hatte. Auf eigene Kosten fuhr er ins Riesengebirge, erstieg dort die Schneekoppe und machte Kammwanderungen. Das bekam ihm nicht gut. Es stellten sich Herzjagen und Beklemmungen ein. Zwar gingen diese Beschwerden bald vorüber, wenn er sich ausruhte. Er hatte aber „einen Knacks weg", verfärbte sich z. B. bei Spaziergängen aschfahl, so daß die Begleitpersonen ihn umfaßten aus Angst, er könnte umsinken. Der Arzt stellte jetzt zum ersten Male ein Knöchelödem fest und gab, — was der Patient ebenfalls zum ersten Male in seinem Leben erhielt — Digitalis. „Das tat mir glänzend", die typische Anerkennung des latent Dekompensierten bei erstmaliger (ausreichender) Digitalisierung. 4 Monate sehr gutes Befinden. Dann „schweres Übelsein mit allgemeiner Leere im Körper" nach einem Zusammensein im Regimentsverein trotz mäßigen Alkoholgenusses. Jetzt zunehmende sich steigernde Unruhe, schwere Schlaflosigkeit und „maßlose Gereiztheit". Patient verstarb an einer Apoplexie, 10 Tage nach der Krankenhausaufnahme.

Wir geben diese Vorgeschichte deshalb so ausführlich wieder, weil sie zu der Fragestellung Anlaß gibt, ob es denn möglich ist, aus den Röntgenbildern etwas über den Zustand der Nieren und des Herzens auszusagen. Denn die Abb. 144 mit gewaltig hypertrophiertem linken Ventrikel, aber relativ unveränderter Stellung bzw. „Breite" der Aorta gehörte zu einer schweren Niereninsuffizienz. Die Abb. 140 und 147 dagegen, bei denen die Breite im Oberteil des Mittelschattens besonders hervortritt, bedingt durch Drehung des Aortenbogens von sagittal mehr in die Frontalebene, und bei denen die Hypertrophie des linken Ventrikels keineswegs sehr ausgesprochen ist, sind von Patienten gewonnen, deren erste Krankheitserscheinungen sich auf das Herz, bzw. die großen Gefäße bezogen.

Die oben angeführte Frage ist zu verneinen. Ein typisches Röntgenbild der „genuinen Hypertonie" und der „malignen Nephrosklerose" gibt es nicht. Es verwischen sich ja auch im letzten Stadium der klinisch ausdrucksvollen Hypertonie die Komponenten. Bei schwerer Herzinsuffizienz mit Hypertonie vermissen wir selten irgendwelche Grade von Einschränkung der Nierenfunktion, und bei der Schrumpfniere ist das Herz terminal immer ebenfalls insuffizient.

K. Aneurysma und Hilustumor

Bei den bisher besprochenen Typen von „Aortenherzen" war es hauptsächlich eine Lageveränderung im Bogen der Aorta, die diese Abweichung von der normalen Konfiguration des Herzschattens bewirkt hatte. Wenn wir auch zugeben wollen, ohne auf diese Feststellung einen größeren Wert zu legen, daß in dem einen oder anderen Falle eine gleichmäßige „zylindrische" oder „diffuse" Erweiterung der Aorta vorgelegen haben kann (s. Abb. 143). Warum wir nur mit größtem Vorbehalt gleichmäßige Erweiterungen der Aorta diagnostisch verwerten wollen, haben wir bei der Besprechung der Aortendiagnostik bereits ausgeführt. In diesem Kapitel sollen nun solche Erweiterungen der Aorta, die einen bestimmten Abschnitt der Aorta (Ascendens = Lues, Descendens = Arteriosklerose) betreffen, diesen kugelig ausweiten und die wir Aneurysmen nennen, besprochen werden. Diese „Pulsationsgeschwülste der Aorta" geben nun, wie dieser Name sagt, auch röntgenologisch fast immer Anlaß zu mehr oder minder schwierigen differentialdiagnostischen Überlegungen in bezug auf die Abgrenzung dieser Aortenausbuchtungen gegenüber dem Tumor, eine Schwierigkeit, die wir bereits bei der Besprechung des Aortenherzens auf Grund einer Hypertonie kennengelernt haben.

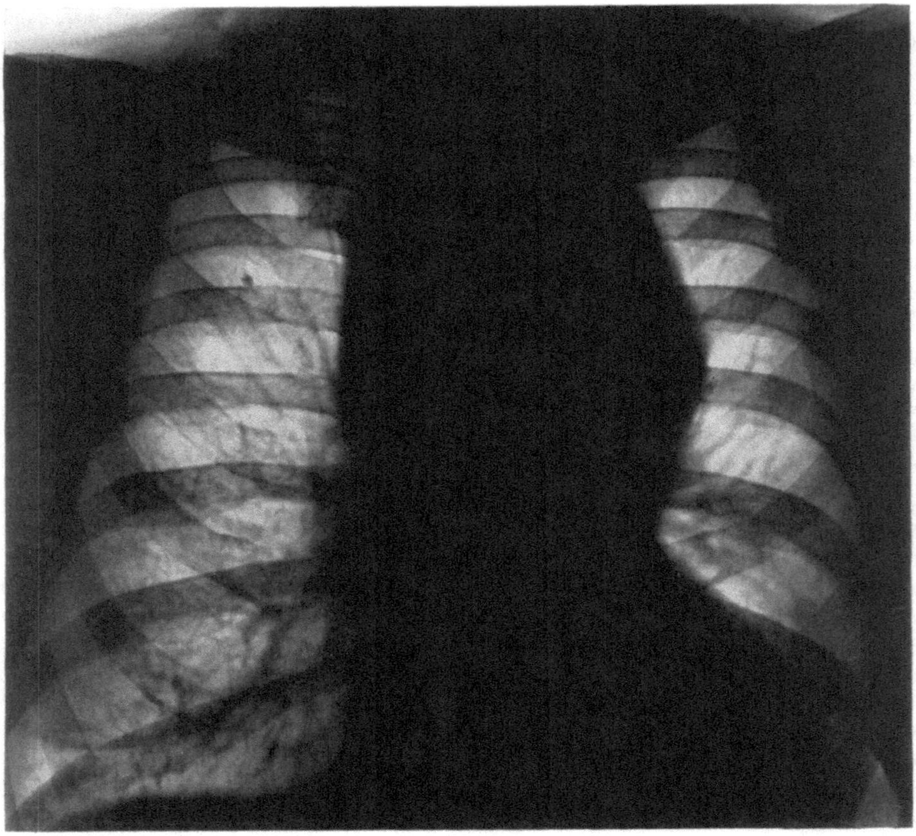

Abb. 148. M. R. Aortenaneurysma

Als Eingangsbild zu diesem Kapitel sei die **Abb. 148 (M. R.)** gewählt, weil sie in besonderer Schönheit den Typ dieser Bilder wiedergibt und auch die Schwierigkeit der Abgrenzung zur Hilusgeschwulst aufdeckt.

Wir folgen dem Protokoll: Am knöchernen Thorax die normale Verkalkung der Rippenknorpel, sonst o. B. Glattes rechtes Zwerchfell. Vom linken ist der Komplementärraum nicht dargestellt. Spitzen beiderseits gleichmäßig, ohne Unterschied rechts gegen links, also wohl ausschließlich durch Weichteil- und Skelettüberlagerung getrübt. Der Mittelschatten zeigt eine abnorm ausgeprägte Taille. Der Oberteil ist vom Unterteil beinahe sanduhrartig abgesetzt, wobei die Sanduhrenge rechts vom Hilus optisch gedeckt wird. Es springt der Bogen der linken Herzbegrenzung, der sonst dem Aortenknopf angehören würde, besonders stark hervor, doch ist auch rechts oben, wo wir sonst die V. cav. sup. vermuten, eine Vorwölbung erkennbar. Die Vorwölbung ist beiderseits glatt und ziemlich scharf begrenzt. Der Unterteil des Mittelschattens zeigt eine stärkere Vorwölbung des linken Kammerbogens.

Die Lungenzeichnung ist allgemein deutlich, besonders in der Ausstrahlung des Hilus in die Unterfelder, aber nirgends umschrieben vermehrt, wenn wir von dem erbsgroßen Kalkfleck im rechten Oberfeld absehen wollen, der wahrscheinlich zu einem alten Primärkomplex gehört. Links oben außen ist noch der innere Rand der Scapula sichtbar.

Diagnose: Hypertrophie des Herzens nach links. Abnorme Erweiterung des Oberteils im Mittelschatten, entweder bedingt durch umschriebene Erweiterung der Aorta oder durch

Schattensummation mit dem eines Hilustumors. Die Prüfung auf Pulsation der Ränder vor dem Schirm und Durchleuchtung in den schrägen Durchmessern ergab keine deutliche Pulsation. Es ist dieses Zeichen überhaupt wenig zuverlässig, da sehr weite, besonders mit der Umgebung verschwartete und thrombosierte Aneurysmen nicht mehr pulsieren und andererseits eine Tumorbegrenzung fortgeleitete Pulsation aufweisen kann. Im ersten schrägen Durchmesser fanden wir den Oberteil des Holzknechtschen Raumes verschattet, was für einen Tumor sprechen könnte, im zweiten schrägen Durchmesser war der Aortenbogen gleichmäßig weit, anscheinend aber der absteigende Teil der Aorta umschrieben erweitert. Indessen gelang es nie, diesen Teil eindeutig vom Schatten der Wirbelsäule freizuprojizieren. Der Patient war hochgradig dyspnoisch und cyanotisch, der Hals angeschwollen. Die Wa.R. im Blute war negativ. Der Patient wurde unter der Annahme eines Tumors zur Operation bestimmt (Sternotomie). Diese ergab ein Aneurysma.

Wäre die Atemnot nicht so groß gewesen, daß das Risiko der Operation nicht in das Gewicht fiel gegenüber dem quälenden Zustand des Lufthungers, so hätten wir eine Probebestrahlung vorgenommen und vom Ergebnis der Bestrahlung die Diagnose abhängig gemacht. Aus dem Röntgenbild war die Unterscheidung zwischen Tumor und Aneurysma nicht zu stellen. Das Ergebnis der übrigen Untersuchungen sprach zudem eher für einen Tumor.

Dieses Ergebnis der Operation scheint uns jetzt post festum beinahe als das einzig mögliche, wenn wir der theoretischen Vorstellung folgen, daß ein Aneurysma ein einförmiger Sack ist, der sich also auch als einförmig glatt begrenzter Schatten abbildet, im Gegensatz zum Tumor, der doch meistens von den Lymphdrüsen dieser Gegend ausgeht und diese Entstehung auch durch eine Vielzahl von Vorbuchtungen markiert.

Die beiden nun folgenden **Abb. 149 (v. K.)** und **Abb. 150 (M. W.)** zeigen uns, daß diese Vorstellung nicht zutrifft.

Abb. *149* zeigt am knöchernen Thorax nichts Besonderes. Am rechten Zwerchfell ist der Komplementärraum nicht spitz, sondern konkav begrenzt. Wir dürfen die Frage stellen, ob der Patient früher eine Pleuritis überstanden hat. Das linke Zwerchfell ist nicht vollständig dargestellt, entzieht sich also unserer Beurteilung. Beide Spitzen sind hell. Die Lungenzeichnung ist unauffällig.

Stark verändert ist der Mittelschatten. Sein Unterteil ist „normal", d. h. eine wesentliche Verbreiterung nach links besteht nicht. Der Oberteil zeigt eine atypische Vorbuchtung sowohl nach rechts wie nach links, und zwar ist diese Vorbuchtung nicht gleichmäßig bogenförmig nach außen geschwunden, sondern besonders links sind deutlich zwei Unterteilungen des Bogens sichtbar. Derselben Unterteilung der Vorwölbung, der „Verbreiterung" begegnen wir im Oberteil der Mittelschattens in der Abb. *150*. Auch hier sind zwei Bögen erkennbar, von denen der obere wohl dem „Aortenknopf" entsprechen könnte, der untere aber atypisch ist. Rechts oben wird der Mittelschatten von einer Linie begrenzt, die schräg nach oben lateral verläuft, und eine dreieckige Schattenfläche in sich faßt.

Sonst ist an diesem Film nichts anzumerken. Alles andere, auch das eigentliche Herz, der Unterteil des Mittelschattens, ist normal.

Beide Bilder zeigen also eine weitgehende Übereinstimmung in dem einen Kriterium, welches theoretisch nur dem Hilusdrüsentumor zukommt, nämlich eine mehrfache, bogenartige Vorwölbung in der Hilusgegend, die wir auf tumorartige Vergrößerung einzelner Lymphdrüsen beziehen könnten. Tatsächlich aber stammt nur die Abb. 149 von einem Tumor. In der Abb. 150 handelt es sich wieder um ein Aneurysma. Der Doppelbogen kam hier so zustande, daß ein großes Aneurysma der Aorta ascendens sich derart ausbreitete, daß es auch

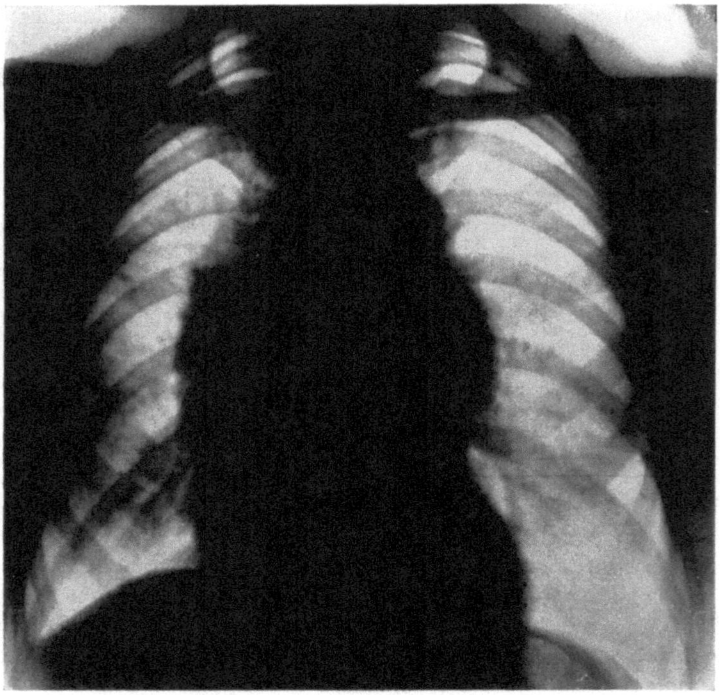
Abb. 149. v. K. Lymphogranulomatose

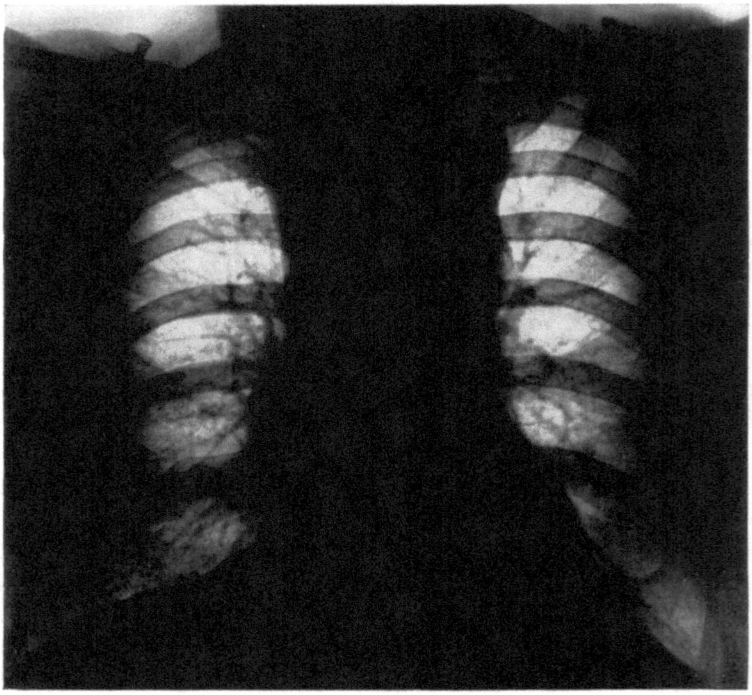
Abb. 150. M. W. Aneurysma der Aorta

links „randständig“ wurde. Der oberste Bogen ist in der Tat der Aortenknopf, d. h. der im Durchmesser vollkommen normale Bogen der Aorta. Im zweiten schrägen Durchmesser sahen wir hier nun eine (ausnahmsweise) ganz besonders deutliche Erweiterung der Aorta ascendens, die im Verein mit der stark positiven Wa.-R. die Diagnose leicht zu stellen erlaubte. Ebenso leicht ergab sich schon bei der einfachen Untersuchung des Patienten der Abb. 149, der Abtastung der einzelnen Lymphdrüsenregionen eine Schwellung und Verdickung, die nur auf eine Lymphogranulomatose bezogen werden konnte und sich durch die histologische Untersuchung bestätigte. Das Röntgenbild als Teil der Gesamtuntersuchung war also ganz eindeutig, hier Tumor, dort Aneurysma. Für sich genommen aber und ohne die Unterstützung durch das Ergebnis der übrigen Untersuchungsmethoden sind beide Röntgenbilder gleichermaßen vieldeutig.

Genau das gleiche wäre von den beiden Röntgenfilmen auszusagen, die wir nun in der **Abb. 151 (W. Sch.)** und **Abb. 152 (E. Sch.)** einander gegenüberstellen.

Abb. *151*. Knöcherner Thorax o. B. Bei beiden Zwerchfellen sind die Komplementärräume nicht dargestellt. Die rechte Zwerchfellkuppel ist auffällig geradlinig begrenzt. In den Spitzen sind nur die Schatten der Kopfnicker erkennbar. Im übrigen sind die Spitzenfelder unauffällig. Der Mittelschatten ist aortenkonfiguriert. Allerdings fehlt die Vorwölbung des linken Kammerbogens. Das Herz — mit dem wir den Mittelschatten jetzt identifizieren wollen — sitzt der Zwerchfellkuppel breitbasig auf. Links ist es gradlinig begrenzt. Auch rechts fehlt der eigentliche Bogen der rechten Vorkammer. Wir kennen diese Zeichen eines verminderten Tonus im Herzmuskel bereits. Der Oberteil dieses Mittelschattens, vom Unterteil in scharfer Taille abgesetzt, ist „verbreitert“, d. h. nach rechts, besonders aber nach links wölbt sich der Schatten in scharfem Bogen vor. Er überschneidet deutlich den

1. Schatten des „Aortenknopfes“, bedeckt den linken Hilus, der im Gegensatz zum
2. rechten Hilus unsichtbar ist.

Im Typ, nur der Maßstab ist verkleinert, ist diese Abbildung ein Gegenstück zu der Abb. 148 am Eingang zu diesem Kapitel. Der Oberteil des Mittelschattens ist kolbig aufgetrieben. Andererseits besteht auch eine Ähnlichkeit zur Abb. 150. Links sind deutlich zwei Bögen erkennbar. Es kann sich also sowohl um ein von rechts übergreifendes Aneurysma der Aorta ascendens handeln, wie um eine Schwellung der Lymphdrüsen am Hilus. Nun aber sehen wir eine vom linken Hilus zwar ausgehende, aber bei weitem intensivere und breitere, ferner im Gegensatz zur normalen Ausstrahlung des Hilus bis in die Peripherie ziehende, streifige und auch teilweise fleckige Verschattung des linken Oberfeldes unterhalb der Clavikel. Diese Verschattung fehlt rechts. Es handelt sich also um den Ausdruck einer Erkrankung im linken Oberlappen. Zur Differentialdiagnose stehen die im Kapitel V. C genannten Erkrankungen, in dem wir das Röntgenbild der einseitigen, nicht homogenen Verschattungen besprochen haben. Danach hätten wir hier eine Tuberkulose vor uns. Wie vereinen wir aber diese Annahme mit der Deutung, die wir der Verbreiterung des Oberteils im Mittelschatten gegeben haben? Das können wir erst nach Kenntnis der klinischen Daten. Ohne diese stellen wir beide Befunde in der Diagnose nebeneinander: Tuberkulöses Infiltrat der linken oberen Lunge. Tumorartige Schwellung der Lymphdrüsen im Hilus beiderseits, links aber stärker als rechts.

Die Abb. *152* unterscheidet sich von der eben besprochenen nur dadurch, daß die bogenartige Vorwölbung des Mittelschattens im Oberteil übertrieben ist. In einer grotesken Bogenlinie springt die obere linke Begrenzung, dort wo wir den Aortenknopf erwarten, nach außen vor. Der Bogen ist aber einfach und nicht unterteilt. Rechts sehen wir eigentlich keinen vorspringenden Bogen, sondern mehr ein uferloses Überfließen des Mittelschattens nach außen, ähnlich, wie sich ein Tintenfleck verteilt. Bei näherem Hinsehen erkennen wir aber doch zwei Bögen (↑↑). Die Unschärfe des Schattens hier rührt vom Hilus her, dessen typischer

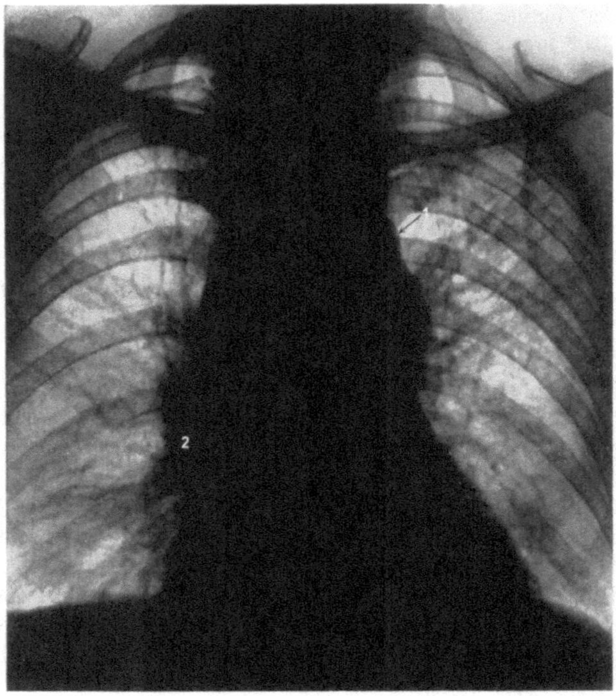

Abb. 151. W. Sch. Lungentuberkulose

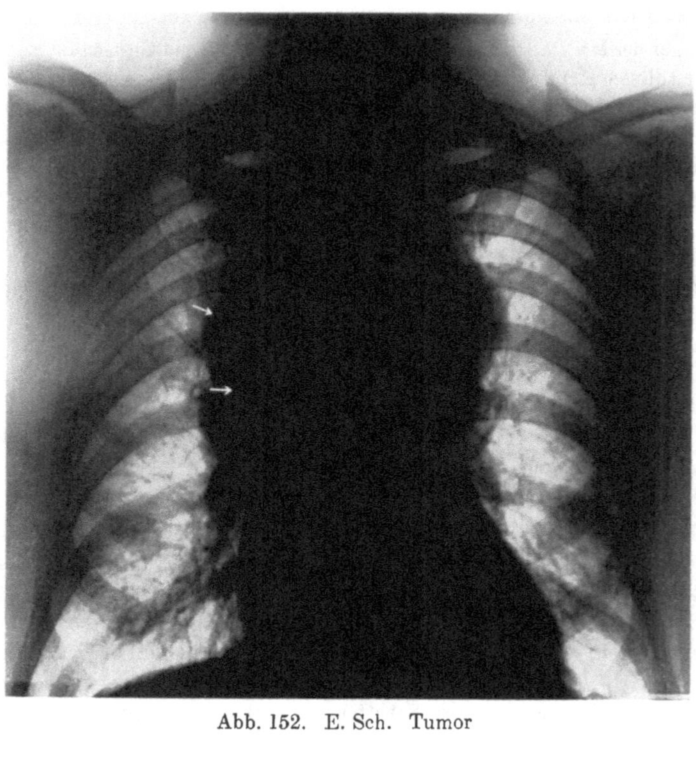

Abb. 152. E. Sch. Tumor

Kommaschatten unterhalb der Bögen erkennbar ist und dessen Ausstrahlung nach oben sich mit den erwähnten Bögen deckt. Auch hier ließ sich bei der Untersuchung im ersten und im zweiten schrägen Durchmesser keineswegs eindeutig entscheiden, ob diese Verbreiterung des Mittelschattens im Oberteil Folge einer Aortenverbreiterung war oder durch Schattensummation mit dem Schatten einer Drüsenschwellung, also eines Tumors, zustande kam. Dieselbe Schwierigkeit bestand übrigens auch bei der Abb. 151. Wir hätten hier im Protokoll noch erwähnen müssen, daß ein Aneurysma keineswegs auszuschließen war.

Sofort klar und eindeutig wird die Diagnose, wenn wir nach dem Versuch, das Röntgenbild allein zu analysieren, das Ergebnis der übrigen Untersuchungsmethoden zu Hilfe nehmen.

Die Abb. 151 stammt von einem 64jährigen Oberpostsekretär, der seit Jahren über Druck und Völlegefühl im Leibe klagt. Es spannt dort. Der Bauch war stark gebläht. Aus diesem Grunde ärztliche Untersuchung. Bei der Röntgendurchleuchtung wurde nun ein „Tumor im Thoraxraum" festgestellt. Ein Film ist damals aber nicht angefertigt worden. Zu den angegebenen Beschwerden traten bald Herzdruck und Luftknappheit. Der Patient atmete hörbar schnarchend, wie durch eine Enge. 5 Monate nach der ärztlichen Konsultation mußte der Patient das Krankenhaus aufsuchen. Es fand sich eine massive Dämpfung links. Eine Punktion förderte 2500 ccm Exsudat zutage. Im Sputum fanden sich massenhaft Tuberkelbacillen. Wir diagnostizierten also eine Lungentuberkulose und bezogen auch den „Tumor" im Hilus auf eine entzündliche, durch die Tuberkulose gegebene infiltrative Schwellung der paratrachealen und Bifurkationslymphdrüsen. Die Obduktion gab uns Recht. Es fand sich eine generalisierte, chronische Lungentuberkulose. Knötchen auch in Niere und Leber. Tuberkulose der Lymphknoten mit Stenose der Trachea. Stark verschwielende Tuberkulose der paratrachealen Lymphknoten, die teilweise zu pflaumengroßen Gebilden verbacken waren, mit Stenose der Trachea.

Das Bild ist recht ungewöhnlich, besonders durch die tumorartige Schwellung der Lymphdrüsen bei einer Tuberkulose des Erwachsenen.

Die Abb. 152 gehört zur Abb. 145. Dort haben wir sie als Beispiel eines perikarditischen Ergusses kennengelernt. Hier sehen wir denselben Patienten in einem früheren Stadium noch vor der Bestrahlung. Die Diagnose Tumor ergab sich daraus, daß supraclaviculär ein großes Drüsenpaket tastbar war. Sie ergab sich ferner aus einem Caput medusum auf der Brusthaut, aus der Abwesenheit einer positiven Wa.R. und aus dem glänzenden Ergebnis der (ersten!) Bestrahlung.

L. Konzentrisch erweiterter Mittelschatten

In diesem Kapitel wollen wir solche Erscheinungsformen des Mittelschattens besprechen, die sich weder in die Reihe der Aortenherzen, noch in die der Mitralherzen einreihen lassen, die sich aber durch ihre Größe deutlich vom Normalen unterscheiden.

Abb. 153 (E. B.) zeigt einen normalen knöchernen Thorax. Beide Zwerchfelle sind glatt, die Spitzen frei von umschriebenen Verdichtungen. Auch in den Lungenfeldern ist keine Abweichung vom Normalen festzustellen. In den Lungenunterfeldern sehen wir die Schatten der Mammae. Der Mittelschatten ist stark verändert, und zwar paßt dieses Bild hier in keines der bisher besprochenen Schemata. Wie eine Glocke weit nach rechts und nach links ausladend liegt dieses Herz, als das wir diesen Schatten auffassen wollen, auf der Zwerchfellkuppel.

Abb. 154 (Ch. P.) ist der obigen recht ähnlich. Auch hier eine Verbreiterung des Mittelschattens nach beiden Seiten, aber mit dem Unterschied, daß der Mittelschatten nicht völlig klar von der Umgebung abzugrenzen ist. Im linken Unterfeld verschwindet er in einer Trübung, die nur zum Teil durch Mammaschatten bedingt ist. Der

1. Mammaschatten ist auch rechts unten erkennbar. Rechts oben ist es eine merkwürdige Posthornform, die mit tiefer Kerbe sich vom eigentlichen Mittelschatten absetzt. Diese unklaren Grenzen des Mittelschattens rühren von einer im Gegensatz zur Abb. 149

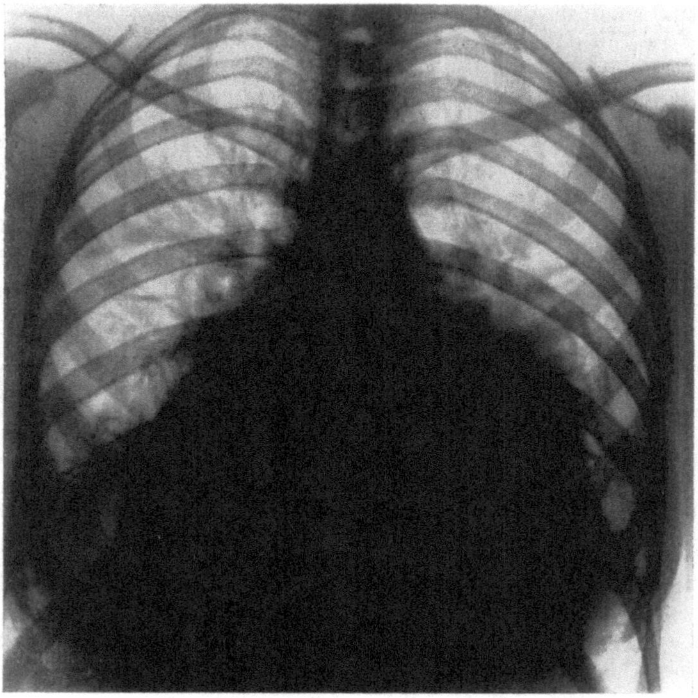

Abb. 153. E. B. Herzerweiterung

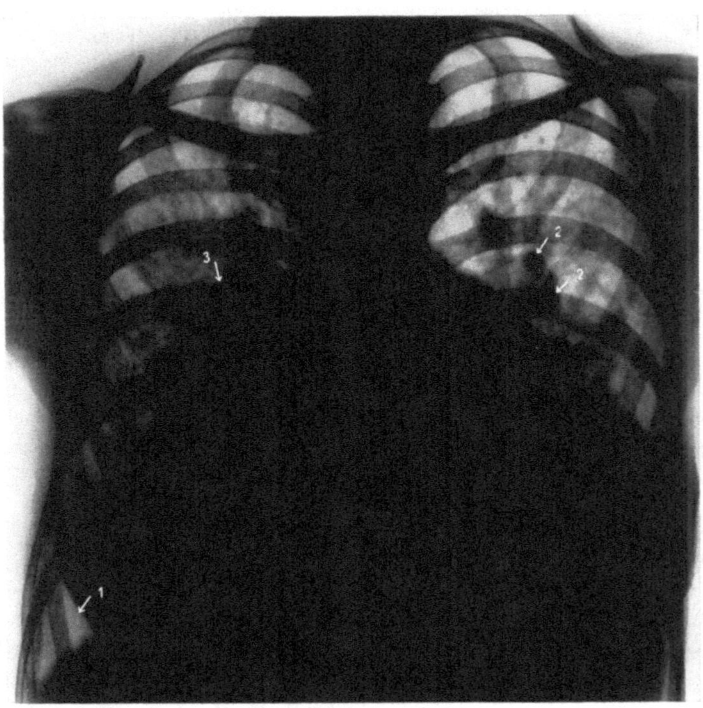

Abb. 154. Ch. P. Herzerweiterung

stark vermehrten Lungenzeichnung her. Vorwiegend Streifenschatten, aber auch grobe Flecke liegen in den Lungenfeldern, und diese Flecke zeigen links oben den bereits bekannten Charakter von

2. Rundschatten,

d. h. möglicherweise Tumormetastasen. Diese Annahme führt uns auch zu einer gleichlautenden Deutung der eigentümlichen Verschattung rechts oben neben dem Mittelschatten. Dieses „Posthorn" kann dann nichts anderes sein als der

3. Hilus, der sich, tumorartig verdickt, vorwölbt. Wie paßt nun aber die so markante Herzvergößerung zu dieser Annahme. Durch eine Annahme, die wir bei allen großen Herzen in Erwägung zu ziehen bereits gelernt haben, nämlich durch die einer Perikarditis. Hier wäre es eine Pericarditis carcinomatosa, die wir vertreten wollen, wenn wir die Rundschatten links oben und die Veränderung im rechten Hilus als Tumormetastasen deuten.

Eine Beobachtung aber steht diesem Ergebnis der röntgenologischen Analyse entgegen: Die diffuse starke Vermehrung der Lungenzeichnung. Erinnern wir uns an die Bilder einer generalisierten Rundschatteninfiltration der Lunge (Abb. 102), so sahen wir dort die Schatten inmitten eines reaktionslosen Lungengewebes liegen. Was wir hier vor uns haben, ist unzweifelhaft eine Stauungslunge. Diese wieder wäre unverständlich bei der Erklärung der Mittelschattenvergrößerung mit der Annahme eines perikarditischen Ergusses. Die Perikarditis macht keine Lungenstauung, wenn nicht das Herz selbst insuffizient geworden ist.

Sehr viel eher könnte die Vergrößerung des Mittelschattens in der Abb. 153 Ausdruck einer Perikarditis sein. Hier finden sich keinerlei Anzeichen einer Stauung. Ihr Fehlen ist wiederum ungewöhnlich bei der Annahme einer Dilatation des Herzens etwa auf der Basis eines Mitralfehlers mit starker Dilatation der linken Kammer, aber auch des linken Vorhofes, der nach hinten umgreifend rechts randständig wird und nun zusammen mit der wohl auch anzunehmenden Dilatation der rechten Kammer, besonders aber des rechten Vorhofs, die Erweiterung des Mittelschattens nach rechts erklärt.

So gelingt es uns nicht, aus den Röntgenbildern allein zu sicheren differentialdiagnostischen Schlüssen zu kommen. Diese Schwierigkeiten verschwinden sofort, wenn wir die Anamnese und die übrigen Untersuchungsmethoden zur Deutung dieser Röntgenbilder heranziehen.

In Abb. 154 handelt es sich um eine 34jährige Verkäuferin, die 1904 eine „schwere Angina", 1919 eine „Grippe" durchgemacht hatte. Seitdem anfallsweise auftretendes Herzjagen, später Atemnot bei erheblicheren Anstrengungen, seit $^1/_2$ Jahr auch schon beim Gehen zu ebener Erde. Jetzt trat auch ein lästiger „Bronchialkatarrh" auf, der Bauch war „wie aufgeblasen" und die Beine begannen unförmig anzuschwellen. Mit schwerer Atemnot in die Klinik eingeliefert. Pulsus bigeminus. Lebertumor. Starke Bein- und Sakralödeme. Spärlicher dunkelroter Urin. Mit diesen Angaben und Befunden ist das Röntgenbild restlos erklärt.

Es ist ein maximal hypertrophiertes, aber auch dilatierters Herz mit einem Stauungshilus, der rechts oben die obere Begrenzung des rechten Herzens optisch deckt, und einer Stauungslunge. Die „Rundschatten" sind Zufallsgebilde, Schatten gestauter Gefäße.

Mit derselben Eindeutigkeit erklärt sich die Abb. *153* aus der Anamnese.

Das Bild stammt von einer 24jährigen Ehefrau, die als Kind einen echten Gelenkrheumatismus durchgemacht hat. Seitdem „hat sie einen Herzfehler", der ihr aber kaum Beschwerden machte (!). Erst ganz kürzlich, im Anschluß an eine „Grippe", Erbrechen, Gefühl des geschwollenen Leibes und auch schnell zunehmende Schwellung an den Beinen und am Kreuz.

Also auch hier ein alter Herzfehler mit starker Dilatation und erstmaliger Dekompensation. Damit ist auch das Röntgenbild erklärt. Allerdings schließt es nicht aus, daß neben der Wandverdickung und Erweiterung des Herzens noch ein Erguß im Perikard

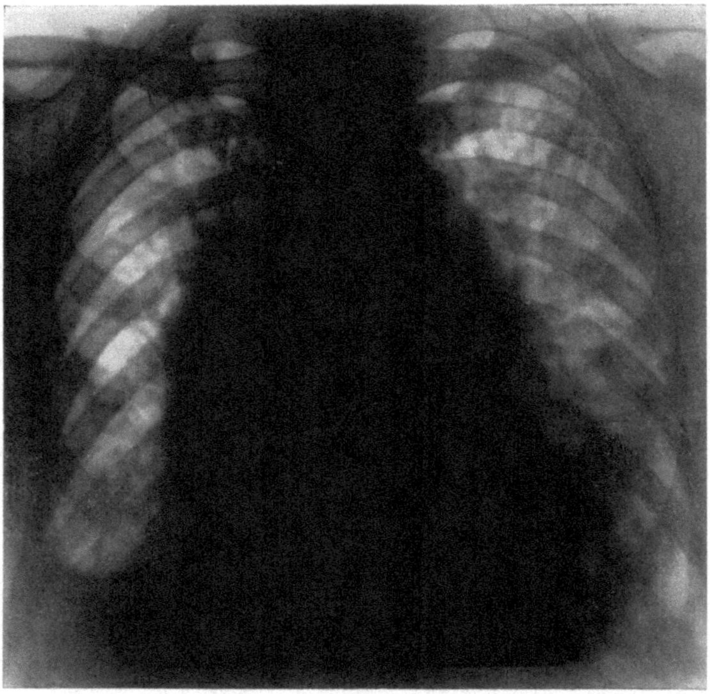

Abb. 155. R. M. Aneurysma

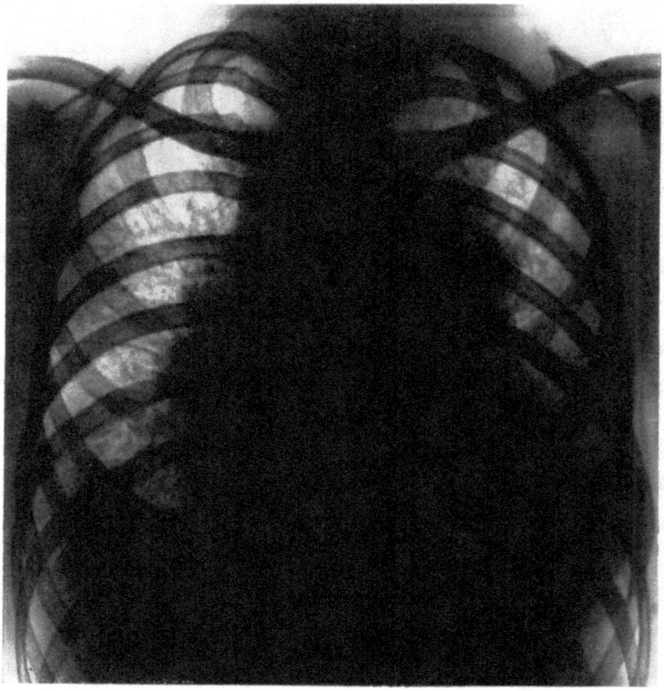

Abb. 156. E. T. Tumor

besteht. Diese letzten differentialdiagnostischen Zweifel müßten durch die Probepunktion beseitigt werden.

Mehr noch als die beiden besprochenen Bilder bedürfen die nun folgenden der Ergänzung durch die Ergebnisse der übrigen Untersuchungsbefunde, um die Diagnose zu klären.

Abb. 155 (R. M.) zeigt eine diffuse Trübung der Lungen, die sehr dunkel erscheinen, hervorgerufen durch eine starke Vermehrung der Streifenzeichnung. Diese geht vom Hilus wie ein Strahlenkranz bis zur Peripherie. Der Mittelschatten selbst ist riesig vergrößert. Wie ein gewaltiger Berg steht er inmitten des Bildes. Seine Form ist etwa die eines Mitralherzens. Doch sind die Grenzen infolge der optischen Deckung mit der vermehrten Lungenzeichnung wenig scharf.

Abb. 156 (E. T.) bildet ein gewisses Gegenstück zu dem obigen Bild, insofern, als man hier von einem gewaltig vergrößerten Aortenherzen sprechen könnte. Auch hier ist die Lungenzeichnung stark vermehrt, besonders im rechten Unterfeld. Das linke Zwerchfell ist nicht erkennbar, da hier linke Herzbegrenzung, Mamma- und Rippenschatten ein nicht unterscheidbares Schattengemisch bilden. Der Oberteil dieses Mittelschattens ist gewaltig verbreitert. Als breiter Schatten schließt sich ihm auch der rechte Hilus an.

Auch dieses Röntgenbild läßt sich nicht so ohne weiteres in eine der Rubriken einordnen. Es ist zwar der Typ eines Aortenherzens, aber doch nicht so deutlich, daß sich alle anderen Überlegungen erübrigen. Eine besondere Erklärung erfordert vor allem die abnorme Verbreiterung im Oberteil. Andererseits ist die Absetzung des Ober- vom Unterteiles keineswegs sehr deutlich. Wir hätten Mühe, aus diesem Bilde eine ,,Ente" zu rekonstruieren. Also bleibt die Aufgabe, die ja nicht nur dieser, sondern jeder „aortenkonfigurierte Herzschatten" stellt, den Tumor als Ursache solcher Konfiguration auszuschließen. Das gelingt weder im positiven noch im negativen Sinne mittels der Röntgenuntersuchung allein mit der erforderlichen Sicherheit.

Sehr schnell und klar gelöst wird diese Aufgabe durch Kenntnis der Vorgeschichte.

Die 20jährige Verkäuferin bemerkt seit einem Jahr zunehmende Atemnot, Schwellung des Halses und bekommt schließlich einen quälenden Husten, der aber keinen Auswurf zutage fördert. Ein Blick auf den Hals genügt, um die Diagnose zu stellen. Rechts und links sind Drüsenpakete sichtbar. Dieselben Pakete finden sich in der Inguinalgegend. Auch die Milz ist geschwollen.

Also ist das, was wir im Röntgenbild sehen, ein Hilustumor, im Rahmen einer Systemerkrankung, des Drüsenapparates, also einer Lymphogranulomatose, lymphatischen Leukämie oder dergleichen.

Nach Kenntnis dieser Vorgeschichte wären wir auch geneigt, hinter der Abb. *155* einen Tumor zu vermuten, wenn sie auch auf den ersten Blick ein dilatiertes Mitralherz erkennen läßt. Atypisch an diesem Mitralherzen ist nun der breite Schatten rechts oben. Die rechte Herzbegrenzung müßte bei einem reinen Mitralherzen schon früher nach links medial abbiegen. Hier also, in der Gegend des rechten Hilus oder der aufsteigenden Aorta, liegt etwas, was zur Diagnose eines dilatierten Mitralherzens nicht paßt.

Das Bild stammt von einem 58jährigen Kaufmann, der seit 1926 in steigender Häufigkeit Anfälle von Angina pectoris hat, die aber nach gründlicher Behandlung so beeinflußt werden konnten, daß sie nunmehr nur in halbjährigen Abständen auftraten. Die Wa.R. soll immer nur schwach positiv gewesen sein, dagegen hat man schon bei der ersten Untersuchung eine Erweiterung der Aorta im aufsteigenden Teil festgestellt. Im letzten halben Jahr zunehmende Atemnot mit Schwellung der Beine, des Leibes und starker Husten. Dabei auch Stridor. Trotz guten Erfolges der auf eine Entwässerung hinzielenden Maßnahmen blieb der Husten, der Stridor und andere Zeichen eines intrathorakalen raumbeengenden Prozesses. Deshalb Sternotomie. Ergebnis Aneurysma.

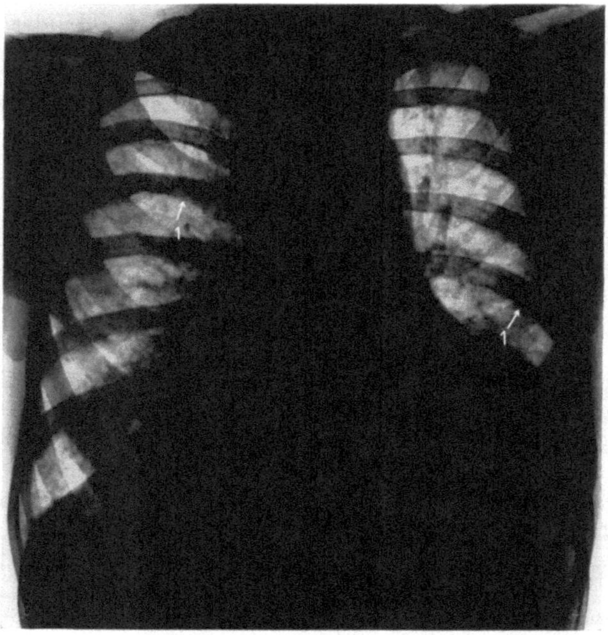

Abb. 157. G. Sch. Isthmusstenose

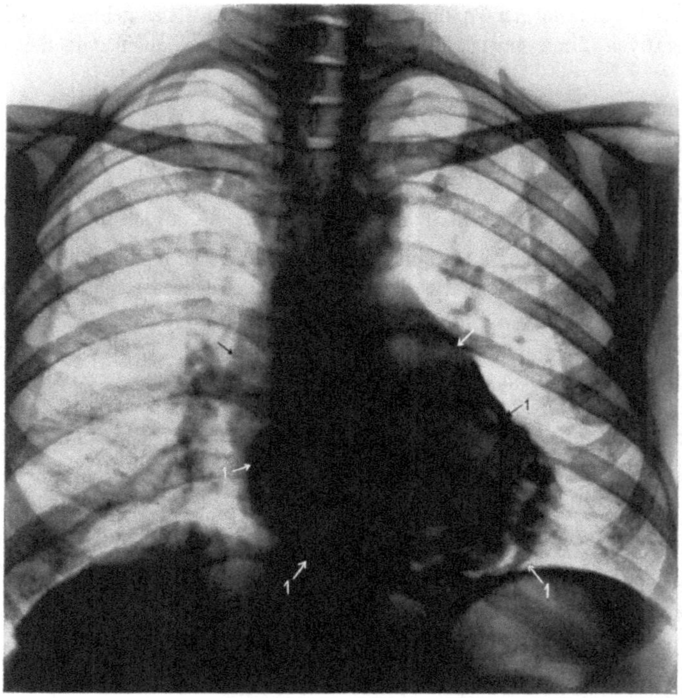

Abb. 158. F. R. Panzerherz (Concretio pericardii)

M. Angeborene Isthmusstenose und Panzerherz

In der **Abb. 157 (G. S.)** erkennen wir eine leichte Asymmetrie des Thoraxbaues, die allerdings zum größten Teil dadurch vorgetäuscht ist, daß die Patientin nicht planparallel zum Film gestanden hat. So erscheint die Wirbelsäule am rechten Herzrand, ein Bild, wie wir es bei der Skoliose bereits mehrmals sahen. Der Herzschatten ist nach links verlagert, aber auch verbreitert, wie wir bei der Durchleuchtung eindeutig feststellen konnten. Die Herzform zeigt noch einmal eine Aortenkonfiguration. Auffallend war, daß die absteigende Aorta sich im schrägen Durchmesser nicht abgrenzen ließ. Was uns an der Aufnahme auffällt, das sind die

1. welligen Konturen der Cristae costarum, besonders der 6. Rippe rechts hinten und der 7. und 8. Rippe links, ebenfalls im dorsalen Anteil derselben. Diese eigenartige, bogige Begrenzung der unteren Rippenkanten erweckt den Eindruck einer Usurierung des Knochens. Im Sulcus costarum verlaufen hier Arterie, Vene und Intercostalnerv. Von diesen kommt eigentlich nur die Arterie oder der Nerv, erstere mit einem Aneurysma, letzterer mit einer Geschwulst (Fibrom?) in Frage, indem sie durch ständige Druckwirkung eine Usurierung des Knochen herbeiführen.

Die Untersuchung der Patientin, die schon seit Jahren herzkrank ist und die in schwer dekompensiertem Zustand eingeliefert worden war, ergab ein lautes systolisches Geräusch über dem ganzen Herzen, besonders über der Aorta, das auch in die Artt. brachiales fortgeleitet wurde. Es war auch seitlich am Thorax und am Rücken zu hören. Hier konnte man deutlich pulsierende Gefäßkonvolute palpieren, zweifellos lag ein sogenanntes Caput medusae arteriosum vor. Die Messung des Blutdruckes ergab einen Wert von über 200 R.R. systolisch zu etwa 100 R.R. diastolisch an den Armen, während an der Art. poplitaea beiderseits der Druck systolisch nur 100 R.R. betrug. Drüsenschwellungen oder Erscheinungen nach Art einer Neurofibromatose (Recklinghausen) fehlten.

Der Befund ist auch so ganz eindeutig.

Es handelt sich um Rippenusuren bei einer kongenitalen Stenose am Isthmus der Aorta. Die Usuren sind dadurch hervorgerufen, daß es infolge der Enge der Aorta zu der Ausbildung eines Kollateralkreislaufes kommt, der über die Art. mammaria und die Intercostalarterien die Versorgung der unterhalb der Stenose liegenden Gefäßgebiete mit arteriellem Blut sicherstellt. Jetzt wird uns auch verständlich, warum die Linkshypertrophie des Herzens besteht, und warum wir die absteigende Aorta nicht sicher abgrenzen konnten. Der vor der Enge notwendigerweise erhöhte Blutdruck hat zur Hypertrophie des linken Ventrikels geführt. Die verengte Aorta descendens hat infolge ihrer geringen Schattenintensität sich bei der Schrägdurchleuchtung nicht abgebildet. Die geschlängelten und erweiterten Arterien im Sulcus costarum, dort wo sie dorsal dem Knochen anliegen, haben zu den typischen Usuren an den Rippen geführt. Die Trübung der rechten Spitze, besonders im medialen Anteil, ist durch eine Erweiterung der Art. anonyma, ebenfalls auf Grund prästenotischer Drucksteigerung, zu erklären.

Wir haben diesen Fall, der schon recht verwickelt anmutet, deshalb hier gebracht, um zu zeigen, wie eine scheinbar geringfügige Veränderung an einem Organ oder Skeletteil uns schnell auf die richtige Spur bringen kann, wenn wir sie nicht übersehen oder vernachlässigen. Eine ähnliche Förderung der Diagnose erlebten wir schon im Falle der Abb. 49, dem Bronchialcarcinom, wo die Rippenmetastasen uns die richtige Diagnose stellen halfen. Der Kliniker hatte in unserem Falle eine Stenose der Aorta im Bereich der Klappen angenommen. Die richtige Diagnose ergab sich erst als Auswirkung des Ergebnisses der Röntgenuntersuchung.

In der **Abb. 158 (F. R.)** sehen wir eine Aufnahme, bei der zunächst die Bildqualität auffallend ist. Es handelt sich um eine „harte" Aufnahme, denn wir sehen die Wirbelsäule fast in ganzer Ausdehnung abgebildet und nicht nur die drei oberen Brustwirbel, wie bei den bisher gezeigten Aufnahmen. Dementsprechend ist auch die Lungenzeichnung zum größten

Teile „weggestrahlt“ worden, fast wie bei einer Aufnahme der Wirbelsäule im sagittalen Strahlengang. Um so deutlicher tritt das Herz hervor. Die Herztaille ist verstrichen, die Herzform ist mitralkonfiguriert. Als Besonderheit erkennen wir eine recht auffallende, kranzförmige Umfassung des unteren Herzteiles durch etwas unregelmäßig gestaltete

1. kalkschattenintensive Bänder und Streifen. Besonders ausgesprochen sind diese schalenförmigen Kalkschatten über der linken Herzspitze. Bei der Durchleuchtung fand sich eine auffallend geringe Pulsation des Herzens im Bereich der Kalkstreifen und Schalen, während der Herzrand im Bereich des 1. Bogens rechts (↑) und des 2. und 3. Bogens links (↑) lebhafter pulsierte. In- und exspiratorisch fand sich keine erhebliche Differenz der Herzform und -größe. Die Zwerchfellbewegungen waren frei, eine geringe zipflige Adhäsion im linken Herz-Zwerchfellwinkel nachweisbar.

Die Röntgendiagnose in einem solchen Falle ist nicht schwer. So ausgedehnte Verkalkungen, die den Unterteil des Herzens ring- oder schalenförmig umfassen, können nur auf eine Concretio pericardii zurückgehen. Was wir sehen, ist also ein Panzerherz recht erheblichen Ausmaßes.

Aus der Vorgeschichte hören wir, daß die etwa 40jährige Patientin vor Jahren eine Anschwellung des Leibes hatte und daß ein Ascites festgestellt worden war. Bei der Probelaparotomie fand sich seinerzeit eine tuberkulöse Bauchfellentzündung. Zu dieser Zeit bestand auch schon Kurzluftigkeit bei Anstrengungen. Jetzt war erneut etwas Ascites aufgetreten, gleichzeitig aber auch Druckgefühl in der Lebergegend. Ödem und verstärkte Kurzluftigkeit, dabei deutliche Cyanose. Venen am Halse prall gefüllt. Über dem Herzen auskultatorisch kein besonderer Befund. Ganz geringe systolische Einziehung der Haut im Bereich des 5. Intercostalraumes links vorn über der Herzspitze.

Die Anamnese weist schon auf die funktionellen Folgen einer Concretio pericardii hin, nämlich eine Kreislaufinsuffizienz durch Einflußstauung am Herzen, wie beim hochgradigen Perikarderguß mit Herztamponade. Der Kalkpanzer beeinträchtigt vor allem die diastolische Erweiterung und Füllung der Ventrikel, und das Blut staut sich in den Vorhöfen, vor allem im rechten Vorhof und in den großen Venen mit dem Auftreten von Leberschwellung, Ascites, Ödemen usw. Wir erkennen auf der Abbildung auch die Erweiterung der Vorhöfe rechts und links (↑).

Die Vorgeschichte gibt uns ferner eine der Ursachen einer Perikardobliteration mit sekundärer Verkalkung. Es ist die Pericarditis tuberculosa. Nicht selten finden sich auch traumatische, hämorrhagische Perikardergüsse in der Anamnese. Die Herzbeschwerden vor Jahren, zur Zeit des Ascites auf Grund der Bauchfelltuberkulose, sind wohl auch Ausdruck eines Ergusses im Perikard gewesen.

Nicht immer kommt es zur Concretio pericardii, nicht selten findet sich auch eine Verschwartung und Verlötung des Perikards mit dem Mediastinum und den Blättern der Pleura pulmonalis (parietalis), also zu einer Accretio pericardii. Dann sind die klinischen und röntgenologischen Zerrungserscheinungen noch stärker (systolische Einziehung der Haut an der Herzspitze, inspiratorische und systolische Zerrungen am Zwerchfell durch Adhäsionen usw.).

Die Therapie ist in beiden Fällen die gleiche. Es ist das Verdienst von L. Brauer, den Weg der operativen Kardiolyse gewiesen zu haben, der auch in unserem Falle mit Erfolg beschritten wurde. Die Patientin lebt heute, 5 Jahre nach der Operation, noch in leidlich kompensiertem Zustande.

Die Kalkablagerungen bevorzugen i. Ü. die Vorder- und Hinterfläche des Herzens, so daß es zweckmäßig ist, die Durchleuchtungen und Aufnahmen in Verdachtsfällen in den schrägen und im frontalen Durchmesser vorzunehmen. Durch Anwendung einer harten Aufnahmetechnik stellen sich die Kalkschatten besonders gut dar.